U0802690

国家出版基金项目
NATIONAL PUBLICATION FOUNDATION

"十三五"国家重点出版物出版规划项目
高原医学系列丛书

高原运动医学基础与应用

THE FOUNDATION AND APPLICATION OF HIGH ALTITUDE SPORTS MEDICINE

国家出版基金项目
NATIONAL PUBLICATION FOUNDATION

“十三五”国家重点出版物出版规划项目
高原医学系列丛书

高原运动医学基础与应用

THE FOUNDATION AND APPLICATION OF HIGH ALTITUDE SPORTS MEDICINE

主　编　马福海

副主编　樊蓉芸　巴桑卓玛

北京大学医学出版社

GAOYUAN YUNDONG YIXUE JICHU YU YINGYONG

图书在版编目（CIP）数据

高原运动医学基础与应用 / 马福海主编．—北京：北京大学医学出版社，2021. 11
ISBN 978-7-5659-1273-3

Ⅰ. ①高… Ⅱ. ①马… Ⅲ. ①高原医学 - 运动医学 Ⅳ. ① R87

中国版本图书馆 CIP 数据核字（2021）第 071245 号

高原运动医学基础与应用

主　　编：马福海
出版发行：北京大学医学出版社
地　　址：（100191）北京市海淀区学院路 38 号　北京大学医学部院内
电　　话：发行部 010-82802230；图书邮购 010-82802495
网　　址：http：//www.pumpress.com.cn
E-mail：booksale@bjmu.edu.cn
印　　刷：北京信彩瑞禾印刷厂
经　　销：新华书店
策划编辑：许　立　赵　莳　陈　奋　药　蓉
责任编辑：许　立　　**责任校对**：靳新强　　**责任印制**：李　啸
开　　本：889 mm × 1194 mm　1/16　　**印张**：17　　**字数**：473 千字
版　　次：2021 年 11 月第 1 版　2021 年 11 月第 1 次印刷
书　　号：ISBN 978-7-5659-1273-3
定　　价：120.00 元
版权所有，违者必究
（凡属质量问题请与本社发行部联系退换）

高原医学系列丛书
编　委　会

主 任 委 员　格日力

副主任委员　刘永年　崔　森　欧珠罗布

委　　　员　（按姓名汉语拼音排序）

巴桑卓玛　常　兰　常　荣　陈　芃
崔超英　关　巍　冀林华　靳国恩
马福海　马　兰　祁玉娟　任　明
杨应忠　张建青　张　伟

秘　　　书　胥　瑾

分册编委会

主　　编　马福海

副 主 编　樊蓉芸　巴桑卓玛

编　　委（按姓名汉语拼音排序）

巴桑卓玛　西藏大学
次仁央宗　西藏大学医学院
达娃卓玛　西藏大学医学院
杜　霞　青海省体育科学研究所
樊蓉芸　青海省体育科学研究所
郭素丽　青海民族大学
郝少伟　青海省体育科学研究所
贺颖英　青海省体育科学研究所
李年红　云南大学体育学院
李　涛　青海师范大学
逯克胜　青海民族大学
马福海　青海省体育科学研究所
祁继良　高原科学与可持续发展研究院
苏青青　青海省体育科学研究所
旺　加　西藏自治区人民医院
肖海红　青海省体育工作二大队
钟　铧　西藏大学医学院

秘　　书　马伟桢　青海省体育科学研究所

主编简介

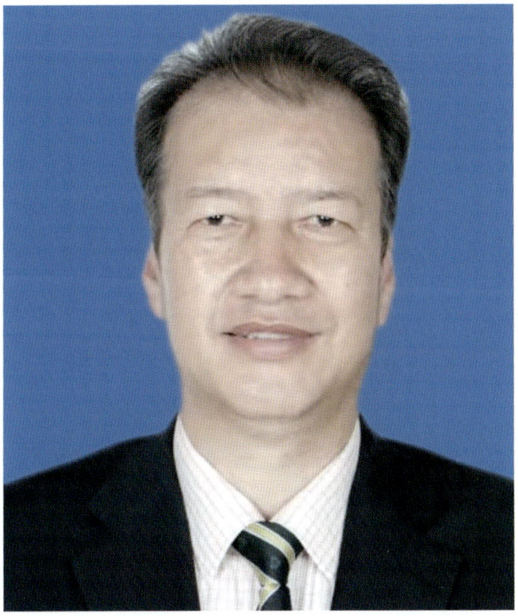

马福海，青海省体育科学研究所所长，研究员二级。享受国务院政府特殊津贴，青海省优秀专家，青海省自然科学与工程技术学科带头人。主要从事高原训练与健康促进研究，自2008年至今担任国家体育总局和国家游泳队备战奥运会特聘专家，主持和参加国家973计划、国家国际科技合作专项及省部级科研项目60余项，获国家体育总局和青海省科技进步一、二、三等奖，部分研究成果达国际领先水平。发表SCI科研论文60余篇，并在奥林匹克科学大会等以及德国、日本等国家进行专题报告。主编和合编学术专著9部，其中英文和中日文对照专著各1部。

丛书序一

高原医学是一门新兴的交叉学科，与特殊的地域环境密切相关，主要特点是低压低氧、低温、干燥、强紫外线等。生活在高原地区的一切生命体均涉及对低压低氧等特殊环境的自身平衡调节。机体为了适应特殊自然环境，启动自身平衡调节机制，使各系统功能达到新的动态平衡，实现机体的习服与适应。如果调节机制失衡、适应功能不良，出现失代偿，就会发生高原疾病。高原低压低氧环境对呼吸、循环、消化、血液、神经、泌尿、内分泌等多系统及水、电解质和能量代谢等产生诸多效应。我们认为，高原环境对人体的影响是多系统、多方位、急慢性损害并存的复杂的病理生理现象，目前还有许多医学难题有待研究。

近几年来，高海拔地区医学和生理学领域的研究取得了跨越式的快速发展。荣获2019年诺贝尔生理学或医学奖的来自美国、英国的三位科学家经过27年的潜心研究，揭示了氧气如何在细胞中起作用，以及人体从整体水平上如何适应低氧环境变化，从而进一步精准地解释了有关新陈代谢、免疫调节等影响人体适应高原低氧环境的科学问题。高原低氧给人体所带来的影响是多方面的，如高原劳动力受限、高原衰退、高原生活质量下降，以及各类急、慢性高原疾病。细胞氧感知通路的新发现，为高原适应与损伤机制研究和高原运动训练、高原老年医学、高原野外急救医学，以及肿瘤学等的深入研究带来了新的启示与方向，具有重要的理论价值和巨大的临床应用潜力。

为了进一步促进高原医学教学与科研工作的健康快速发展，更广泛地开展高原医学科普教育，深化医教协同，推进医学教育改革与发展，在提升医学人才培养质量的时代要求与背景下，我们紧紧围绕国家生态文明建设战略及高原人群的健康与卫生保健需求，突出青藏高原地域特色，在北京大学医学出版社的大力支持下，启动了“高原医学系列丛书”的编写工作，并成功申请到了国家出版基金资助。根据医学专业类别的不同，本系列丛书共分为11个分册，其内容涉及高原特殊环境有关的基础与临床研究、高原劳动卫生防护、高原动物与人体遗传适应、高原运动生理、藏医药等。本系列丛书包括：

1.《高原适应的生物基础》 青藏高原由于地理环境的特殊性和长期的自然选择，逐步形成了独特的生物多样性。藏族、蒙古族等少数民族是主要世居者，世代的变迁使他们一步步适应了这一特定的自然环境，得以生存繁衍。如藏羚羊、牦牛、藏绵羊、高原鼢鼠、高原鼠兔等高原特有动物经过不断进化，成为该地区的主要动物物种，为维持青藏高原的生态平衡和生物多样性起到了重要作用。为了逐步揭开高原世居人群和土著动物的神秘面纱，本书以适应低氧环境的遗传学机制为切入点，从生理、生化、形态学和分子学等方面来探秘人类和动物适应严酷高寒低氧环境的生物学机制。总结了这些生存于高原的人和动物，特别是藏族人群中所发现的*EGLN1*、*PPARA*、*EPAS1*等基因的生理功能，从而为高原医学研究提供新的研究策略。

2.《高原医学与生理学》（第5版） 该书为英译中文版翻译图书，原著主编者为国际著名高原医学专家约翰·韦斯特（J.B. West）教授，其内容阐述了高原医学和生理学的基本知识及最新研究进展，内容新颖前沿，它将会推动我国高原医学科学的发展。

3. *Hypoxia-Related High Altitude Illness*（《低氧相关高原疾病》） 该书用英文编写，全面地整理和总结了高原低氧环境中各系统疾病的变化特点，探讨了高原地区常见的各种急、慢性疾病的病理生理学变化。立足青藏高原，将我国高原医学研究的新成果推上了国际舞台。

4.《高原低氧神经生理》 本书是专门阐述在低压低氧和常压低氧环境下，神经系统结构和功能变化特点及其规律的一部书籍。该书涉及在低氧环境下脑血流变化、血脑屏障、脑电活动、神经递质合成和释放、突触可塑性、信号传递通路、感觉神经和运动神经活动规律、认知功能、能量代谢以及神经干细胞等方面。它是对当前高原脑科学领域研究状况的一次概括和总结，是致力于三江源地区人居住健康发展的一部著作。相信该书的出版将对高原脑科学研究的发展具有一定的推动作用，也为广大高原医学研究者提供参考。

5.《高原常见疾病》 本书重点对高原地区较常见的急性和慢性高原病的病理生理学变化、诊断标准，以及防治等进行详细整理和总结，特别是简要介绍了调节细胞氧感知通路过程中的关键转录因子——低氧诱导因子（HIF-1），其中的关键分子——脯氨酰羟化酶（PHD2）与高原红细胞增多症患者氧稳态的分子机制，以及低氧性肺动脉高压发生、发展过程中HIF-1的作用机制，包括慢性低氧如何调控肺动脉平滑肌细胞的增殖与收缩，如何寻找有效的基于HIF-1靶向治疗低氧性肺动脉高压的有效药物等进行了叙述。另外，对具有高原区域特色的疾病如结核、包虫病、高原烧伤与冻伤和高原麻醉进行阐述，突出了临床疾病在高原特殊环境下的特点和诊治要点。本书旨在提高临床医师对高原特殊环境下的相关临床疾病的深入认识，在临床实践中不断总结经验，提高高原临床疾病的诊治水平，服务于广大高原人民。

6.《高原实用妇产科学》 本书是高原地区临床使用的综合性妇产科参考书籍，旨在研究高原地区妇女生殖系统各种疾病的发生、发展变化的特点，以及在妊娠、分娩、产褥期等不同时期的孕产妇的生理、病理变化特点，并对高原地区胎儿、新生儿的生理病理特点进行阐述，为广大高原地区妇产科医生提供参考。

7.《高原运动医学基础与应用》 通过总结多年高原训练的实践经验和国内外最新研究成果，以高原运动医学为切入点，力求理论与应用并重，前沿动向和实际相结合，探讨了高原地理环境及高原运动锻炼的低氧生理适应机制，全面总结和分析了高原训练及运动锻炼的基本理论、方法和应用，提出了一系列建设性意见和注意事项，对进一步推进我国高原训练实践及全民健身活动发展具有积极意义。

8.《高原藏医药学》 藏医药与高原医学有着密切关系，本书参考了诸多著名藏医专家的著作，总结了多年藏医研究的精华，浓缩了具有浓郁民族特色的藏医药文化精髓，并与高原地域特色密切结合。民族医药与高原常见病、多发病的诊治密切相关，编写本书旨在更好地治疗高原少数民族人民的疾病。

9.《高原临床病理生理学》 本书的编写遵循病理生理学内容的基本结构，同时紧跟学科发展的前沿，力求介绍最新的研究进展和成果。编写上，一方面突出病理生理学这门"桥梁学科"特点，注重基础与临床的紧密联系；另一方面注重介绍高原低氧环境中相关器官系统，如呼吸系统、心血管系统、血液系统、中枢神经系统、免疫和营养代谢系统等在缺氧条件下的损伤机制及变化。它不仅为临床医生诊疗工作提供了丰富的基础医学理论与知识，而且为广大医学生学习高原医学及相关医学知识提供了教材和参考书籍。

10.《高原医学》（第 2 版） 这是一本适用于医学本科生、研究生使用的教材，是在《高原医学》（第 1 版）教材的基础上编写而成的。编写过程中所有章节都做了认真仔细的更新，对陈旧的内容进行了必要的删减，同时增加了许多新的图片和表格，并对参考文献进行了更新。完善后的教材层次性、逻辑性、结构严谨性、文字简洁流畅性均大幅提升。本书作者在高原缺氧研究领域中的高原医学理论成果获得国际认可，在此基础上，将基础理论与最新研究成果有机结合，同时吸收国际最新成果，突出“高原、民族、地域”等特色，编写了独特的高原医学教材，主要适用于临床医学本科、研究生和全科医学专业学生。

11.《走进高原健康必读》 本书是针对初上高原地区，对高原医学感兴趣的非医学专业人士的科普读物，详细介绍了与高原有关的保健知识，具有较强的实用性，同时向公众提供了高原医学的实用科学知识。本书从高原的地理概况、气候特征、高原民族文化、饮食文化、高原交通枢纽，以及初上高原需要掌握的基本医学和保健知识的角度，做了较为全面、详细的梳理和介绍，尤其对高原上各种交通工具的使用、高原气候的逐步适应、初上高原发生的不良反应的自我评估和出现严重高原不良反应时的重要解决途径做了较为全面的介绍，希望读者在欣赏高原地区美丽自然风光的同时，能对高原的圣洁美景、特殊气候、自然条件、民族风俗、饮食文化，以及高原医学知识的储备有更多的深入了解。

本丛书大部分的编写人员是来自青海、西藏、重庆等地区从事高原医学基础与临床工作的专家，还有一些在其他地区从事高原医学研究的专家学者，其中不乏中青年博士、少数民族学者，他们本着严谨、科学、负责的态度，为编撰好本丛书付出了大量心血。衷心感谢北京大学医学出版社的责任编辑许立、赵莳、陈奋等老师对本丛书出版所付出的努力。在此向他们致以诚挚的谢意和崇高的敬意。

由于高原医学是一门发展中的新兴学科，对高原特殊环境下的临床与基础研究尚不够深入，再加上编者的专业范围较广，对各专业临床及基础理论的论述，虽各有侧重，但仍难免有重复之处。另外，编者学术理论、临床实践水平有限，书中难免存在不足，恳请广大读者批评指正，以利于我们不断改进和进步。

格日力 教授

青海大学高原医学研究中心

2021 年 5 月

丛书序二

青藏高原被称为“世界屋脊”、地球“第三极”和欧亚大陆制高点，是我国的特色地貌之一。青藏高原毗邻多国，民族众多。历史的烽火硝烟至今余烬犹在，青藏高原的地理位置也事关国家战略安全。青藏高原地质成矿条件好，又是“亚洲水塔”，自然资源丰富，是我国经济可持续发展的重要战略资源地区。

新中国成立以来，川藏、青藏、新藏等多条公路的建成，多条航空线路的开通，青藏铁路的运行，西藏电网的覆盖，光纤工程的实施等将青藏高原与内地紧密地联系起来；“十四五”期间，川藏铁路、大型水电工程的建设必将进一步提升青藏高原在我国国防安全、经济建设和社会发展的战略地位。

高原地区经济与国防建设的突飞猛进，使人们对高原低氧等极端环境的防护需求日益加大。平原世居者急进高原而产生的急性高原病，移居人群和世居人群的慢性高原病，还有多种高原低氧的机体损害问题都需要在科学研究的基础上进行科学的医学防护。

我国的高原医学专家多年来扎根高原，悉心耕耘，在急性高原病防治上，创造了青藏铁路建设者急性高原病“零死亡”的奇迹；在慢性高原病的诊断上，提出了“青海标准”；开展了对其他高原低氧引发病症的多层次深入研究。

在这一时代背景和历史机遇下，这套描述高原医学相关问题的丛书应运而生。本套丛书的作者们或是世居高原的藏族、蒙古族儿女，或是父母移居高原的“高二代”，或是其他将大好年华挥洒在高原的奉献者。他们都是高原医学相关领域的精英、翘楚，他们都对高原怀有深深的爱。

本套丛书的出版是我国高原医学发展的需要，也是我国高原医学发展的必然。相信本套丛书的问世，将对高原医学领域的医、教、研发展起到重要的作用，在青藏高原地区的建设中发挥重要作用，而且将会进一步为确立我国在国际高原医学领域的领军地位产生重大影响。

致敬作者，祝福青藏，扎西德勒。

范　明 教授

中国人民解放军军事医学科学院

2020 年 12 月

丛书序三

It is a truly amazing feat of human physiology that each of the approximately one hundred trillion cells in the healthy adult human body is supplied with adequate O_2 to meet its metabolic needs or, to put it another way, that O_2 supply and demand are matched on such a massive scale.

The discovery of hypoxia-inducible factors (HIFs) and their regulation by HIF hydroxylases has provided a molecular mechanism for understanding how oxygen homeostasis is maintained despite moment-to-moment changes in O_2 delivery and utilization across those hundred trillion cells.

The HIFs and their hydroxylases are present across metazoan species, the evolution of which is a story of increasingly large and complex body plans, necessitating increasingly extensive and sophisticated physiological systems for O_2 delivery, culminating in the respiratory and circulatory systems of mammals. It is no surprise that this evolutionary process was accompanied by an increasing complexity of the underlying molecular mechanisms. *Caenorhabditis elegans*, a simple nematode that is composed of roughly one thousand cells, makes only one HIF protein and just a single HIF hydroxylase, whereas the genome of Homo sapiens encodes three HIF proteins and four HIF hydroxylases.

Besides the evolution of metazoan species of increasing size and structural complexity, another truly remarkable feature of animal life on earth has been its ability to populate virtually every available ecological niche on land and in the sea. Even within a single species, the drive for environmental adaptation seems to have been relentless. As a result, humans have adapted to life at high altitude, with long-term settlement of regions of the Himalayas, Andes, and Ethiopean plateau at elevations exceeding 3500 meters. The principal challenges of life at high altitude include increased exposure to ultraviolet light and cold temperatures, but the greatest challenge is reduced O_2 availability. Thus, individuals residing at an altitude of 3650 meters in Lhasa, Tibet must maintain O_2 homeostasis despite an ambient O_2 concentration of 14% (a partial pressure of ~ 500 mmHg), which is one third less than is present at sea level (21%, ~ 760 mmHg).

Evolution is the product of mutation and selection. Thus, over many millennia, humans and their hominid progenitors, as well as other metazoan species living at high altitude, have been subject to the process of natural selection, in which individuals with genetic variants that improved the adaptation of their body to chronic hypoxia were more likely to pass their genes along to the next generation. The recent identification of variants in the *EPAS1* and *EGLN1* genes, which encode a HIF protein and HIF prolyl hydroxylase, respectively, as the most highly selected polymorphisms in the genome of high-altitude Tibetans has underscored that O_2 homeostasis provides an organizing principle for understanding human evolution and biology.

Still, given the profound requirement for O_2, there are many unanswered questions about the impact of chronic hypoxia on human development and physiology, as well as the predisposition to, and progression of, various human diseases. The eleven books in this series will focus on many of these issues. For example, while most Tibetans appear well adapted to life at high altitude by virtue of having inherited protective alleles at the *EPAS1* and *EGLN1* genes, individuals who have not inherited these variants are at increased risk for the development of chronic mountain sickness, a life-threatening condition that is often characterized by polycythemia, pulmonary hypertension, and cognitive deficits. The potentially fatal outcome of this disease represents a selection against individuals who do not carry the protective variants. Another major source of selection is during pregnancy, when chronic hypoxia exerts its maximum effect by affecting survival at the earliest stages of life. As we achieve a greater understanding of the pathophysiological effects of chronic hypoxia, we will be in a better position to prevent or treat hypoxia-associated diseases. Conversely, what we learn about the molecular and cellular mechanisms underlying effective adaptation to chronic hypoxia in high altitude populations may provide new strategies for the treatment of disorders that are common in lowland populations, such as ischemic cardiovascular disease due to atherosclerosis and pulmonary hypertension due to chronic lung disease.

Gregg L. Semenza, MD, PhD
Professor of Johns Hopkins University
School of Medicine USA
Member of the National Academy of Sciences of USA
Winner of the 2019 Noble Prize in Physiology or Medicine
January, 2021

丛书序三（译文）

一个健康成年人体内大约有100万亿个细胞。让人惊奇的是，每个细胞都有足够的氧气供应以满足其代谢需要，换言之，这是一种在最大限度上达到了氧气供需平衡的状态。

尽管氧的输送和利用在100万亿个细胞中时刻变化着，但低氧诱导因子（HIF）的发现和HIF羟化酶对其的调控为氧稳态维持提供了一种分子调控机制。

HIF及其羟化酶广泛存在于多细胞动物物种中。多细胞物种的进化需要越来越广泛和复杂的生理系统支持以保证氧气输送，最终使氧气到达哺乳动物的呼吸和循环系统。可以肯定的是，该进化过程的潜在分子机制更为复杂。秀丽线虫（*Caenorhabditis elegans*）是一种由大约1000个细胞组成的简单的线虫，只产生一种HIF蛋白和一种HIF羟化酶，而现代人的基因组编码了3种HIF蛋白和4种HIF羟化酶。

除了多细胞后生动物物种的体型进化得越来越大、结构越来越复杂之外，地球上动物生命的另一个真正显著的特征是它能够在陆地和海洋上几乎占据所有可用的生态区域。即使是在一个物种内部，对环境适应的驱动力似乎也是不间断的。因此，人类已经适应了高海拔地区的生活，并在喜马拉雅山、安第斯山脉和埃塞俄比亚高原地区等海拔超过3500米的地区长期定居。高海拔地区生活的主要挑战包括紫外线、低温，但最大的挑战是低氧。因此，尽管西藏拉萨（海拔3650米）的氧浓度为14%（大气压约500 mmHg），比海平面（氧浓度21%，大气压约760 mmHg）低1/3，但居住在这里的人也必须适应并维持氧稳态。

进化是突变和选择的产物。因此，几千年来，生活在高海拔地区的人类和人类的祖先及其他多细胞动物物种一直受到自然选择的影响。他们不断发生着遗传变异，这种变异使得他们对慢性缺氧的适应能力增加，并且把适应缺氧的基因传递下去，进行着种族繁衍。最近，在编码HIF蛋白和HIF脯氨酰羟化酶的*EPAS1*和*EGLN1*基因中发现了变异。这两个基因是高海拔藏族人基因组中高度选择的遗传多态性，说明氧稳态为人类进化和生物学提供了一个组织原则。

尽管如此，鉴于对氧气的巨大需求，我们仍有许多问题有待研究，包括慢性缺氧对人类发育、生理的影响，对各种疾病的易感性等。本系列丛书的11个分册将集中讨论其中的许多问题。例如，虽然大多数藏族人在*EPAS1*和*EGLN1*基因上遗传了保护性基因，因此似乎很好地适应了高海拔地区的生活，但没有遗传这些变异的个体患慢性高原病的风险增加。该疾病通常以红细胞增多症、肺动脉高压和认知障碍为特征，可危及生命。这种疾病的潜在致命结果代表了对不携带保护性基因的个体的选择。另一个主要的选择来源是在妊娠期间，慢性缺氧通过影响生命早期的存活发挥最大的作用。随着我们对慢性缺氧的病理生理学效应有了更深入的了解，我们将能够更好地预防或治疗缺氧相关疾病。相反，我们对高海拔人群有效适应慢性缺氧的分子和细胞机制的了解可能为平原人群常见疾病的治疗提供新的策略，如动脉粥样硬化引起的缺血性心血管疾病和慢性肺病引起的肺动脉高压。

格雷格·塞门扎 教授
美国约翰斯·霍普金斯大学医学院
美国国家科学院院士
2019 年诺贝尔生理学或医学奖获得者
2021 年 1 月

丛书序四

People and other species adapting to the challenge of high-altitude hypoxia form the substance of this set of volumes overseen by Editor-in-Chief Ge Ri-Li, director of the Research Center for High-Altitude Medicine, Qinghai University. With an average altitude of 4500 m, the vast Qinghai-Tibet Plateau afforded Dr. Ge, national and international colleagues, and students a richly endowed natural laboratory to address classic scientific questions and raise new ones about the biological consequences of hundreds of generations, a lifetime, or a short period of exposure to an unavoidable, severe, and unique stress: hypobaric hypoxia. It results from falling barometric pressure with increasing altitude; the air becomes less dense and has fewer molecules, including oxygen molecules that make up 21% of air. The renowned physician-scientist John B. West has remarked that high-altitude hypoxia affects every system in the body. The topics in this set of volumes support his assertion.

One volume of the series launches the series with an evolutionary approach examining the genetic bases of adaptation by Tibetans, a population with millennia of highland residence, and highland animal species such as the Tibetan antelope (*Pantholops hodgsonii*). Several volumes expand to physiology, pathology, and medicine among highlanders and others. People of many nationalities have migrated to the Qinghai-Tibet Plateau, worked there for a time, or visited as tourists. Volumes in the series deal with their responses. Other volumes address the medical specialties of neurology and obstetrics, and gynecology when practiced at high altitudes. Adaptations to hypoxia may increase vulnerability to certain diseases, a topic covered from both biomedicine and Tibetan medicine viewpoints.

This series aims to serve a diverse audience with basic science and translational science perspectives. For example, one volume addresses new residents themselves, another advises athletes in training, and another teaches medical students. In summary, Editor-in-Chief Ge Ri-Li has organized a series of volumes that will form a reference work about the basic science, its educational, practical and public health applications obtained during decades of research and practice on the Qinghai-Tibet Plateau.

Cynthia M. Beall, PhD

Professor of Case Western Reserve University

Member of the National Academy of Sciences of USA

January, 2021

丛书序四（译文）

这套丛书是在青海大学高原医学研究中心主任格日力教授的指导下完成的，其主要讲述了人类和动物物种对高原低氧环境的适应。青藏高原地域辽阔，平均海拔4500米，为格日力教授及其团队提供了得天独厚的自然实验室，用以解决经典科学问题，并不断提出关于数百代人一生或短时间暴露在不可避免的、严重的、独特的低压低氧环境下的生物学效应的新问题。低压缺氧是指随着海拔升高，气压下降，进而出现空气稀薄，包括占空气21%的氧分子在内的分子减少。著名的医学家约翰·韦斯特（J.B. West）曾指出高原缺氧会影响身体各个系统，这套丛书支持该观点。

丛书分册之一从进化角度研究了藏族人群及高原动物物种（如藏羚羊）适应高原缺氧的遗传基础。许多分册还分别介绍了青藏高原世居者、移居人员、工作和旅游参观人群的生理学、病理学及医药学等相关内容。有些分册还涉及高海拔居住人群的神经病学、妇产科学等。此外，缺氧适应可能会增加人体对某些疾病的易感性，这是生物医学和藏医学所涵盖的一个主题。

本丛书旨在为不同的读者提供基础科学和转化科学的视角。例如，其中一个分册主要是针对住院医师，而另一个分册则是针对训练中的运动员，还有一个分册是针对医学生编写的。总而言之，格日力教授主编的这一系列丛书，是一套在青藏高原几十年研究和实践中获得的有关基础医学、教育、实践和公共卫生应用的参考书。

辛西娅·贝尔 教授
美国凯斯西储大学人类学部
美国国家科学院院士
2021年1月

前　言

高原是地球陆地的重要组成部分，人类在高原地区居住已有数十万年的历史，全世界居住在高原和高山地区的不同民族约有4亿人。在漫长的高原极度环境中，人类在进化及遗传适应发展过程中创造了极其灿烂的文化和文明。但低氧是高原对人类的挑战，显著的高原低氧环境以及人体对高原环境的习服—适应失败，引起人体生理功能障碍或病理生理变化，造成低氧损伤和高原衰退，导致人体精神体力全面衰退和各型急、慢性高原病的发生，生命质量降低，不仅影响健康，而且危及生命。

为此，人类应该主动地适应高原，最积极有效的方法就是运动锻炼。研究显示适度高原（海拔1500～3000 m）的轻度低氧对人体可以起到一种“激活”生理功能的作用，通过这种激活作用对高原低氧环境的习服—适应，调动体内的生理功能活动，从而提高心、肺、血液系统功能，增强氧的利用，改善新陈代谢，给机体和健康带来有益影响。高原气候叠加身体锻炼来提高人体的心肺功能和健康水平，以及竞技体育的高原训练，已成为当今人们提高体育竞技水平的重要手段，也是世界上研究的热点。

“exercise is medicine”——运动是良医，适宜的体育运动可促进机体产生一系列适应性的良性变化而达到健身防病、增强体质、增进健康的作用，而运动过量或运动不足不仅达不到促进健康的目的，反而会给健康带来不良影响，甚至损害健康。由于高原运动属于环境和运动对人体作用的科学，高原运动或锻炼人体要承受环境低氧和负荷低氧的双重刺激，机体变化更加复杂。因此加强低氧环境下运动锻炼对人体低氧适应和低氧对人体生理功能影响的研究，采用科学的运动测试和运动处方，指导高原体育运动锻炼，有效利用低氧因素提高运动者运动能力和促进人体健康，预防和治疗慢性疾病，并减少高原特殊环境对人体在体育运动过程中的损伤，都有重要的意义。

为此，我们组织了从事高原训练和高原医学研究的有关专家学者，通过总结多年高原训练的实践经验和科研成果，查阅国内外大量文献，力求理论与应用并重，前沿动向和实际相结合，以高原运动医学为切入点，初步探讨了高原地理环境与高原运动锻炼的低氧生理适应机制，总结了高原运动锻炼的基本理论与健康促进作用，制定了针对高原不同人群、不同项目、不同环境下体育锻炼的运动处方，提出了高原运动损伤及疲劳恢复预防的措施和方法，监测并分析了高原不同年龄人群及慢性疾病人群的身体形态、身体功能、身体素质等体质基本状况及其参数，供广大高原医学、体育工作者在科研、教学、运动训练以及全民健身活动中参考。

高原运动医学是一门年轻的边缘学科，包含环境、医学和运动多个专业，涉及的领域十分广泛，并且由于人体的复杂性以及个体的差异性，我们在把握高原运动锻炼规律以及在实际运用中存在着较大的难度。目前国内外关于高原全民健身活动、高原运动等研究文献资料较少或不系统，再加之我们经验和知识的局限，本书不可避免地存在着一些缺陷和不足，真诚地希望同仁们批评指正。

本书在编写过程中得到了青海大学高原医学研究中心、西藏大学医学院、青海师范大学、青海民族大学、青海省体育工作二大队以及青海省体育科学研究所的领导和专家们的大力支持，同时也得到了西藏体育科学研究所贾汉超等同志的大力协助与支持。在此，谨代表全体作者向所有给予支持和帮助的单位和个人，向本书引用的相关文献的作者，致以诚挚的感谢。

马福海

2021年5月

目　录

第一章

高原与运动

第一节 高 原

有关高原（plateau）的定义，不同学科界定的高度并不一致，在地理学和地球科学定义为高度一般在1000 m以上，面积广大，地形开阔，周边以明显的陡坡为界，比较完整的大面积隆起地区称为高原。而在医学上是指海拔2500 m以上，能引起较明显的生物及有机体反应的地区界定为高原。地球总面积约为5.1亿平方千米，其中陆地面积约1.495亿万平方千米，而海拔在1000 m以上的面积占陆地面积的28%以上，海拔在2000 m以上的高原和高山的面积占陆地总面积的11%。

一、高原类型及高度划分

有学者按照人体暴露于高原环境时出现的生理学反应，将高原分为四个高度[1]。

（一）中度海拔

中度海拔（moderate altitude）高度在1500～2500 m，当人体进入此高度时，一般无任何症状或者仅呈现轻度症状，如呼吸和心率轻度增加，运动能力略有降低，肺气体交换基本正常。同时中度海拔气候环境下引起的人体心率加快，血液循环加速，红细胞和血红蛋白增多等变化均对人体的心肺功能和健康有利。一般情况下除少数对低氧特别易感者外很少发生高山病，其中全球的长寿区海拔均在中度海拔地区。

（二）高海拔

高海拔（high altitude）高度在2500～4500 m，多数人进入这个高度时会出现明显的低氧症状，如呼吸和脉搏增加，头痛，食欲缺乏，睡眠差，动脉血氧饱和度低于90%，甚至导致高山病的发生。

（三）特高海拔

特高海拔（very high altitude）高度在4500～5500 m，低氧症状进一步加重，动脉血氧饱和度一般低于80%，运动和夜间睡眠期间出现严重的低氧血症。当进入此高度时应采用阶梯式或阶段性适应，否则易发生高原肺水肿、高原脑水肿等严重的急性高山病。

（四）极高海拔

极高海拔（extreme altitude）高度在5500～8844 m，人类长期居住或执行任务的高原，一般不超过5500 m。到达海拔6000 m地区的人只有那些探险登山运动员，而且逗留时间较短。进入此高度时机体的生理机能呈进行性紊乱，常失去机体内环境自身调节功能，出现极严重的高山反应，显著的低氧血症和低碳酸血症。动脉血氧饱和度在70%～60%，通常需要额外供氧。

在运动训练领域国内外学者对高原也有不同的界定，苏斯洛夫提出海拔1200 m为低高度，海拔1200～2500 m为中等高度，海拔3000 m以上为高高度[2]。胡亦海提出海拔1800～2000 m为亚高原，海拔2000～2300 m为准高原，海拔2400～3000 m为超高原[3]。赵晋提出海拔1200～1800 m为亚高原[4]。综合国内外有关高原医学、高原运动生理学、高原训练的理论研究和实际运用等情况，海拔1200～2000 m为高原训练的较低高度，海拔2000～2500 m为高原训练的中等高度，海拔2500～3000 m以上为高原训练的较高高度，其中国际上公认海拔2000～2500 m为高原训练最适宜的海拔高度。

二、高原分布

（一）世界上主要高原

世界上高原众多，分布较广，世界上最高的高原是中国的青藏高原，面积最大的高原为南极冰雪高原。

1．南极洲高原　南极洲的极地高原，又称冰雪高原，面积1280万平方千米，平均海拔2500 m，包括大半部分的南极地区，是全球最冷的地方。南极沿海地区夏季月平均气温在0℃左右，冬季月平均气温在−30～−15℃；内陆地区夏季月平均气温为−35～−15℃；冬季月平均气温为−70～

−40℃。年平均降雨量为 120 ～ 150 mm，沿海地区为 900 mm，内陆地区仅为 50 mm，有些地区仅为 20 ～ 30 mm，因此降水稀少，是异常干旱的“白色沙漠”。

2．欧洲高原　欧洲主要为挪威哈当厄高原、中央高原、瑞士高原、诺尔兰高原、巴伐利亚高原、格陵兰冰雪高原。其中位于挪威的哈当厄高原是欧洲最大的高原，平均海拔为 2600 m。此外中央高原位于法国中南部，平均海拔约 700 m，巴伐利亚高原是瑞士高原的延续，平均海拔约 500 m，自南向北降低，南侧山地大多海拔在 1000 m 左右。位于德国和奥地利边境的楚格峰海拔 2963 m，为德国最高峰，山势雄伟峻峭，山间有许多冰蚀湖，是旅游胜地。此外还有格陵兰冰雪高原，“格陵兰”意为“绿色土地”，平均海拔高度 1900 m，面积 187 万平方千米，全境大部分处在北极圈内，气候寒冷，与加拿大和冰岛两国隔海相望。

3．北美洲高原　北美洲主要有科罗拉多高原和墨西哥高原。科罗拉多高原覆盖美国科罗拉多州、犹他州、亚利桑那州和新墨西哥州的西部，大约 33.7 万平方千米，属于沙漠高原。科罗拉多高原的北缘海拔约 2450 m，而南缘海拔约为 2150 m。大部分地区气候干旱、温和，降水量分布明显，全年分旱、雨两季，10 月至次年 4 月为旱季，5 月至 9 月为雨季，雨季集中了全年 75% 的降水量。墨西哥高原占墨西哥全国面积的 5/6，面积 120 万平方千米，平均海拔 1825 m，北起墨、美边界，东、西、南三面为马德雷山脉所环绕，主要为山地和高原地形，因此又被称为“高原之国”。墨西哥高原边缘山脉的外侧陡峭，内侧平缓宽广，在地貌形态上似一方桌隆起在两侧海岸平原之上，故称“梅萨”，也被称为桌子状的高原。首都墨西哥城海拔 2240 m，占地面积约为 66 万平方千米，5 月平均气温 12 ～ 26℃，最冷月为 1 月，年平均气温 6 ～ 19℃。

4．南美洲高原　南美洲大陆西部为狭长的安第斯山，东部为波状起伏的高原，中部为广阔平坦的平原低地。南美洲高原主要东部巴西高原、圭亚那高原，南部则有巴塔哥尼亚高原，西部有玻利维亚高原、厄瓜多尔高原等。其中海拔 300 m 至海拔 3000 m 的高原、丘陵和山地约占全洲面积的 33%，海拔 3000 m 以上的高原和山地约占全洲面积的 7%，安第斯山脉全长约 9000 千米，大部分海拔 3000 m 以上，是世界上最长的山脉。玻利维亚高原或称安第斯高原位于南美洲中西部玻利维亚，占地面积为 35 万平方千米，主要地形为中部的山谷地区和南部的沙漠地区，属温带气候，冬冷夏热，日温差较大，夏季降雨量大。厄瓜多尔高原，位于南美洲厄瓜多尔境内，平均海拔 3000 m，面积 15 万平方千米，高度仅次于青藏高原、帕米尔高原、玻利维亚高原，属世界第四大高原。气候寒冷，常年积雪，其中位于中部的钦博拉索山海拔 6384 m 为最高点。

5．非洲高原　非洲高原主要为埃塞俄比亚高原、南非高原。埃塞俄比亚高原是非洲最高的高原，位于埃塞俄比亚中部，最低海拔约 1500 m，最高海拔 4550 m，又称非洲屋脊。埃塞俄比亚高原的气温冷热不均，变化很大，亚的斯亚贝巴地区的年均温为 16℃左右，但红海附近地区年均气温可达 30℃。夏季年均温在 10 ～ 27℃，一般 3 ～ 5 月期间气温最高，而 11 ～ 1 月是埃塞俄比亚最寒冷的季节，垂直地带性差异明显，是非洲重要农业区，世界咖啡原产地。南非高原位于德拉肯斯堡山西北边缘，刚果盆地南部和赞比西河以南，平均海拔 1000 m，最高峰为卡斯金峰海拔 3657 m。南非高原大部分地区属于亚热带气候，夏季炎热，冬季也有雪，年均气温 15.5℃，但温差大，季节变化正好与北半球相反，12 ～ 2 月为夏季，6～8 月是冬季，大部分地区属于半干旱区，年平均降雨量 511 mm。

6．亚洲高原　亚洲在整个地球上地势最高，其中高原密布，最主要的有青藏高原，其次为帕米尔高原、云贵高原、亚美尼亚高原等。

帕米尔高原位于中亚东南部、中国西部，包括塔吉克斯坦、中国和阿富汗，是古丝绸之路的必经之路，平均海拔 4000 m，面积为 10 万平方千米，地形构成复杂，有河谷湖盆、冰碛平原、荒漠平原以及高山组成，是亚洲南部和中部主要山脉的汇集处，又称为亚洲屋脊。属于典型的大陆性高山气候，冬季漫长，其中 1 月平均气温为 −17.8℃，7 月平均气温 13.9℃，年降水量仅 75 ～ 100 mm。

云贵高原位于中国西南部，包括云南省东部、贵州省全境，广西西北部和川、渝、湘、鄂边境，其相关延伸部分更包括老挝北部、缅甸东北部的掸邦高原和泰国北部，平均海拔 1500 m，面积 30

万平方千米。属于高原性的亚热带季风气候，表现为夏季炎热多雨，冬季低温少雨。

亚美尼亚高原位于亚洲西部，包括土耳其、伊朗和亚美尼亚等国，属火山熔岩高原，平均海拔 2000 m，面积 40 万平方千米。亚美尼亚高原位于亚洲高加索山脉和阿尔卑斯山脉之间，处于温带和亚热带之间，北方的冷空气和南方的热空气都受阻，因此亚美尼亚高原各地的气候差异较大，低地夏季干热，高地夏季温和，冬季漫长严寒，降水丰富。

（二）中国境内主要高原

中国境内主要高原有青藏高原、内蒙古高原、云贵高原、黄土高原。由于高度、位置、成因和受外力侵蚀作用不同，高原的外貌特征各异。

1．青藏高原　通常称为“世界屋脊”“第三极”，总面积约 250 万平方千米，平均海拔 4000 米以上，是我国占地面积最大，世界海拔最高的高原，包括西藏、青海的全部、新疆、甘肃、四川、云南的部分以及不丹、尼泊尔、印度、巴基斯坦、阿富汗、塔吉克斯坦、吉尔吉斯斯坦的部分或全部。覆盖的山脉主要有喜马拉雅山脉南部、昆仑山、阿尔金山和祁连山北部、喀喇昆仑山等，有藏北高原、藏南谷地、柴达木盆地、祁连山地、青海高原和川藏高山峡谷区等 6 个部分，同时也是许多东亚、东南亚和南亚大河流发源地，境内遍布湖泊，如纳木错、青海湖等。青藏高原受多种因素影响，形成了水平地带性和垂直地带性紧密结合的自然地理单元，冻土广布，天然草原为主要植被。青藏高原也是中华民族的源头地和中华文明的发祥地，在华夏文明史上流传的伏羲、炎帝、烈山氏、共工氏、四岳氏、金田氏和夏禹等都是高原古羌人。

2．内蒙古高原　中国四大高原中的第二大高原，为蒙古高原的一部分，又称北部高原，位于阴山山脉之北，大兴安岭以西，北至国界，一般海拔 1000 ～ 1200 m，面积约 34 万平方千米，南高北低，北部形成东西向低地，最低海拔降至 600 m 左右，古有“瀚海”之称。内蒙古高原戈壁、沙漠、沙地依次从西北向东南略呈弧形分布，是中国多风地区之一，年均风速每秒 4 ～ 6 m/s；是中国湖泊较多的地区之一，常年有水的湖泊湖水浅，面积小，或为雨季湖。内蒙古高原是中国重要的牧场，草原面积约占高原面积的 80%，属欧亚温带草原区的一部分，是中国最大的绵羊及山羊放牧区和中国骆驼主要产区之一，常住民族有蒙古族、达斡尔族、鄂温克族、鄂伦春族和汉族等，长期从事畜牧业生产活动。

3．云贵高原　位于中国西南部，为中国四大高原之一，西起横断山、哀牢山，东到武陵山、雪峰山、东南至越城岭，北至长江南岸的大娄山，南到桂、滇边境的山岭，东西长约 1000 千米，南北宽 400 ～ 800 千米，总面积约 50 万平方千米。包括云南省东部，贵州全省，广西壮族自治区西北部和四川、湖北、湖南等省边境，是中国南北走向和东北－西南走向两组山脉的交汇处，地势西北高，东南低。大致以乌蒙山为界分为云南高原和贵州高原两部分，海拔在 400 ～ 3500 m。云贵高原上属亚热带湿润区，为亚热带季风气候，气候差别显著。该区石灰岩厚度大，分布广，经地表和地下水溶蚀作用，形成落水洞、漏斗、圆洼地、伏流、岩洞、峡谷、天生桥、盆地等地貌，是世界上喀斯特地貌最发育的典型地区之一，受金沙江、元江、南盘江、北盘江、乌江、沅江及柳江等河流切割，地形较破碎，多断层湖泊，也是中国森林植被类型最为丰富的区域，动植物资源丰富，并有丰富的林业、矿业资源。云贵高原丰富多样的自然环境，造就了生物的多样性和文化的多样性，是中国少数民族种类最多的地区，具有丰富多彩的文化传统；是古人类起源与扩散的重要地区，历史上存在着夜郎、南诏、大理国等地方民族政权，创造了灿烂的西南夷文化。

4．黄土高原　位于中国中部偏北部，为中国四大高原之一，是中华民族古代文明的发祥地之一，也是地球上分布最集中且面积最大的黄土区，东西长 1000 千米，南北宽 750 千米，总面积 64 万平方千米，横跨中国青、甘、宁、内蒙古、陕、晋、豫 7 省区大部或一部，包括中国太行山以西，青海省日月山以东，秦岭以北，长城以南的广大地区，位于中国第二级阶梯之上，海拔高度 1000 ～ 2000 m，属于旱大陆性季风气候区。地势由西北向东南倾斜，除许多石质山地外，大部分为厚层黄土覆盖，除少数石质山地外，黄土厚度在 50 ～ 80 m，最厚达 150 ～ 180 m，经流水长期强烈侵蚀，地貌起伏大，逐渐形成千沟万壑、地形支离破碎以及山地、丘陵、平原与宽阔谷地并存特殊的自然景观，是世界上水土流失最严重和生态环境最脆弱的地区之一。黄土高原也是中国重要的能源、化工基地。黄土颗粒细，土质松软，含有丰富的矿物质养分，利耕作。盆地和河谷农垦历史悠久，孕育了黄土地独特的文化，产生了以“窑洞”为代表的民居和以信天游、安塞腰鼓为代表的民间艺术形式。

三、高原历史与文化

据考证人类在高原地区居住最长已有50万年的历史，且居住地区分布甚广，包括亚洲、非洲、北美洲和南美洲的许多高山和高原地区，在欧洲（阿尔卑斯山区）和大洋洲（巴布亚、新几内亚）也有少数高山居民。据统计全世界居住在高山地区的总人数约有4亿人，但大多居住在海拔较低的谷地上，全世界居住在海拔3000 m以上有1.78千万人[5]，中国居住在海拔2500 m以上的人口1.6千万，居住在青藏高原的人口1.2千万，居住在海拔4000 m以上的60万。在漫漫人类长河中，居住在高原和高山在极度环境中人类进化及遗传适应以及发展过程中高原不同民族创造了极其灿烂的文化和文明。

（一）各大洲高原历史及文化

1．亚洲高原　亚洲在七大洲中面积最大，其覆盖地球总面积的8.7%（或总陆地面积的29.4%）。它是人口最多的一个洲，人口总数约为40亿，占世界总人口的约60.5%（2010年）。亚洲的历史和文化悠久，世界四大文明古国中的古中国、古印度和古巴比伦都位于亚洲大陆，经济和文化水平曾经在世界上长期居于领先地位，中国的四大发明、印度的阿拉伯数字等都为世界科学进步做出了巨大贡献。青藏高原也是中华民族的源头地之一和中华文明的发祥地之一，青藏高原上的居民以藏族为主，形成了以藏族文化为主的高原文化体系。据考证4万年前青藏高原就有人类活动，林芝文化遗存、昌都卡若遗址、拉萨曲贡遗址都说明了四五千年前藏族先民已在高原上生息繁衍。因此，青藏高原是华夏文明的重要发祥地，是中华民族特色文化的重要保护地，是中华多元一体文化的缩影。还有处于亚美尼亚高原的伊朗和中亚细亚也是古高原人类文明的摇篮，伊朗早期文明可以追溯到公元前3200年，先后有埃兰、米底、古波斯帝国三个王国。在公元前678年至公元前550年的米底时期以中亚印欧人种雅利安人的一支南迁至伊朗高原，与原住民不断融合通婚，形成了伊朗人的主体，逐渐形成了以伊朗为主体的伊斯兰文化，并在公元前2世纪到6世纪就有发达的商业体系，通过我国的丝绸之路在欧亚大陆的经济发展与文化交流方面起着重要作用。还有处于亚美尼亚高原的亚美尼亚也拥有悠久历史和灿烂文化，亚美尼亚文明最早可追溯到公元前4000年，考古发现那时就存在农牧民定居的痕迹，公元405年还发明亚美尼亚字母。几千年来，亚美尼亚在历史风雨中发展了高度文明，创造出独具特色的灿烂文化。

2．美洲高原　在美洲海拔4000 m的高原上居住着美洲原住民印第安人，其中一部分印第安人居住在秘鲁中部海拔4300 m的高原上。据考证南美安第斯印第安人（Andes Indians）约于4万～10万年前的更新世晚期从亚洲迁徙至美洲并向南扩展，于2万～3万年前有相当数量的一支人群到达南美洲，首先比较集中在海拔3812 m水草丰美的的喀喀湖地区，并于公元10世纪前后在秘鲁建立了“印加帝国”，目前主要居住在墨西哥高原和南美安第斯山区的秘鲁、玻利维亚等地区。印第安人在近两万年的发展历程中创造出了玛雅文化、印加文化、阿兹特克文化等三大美洲文明，玛雅文化是美洲发展最早、水平较高的文化。玛雅人不仅创造了美洲最早的象形文字，还留有早期有关天文、历法、文学以及建筑文献，如墨西哥的金字塔神庙祭坛、米拉多尔的虎塔、猴塔等都是玛雅建筑的代表作。15世纪初至16世纪西班牙人入侵拉丁美洲及安第斯，随着大量欧洲与非洲黑人文化的进入，使群体结构及文化发生了巨大变化。

3．非洲高原　21世纪现代人类起源地的学术争论和相关研究进展表明，人类起源于非洲的“非洲起源说”认为非洲是人类文明的开始，人类起源于古代非洲的一个部落，然后经过漫长的岁月，不断扩大、迁徙，从非洲到亚洲、到欧洲，最后到达南美洲，至今遍布全世界。在此过程中起源于两河流域的古埃及文明创造了象形文字，加之语言的传播，使非洲文明传播到世界各地，从而影响着人类进步的过程。

非洲埃塞俄比亚高原，享有“非洲屋脊”之称，也具有3000年历史文明。20世纪以来在埃塞俄比亚高原的阿瓦什河谷和奥莫河谷还发现了地球上最早的古人类化石和最早的石器文化遗存，揭示了这儿是人类最早的起源地之一。东非高原位于肯尼亚和埃塞俄比亚之间，这两国也是长跑王国，也是素有“地球伤疤”之称东非大裂谷主要所在地。据推测东非大裂谷可能是人类文明最早的发源地之一，20世纪50～70年代考古学家曾在东非大裂谷中发现了200万年前、290万年前人类的头骨；1975年在坦桑尼亚和肯尼亚交界挖出了350万年前的人类遗骨，以及足迹化石，这是目前为止所发现最古老的史前人类证据。另外南非高原被称为人类的摇篮，考古学家在这里发现了250万年前的远古化石和10万年前的人类遗骸。非洲民族和文化多样，文化宝藏丰富，许多文化可以追溯到远古时代，有些文化相对较新，而其他的则是新旧文化的综合体。从现代艺术画廊到古代岩画艺术，从第一座世界博物馆到奇特的文化村，从爵士乐俱乐部到露天音乐节，从户外烧烤到名厨大餐……到处都洋溢着一种由艺术、美食、历史和文化所组成的独特韵味。

（二）青藏高原的历史与文化

1．青藏高原的历史　青藏高原（Qinghai-Tibet Plateau）具有独特的自然地域单元、地理位置、地质结构、气候特征，以及生态资源和民族文化，在人类生存环境和中华民族的未来发展中具有十分特殊的地位。

青藏高原是中华民族的摇篮——黄河、长江的发源地，也是中华民族文化发祥地之一。在华夏文明史上流传的伏羲、炎帝、烈山氏、共工氏、四岳氏、金田氏和夏禹等都是高原古羌人。20世纪的前半期在甘肃、青海接壤的黄河两岸采集和发现了古人类活动的遗迹。20世纪50年代在青藏高原西部阿里地区、东部横断山、北部昆仑山、南部喜马拉雅山区，采集到了旧石器时代的打制石器，而新石器时代的遗迹几乎遍布西藏自治区及毗邻地区。

青藏高原据史料记载最早居住的是以游牧为主的西羌诸族部。羌人以青藏高原（主要为青海和甘肃）为基地，以超群的智慧和神奇的想象力，最先创造了牧业文明、农耕文明、彩陶文明、青铜文明和屋居文明，并向东黄河、渭河、汾河、长江、岷江、大渡河、青衣江、安宁河流域迁徙，与华夏族和其他民族融合，共同创造了中华文明。4世纪初，鲜卑族吐谷浑部从辽东西迁至今天的甘肃、青海建立地方政权。6世纪与7世纪世居雅隆河流域的悉补野部先后征服十余地区诸部族，定都逻娑（逻些），建立了吐蕃王朝，到8世纪后期武力征战远及南诏（绛域）、泥婆罗、天竺（印度）以及大食、突厥等国，为青藏高原的开拓和发展做出了积极的贡献。

9世纪中叶吐蕃王朝灭亡，青藏高原各部落长期处于纷争及彼此不相统属的分裂割据状态。11世纪以后逐渐形成了若干政教合一封建制度的地方政权。进入13世纪后期，元朝建立，开始“郡县吐蕃之地”正式在青藏高原各地建政设治；明朝对青藏高原政教领袖先后分封王爵；清朝设理藩院处理少数民族事务，康熙朝时定名西藏。雍正朝时置青海办事大臣驻西宁管理安多地方事务，又置西藏办事大臣及帮办大臣驻拉萨管理西藏地方事务。民国初期中央设置蒙藏委员会管理西藏、蒙古事务，1927年建甘肃、四川省，设青海蒙番宣慰使；1929年建青海省；1939建西康省。新中国成立后，青藏高原经济社会全面发展，但高原总体经济发展水平相对比较低下。

2．青藏高原的民族　青藏高原的古人类在与大自然的斗争中，不断东进南下北上，向各个方向发展。一部分以青海湖为中心的广大草原地带发展成部落联盟即西羌部落；另一部分从青海南下进入云贵高原甚至远到缅甸，发展成藏缅语族的一系列民族；而留在青藏高原上的农业部落和游牧部落形成藏族。

目前青藏高原上生活着藏、门巴、珞巴、羌、回、土、撒拉、蒙古、哈萨克、东乡、汉等民族。藏、羌、门巴、珞巴等民族是发源于青藏高原而且一直在高原繁衍生息的民族。藏族生活在青藏高原的腹心地带，而门巴族、珞巴族始终分布在青藏高原的南部边缘地带，羌族分布在青藏高原的东南边缘地带。汉族、回族、土族、撒拉族、蒙古族则分布在青藏高原东北边缘地带。

藏族作为青藏高原的主体民族，在青藏高原上的历史最悠久，对青藏高原的开发和青藏文化的发展起了最主要的作用。

3．青藏高原的文化　青藏高原文化发展的历史与所处的地理环境和高原居民的社会经济生活有关。青藏高原的农业起源很早，是古代青藏高原文化发展的基础。但是高原农业也存在一年只能一熟、作物品种少的缺陷，而高原畜牧业的发展更加依赖产品的交换，需要将多余的畜牧业产品交换不能生产的生活用品和生产工具。除了在高原内部的农牧产品交换以外，历史上一直存在着以马牛羊、皮毛和土特产与中原地区交换茶叶、丝绸、铁制品的贸易。吐蕃王朝时期青藏高原和中原地区的贸易就有了“互市”和“贡赐”的形式。宋代开始“茶马贸易”成为青藏高原和中原地区经济交往的集中表现。

青藏高原的各民族文化相互交融，相互发展，并向东、向北、向东南传播，共同创造和发展了青藏高原的文化，并成为中华古代文化的一个重要组成部分。从远古到公元7世纪初，青藏高原东部的游牧部落群向东、向北、向东南的迁徙和发展中，与黄河流域的古代文化、北方草原的游牧文化、四川盆地的巴蜀文化、云贵高原的滇黔文化进行了长达几千年历史的交流发展与联系。汉族文化从汉代开始和蒙古族文化元代以来进入青藏高原，对青藏高原文化的发展起了重要的促进作用，同时进入青藏高原的汉、土、蒙古等民族受到藏文化的强烈影响。

青藏高原的文化呈现出游牧文化、农耕文化、林区文化、渔乡文化等完整体系。这些文化都有自己的服饰、饮食、节日、丧葬、婚嫁等民俗文化，至今还保留着浓郁的古老品格和深沉的气息，也说明与周边各民族文化有着千丝万缕的联系，而茶马古道、唐蕃古道、丝绸之路等交通枢纽，为这种联系提供了便利。现如今，青藏高原历史悠久的藏语言文字，医理独特的藏医藏药，美轮美奂的壁画，内涵丰富的宗教文化不仅是中华民族文化多元化的体现，还是世界文化不可或缺的重要组成部分。

第二节　高原运动

在青藏高原历史的发展过程中，青藏高原各民族由于栖息地区的特殊地貌形态和气候条件，受生活习俗、生产方式、道德观念、行为规范、文化模式和民族心理结构等种种因素的影响和制约，各民族在衣、食、住、行等方面都保持了自己的喜好、习惯和禁忌，同时保持着本民族所特有的民族风格和文化形态特征，如建筑风格、饮食习惯、民族服饰、婚丧嫁娶、礼仪宗教等特色。这些独特性不仅显示了其本身不可磨灭的生命力，还展示了青藏高原传统体育古老的民族性和民族特色。青藏高原体育文化包含鲜明的地域性和文化特性，具有独特、优美、娱乐、技巧性和艺术性等特点，具有很高的观赏价值和广泛的参与性。青藏高原体育活动大多起源于生产生活之中，它既是人们生产生活的技能，又是体育活动的手段。它将健身和娱乐融为一体，使人们在活动中得到身心和谐发展，也是青藏高原民族在长期的历史发展进程中积累保存下来的反映本民族意识的体育文化财富。

一、高原体育资源特点

青藏高原辽阔的地域环境、独特的人文地理环境和民俗文化特色，使各民族在多元化交融中形成了各自的文化特色，并逐步演绎形成河湟文化、三江源文化、柴达木文化、吐谷浑文化、格萨尔文化、热贡文化等文化形态[3]，不同的文化形态形成了多民族文化交汇并存的异质民俗特点。

(一)生态环境

青藏高原各民族在严酷的自然环境，为了生存、生产与生活的需要，不断向大自然进军，体育活动自然也是在此过程中逐渐演化而成的。凭借人自身身体活动能力获取食物，在长期从事这些身体技术动作过程中，逐渐演变发展了跑、跳、爬、攀、滚、掷、射、游等运动能力。狩猎是人类共同经历的一个历史时代，如青海海西、海南、玉树等藏区的岩画，就是有力的证明。自然地理环境制约了人们的生产手段，生产手段越单一，伴随着生产手段而发展起来的单一的运动技术越娴熟。青海海西大漠赛骆驼、草原骑射、循化黄河皮筏竞渡，均体现出特定地域条件下一定的生产生活工具与生活方式的烙印。

（二）生产劳动习俗

一般来说，不同的民族出于自然条件的制约，在生产方式方面往往有很大的差别，不同生产技能的锻炼与发展催生了民族体育活动，也决定了民族传统体育的不同特色，最终形成了本民族的体育活动。青藏高原体育项目是直接从生产劳动中诞生的，并保持着本民族生产方式上的鲜明特色。从事畜牧业生产的藏族和蒙古族传统体育活动多离不开马匹，在生产劳动中练就了娴熟的骑术，孕育出赛马等许多骑术项目；土族轮子秋离不开农业生产中大板车、碌碡、梯子等劳动工具；还有撒拉族舞蹈梿枷舞、打猎舞、打墙舞直接来源于劳动方式。

（三）狩猎生产习俗

狩猎活动是远古时期人们获取食物来源和野兽裘皮等生产生活用品的重要生产方式和谋生手段。青藏高原各民族在征服自然和生产实践中不断创造出许多生产工具，如棍棒、弹弓、弓箭、抛绳、套子、扣子、夹脑、火炮、步枪等，而且随着对工具熟练掌握，使狩猎效率不断提高，也产生了诸多的高原传统体育项目。

（四）农牧业生产习俗

高原有牧业区农业、半农半牧区农业等形式的农业。大多农具由铁质工具头和木质把柄构成，一些传统体育活动也就会出现木制把柄的身影，比如蹬棍、打梢棒、轮子秋。

（五）渔猎习俗

青藏高原河流密布，是长江、黄河、澜沧江（湄公河）、怒江（萨尔温江）、印度河、恒河、雅鲁藏布江（普拉马普特拉河）的发源地，还有为数众多的河流和数千个湖泊。捕鱼是居住在湖泊地区及江河两岸地区人民的重要的生产生活方式，游泳、泅渡及“油皮袋”随之产生，并慢慢成为体育活动项目，如青海循化皮筏竞渡、羊皮囊泅渡、赛瓦以及游泳等项目。

二、青藏高原体育文化特点

（一）源远流长

远古时代的传统体育，作为一种社会文化活动，随着社会生产的发展而发展。青藏体育文化资源是伴随着人们在生产生活中的自主活动而出现的，在其发展中具有时空跨越周期性，在发展的历史时期中系统的记录或诠释民族体育文化的形成、发展过程，青藏高原各个民族在各自一定的区域之内，表现出不同的民族体育特性，从而使每个民族的体育文化得以形成各自鲜明的特点。

（二）内涵丰富

一般奔跑、射箭、投掷、骑射产生于原始生产方式。由于原始社会中原始宗教产生，催生了各种自然崇拜、图腾崇拜、灵魂崇拜、祖先崇拜的观念与仪式。同时舞蹈和原始宗教意识相结合，形成早期的宗教舞蹈，并进而发展成习俗舞蹈、礼仪和祭祀舞蹈。在祭祀活动中原始先民们逐渐用舞蹈、竞技、角力来进行祈祷、娱乐神祇，祈求庇护，因此在历史变迁中产生了兼有艺术和体育两种性质的舞蹈。青藏高原地区的宗教祭祀和节庆庙会礼仪中常有舞蹈、角力、竞技等内容，这些活动都包含了许多民族传统体育的因素，并对后来的民族传统体育发展产生了深远的影响。随着社会发展和军事活动出现，生产工具与兵器分离，为掌握这些武器，提高战斗技能，从而促进了军事和身体训练，这都是推动传统体育产生和发展的重要因素。青藏高原由于特殊的地理位置和战略地位，自古战事频繁，疾驰、骑射、射箭、马术、武舞、投掷、蹴鞠、马球、舞马等在军事活动中占有特殊地位。

（三）特色浓郁

青藏高原地域辽阔、山川壮美、宗教多样、民族众多，拥有众多的江河湖泊、高山草原、冰川森林、大漠戈壁，自然风光雄奇壮美，属于原生态的范畴。每年的赛马、赛牦牛、民族射箭体育项目和各种民俗节庆活动，是高原游牧民族历史悠久的体育活动。同时各地信教群众参加的宗教祭祀法会，隐含着浓厚的民族体育成分。“祭俄博”意为祭山神、财神，寓意祈求来年的人畜平安、生活富裕，由于庙宇设在山顶或两山连接处的山脉，必须登山祭祀。“观经会”是土族地区各藏传佛教寺院举行的祈愿法会，有信教群众的“滚芒茶”活动，寺院喇嘛的“跳坎”活动。节日期间有表演者戴着神鬼和动物等面具，穿着式样奇特的古代服装起舞的法王舞、马首金刚舞等。还有土族轮子秋和安昭舞、河湟地区打梢棒，具有农耕文化艺术色彩。由于环境习俗各异，宗教信仰不同，政治、经济、文化教育发展也不同，从而形成各民族风格迥异、特色浓郁的少数民族传统体育文化资源。

三、高原体育运动

（一）高原登山运动

登山运动（mountaineering）是从低海拔地形向高海拔山峰进行攀登的一项体育活动，可分为登山探险（也称高山探险）、竞技攀登（包括攀岩、攀冰等）和健身性登山。登山运动面对高山低氧、强风低温、陡峭地形以及各种困难和山间危险，表现为人与恶劣的大自然环境的抗争，是人的生命力和严酷的生存条件之间的较量，对人体的耐力、心肺功能、四肢力量和协调性有较高的要求。此外，登山运动是一项极具冒险精神和高风险的体育运动项目，因能挑战自我和饱览罕见的瑰丽景色而深受众多登山爱好者的喜爱。

早期的登山运动与宗教文化密不可分。古代宗教中认为高山和雪山是神仙和魔鬼居住的地方，只有神父、牧师和高僧们才能登山，时至今日，还有众多雪山在宗教中有重要的宗教意义，如云南的梅里雪山、西藏的冈仁波齐、青海的阿尼玛卿山、青海的尕朵觉悟并称为藏传佛教四大神山，每年都有众多藏传佛教信众开展各种形式的宗教转山活动。我国汉代就有文字记载的登山活动，《史记》中记载张骞出使西域，翻越雪山，穿越帕米尔高原。北魏时期的《宋云家书》中有关于西行取经者宋云途径帕米尔高原，翻越雪山导致雪盲的记载。在唐朝时期唐玄奘西去取经，也翻越了海拔 6200 m 的雪山，说明登山活动历史悠久。

现代登山运动一般被公认为起源于 18 世纪后半叶阿尔卑斯山区。1786 年 8 月 8 日 M·G 帕卡尔学者和水晶石匠人 J·巴尔玛首次登上了阿尔卑斯山脉最高峰海拔 4807 m 的勃朗峰，此后登山运动也被称为阿尔卑斯运动。19 世纪以英国为代表的欧洲登山运动发展迅速。20 世纪初，登山家们开始关注位于世界屋脊的喜马拉雅山。1950—1964 年的 14 年间是人类高山登山运动的一个重要发展阶段，国际登山史上称此时期为“喜马拉雅的黄金时代”。1953 年 5 月 29 日，尼泊尔向导丹增·诺盖和新西兰登山家艾德蒙·希拉里从南坡登顶珠峰，成为历史上第一支成功登顶珠峰的队伍，随后世界各地运动员先后登上了 13 座海拔 8000 m 以上的高峰。

中国的高山资源丰富，世界 14 座 8000 m 以上的顶级高峰都位于延伸至中国西南和西部的喜马拉雅和喀喇昆仑山脉，其中中国有 9 座享有主权和与邻国共享主权的高峰。中国登山运动始于 20 世纪 50 年代，自 1951 年 6 月起中国在青藏高原开展科研登山活动，1960 年 5 月 25 日，中国登山队的王富洲、贡布、屈银华从北坡首次登上珠穆朗玛峰顶峰，被称为世界登山史上的重大事件。随后我国登山大会员先后多次登上“地球之巅”的贡嘎山（海拔 7556 m）、慕士塔格峰（海拔 7509 m）、公格尔九别峰（海拔 7530 m）、希夏邦玛峰（海拔 8027 m）、托木尔峰（海拔 7439 m）、纳木那尼峰（海拔 7694 m）、南迦巴瓦峰（海拔 7782 m）等高峰。另外西藏登山运动创造了团队登顶世界 14 座海拔 8000 m 以上高峰纪录，中国登山队在世界最高峰珠穆朗玛峰上传递北京奥运火炬，创造了世界登山运动史和奥运圣火传递史上的奇迹。近年来高原独特的自然条件及丰富的冰山、冰雪环境，为登山及冰雪项目在高原上的发展提供了便利条件。因此，高原登山运动、冰雪运动及衍生体育项目发展较快。

青藏高原是众多名山大川的发源地，为登山、探险运动提供了丰富的资源基础。青藏高原每年举办登山活动较多，其中 2001 年创办并连续举办了 17 届的“西藏登山大会”，为世界登山爱好者提供了登山培训和体验，已成为推广和普及大众登山的重要平台和国内著名的登山户外运动品牌。青海岗什卡国际滑雪登山挑战赛是世界上海拔最高的滑雪登山比赛，也是国家级滑雪登山、高山探险、雪地救援、户外拓展和攀冰等多项目为一体的综合性滑雪登山基地。2001 年起连续举办青海海拔 6178 m 玉珠峰登山节，由于玉珠峰南北两侧自然条件不尽相同，攀登者可以在南坡获得高山经验，在北坡学到冰雪技术和登山战术，是理想的高山冰雪训练场地，也是初学登山者理想的体验地。

另外，随着登山运动的发展而兴起了登山旅游。青藏高原丰富的历史文化背景和优美的山峰资源，再加上我国少数民族众多且居住在山峰周围，为登山旅游带来了学习和了解民族风土人情的元素，吸引了来自世界各地的登山旅游爱好者。因此，登山旅游资源开发比较快，成熟度高，但缺乏健身内涵。另外我国登山景点开发较晚，原始景色保存较好，人为改造因素较少，登山旅游产业发展前景广阔。目前青藏高原有诸多各类特色体育旅游项目，近百条旅游线路，涵盖登山旅游、探险旅游、公路旅游、山间旅游、漂流旅游、宗教旅游、特种旅游和节庆旅游，其中青海省内的登山旅游有攀登新青峰、攀登格拉丹冬峰、攀登阿尼玛卿峰、攀登唐古拉山、攀登玉珠峰和攀登龙亚拉峰；西藏自治区内有雅鲁藏布大峡谷、珠峰大本营、南迦巴瓦峰、纳木错湖、萨普神山、冈仁波齐山等诸多徒步和登山路线。

（二）攀岩运动

攀岩运动（climbing）是从登山活动中派生出来的一项运动，有自然岩壁攀登、人工岩壁攀登，攀登技术分为岩石作业和冰雪作业两大类。攀岩仅靠手脚和身体的平衡，采用抓、握、挂、抠、撑、推、压等多种用力方法攀登岩石峭壁或人造岩墙，对人的力量要求及身体的柔韧性要求都较高。

关于人类最早的攀岩运动记载于公元1492年法国国王查理三世下令去攀登一座高为304 m的石灰岩塔，最终登山者们利用简单的钩子和梯子登顶成功，这是历史上第一例使用装备的攀岩事例。17世纪中期登山者们主要攀登阿尔卑斯山等冰川和雪山。现代攀岩运动最初作为一项军事训练项目起源于20世纪50年代的苏联，1948年苏联举办了首届攀岩锦标赛，以难度攀登的现代竞技攀登比赛开始兴起并引起大众广泛爱好。1985年在意大利举行了第一次难度攀登比赛，我国于1987年举办了第一届全国攀岩比赛，2006年青海举办了中国青海高原世界杯攀岩赛，攀岩运动已成为高原特色体育项目之一。

（三）冰雪运动

冰雪运动项目（winter sports item）又称冬季运动项目，因其特殊的运动场地和环境得名。冰雪项目多起源于北欧国家，因北欧各国冬季漫长，气温低，加之有众多高山险峰，为冰雪项目的发展提供了先决条件。我国冰雪运动开始于19世纪末，1980年首次参加美国举办的第13届冬季奥运会。我国黑龙江、吉林、辽宁东三省是冰雪运动起步早、条件和发展较好的省份。由于东北三省纬度高、冬季降雪多、蒸发小，雪期自南向北延长，每年10月至次年5月初都是冰雪旅游、运动训练的极佳时节，是我国最适宜开展冬季运动的地区，建有诸多的集滑冰、滑雪训练和体育旅游于一体的综合性基地和滑雪场。如位于吉林海拔高度为1640 ~ 1820 m长白山高原冰雪运动训练基地，是中国冰雪运动员进行冰雪训练的主要基地。另外新疆海拔高度为1650 m的天山地区也是我国冬季运动开展较好的地区，建有速滑馆、冰球馆、冰壶馆、媒体中心，并于2018年1月举办了第13届全国冬季运动会。

青藏高原纬度高，海拔高，冬季漫长，气温偏低，有一定的发展冬季冰雪运动的条件，建有高海拔滑雪场、滑冰场等。如青海多巴国家体育训练基地滑冰馆是国际标准冰馆，冰面达1800平方米，也是我国首个高海拔地区的国家高原冰上训练基地，已举办了多次国际国内冰壶比赛。据不完全统计，青海省目前已开发的滑雪场所达10余处，大多数位于人口密集的河湟谷地，主要有冰壶、滑雪、滑冰等项目，每年参与活动的人数达20万人次，并且呈逐年增长趋势，已经成为冬季体育消费的一大主力，但青藏高原的高海拔也限制了冰雪运动的开展与普及。

此外，冰川探险及冰川旅游也是高原体育运动之一。早期的冰川探险主要应用于地质考察及科研勘测。世界上著名的冰川旅游胜地有瑞士阿尔卑斯山区、美国冰川国家公园、阿根廷冰川国家公园、冰岛冰川旅游资源。我国也拥有丰富的冰川旅游资源，著名的景点除新疆天山托木尔冰川外，其余均在青藏高原，其中有达古冰川、米堆冰川、海螺沟冰川、透明梦珂冰川等。但我国冰川探险活动开展较晚，对冰川探险了解少，风险大，而且相关专业知识要求高，也缺乏相关机构及专业人才等，从而影响冰川探险运动发展。

（四）青藏高原民族民间体育运动

青藏高原因其特殊的地理位置、浓郁的少数民族风情及源远流长的宗教文化所赋予的独特文化内涵，孕育出了许多独具特色的民族民间传统体育项目。由于不同民族在不同的民族地区及不同的海拔区域生活，各自拥有不同的体育运动项目。各民族传统体育文化与本民族的生存环境、生产和生活方式、文化习俗以及宗教信仰等因素密切相关，又与其他民族体育文化有一定联系，各民族体育项目资源形态呈现出不同的文化景象。

根据青藏高原不同民族和不同体育项目分类，青藏高原传统体育项目主要有：藏族为赛马、赛牦牛、射箭、摔跤、抱石头；回族为武术；撒拉族为拔腰、登棍儿、打蚂蚱、打缸；蒙古族为赛马、摔跤、射箭；土族为骑马、射箭、轮子秋；门巴族为射箭、拔河、跳神舞、摔跤、抱石头、跳高（曾林巴）、跳远（林邦）、攀藤索（若安布）、打火枪（棉达加）；珞巴族为射箭、刀术、举重石、掷石头、跳竿、摔跤、攀高、触高、溜索等；羌族主要有骑射、摔跤、推杆、扭棍子、秋千、蛾捉（抱蛋）、跳盔甲和萨朗（圆圈舞）等（表 1-1）。

四、高原赛事活动

高原比赛（plateau competition）是伴随着人类在高原上的活动而产生的，历史悠久。据记载顾拜旦在 1889 年巴黎博览会上观看了一场高原体育比赛，这对他之后的奥林匹克运动计划复兴产生了较深的影响。随着经济发展，越来越多的体育赛事也落户高原地区，为当地的社会发展起到

表1-1 青藏高原体育项目概览

类型		项目
骑射类	骑	赛马（速度赛马、走马、马上拾哈达、技巧驰马点火枪、乘马劈刺、超越障碍等马术表演），骑术，驾术，赛牦牛，响箭，斗牛，赛走骡，悬马倒立
	射	射箭，射弩，射击（立势、卧势、跪势），打抛儿，弹弓，吾尔多（乌嘎）
	骑而射	乘马射击，乘马射箭
较力类	角力	押加（大象拔河），拔河，腰带拔河，蹬棍（拔牛棍），拔腰，拔桩，扳“羊头”，碰拳，顶头赛，顶牛，刁羊
	举重	举木，举沙袋，抱石头，背碌碡，奔牛，古朵抛石，格吞，吉韧
	摔跤	绊跤，北嘎，博克，平地摔跤，马上摔跤，穿麻袋摔跤，藏式摔跤
跑跳掷类	跑	登高，踏青（远足），赛跑，足力，打沙包，抓羊
	跳	跳远，跳高，跳绳，跳绳对歌，跳方方（刚得）
	掷	扔碗片，掷石头、打缸，打陀螺，拔腰
	攀	爬杆、攀高、触高、攀藤索（若安布）、溜索等
球类		马球，吉韧，踢毽，踢球，打毛蛋，打梢棒，打蚂蚱
水及冰雪	水	游泳（泅渡），打浇洗（浮水），泽当牛皮船，皮筏子，撒拉族赛瓦
	冰	滑溜儿，冰上“猴儿（冰上陀螺）”
武术类		藏密，武术，刀术、使矛术，搏斗术，砍术，八门拳，通备武学，查拳，昆仑武学等各类武术拳种
舞戏类	舞蹈	门巴族跳神舞；藏族舞蹈伊、卓、热巴、热伊、锅哇、拉仓，则柔、羌姆等；土族舞蹈轮子秋、安昭舞、婚礼舞、於菟、四只虎、踏灰等；撒拉族舞蹈骆驼舞、阿丽玛等
	游戏	太毛，帕合代，打“猴儿（陀螺）”，阿不多，打绥绥（打秋千），打马鞭，立“马桩”，打车轮，翻架操，翻油饼，贴改（玩骨揪），娘娘轿，“夏卡德（套索环）”，合尼·瓦日，抡作若，路路套，打儿冈，抓活络，猜石子等
棋牌类		和尚棋，困死棋，坑棋，藏围棋，驴厩棋，争王，藏牌以及藏族棋如久、加吾果久、加吾果尼、叶合拉、加吾合、岗抡木、则日久等；蒙古族棋类如蒙古象棋、布格、沙嘎等；土族棋类如罕跃、喇嘛跃、赶马、母胡石·瓦日、丢尕儿、诺颜城、牛角、吃鸡蛋、磨多裆、走窝窝、阿司苦着等

了积极的推动作用，比如世界上最早以高原命名的为苏格兰高原运动会。目前青藏高原每年也举办10余项国际品牌赛事、30余项国家级赛事、数百余项省级单项赛事。

（一）苏格兰高原运动

苏格兰全境高山遍布，海拔为600～1000 m，其中本尼维斯山（Ben Nevis）海拔1343 m，为英国最高峰。苏格兰高原运动会于1947年首次举办，是苏格兰和其他国家在春季和夏季举行的庆祝苏格兰和凯尔特文化的活动。苏格兰高原运动会比赛本身及比赛的某些因素如风笛、短裙以及部分比赛项目如投掷木桩、苏格兰重竞技项目以及舞蹈比赛等已经成为了苏格兰的象征，同时还有一些有关苏格兰盖尔文化等展示。苏格兰历来就保有各个宗族间在体育项目上一争高下的历史传统。早期的凯尔特人将体育运动当做战争看待，因此总是将最强壮、最勇敢的战士派去比赛并能赢得比赛。据说高原运动会起源于部落首领挑选保镖和战士的活动，但是并不是所有的部落首领都要求好战的战士，同时对音乐和舞蹈也比较看重，不同的人通过比赛形式被挑选出来有不同的角色分工。如壮士要分赴战场，擅跑者成为信使，剩下的一部分成为艺人。现代的苏格兰高原运动会在很多项目上仍沿用以前的一些项目，这些项目与高原地区日常生活息息相关，比如河床上的圆石就是最初的铅球，而松树枝干则是标枪的原型等，现代苏格兰高原运动会的体育项目已更具社交性和趣味性。

目前，苏格兰高原运动会从每年5月底到9月中旬举办，比赛项目从链球、标枪、铅球等重竞技项目到跑步、自行车、拔河、高原舞蹈、特色音乐演奏等均有设置，同时将竞技体育项目与趣味性、创新性结合，在具有100多年历史的传统体育项目基础上还开发了新项目。另外还有每年8月在苏格兰的丹依举行的科沃尔高原运动会，也是世界上著名的高原运动会，每年吸引着约3500名参赛运动员和来自全球各地的观众。

（二）环青海湖国际公路自行车赛

环青海湖国际公路自行车赛创办于2002年，简称环湖赛，是国际自行车联盟2.HC级自行车赛事，是世界上海拔最高的国际性公路自行车赛，也是继环法赛、环意大利赛、环西班牙赛等职业巡回赛之后的世界第四大公路自行车赛。其在2010年中国文化品牌价值排行榜“中国体育品牌商业价值百强”中位列76位，是我国西部地区唯一上榜的品牌。

（三）中国青海国际抢渡黄河极限挑战赛

中国青海国际抢渡黄河极限挑战赛创办于2004年，每年6—7月在循化撒拉族自治县举办，是依托青藏高原资源和民族体育项目平台发展起来的一项国际赛事，呈现海拔高、水温低、水流急和氧气稀薄等特点，同时也是重要的全民健身运动和体育旅游宣传活动。

（四）中国青海高原世界杯攀岩赛

中国青海高原世界杯攀岩赛是2006年7月首次走出欧洲来到亚洲举办，是国际攀岩联合会每年全球7个“世界杯分站赛”中唯一固定在一个地区举办的赛事，是国内承办的最高级别的攀岩单项顶级赛事，也是青海省承办的最高级别国际赛事。

（五）高原民族传统射箭赛

高原民族传统射箭赛具有代表性的射箭赛事主要为五彩神箭杯青海民族传统射箭邀请赛和中国青海国际民族传统射箭精英赛。五彩神箭杯青海民族传统射箭邀请赛创办于2006年，每年均有法国队、英国队、澳大利亚队等外国队和国内代表队共600余人参赛，已举办13届。此外，依托中国民族传统射箭运动资源，2015年创办的中国青海国际民族传统射箭精英赛已举办4届，设有现代传统弓、现代传统弓女子团体、复合弓男子团体、反曲弓男子团体、牛角弓男子团体、现代传统弓大学生团体等项目比赛，是我国民族传统射箭比赛中规格级别最高、少数民族选手最多、参赛国家和地区最广、弓种和项目最全的国际化专业赛事，在国内外具有一定的影响力。同时在青海海东市、海南藏族自治州、黄南藏族自治州和西宁市等地组建有多支女子传统射箭队，打破了民间女子不射箭的传统惯例。目前，青海省民族射箭参与人数30多万，射箭爱好者也超过了百万，成为了高原各族群众最喜爱的健身运动项目。

（六）高原马拉松赛

青藏高原因其高海拔及独特的自然环境也吸引众多马拉松爱好者参赛，目前在青藏高原举办的各类马拉松赛近百项。2017 年 8 月青海省果洛藏族自治州玛沁县举办环阿尼玛卿雪山极限越野赛及高原半程马拉松，赛段包含草甸、湿地、山地、湖泊等多类地貌，最高海拔超 4000 m，共有 300 余位运动员挑战参加此次马拉松跑。2018 年青海省化隆回族自治县群科新区举办首届青海沿黄河马拉松赛，约 5500 名选手参加了半程马拉松赛和“迷你”马拉松赛是唯一在黄河岸畔、以青藏高原黄河沿岸风光为景观的马拉松赛事。

西藏体育紧紧围绕“世界第三极”这一特色和优势，探索打造具有高原特色，挑战人类极限的体育赛事和户外活动，举办 3 届青藏高原国际公路自行车赛、5 届汽车集结赛、6 届拉萨国际半程马拉松挑战赛等极限赛事活动。2011 年拉萨市（3650 m）首次举办半程马拉松赛，为当时世界海拔最高的马拉松赛事，该项赛事设有半程马拉松（21.0975 km）、体验组（10 km）、健康跑（5 km）3 个组别，共有 3000 余名选手参赛。2016 年 10 月西藏林芝市举办了首届南迦巴瓦半程山地马拉松赛，赛道位于 4A 级景区雅鲁藏布大峡谷内，平均海拔约 3000 千米，来自全国各地的 200 余名马拉松爱好者参加角逐。2018 年 8 月西藏日喀则市吉隆县举办了吉隆马拉松大赛，赛程 25 千米，参赛运动员有 200 多名。该项赛事比赛线路独特，起点位于海拔 2800 m 帕巴寺，终点是海拔 1700 m 中华人民共和国吉隆口岸，起终点海拔落差为 1100 m，此赛事不仅是国内首个沿着国境线跑向国门的马拉松，更是国内离珠峰最近的马拉松。

（七）高原少数民族运动会

青藏高原少数民族聚居，民族传统体育众多，具有较好的竞技性，又有较强的娱乐性和健身性，也是各民族间相互交流融合的重要方式。自 1997 年青海省每 4 年举办一届少数民族传统体育运动会，至今已举办了 6 届少数民族运动会，设有竞赛项目摔跤、押加、举沙袋、马上项目、民族式射箭、赛牦牛、拔河、武术、篮球等和表演项目轮子秋、婚俗、马术、骑马打火枪、藏戏等 6 个。西藏自治区也举办了多届少数民族传统体育运动会，设押加、抱石头、射弩、北嘎（藏式摔跤）、吉韧、马上三项、速度赛马等比赛项目，以及响箭、藏式围棋、马术技巧、中老年健身操等 20 余个表演项目。该项赛事以其民族性、广泛性和业余性等特色，通过发掘整理各民族民间传统体育，弘扬民族体育文化，加强了各民族间的融合和团结，促进了全民健身与民间体育运动、竞技和旅游业融合与发展。

第三节　高原运动医学

一、运动医学的概念

运动医学（sports medicine，SM）是一门新兴的综合应用科学，它是医学与体育运动的结合，属于医学的分支学科，具有较强的应用性和实践性，主要研究与体育运动相关的医学问题，并应用医学知识和相关技术对体育运动参与者进行医学监督和指导，从而达到伤病防治、保障运动者健康保障和提高运动成绩的目的，在体育教育、运动训练、竞技体育、全民健身及大众医疗保健方面都发挥着重要作用。

两千多年前，伴随着人类文明的进步体育运动也在希腊产生，同时出现了运动损伤，因此也就有了发展运动医学的需要。公元前 150 年左右，古罗马就有专门为角斗士治伤的体育医生，我国也是世界上最早用运动防治疾病的国家之一，中医经典著作《黄帝内经》中有关于按摩和导引术用于治病和防病，强身健体。而运动医学作为一门完整的有理论基础的独立学科，则是在 20 世纪 30 年代才正式建立起来的，1928 年在瑞士联邦的圣莫里茨成立了国际运动医学联合会，运动医学的快速发展则到了 20 世纪 50 年代，欧美众多国家建立了运动医学中心和运动医学研究所，不少大学也在陆续开展运动医学的临床工作和科学研究。1978 年 9 月中国体育科学学会运动医学分会成立。

目前，运动医学研究的主要内容包括运动医务监督、运动损伤恢复、运动营养学和医疗体育四方面内容。运动医务监督主要研究运动者的健康状况与运动能力的关系，主要解决运动性疾病的防治和运动性疲劳恢复、运动员选材以及竞技体育中出现的兴奋剂问题等；运动损伤恢复主要关注运动损伤的发生原因、规律、防治措施和相关康复手段措施等；运动营养学主要研究食物的合理搭配和食物对运动能力的提高；医疗体育是指将医疗手段用于各种体育伤病防治。另外，传统中医将人体作为整体医治和低创的观念，越来越受到现代运动医学的推崇和重视，按摩、针灸、刮痧等治疗方法对竞技体育中的伤病治疗和疲劳恢复作为运动损伤治疗的手段有较为明显的作用。

随着各种现代化科学设备与技术的发展，例如计算机技术、内镜与微创外科概念和设备的广泛应用，促使运动医学在质和量上都实现了巨大的飞跃，形成了“科技 + 医学”的现代运动医学。

二、高原运动医学产生及发展

从我国高原地区出土的文物上可以推测早在史前青藏高原地区就有体育运动的雏形，伴随着历史发展，体育运动也掺杂在军事活动和宗教活动中出现，早期的体育活动从民族的迁徙和历史的发展中逐步分离出来，形成了青藏高原少数民族传统体育。随着人们对高原环境的不断认识和探索，新兴体育项目及旅游事业发展加大了对医疗的需求。现代高原运动医学也是伴随登山运动、高原探险、高原冰雪运动、高原训练等体育运动不断发展的。

自从远古时代，高原上就有人类繁衍生息，高海拔低氧的自然条件，对人类的健康和生活生产都有一定的影响，而高原环境对人体生理功能的影响其实早在古代时期就受到了人们的关注和记载。西汉时期汉成帝的大司马、大将军王凤带领随从穿越大头痛山（新疆塔什库尔干塔吉克自治县，海拔 3100 m）时，随从有头痛、头晕及呕吐的记载[6]。

从 16 世纪中期起，由于登山运动的发展，人们开始逐渐关注和了解高原病，同时也产生了较为科学、系统和完整的高原医学，又称高山医学。1540 年，西班牙殖民者在入侵秘鲁时，当海拔上升到 3962 m 时有人出现呼吸困难、剧烈的头痛以及类似“晕船”的症状。1878 年保罗 · 贝特（Paul Bert）设计低压室并进行了相关动物实验，验证了高海拔地区出现的奇怪症状是由大气压力降低引起的低氧反应。1885 年奥尔特尔（Oertel）在阿尔卑斯山脉创造心脏病患者山岳步行疗法。1890 年毕欧鲁特证实了平原居民的红细胞数每立方毫升为 500 万，而在摩洛科卡（海拔 4540 m）的高原则变成 750 万～800 万，并且明确了红细胞的增加是在短期内发生的。1894 年瑞士生理学家科鲁涅卡与 7 名科学家为了进行高原环境对人体肌肉的影响登上了阿尔卑斯少女峰（海拔 4158 m）进行高原与人体的研究；同年意大利科学家队伍登上罗萨峰（海拔 4683 m），在高度 4560 m 的马尔格利塔山顶搭起小屋进行了生理学的观察和实验，从而明确了高山病起因于高原的低压低氧[7]。

意大利科学家分别在 1897 年和 1903 年出版了高原生理学的相关书籍。之后的 1907 年又在阿尔卑斯设立了莫索高原体力研究所。1918 年首次提出了由于长时间低氧引起的各种身体不良反应称为高山病（mountain sickness）的概念。

1925 年秘鲁学者对首例慢性高原病详细研究后提出了慢性高原病的发病机理是由于外周化学感受器对低氧的敏感性减退和呼吸中枢对二氧化碳的敏感性降低所造成的，这一发现为今后慢性高原病的研究、治疗以及预防等均提供了理论依据和基础。随后对高原脑水肿、急性高原病、慢性高原病等国际诊断标准的建立推动了高原医学的发展。

20 世纪 30 年代有人提出在较低海拔的高原上，人体的最大心率会逐渐下降，这或许是高原训练研究的萌芽。1940 年起有报道耐力运动在高原训练后于平原比赛获益。到了 20 世纪 50 年代高原低氧作业能力研究时代逐步形成。

随着人们对高原环境与人体特殊影响认识的提高，越来越多的人开始有意识地在这方面进行研究。这一时期人们主要是运用劳动生理学的方法，研究人类在高原环境中机体对低氧条件产生的适应性，并且通过身体锻炼来增强呼吸系统和心血管系统的功能。虽然这一时期的研究还没有直接涉及竞技体育中的高原训练问题，但是它为高原训练的开展与研究提供了大量的生理学依据。

人类攀登珠峰的过程也为高原运动医学奠定了基础，如1921年起各国登山爱好者多次攀登珠峰，但由于种种原因都未能成功，1922年英国科学家及其登山运动员首次在氧气瓶的协助下，成功攀登珠峰海拔8353 m，这也为今后的携氧登山打下了基础。在1975年我国登山队藏族女队员潘多成功攀登了珠峰，并利用我国自行设计的无线遥控心电图仪记录了心电图数据，为今后我国高原运动医学和登山事业做出了巨大贡献。1944年美国航空医学院科学家为了验证是否能在平原地区在低氧设备中提高飞行员耐低氧能力的问题，首次在模拟高原低氧低压氧舱进行称之为珠峰Ⅰ号行动的低氧习服实验，20世纪70年代和80年代进行了珠峰Ⅱ号行动对模拟不同海拔下的静息和运动生理生化指标进行了监测与研究，这两次实验在高原运动医学史上具有划时代意义[8]。

1981年美国生理学家和英国科学家组织了一次有登山运动员、医学科学家及科技人员共同组成的珠峰考察组，并在海拔5400 m、6300 m、8050 m及8844 m的地区开展了运动生理、血液系统、呼吸系统、内分泌系统的全面科学研究，取得了极其宝贵和有意义的科研成果。

目前，运用高原训练作为提高运动员比赛成绩的方法以及不同模式高原训练对人体的影响及人体变化也成为高原运动医学研究的热点之一。美国、澳大利亚、欧洲各国以及我国科学家对高原训练中的心肺功能、血液指标、免疫功能、氧气利用等方面进行着系统细致的研究，推动高原运动医学的不断前进。

居住在高原的藏族在漫长的发展历程中，逐渐形成了藏医藏药文化，是我国乃至东方民族医学中不可或缺的一部分。早在古印度，藏医就已形成了特殊的医学体系，同时流传至各个亚洲国家，我国公元前246年，西藏藏族就用药饵和外敷的方法治疗各种疾病，后随着汉藏交流的频繁，使中原医术传至西藏，藏医药体系就更趋于完善。唐朝时文成公主、金城公主进藏，带来了大量名贵药材和医书，如我国现存最早的藏医学古典名著《月王药诊》就以中医学《大“白吉杭朵”》为蓝本，将传统藏医的经验和理论结合，又吸收了天竺医药学的内容和理论编撰而成。此外还有成书于8世纪末，经世代诸多藏医药学家的修改、增补、整理，被誉为“藏医药百科全书”的《四部医典》，内容包括各种疾病的分类以及生理、病理、诊断治疗、药物配方等，是集藏医药临床实践和理论于一体的最系统、最完整、最根本、最权威的典籍和工具书。

目前，青海、新疆、西藏等省（自治区）也成立了致力于高原基础医学研究的高原医学研究中心，主要研究高原生理学、高原病理生理学和高原流行病学等，此外还在新疆建有海拔3700 m的高原医疗科研基地，青海可可西里建有海拔4600 m的野外高原医学现场研究基地，利用得天独厚的研究资源为氧适应的遗传学机制研究、各类高原病的防治及急救、高原土著动物基因方面的研究提供了宝贵的研究资源。

三、高原运动医学定义及研究范畴

高原运动医学（high alictituele sports medicine）主要研究在高原、高寒、山地以及不同地理气候环境下与体育运动相关的医学问题，通过医学手段和技术监督指导体育运动，从而减少高原特殊环境对人体在体育运动过程中的损伤，并有效利用低氧因素提高运动成绩和促进人体健康。

研究内容包括高原运动中的生理学适应机制、高原训练、高原健身运动与体质健康、高原运动中疲劳恢复与伤病防治、高原训练与低氧训练等内容，是一门综合性较强的交叉学科，涉及高原医学、运动医学、运动生理学、运动训练学等学科。

（贺颖英　逯克胜）

参考文献

[1] 格日力. 高原医学［M］. 北京：北京大学医学出版社，2015.

[2] 马福海，冯连世. 高原训练实用问答［M］. 北京：人民体育出版社，2007.

[3] 胡亦海，余克望. 试论高原训练法的基本原理及其应用［J］. 武汉体育学院学报，2001（04）：59-62.

[4] 赵晋，田野，高原．亚高原训练对世居亚高原运动员最大力量素质的影响及其机制研究［J］．体育科学，2008（10）：53-58，73.
[5] 吴天一．高原低氧环境对人类的挑战［J］．医学研究杂志，2006，10：1-3.
[6] 逯克胜．青海少数民族传统体育可持续发展研究［M］．西宁：青海人民出版社，2015：88-129.
[7] 张鸽．高原训练与低氧训练的发展［J］．体育科研，2003，91：10-12.
[8] 张鸽．国内外高原训练发展进程之研究［J］．体育科研，2001，84：12-15.

第二章

高原运动的生理适应

高原自然环境对人体的影响是多方面的，包括低气压、低氧分压、高寒、日夜温差大、太阳辐射量及宇宙射线辐射量高、空气湿度小等，但是对人体影响最大、最明显的是大气压降低所致的低氧环境。从医学角度讲，大多数人在到达海拔 3000 m 高度地区以后会出现较为明显的低氧症状和体征，超过这个海拔高度，人体对低氧的生理、生化和形态等方面的适应性改变即会变得越来越明显，逐渐从可逆性损伤过渡到不可逆性损伤，并具有明显的生物学特征。

不管是高原世居人群还是高原移居人群，在高原特殊环境下，机体各系统都会发生一系列生理性适应以应对环境的变化。一般由平原或由较低海拔地区进入高原或更高海拔地区后，机体为适应高原环境在神经－体液调节下发生一系列的代偿适应性变化，这个过程称为高原习服（high altitude acclimatization）。而高原世居民族经过在高原特殊环境世世代代的自然选择而获得的具有遗传特性的生理学适应，被称为高原适应（high altitude adaptation）[1]。但高原世居者具有通气反应“钝化”现象，且与受低氧刺激的程度即海拔高度有关。

在高原低压、低氧条件下进行运动对人体而言，它必须承受与平原不同的两种负荷，一种是运动本身所引起的低氧负荷，即运动性低氧负荷；另一种是高原性低氧负荷。这两种负荷相加，造成比平原更为深度的低氧刺激，以调动身体的机能潜力。在这种双重负荷下进行运动，机体的生理性习服和适应也会突出表现在呼吸、循环、运动、免疫和内分泌等人体的各大系统。

第一节　高原运动对呼吸系统的影响

呼吸是维持机体生命活动所必需的基本生理过程之一。人体的呼吸通过肺与外界的气体交换的外呼吸（external respiration）、气体在血液中的运输（transport of gas）和血液与组织细胞之间的气体交换的内呼吸（internal respiration）三个过程进行气体交换。肺是呼吸系统最主要的器官，是机体同外界环境进行氧和二氧化碳交换的主要场所，肺功能直接反映人体的健康状况。呼吸功能对运动训练的适应主要是通过呼吸肌力量和耐力的增强以及组织对氧利用率的提高来实现的。经常从事体育锻炼的人呼吸肌力量较强，有训练的耐力运动员的肺活动和每分肺通气量都较无训练者大。由于高原低氧习服－适应过程存在时间依赖性，其中呼吸系统是发生最早、反应最明显的系统之一，因此肺功能对于机体高原低氧习服－适应能力具有重要作用。

高原大气压降低，机体代谢加强，呼吸系统将发生一系列变化以适应机体代谢的需求和保证动作的顺利完成。但高原运动时机体需要承受高原环境的低氧负荷和运动所带来的低氧负荷双重低氧刺激，而这种低氧刺激是一把“双刃剑”，有益的一面体现在机体对低氧刺激产生习服，即提高运动能力的抗低氧性生理适应，就会提高运动员调动和发展自身通气功能的能力。但不利的一面体现在高原低氧刺激外周化学感受器使呼吸加快、加深，肺通气量增加，引起过度换气，使二氧化碳排除增多和体内二氧化碳分压（partial pressure of carbon dioxide，PCO_2）下降，酸碱度上升，导致代偿性呼吸性碱中毒，抑制呼吸中枢，最终使肺通气量下降。

一、高原运动对肺通气的影响

肺通气（pulmonary ventilation）是肺与外环境之间的气体交换的过程。实现肺通气的结构包括呼吸道、肺泡、胸廓和胸膜腔等。气体经呼吸道进出于肺，是由于肺的张缩引起肺内压的改变，使肺泡和外界大气之间形成压力差所造成的。而此压力差是由呼吸运动时引起的胸廓扩大和缩小实现的。因此，外界环境与肺泡气之间的压力差是肺通气的直接动力，呼吸肌收缩舒张引起的有节律性呼吸运动是肺通气的原动力。气体在流经呼吸道时，还会遇到阻止其流动的阻力，因此肺通气功能是由通气的动力克服通气的阻力来实现的。肺通气的量取决于呼吸的深度，随着人体活动状态不同，活动时所处环境的不同（如平原常氧环境和高原低氧环境），通气的气量发生相应的变化。常见反映肺通气功能的指标有肺活量（vital capacity，VC）、第1秒用力呼气量（forced expiratory volume in one second）、余气量（residual volume，RV）、肺通气量（pulmonary ventilation volume，VE）、用力肺活量（forced vital capacity，FVC）等。

长期从事体育锻炼，可以有效地增强人体各器官系统的生理功能和适应能力，对机体各器官、组织会产生良好的影响，可以起到增强人体体质、改善心血管功能和强身健体的作用。肺通气功能是反映呼吸系统功能的重要指标，也是监测和评价人体体质健康状况和运动产生良好反应的重要指标。同时在体力劳动强度分级评价中肺通气量是一项重要的评价指标，反映心肺功能及有氧运动能力的水平，以及评价劳动强度并可用于推导能量代谢率。肺通气量随年龄、性别、体形和活动量的不同而异，在一般情况下VE与运动强度呈正相关，运动强度越大VE越高。但运动过程中肺通气量的变化并不是呈直线型的，在运动刚开始时迅速增加，上升速度很快，随后持续地缓慢上升；运动结束时肺通气量先快速下降，随后缓慢恢复到安静水平。在中等强度运动中肺通气量的增加主要是靠呼吸深度的增加，而在进行剧烈运动时肺通气量的增加则主要靠呼吸频率的增多来实现。运动时呼吸深度和呼吸频率的增加，意味着呼吸运动的加剧。因此，用于通气的氧耗也将增加。人体在安静时用于通气的耗氧量只占总耗氧量的1% ~ 2%，剧烈运动时则可增加到8% ~ 10%。

人从平原进入高原地区其通气能力适应的时间取决于个体的适应能力。进入高原后通常几小时，由于吸入气的氧分压降低，导致肺泡气和动脉血的氧分压降低，刺激颈动脉体，呼吸频率和深度的增加引起肺通气量的增加而发生过度通气，这是人体对高原最早和最明显的反应，也是早期适应的基本变化之一和提高运氧系统效率的第一步，这种现象称低氧通气反应（hypoxic ventilatory response，HVR），且在运动时更为明显，并在大约一周内迅速增高。除高原习服不良者外，大部分人随着高原居住时间的延长及习服机制的建立，通气量不再进一步增加而趋于平稳。而低氧肺通气反应可提高动脉血氧分压和氧饱和度，氧合血红蛋白的解离曲线左移，同时在高原训练期间由于低氧与运动的双重刺激，运动员呼吸频率加快，出现明显的换气过度（hyerventilation），对呼吸肌训练比平原训练更加有效，相应地肺通气量与最大肺通气量增加。范利君等[2]研究表明高原训练可以提高初次高原训练的青少年游泳运动员的肺通气功能，但运动员在运动过程中的耐力水平有所下降。他人的研究中也多次报道高原移居者与世居者的肺通气能力随海拔升高而增强。

早在1949年Herman Rahn和A.B. Oist[3]就观察了急性低氧和慢性低氧时肺通气的不同变化方式，发现急性低氧时肺泡的二氧化碳分压没有明显变化，通气量没有明显的增加。而慢性低氧刺激后，肺泡气的二氧化碳分压明显下降，表明肺通气的增加。慢性低氧引起的肺通气的适应是通过外周化学感受器来实现的，这主要是由于高原氧分压降低，刺激了颈动脉体、主动脉体化学感受器，反射性地引起呼吸运动加强，呼吸频率加快，肺通气量随之增加。对于高原适应良好者，肺通气量增加的同时，肺泡通气量也相应增加，使肺泡氧分压提高，扩大了血液与组织之间的氧扩散梯度，促进氧从组织扩散，这有利于气体交换和血氧饱和度的增加以及机体低氧状态的改善。

但急性低氧运动时对肺通气功能影响较大。胡明冬等[4]研究发现急性暴露不同海拔的平原人群其肺功能和运动能力随着海拔的升高显著降低，并且两者的降低程度呈正相关，提示肺功能降低直接影响了受试者的活动能力。研究表明[5]，在中度高原安静状态下，每分钟肺通气量没有多大的变化，但在亚极限运动时，较平原值增加约12%，动脉血氧饱和度在安静状态时下降4%，运动时下降4% ~ 7%，摄氧量在安静时减少10%，运动时减少7%。Pugh实验证实[6]，由平原进人中度高原后，尽管肺通气量增加了，但摄氧量是减少的。表明摄氧量的限制因素不是肺通气量，而是由于动脉血氧饱和度降低和心输出量的下降，这两种因素阻碍了组织水平上的氧弥散。

高原运动时肺通气量比在平原做同样负荷时可增加四分之一或更多，而在高原最重要的适应是肺通气的适应性增加，不论是休息、还是运动。研究表明[7]运动员高原训练对促进心肺功能的作用和效果都是比较明显的，肺通气量增加的同时，肺泡通气量也相应增加，使肺泡氧分压提高，这有利于气体交换和血氧饱和度的增加。但持续过度通气，血液 pH 升高，引起呼吸性碱中毒，对人体又会产生不良影响。认为运动员高原训练后低氧通气反应增加，这将因呼吸肌耗氧量升高而不利于平原运动能力的提高。

Levine 等 [8] 报道，普通受试者在海拔 2500 m 模拟高度训练 5 周后，低氧通气反应增加。高原训练时肺通气的增加可使呼吸肌得到更有效的锻炼，这将有利于平原运动能力的提高。然而优秀运动员低氧通气反应减弱，减弱的低氧通气反应可降低呼吸肌的做功，减少呼吸肌的耗氧量，因此优秀运动员低氧通气反应的这种特点有利于平原运动能力的提高。

郭素丽 [9] 在海拔高度 2260 m 的青海地区观察了平原和高原地区的大学生进行有氧健身 3 周后肺功能的变化，发现高原地区大学生的肺活量、最佳肺活量和最大通气量均高于平原大学生，在高原地区进行有氧健身运动后，平原、高原大学生的肺活量、最佳肺活量和最大通气量均升高，且平原大学生的增加高于高原大学生，提示适当高度的高原运动有助于肺功能的提高。

总之，运动时换气功能的变化，主要是通过氧气的扩散和交换来体现，而运动时为维持内环境稳定，呼吸必须加深加快，呼吸（肺通气量）的调节是属于多因素的调节，包括神经机制和体液机制两个方面的因素，其中神经调节机制起主导作用，体液调节机制和其他因素则起辅助作用。此外还依赖于个体对低氧的敏感性。关于高原运动对肺通气的影响还需进一步进行更广泛和深入的研究。

二、高原运动对肺容量的影响

肺容量（lung volumes）是指肺容纳气体的量。肺可容纳的最大气体量，称为肺总量（total lung capacity，TLC）。肺总量由潮气量、补吸气量、补呼气量及残气量四部分组成。而我们通常所说的肺活量即为潮气量、补吸气量和补呼气量之和。

肺活量（vital capacity，VC）为一次最深吸气后尽力呼出的最大气量，反映了肺一次通气的最大能力，也是测定肺通气功能简单易行的指标，其大小与性别、年龄、体表面积、胸廓大小、呼吸肌发达程度以及肺和胸壁的弹性等因素有关，而且有较大的个体差异。正常成人肺活量的平均值男性约为 3500 ml，女性约为 2500 ml。通过运动训练呼吸肌的力量提高，吸气、呼气能力加强，肺活量将会增大，也能延缓肺活量的衰减。运动员的肺活量较常人增高可达 7000 ml 以上，人在进行最大有氧工作的情况下，每次呼吸的气量达到肺活量的 50% ~ 55%。

用力呼气量（forced expiratory volume，FEV），也称时间肺活量（timed vital capacity，TVC），是测定受试者在一次最深吸气后用力并尽快在一定时间内所能呼出的气体量，计算第 1、2、3 秒末呼出的气量占肺活量的百分比。正常人第 1、2、3 秒的用力呼气量分别为 83%、96% 和 99%，其中第 1 秒用力呼气量最有意义。用力呼气量是一种动态指标，它不仅能反应肺活量的大小，还能反映呼吸阻力的变化、肺的弹性、气道是否狭窄等，因此，是衡量肺通气功能的一项较理想的动态指标。

一般情况下肺活量和最大摄氧量（VO_2max）随海拔增高而减少，研究表明在高原训练最初阶段最大通气量并未增加反而减少，经过一段时期高原训练后肺活量表现为显著增大，高原训练返回平原后比上高原前增加。也有人认为肺功能在高原数周变化甚微。

而世居不同海拔高度人体肺通气量、肺活量、潮气量、血红蛋白、红细胞数、红细胞压积等随海拔升高而显著增高，并与海拔之间高度相关。Gore 研究表明 [10]，运动员在海拔 600 m 时 VO_2max 就显著下降，且存在个体差异，以优秀运动员下降为明显。马福海等 [11] 研究海拔 3200 m 高原训练对中日竞走运动员肺通气功能的影响，发现肺通气功能随海拔高度的升降和训练水平的高低而发生改变，其中肺活量、用力肺活量、最大呼气流速等反映肺容量和小气道流速功能的一些指标变化不明显，而反映肺通气功能的指标，如最大通气量、每分通气量、潮气量和呼吸频率等变化明显。多数研究认为在高原训练期间 VO_2max 下降，只需较小的运动强度即可达到平原训练心肺功能的效果，若以平原同样负荷运动时可刺激人体产生更大的抗低氧反应。高原训练可使呼吸肌力量增加，肺通气量、肺活量、潮气量均明显升高，肺通气量增大，从而使吸入体内的氧增多，这就能保证在氧含量较低的外界环境下，血液能摄取到足够的氧量。但值得注意的是肺活量不能完全地反映耐力素质，耐力素质也不能完全决定于肺活量，同时在高原训练中由于 VO_2max 下降限制运动负荷提高，造成训练质量下降，促使力量、速度等素质下降，也影响肺通气功能和平原运动能力提高。

三、高原运动对呼吸运动的影响

呼吸运动（respiratory movement）是指呼吸肌的节律性收缩和舒张引起的胸廓的节律性扩大和缩小。肺存在于密闭的胸腔中，其本身无平滑肌，不能主动扩张和缩小。但肺富有弹性纤维，肺泡具有一定的表面张力，因此可以被动地扩大和缩小。呼吸节律是呼吸中枢节律性活动的反映，受躯体神经支配。随着机体活动、代谢水平的改变，呼吸的深度和频率也会随之发生相应的改变。这种适应机体代谢需要的呼吸运动是一种非意识性节律活动。因此，呼吸运动除了具有这种自主性的基本特征外，还有一定的随意性。

安静状态下，正常人的呼吸运动平稳而均匀，每分钟约为 12 ～ 18 次。运动时，呼吸系统将表现出机体代谢加强，根据机体活动呼吸加深、加快，肺通气量增加，以适应机体更多氧气消耗和二氧化碳排出的需求，以促使呼吸系统的功能产生良好的适应。呼吸功能对运动训练的适应主要是通过呼吸肌力量和耐力的增强以及组织对氧利用率的提高来实现的。经常从事运动的人呼吸肌力量较强，可以在呼吸的时候收缩更强，胸膜腔内压下降更明显，使更多的空气进入肺部进行气体交换。

运动时进行合理的呼吸，有利于维持内环境的基本稳定，有利于提高运动效果，因此，合理的呼吸方法是运动技能的一个有机组成部分。呼吸功能对运动训练的适应主要是通过呼吸肌力量和耐力的增强以及组织对氧利用率的提高来实现的。经常从事体育锻炼的人呼吸肌力量较强，使更多的空气进入肺部进行气体交换，有研究表明，有训练的耐力运动员的肺活动和每分肺通气量都较无训练者大。

在高原呼吸运动所利用的能量在机体消耗的全部能量中占很高的比例。尽管高原环境气体密度降低能减小气体在移动过程中气体传送的阻力，使在同等呼吸幅度时，每次呼吸所做的功轻度降低，但机体为了获得足够的氧供，就要吸入更大体积的空气，呼吸幅度加大，呼吸频率加快，因此在高原呼吸总的做功是增加的，即在高原需要高水平的通气，就要消耗相当量的能量来完成这种程度的通气。从整体水平观察，人体进入高原低氧环境后，在低氧这个始动因素的作用下，必然会发生过度通气现象，这样会出现呼吸肌的耗氧量增加和易疲劳、低氧通气敏感性下降、肺气体弥散功能减弱等反应。而且这种反应随着海拔高度增加而增加。马福海等[11]对世居高原中长跑运动海拔 2230 ～ 2634 m 的高高交替训练和海拔 2260 ～ 400 m 高原平原交替训练研究发现，有关肺功能的诸多指标中以肺活量、1 秒肺活量 / 肺活量、每分通气量、最大通气量、呼吸频率、25% ～ 75% 用力肺活量平均呼气流速、时间肺活量 75% 的流量变化显著。同时认为这次研究结果高原效应好于平原，尤为高高交替更好。

高原低氧时对呼吸运动的刺激是直接通过外周化学感受器实现的；而低氧对中枢的直接作用是抑制，即低氧使呼吸中枢的神经元得不到充裕的、供代谢所需的氧，从而降低了呼吸中枢的功能反应。轻微低氧时，来自外周化学感受器的传入冲动能引起呼吸中枢兴奋，因而可对抗轻度低氧对呼吸中枢的抑制作用，反射性地加强了呼吸；严重低氧时，外周化学感受器的反射效应对抗不了深度低氧对呼吸中枢的抑制作用，将抑制呼吸运动，严重的甚至死亡。

综上所述，运动时进行合理的呼吸，有利于保持内环境的基本恒定，有利于延长运动时间、缓解疲劳程度、提高训练效果和充分发挥人体的机能能力，以创造优异的运动成绩。近年研究也表明适当时间、适宜的高原低氧刺激的运动训练使呼吸系统调节机能增强，调动机体呼吸系统的代偿功能以提高氧气进人肺泡的速度，进一步提高机体在低氧环境下的肺通气功能储备并提高呼吸肌功率，表现为运动时每分通气量、肺泡通气量、肺活量和肺总容量均增加。呼吸系统对低氧分压的适应可使运动员增加氧的摄入，提高肺通气功能，从而提高运动成绩。

（巴桑卓玛）

第二节　高原运动对循环系统的影响

循环系统包括血液循环系统和淋巴循环系统两部分。本节主要阐述的是由心脏和各类血管所构成的血液循环系统，又称心血管系统。血液循环的主要功能是完成体内物质的运输，运输营养和代谢产物，保证机体新陈代谢不断进行；机体所分泌的激素或其他体液因素，也通过血液运输作用到相应的靶细胞，实现体液调节；循环系统易受高原低氧等外界环境影响而发生生理学改变。由于不同人群对低氧的耐受性以及暴露低氧时间、海拔高度的不同，其循环系统对低氧的反应特点也不相同。一般而言，人体处于安静状态时代谢速度较慢，运动时代谢速度加快，循环系统的机能也就随着机体活动强度的增加而提高。

一、高原运动对血液成分的影响

血液具有运输、缓冲、传递信息、免疫和防御等作用，维持内环境的相对稳定是血液的最重要的生理功能。正常成年人的血液总量约占人体体重的 7% ～ 8%。高原低氧环境或高原训练可对机体心脏、血液和激素与代谢等产生一系列影响，尤其是表现在血液促红细胞生成素（erythropoietin，EPO）、红细胞（red blood cell，RBC）、血红蛋白（hemoglobin，Hb）、红细胞比容（hematocrit，HCT）等方面变化更为显著，也是低氧适应或高原训练中评价身体机能状态和训练效果的有效指标。

（一）高原运动对血细胞的影响

红细胞是血液中数量最多的血细胞，主要的生理功能是运输 O_2 和 CO_2，缓冲机体内的酸碱物质。正常成年男性红细胞数量为（4.5 ～ 5.5）× 10^{12}/L，女性约为（3.8 ～ 4.6）× 10^{12}/L。新生儿童的红细胞数量较多，大约有 6.0 × 10^{12}/L。

血红蛋白是构成红细胞的主要的蛋白质，也是红细胞功能的重要组成部分，其主要作用是运输气体（O_2 或 CO_2）和调节血液的酸碱度。成年男性 Hb 浓度为 120 ～ 160 g/L，成年女性为 110 ～ 150 g/L。很多研究表明，无论是在高原居住还是高原运动，低氧环境均可增加血液中的 Hb 含量。当人体进入高原以后，会出现肺活量增大，Hb 升高，血液氧容量增大，细胞内线粒体增多，毛细血管增生，氧化酶活性增强等现象。而在高原环境中持续进行高强度训练，就会引起血液中 Hb 浓度的下降和肌酸激酶（CK）浓度的增加。

红细胞比容（Hct），也称为红细胞压积，是指红细胞占全血容积的百分比，它反映红细胞和血浆的比例。正常值 37% ～ 50%，一般女性低于男性。

一般认为机体进入高原后低氧影响的应激反应均会引起血细胞 RBC、Hb、HCT 增加，是机体适应低氧的重要代偿机制之一。初上高原后机体对低氧影响的应激反应使储血器官释放红细胞进入血液、脱水使血液浓缩等原因引起 Hb、RBC、HCT 等一过性升高；随后由于低氧刺激，促进肾生成更多的促红细胞生成素（EPO）释放入血，引起骨髓造血功能增强，生成更多的 RBC，使得 Hb、HCT 升高，血液浓度增加。而高原训练的主要目的就是通过低氧和运动双重负荷刺激，引起机体生理机能适应性变化，使血液细胞 RBC、Hb、HCT 等适度增加，从而提高机体有氧能力和运动能力。

高原低氧作为一种应激因素，可以激活下丘脑－垂体－肾上腺皮质轴，肾上腺皮质激素分泌升高，皮质酮含量增加，红细胞增殖，红细胞压积增加，平均红细胞体积浓度下降。高原低氧环境下红细胞压积的增高一直被认为是人体为了提高血液中的氧含量和增强红细胞氧气运输能力的一种代偿调节和适应。也有人认为人体在高原低氧环境下的代偿调节和适应可能不是表现在红细胞的增多上，而更有可能是表现在有赖于红细胞的变形能力的增强来阻止和对抗红细胞增多引起的血液黏度过度的增高，以防止血栓形成和保证人体血液循环畅通。红细胞变形功能随进住高原时间的延长而增强。

低氧运动可使促红细胞生成素生成增多，促进骨髓产生额外的红细胞，最终造成血液中血红蛋白增加，从而显著提高氧运输能力。低氧适应后红细胞、血红蛋白可出现明显的适应性变化，同时平均血细胞容积减少、红细胞内平均血细胞血色素量及浓度值却增加，血液体积也会增加20% ～ 30%，导致循环血红蛋白总量增大50% ～ 90%，红细胞可以从肺中携带更多的氧气到肌肉、脑和外周组织中。红细胞变形功能随进住高原时间的延长而增强。在低氧环境中，除机体造血系统活跃，血液中红细胞数增加外，可使红细胞的变形能力增强、血黏度降低、血流速度加快，以改善血液流变特性和增强血液循环能力，从而有利于血液对各器官及工作肌的灌注，并加快对代谢产物的清除。

高原运动改变红细胞和血红蛋白的报道较多，并且研究结果大体一致。其总体规律是上高原1周后，红细胞数都有所升高，但升高的幅度各研究报道有所不同；高原运动2周时红细胞数水平接近平原时的水平；3 ～ 4周时红细胞数略显下降但仍高于平原值。由高原训练回到平原后，RBC和Hb则比高原训练前的水平有所增高。胡峰等[12]发现我国优秀中长跑运动员在海拔1600 m高原训练期间，血液指标RBC、Hb、HCT分别较上高原前升高24.4%、7.2%、14.6%，其中RBC、Hb同时于第16天达到最高点后回降，而HCT则持续增加到第20天后回落，血液指标到达最高的高原反应效应的时间为16 ～ 20天。卢铁元[13]对我国优秀竞走运动员研究表明，高原训练初期运动员的RBC、HCT、Hb高于其平原测试值，主要是高原低氧刺激、血液中EPO增多，机体造血功能加强所致。马福海等[11]研究结果表明游泳运动员高原训练期间Hb、RBC、HCT在1 ～ 4天升高，随后下降，在第8天降到最低后有所回升，到高原训练末期（第25天）时要高于第1天值。（图2-1、图2-2、图2-3）

高原运动使机体对运动加低氧的刺激发生适应性改变，同时加强了机体各系统之间的效应，其中对血液指标的作用十分明显。Hb、RBC能将氧气运输到组织中，同时又将代谢产物运送到肺部排出体外，反映了机体的有氧代谢水平。在高原训练期间Hb、RBC、HCT的变化对运动员营养状况及机能状态的评估有重要的意义，是国内外许多高水平运动队监测高原训练适应能力及身体机能状态的重要内容之一。

（二）高原运动对血小板的影响

血小板（platelet，PLT）主要具有黏附、聚集、释放、收缩、吸附和维持血管内皮的完整性等生理功能。正常情况下运动员安静时的血液中PLT总数为100 ～ 300 × 10^9/L。血小板数量的变化反映骨髓巨核细胞的增生和代谢情况，会随机体情况变化而变化，在运动后、饭后、大量失血、运动损伤以及传染病的恢复期血小板数量下降，血小板数量的变化反映骨髓巨核细胞的增生和代谢情况。普遍认为，运动可以引起体内血小板释放性反应，中等强度的运动可以使血小板释放量减少。血小板数的增加只在大强度运动下发生，其增加的幅度与负荷强度呈高度正相关。

在剧烈运动后，血小板数量和平均容积都有明显增加。血小板活性增加，循环血液中血小板聚趋势也增加。其增加的原因可能与运动时肾上腺素增多有关，也可能与二磷酸腺苷（ADP）、血

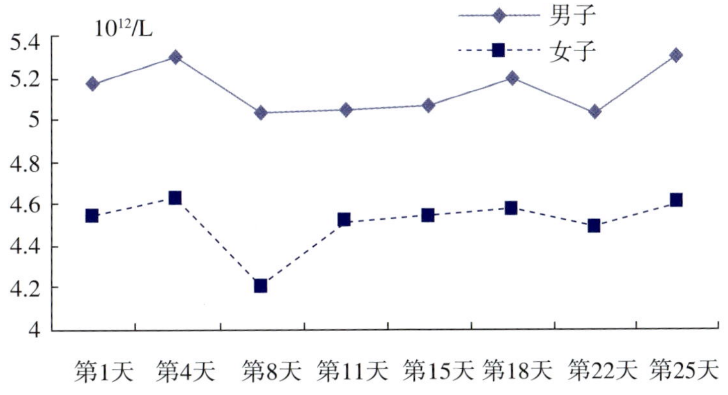

图 2-1　游泳运动员高原训练期间RBC变化趋势

（引自：马福海，王发斌，樊蓉芸．青海高原训练的理论与实践．北京：人民体育出版社．2008.）

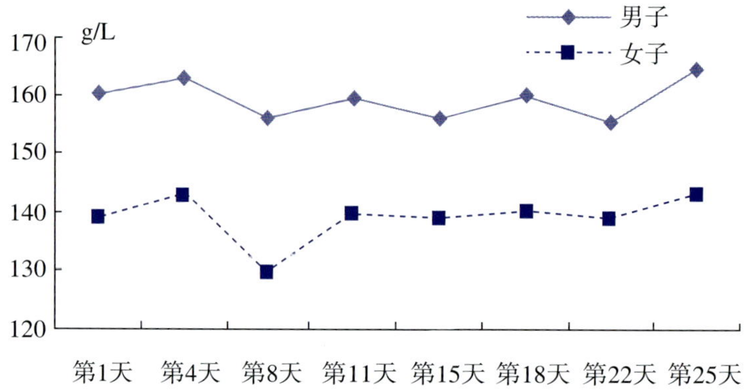

图 2-2 游泳运动员高原训练期间 Hb 变化趋势

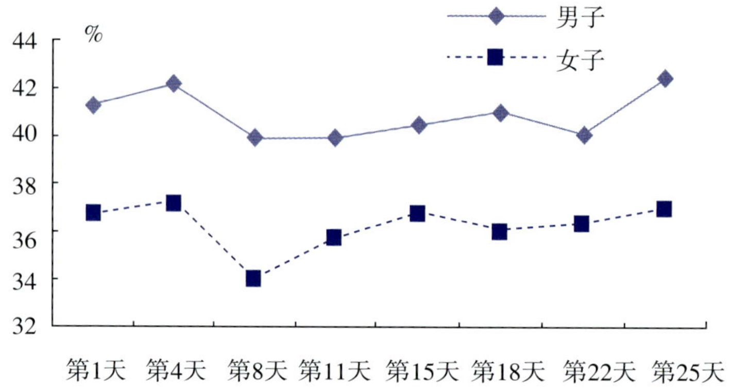

图 2-3 游泳运动员高原训练期间 HCT 变化趋势

小板激活等因素有关。但随着运动时间的延长，血小板数目变化的幅度逐渐减小。在运动的初始阶段，血小板对运动刺激出现应激反应。由于血流动力学的改变，血小板生成素增加，脾向血液中释放血小板增加，机体对运动所致血管微细胞损伤的修复增加，因而平原人在训练初及中段出现血小板数目的增加并保持平台期，随着运动的延续，血小板出现适应性变化，血小板数量不再增加，血小板功能性增强。长期坚持高原运动后，血小板数目不会再发生变化，血小板稳定发挥生理功能。

高原环境下人体的血小板数会出现下降，在海拔 2964 m 男女的 PLT 均为 122×10^9/L 左右，相当于平原人群 PLT 平均值 233×10^9/L 的 52.4%，血小板的变化不仅与海拔高度有关，其降低与进驻高原的时间及红细胞的增高程度也有关。

而高原低氧环境引起的凝血机制改变，主要表现为凝血因子和血小板数量的减少。高原运动对血小板的作用也较明显，高原男女运动员运动后血小板数量明显下降，停止运动后血小板数量上升；平原男女在高原运动后血小板数量呈上升趋势，停止运动后血小板数量下降。这是因为高海拔低氧运动可引起纤溶系统活动加强，血小板数量增加。马福海等[11]研究表明，海拔 2366 m 高原训练期间男女游泳运动员的 PLT 在上高原的初期都出现下降，在第 11 ～ 18 天降到最低，与第 1 天比较男女分别下降 14.4% 和 8.6%，之后运动员的 PLT 虽有所回升，但到高原训练末期仍低于初期值（图 2-4）。

（三）高原运动对白细胞的影响

白细胞（white blood cell，WBC）含有多种免疫功能活性，是机体防御和保护机能的重要组成部分。运动、进食、生病、季节气候均可以引起白细胞数量的变化，在高原训练期间由于低氧、寒冷等高原环境和训练负荷、机能状况的影响，

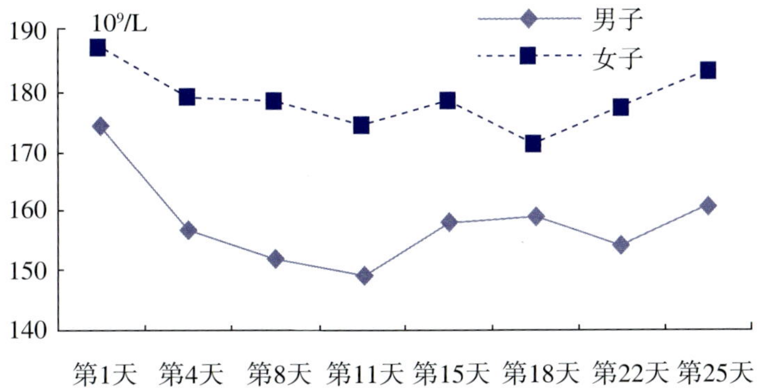

图 2-4　游泳运动员高原训练期间 PLT 变化趋势

白细胞数目会出现波动。正常情况下，运动员安静时血液中白细胞总数在 4.0 ～ 11.0 × 10^9/L 范围内变动，当白细胞过低时，表明免疫功能低下，应注意预防疾病，当白细胞持续过高时，运动员个体可能出现炎症，应注意观察和积极治疗。

研究表明[14]居住在高原（海拔 2964 m）的人，其白细胞总数比平原高 2.0 × 10^9/L。高原训练对运动员的免疫功能会有所影响，特别在上高原后的最初 1 周内影响显著。通过对海拔 2366 m 高原训练期间游泳运动员 WBC 的研究表明，高原训练期间，在第 4 ～ 6 天 WBC 都出现升高，与第 1 天相比男女运动员升高了约 24%（$P < 0.01$），1 周后 WBC 有所下降，但整个高原训练期间均处于较高水平，高原训练第 25 天与初期比较，WBC 升高了约 16%（图 2-5）。因此在高原训练期间应加强运动员免疫机能的监测，并且采取相应的措施，如注意保暖、注意饮食卫生等，以避免运动员在高原训练期间由于免疫功能的变化而产生伤病，从而保证高原训练的顺利完成和训练质量。

（四）高原运动对血氧饱和度的影响

血氧饱和度（oxygen saturation，SpO_2）是血液中被氧结合的氧合血红蛋白（HbO_2）的容量占全部可结合的血红蛋白容量的百分比，即血液中血氧的浓度。血液携带输送氧气的能力可用 SpO_2 来衡量。血氧饱和度对评价低氧状况有重要意义，人体进入高原后随着海拔增高而出现 SpO_2 减少的现象，这主要是由于低氧环境下氧弥散的驱动力下降，短时间内氧不能完全弥散到肺毛细血管中，从而使动脉血氧饱和度降低。高原环境中 SpO_2 显著性的降低会同时出现血液供氧能力的减弱和肌肉利用氧的量减少，导致最高耗氧量（VO_2peak）的下降，从而造成运动能力的下降。SpO_2 的变化与低氧程度、低氧暴露持续时间、运动强度（相对负荷、绝对负荷）以及对低氧环境适应的个体差异性有关，低氧运动时 SpO_2 和通气指标 VE 可作为预测急性高原反应的有效指标。高原训练期间监测每日晨起空腹卧位的 SpO_2 和与其对应的心

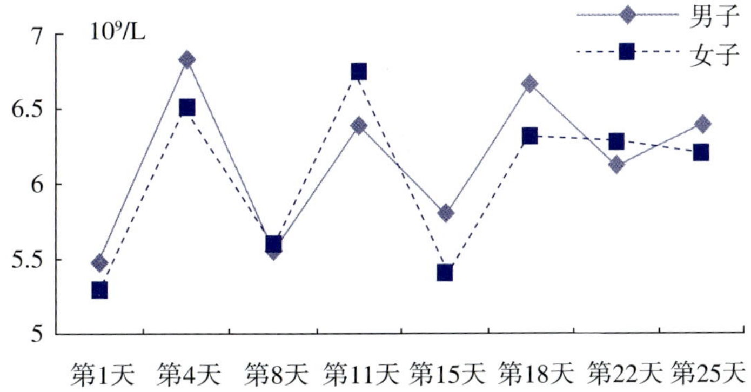

图 2-5　游泳运动员高原训练期间 WBC 变化趋势

率（HR），以观察运动员的身体机能状况、恢复状况和对高原的适应情况。

在进入急性低氧环境后，由于大气压和氧分压的下降，机体氧摄入量下降，会导致 SpO_2 及 SpO_2/HR 比值的下降，这种情况会持续 3 ~ 7 天，随着对高原环境的适应，人体可以通过提高 Hb 含量、增加肺通气量等机制来提高 SpO_2，随着机体的氧摄入量和利用率提高，血氧饱和度及 SpO_2/HR 比值都有所回升。訾英[15]研究发现高原低氧训练对静态 SpO_2、血压、HR 有影响，缓慢进入高原途中第 3 天开始出现动脉血氧饱和度降低（$P < 0.01$），心率增快（$P < 0.05$），血压有上升趋势，进入高原途中第 7 天时基本习服，低氧适应后会导致安静血氧饱和度升高。Sime 等[16]人发现在中度高原安静状态下，动脉血氧饱和度在安静状态时下降 4%、运动时下降 4% ~ 7%。研究表明[15]在中度高原运动训练是增加动脉氧饱和（SaO_2）减少脉率（PR）和预防高山病的有效方法。马福海[11]等研究结果显示，高原训练期间游泳运动员的血氧饱和度在高原训练第 1 周持续下降、心率逐步增加，血氧饱和度与心率比值有下降趋势，尤其是前 3 天和男子运动员的表现较明显；第 2 周 SpO_2 及 SpO_2/HR 比值则随训练负荷的大小和机能状况有所波动，第 3 周后 SpO_2 上升、晨脉下降、SpO_2/HR 比值上升，表明游泳运动员对高原环境及训练的适应，机体的氧摄入量和利用率提高（图 2-6）。

通过对高原和平原 45 ~ 55 岁中老年人进行海拔 2366 m、海拔 3500 m 及海拔 2366 m 各 1 周即共 3 周有氧健身运动的研究发现，运动心率基本保持在 100 ~ 115 次 / 分，结果表明随着在低氧环境下滞留时间和海拔高度的增加，高原组和平原组 SpO_2 值均呈现持续下降趋势，第 2 周进入海拔 3500 m 后继续下降并显著低于初期值（$P < 0.01$），返回 2366 m 海拔地区后逐渐上升，返回平原后显著高于基础值（$P < 0.01$），其中以平原人群升高明显（图 2-7），表明高原健身运动有利于中年人特别是平原人高原适应能力和运动

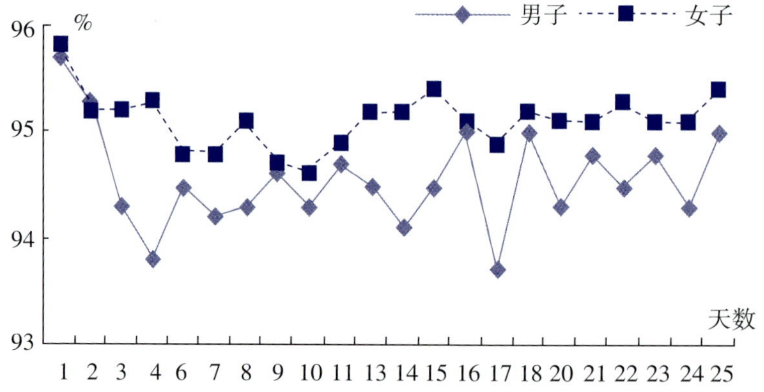

图 2-6　游泳运动员高原训练期间 SpO_2% 变化趋势

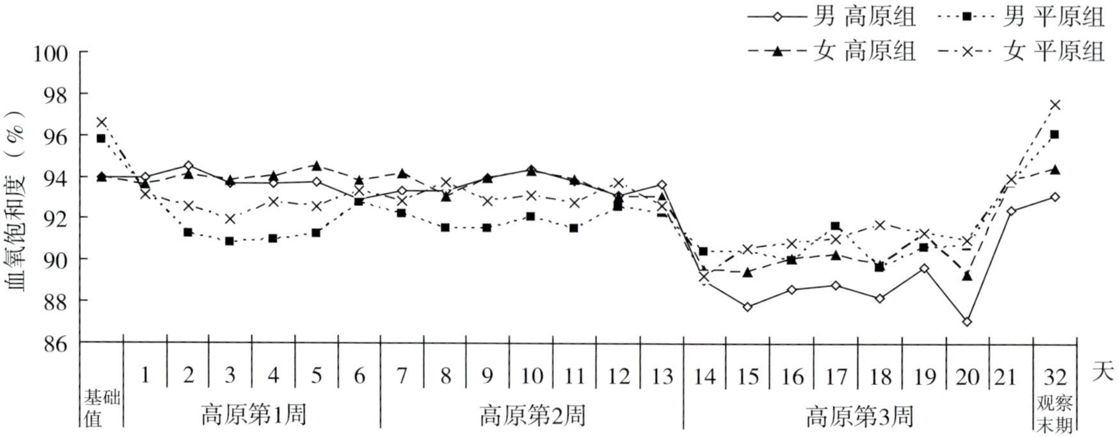

图 2-7　高原组和平原组在高原健身运动期间的 SpO_2 变化

能力的提高，并可持续至运动后的 2 周时间。

二、高原运动对心脏的影响

心脏是血液循环系统的一个重要器官，其功能对运动能力的影响重大。在高原由于低氧和运动双重刺激，心脏也会产生一系列变化，如心脏的最大储备、机体的最大摄氧及最大运动能力等。

在高原由于低氧和运动双重低氧刺激，心脏也会产生一系列变化，如心脏的最大储备、机体的最大摄氧及最大运动能力等。平原人进入高原后，通过心脏交感神经和肾上腺素刺激心脏的β-肾上腺素受体，导致心率增快。昝俊平等[17]测定了 40 名平原男性青年长期暴露海拔 3700 m 高原过程中心功能适应指数，并与海拔 3700 m 高原移居 1 年和世居男性青年水平进行了比较。结果提示平原人暴露海拔 3700 m 高原后第 3 天心功能适应指数降低约 10.3%，第 90 天心功能适应指数恢复到平原值，并基本等同于海拔 3700 m 高原移居一年和世居青年水平，并认为在急性进入高原初期心肺功能活动增加是机体代偿低氧的主要机制，而在长期暴露高原时，组织适应性改变是机体适应高原低氧的首要基础。潘丽[18]研究结果显示健康男性青年进高原后心率（HR）、左心室射血分数（left ventricular ejection fraction，LVEF）、每搏输出量（stroke volume，SV）、心输出量（cardiac output，CO）均明显降低，其变化在急进高原早期（1 周内）较为明显。马福海[11]等研究发现高原运动员经过海拔 2260 m、400 m 各为 4 周和 3 周的两次交替训练，SV 和 CO 增加，心率下降，减少心肌自身耗氧，提高心脏输出功能，是心力储备增加的表现，并认为对于心脏功能的改善主要表现为 SV、CO 等显著增加，心脏的泵血功能增强。

有研究指出暴露于短期的高原自然低氧环境中，可有效提高心脏对急性缺血性损伤的耐受性，如果一个人能定期去海拔两三千米的高原生活，心脏功能就能得到锻炼。在高原进行训练后，心电图、心肌图、心动图均表明运动员普遍出现窦性心律徐缓，说明运动员心力储备增加。研究发现[19]高原运动初期左心室功能会明显下降，主要是在高原运动中机体内水分减少，血浆和血容量降低，血黏度升高，外周阻力增加，有效循环血量大量减少，导致左心室舒张末期容积显著下降，左心室收缩功能下降。而通过一段时间的高原运动以后，运动员的心脏功能会有所改善，左心室收缩功能增加，主要是高原运动可以通过增加心脏后负荷增强心肌收缩能力，同时增强副交感活动，减弱交感活动，进而增加心肌的舒张，尤以左心室舒张增加为主。在高原运动中心输出量是心功能中关键性的一个生理因素，平原人到高原后每搏量、心输出量均呈现暂时性下降，在高原运动后心输出量稍有增加，但运动能力却有明显改善。

高原低氧环境中的运动对心脏功能的影响结果不是很一致。一般情况下认为，心率、每搏输出量、周围阻力、血液黏稠度和血容量都会影响心输出量。首先可能是交感神经兴奋引起的血浆量和总血量下降，周围阻力增加；其次是严重低氧情况下，肺动脉压升高，肺血管收缩，阻力增加使左室前负荷降低，导致心脏泵功能下降。

（一）心率

心率（heart rate，HR）变化是反映空气中氧分压变化的敏感指标，人体从平原或低海拔地区进入高原时，低氧的刺激使交感神经兴奋，心率加快，海拔越高，低氧越重，心率的增加越明显，也是人体进入低氧环境出现较早、较明显的生理反应。在高原运动时基础心率随海拔高度的升高而加快，随着海拔高度的降低而减慢，在对高原运动产生适应时，基础心率逐渐下降。高原运动后基础心率的变化主要是通过心脏交感神经和肾上腺素刺激心脏β-肾上腺素能受体，进而促使心率增加。另外，在高原环境中心率的增加也可能是由于副交感神经作用的减弱造成的。

基础心率是指清晨清醒、起床前静卧的安静心率，也可用脉搏表示，常称晨脉（morning pulse），它能间接反映心血管的机能状况，在高原运动期间监测每日的晨脉，可以反映出人体对高原和运动的适应情况。在平原时运动员的晨脉值正常范围为 45 ~ 80 次 / 分，到高原初期由于空气氧分压降低，动脉氧分压、血氧饱和度下降引起交感神经兴奋，肾上腺素分泌增加、每搏输出量（SV）减少等原因，会造成 HR 略有升高，其升高的程度视不同项目、不同个体存在一定的差异。当机体逐渐习服低氧环境后，心率会逐渐变慢，并且可以恢复到平原水平。有研究结果发现6名平原女子中长跑运动员平原训练期间晨脉为（51.6±3.1）次/分，在海拔2366 m高原训练时晨脉为40～60次/分，平均为（53.2±3.7）次/分（$P<0.01$），而下高原后10天为（51.2±2.4）次/分。许帆等[20]对13名国家游泳队女运动员HR观察，受试者到达海拔1895 m第3天，静息HR由平原65次/分上升到76次/分，第4周下降为72次/分。石爱桥等[21]对运动员高原训练心率测试结果表明，平原训练期的安静平均心率在50～57次/分，高原训练期的安静平均心率在54～61次/分，比平原时快3～5次为正常，在高原训练期间心率的变化趋势是先上升后下降。马福海等[11]对中日竞走运动员在高原训练（海拔2366 m）的研究结果表明，日本男女运动员由平原到海拔2366 m，静息心率由初期的（59.2±2.7）次/分和（64.8±2.8）次/分下降至后期的（53.6±4.1）次/分和（49.0±3.6）次/分，中国男女运动员的静息心率由初期的（49.8±10.6）次/分和（52.6±6.1）次/分下降至后期的（47.8±12.4）次/分和（50.4±7.5）次/分。游泳运动员晨脉在上高原的2～4天提高，之后出现下降，在第6天晨脉较低，表明运动员对高原低氧环境具有适应过程；第7天起，运动员的晨脉值有所提高，并且随运动负荷增加，第21天后出现下降，表明运动员对高原低氧训练的适应，也是运动员机能状况提高的表现（图2-8）。提示游泳运动员在高原训练期间晨脉升高大约持续5天左右，以后随训练负荷逐步趋向稳态，一般在2～3周后会出现下降，自行车运动员的晨脉也表现为高原训练早期升高后期下降的变化趋势。随着在高原时间的延长，心率会逐渐下降并接近平原水平。对高原和平原45～55岁中老年人3周有氧健身运动进行研究，结果显示，高原健身运动后均表现出晨脉下降的变化趋势，其中以平原组男子和高原组女子下降明显（$P<0.05$），提示平原和高原中年人经高原健身运动后身体机能状态和高原适应能力得到一定改善。也有报道高原训练期间的基础心率低于上高原前的基础心率，认为是运动员已适应高原环境的表现。在高原训练期间基础心率如有突然上升（增加10～12次/分）或下降，并持续2天以上，并伴有运动性疲劳现象，表明运动员对训练负荷反应较大，机能状况下降，应适当调整训练量。

高原训练前期大强度训练中，运动心率要高于平原运动时的心率，但运动中的最高心率随海拔的升高而递减，原因可能是血液中的氧含量的减少是通过提高心率补偿的，为了给肌肉提供足够的氧气，心脏不得不提高收缩的频率；但在极量运动时的心率与平原运动相比，可下降5～10次/分，这可能与心肌供氧下降有关。机体适应后高原运动时同等负荷后运动员的心率稍高于平原运动时的心率，且最高心率与平原时的最高心率无明显差异，但运动中的最高心率随海拔的升高而递减。高原训练后期相同负荷后运动员的即刻心率降低，心率恢复加快，表明运动员机能状况有所改善。

（二）血压

血压（blood pressure，BP）是影响心血管系统机能的重要生理指标，且测试方法简便、实用。当从平原地带进入高原环境，由于空气中氧含量

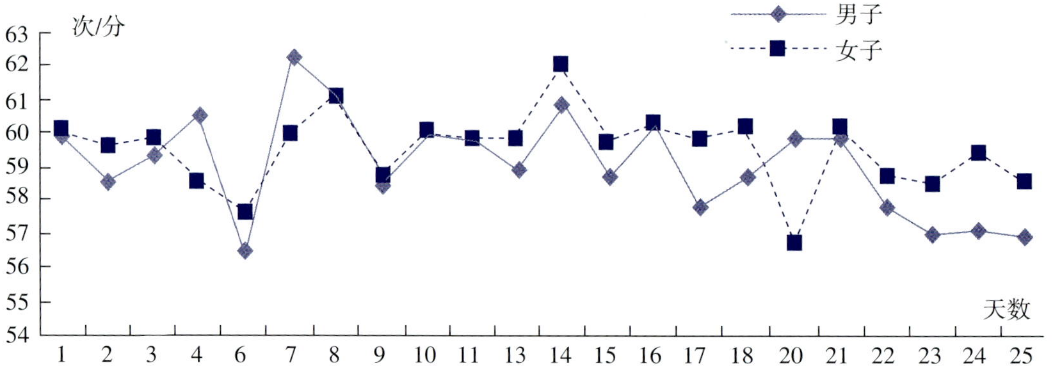

图2-8 游泳运动员高原训练期间晨脉变化趋势

较低的影响，往往造成循环系统功能性的代偿与适应，引起血压（收缩压、舒张压）的变化。初入高原环境时血压增加有一定的代偿意义，人员由平原地带进入高原环境，由于空气中氧含量较低的影响，往往造成循环系统功能性的代偿，一方面提高心输出量的增加以保障全身组织的供氧量，另一方面低氧作为一种应激源，可引起交感神经兴奋，作用于心脏 β- 肾上腺素受体，使心收缩性增强；同时胸廓呼吸运动和心脏活动增强，可导致静脉回流量增加和心输出量增多，从而造成血压的增加。

血压的变化可以反映运动员高原训练的身体机能状况和疲劳恢复情况，以晨起卧床血压较为稳定。一般情况下高原运动的初期血压升高是正常的，但升高的程度视不同项目、不同个体存在一定的差异。随着高原运动时间的延长，轻度增高的血压逐渐下降，并接近平原时的水平。同时血压与运动强度有关，大强度训练后收缩压上升和舒张压下降明显，且恢复较快，表明身体机能良好。当运动员已适应高原环境后，如果安静时血压突然升高或降低，则是运动员身体机能下降的表现。

低氧可以刺激颈总动脉和主动脉的特殊感受装置，间接地引起外周血管阻力增大，血压升高，低氧加训练所引起的低氧更明显，血压变化更明显。对运动员和军队战士的观察都发现，进入高原初期血压上升明显，对收缩压的影响大于舒张压，而且高原锻炼有增强心缩力的作用，随着对高原的适应血压均出现下降。高平原中老年人高原 3 周健身运动研究发现高原组、平原组的收缩压、舒张压、平均血压和脉压均有一定程度的下降，其中以高原组女性更为明显（$P < 0.01$），并认为高原低氧健身运动可以降低心率和血压、增加心血管储备能力，对人体健康带来有益作用。马福海等[11]观察平原运动员在高原训练期间血压的适应变化情况和身体机能水平，对中长跑运动员在每天晚上睡前安静静卧 10 分钟后测量血压，结果显示高原训练期间收缩压测量值在 90 ~ 128 mmHg、舒张压 50 ~ 84 mmHg 的正常范围内。从血压日变化趋势来看，收缩压、舒张压在上高原第 3 天升高后下降，3 周左右有一定程度回升，第 4 周下降到低于高原初期平均值，其中收缩压

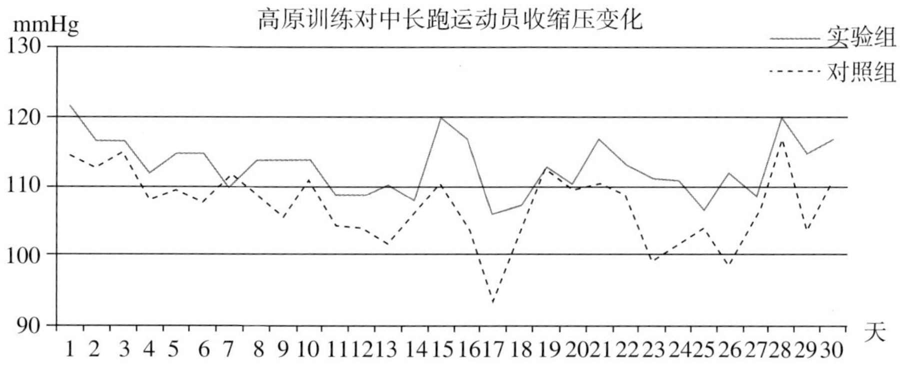

图 2-9　高原训练对中长跑运动员收缩压变化

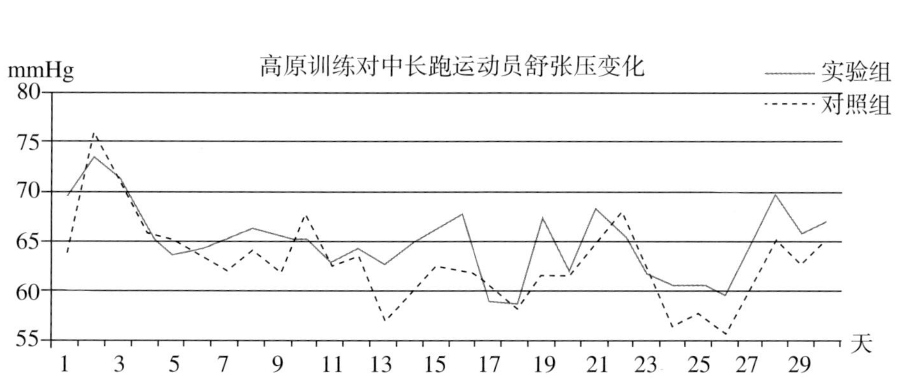

图 2-10　高原训练对中长跑运动员舒张压变化

下降幅度大于舒张压，分别为10%和6%（图2-9、图2-10）。

（三）心电图

心电图（electrocardiogram）是心肌产生电位变化的体表记录，临床上心电图主要反映心脏的电学活动，可监测心律失常、心肌受损以及供血和坏死等情况，是反映运动员心脏功能的常用指标。对于高原运动期间运动员的心电图调查发现，高原早期心电图以心脏起搏异常为主，主要表现为各种心律失常，如异搏、提早搏动和左房心律缓慢等。反映出运动员对高原低氧环境的适应不完全和自主神经调节功能失调等。高原运动的中后期，心电图改变主要以心脏传导障碍、复极化失常为主，主要表现为传导时间延长、ST-T段异常等心肌缺血性改变，反映出高原运动强化阶段大负荷训练导致运动员心脏负荷过重，心肌有不同程度的缺血性改变。在高原环境下，心脏处于环境低氧状态，运动又进一步增加了运动员心脏低氧，在内外双重低氧环境下更容易引起心肌缺血，此时心电图也表现异常。高原运动对于心电图的改变一般都是性质较轻的暂时性改变，并且高原运动对心功能及心脏储备力的短期影响不明显。

李俊涛等[22]通过对优秀女子中长跑运动员进行4周低氧训练后也发现，与低氧训练前相比，心电图的变化无显著差异，结果提示低氧训练对心脏功能无不良影响。陶顺新等[23]研究结果表明，对健康成年人在海拔2800 m进行长跑锻炼，每天约3小时，共17天后进驻海拔4800 m高原，虽然在海拔2800 m锻炼1周后锻炼组心率显著高于对照组，但进驻海拔4800 m后锻炼组心率恢复较快，Q-T/T-Q比值比小，认为适应性锻炼有利于心脏对低氧的适应。另外还发现高原心电图的变化主要与负荷的大小密切相关，心电图异常的发生率高低与训练强度的大小呈正相关。在高原环境下进行速度、速度耐力训练后心电图异常率要高于无氧运动，一般有氧运动后T波改变、节律改变和T波伴节律改变的发生率在强度训练后高于一般耐力训练后。而传导阻滞和T波低平伴传导改变的发生率则是一般耐力训练后高于强度训练后。在高原运动中将运动强度降低，心电图得到改善，运动能力也将提高。运动员的运动能力在调整期心电图不变化时可达到最佳状态。因此可根据心电图变化来监测高原运动对机体的刺激程度与运动后疲劳的消除速度。

（四）左心室

在高原低氧环境中，左心室对于保障氧运输和组织氧供也是至关重要的。有研究认为高原低氧环境可使左心室收缩功能增强，心输出量增加，代偿性增加血液的供氧能力。但人体进入高原环境后由于红细胞增多，血液黏稠度增高，使肺循环外周阻力增加，从而使左室后负荷增加，必然影响左室功能。由于研究条件、方法、切入点不同，对于高原运动后左心室的研究结果也不同，主要表现有以下几种情况：

1．高原运动后左心室收缩功能增强　高原运动停止后左心室收缩功能增强，心力储备功能的增加可能与β-肾上腺素能受体的增加或心肌能量利用率的改善有关。在高原运动后，心肌糖原水平下降，葡萄糖运载体4mRNA表达显著升高，心肌糖原持续利用能力增加，而且心肌组织氧化酶和糖酵解酶活性不同程度增加，调节有氧氧化和无氧酵解酶活性，增强机体对低氧环境的代谢适应性，增强左心室的舒张功能。李俊涛等[24]研究发现，优秀运动员在高住低练训练结束后左心室收缩末期内径变小，短轴缩短率和射血分数比对照组各自增加9%和17%，射血前期/射血时间也明显减少，每搏量和心输出量增加，这些结果表明高住低练通过增加左心室收缩力而改善心脏收缩功能。优秀滑雪运动员在海拔1900 m高原进行1个月训练后，左心室肌纤维增加，心脏收缩功能改善。优秀女子中长跑运动员进行低住高练时发现，低氧训练结束后，室间隔舒张末期厚度、左室后壁收缩末期厚度在安静状态下较低氧训练前增加，左心室收缩末期内径在安静状态及运动负荷的状态下较低氧训练前明显减小，左心室收缩末期容积在运动负荷状态下较低氧训练前减小，左室短轴缩短率和射血分数在运动负荷的状态下较低氧训练前增加，表明运动员心功能与低氧训练前相比，左心室收缩功能增强，心脏获得良好的适应性。

2．高原运动后泵血功能的改善　高原运动后泵血功能的改善主要以舒张功能的增强为主。吉洪书[25]等通过研究发现经过4周高住高练低训后大学生运动员的左心室除产生了生理性肥厚外，其泵血功能在递增负荷全过程中均有显著改善。主要体现在舒张功能明显增强，而且心肌耗能趋向节约化。其主要原因可能是低氧应激使心脏后负荷（升血压）增加并可使心肌收缩力增强。另外低氧刺激有助于心脏前负荷（血容量）的增加，并使副交感活动增强、交感活动减弱亦即使心肌舒张作用增强。还有研究表明心率的下降可使心室充盈时间更充足或舒张更充分。

3．高原运动对左心室功能影响具有性别差异 高原运动对左心室功能的影响表现出性别差异。运动员进行高原运动后，男子运动员以增强左室收缩为主的力量型改变，射血分数和短轴缩短率分别提高；女子运动员以心输出变化为主，每搏量和心输出量分别增加。而且男子组收缩末期容积减少，女子组舒张末期容积提高。最终表现出男子以加强左室收缩为主、女子以增加左室容积为主的生理变化特点。

4．高原运动对左心室功能无明显影响 王占刚等[26]对58例暴露在海拔5000 m高原3个月前后的超声心动图STI和心内结构进行测定，结果发现左心室无显著的改变。徐书真等在用CDFI研究结果发现藏族儿童主动脉、肺动脉、二尖瓣三者虽然存在肺动脉高压，但并未影响左心功能。Shave R.E.[27]等研究发现，在高原进行急性耐力运动后，心脏收缩和舒张功能没有显著差异。李俊涛等[24]发现女子中长跑运动员进行为期4周的高住高练低训后心脏功能无不良影响。Reboul. C[28]等研究发现，大鼠在低氧环境下居住和训练5周后，与平原训练相比高原运动引起左心室重塑，其特点是增加了管壁厚度，而内部容积没有变化，但是对安静时生理状态下的左心室功能没有提高，并且限制了心脏的最大泵能力。

5．高原运动使左心室功能下降 梁福俐等[29]研究发现，在低氧条件下长时间运动后可引起心功能急性损伤，使短轴缩短率（FS）和射血分数（EF）显著下降。马福海等[11]，研究发现在低海拔地区运动员急进高原参加为期9天的多巴（海拔2366 m）拉萨（海拔3670 m）青藏高原自行车拉力赛，赛后与赛前相比心脏功能下降，每搏输出量、心输出量、每搏指数以及心指数持续下降，差异显著。李春伶等[30]报道，初次进藏的士兵在进行队列训练后，左室舒张末期容积、左室射血分数和短轴缩短分数等指标显著降低，表明左心室收缩功能下降。

在高原环境中进行体育锻炼对左心室的功能改变不一致，主要表现为运动初期，左心室功能下降；通过一段时间的高原运动以后，与运动前比较心输出量、每搏输出量、左室射血分值和心室缩短率4项值均升高，左心室收缩功能增强。高原运动初期，心脏功能的降低，主要是因为受体内水分下降，血浆和血容量大量减少，血黏稠度升高，外周阻力增大，有效循环血量不足等所致。而心肌收缩功能，与心肌本身的组织结构代谢状况，神经体液调节前细胞造成一定的损伤有关。这也提示在进入高原运动或比赛前应有一个适应性训练过程，以便减轻心脏负荷改善心肺循环功能。

（五）右心室

高原运动对右心室影响的研究相对较少，而且研究发现高原运动一般对右心室不会产生显著影响。但也有一些研究表明高原运动可能会对右心室功能产生影响。王占刚等[26]对暴露在海拔5000 m高原3个月前后的人群超声心动图的浅沟隔离和心内结构测定结果发现右心室内径（RVD）和右室流出道（RVOT）分别较前增加了22.0%和7.5%，即右心室增大。曲涛[31]对高海拔青年心电图测定发现24.55%的人右心室肥大，李焕芬[32]对高原健康人心电图调查分析发现海拔3200 m低氧条件下可引起右心室增大。蔡明春等[33]研究了低氧及低氧复合运动大鼠低氧暴露2周后右心室肥大形成，3周时右心室肥大达最大程度。Heath等[34]的实验研究将大鼠暴露于模拟海拔5500 m高原5周后即出现了右心室增大。Davila等[35]研究发现，14名运动员在高原完成马拉松比赛后，即刻有五名运动员发现有显著的右心室扩张和运动机能减退，表现为反常的膈肌运动、肺动脉高压和喘息。另有一名受试者肌钙蛋白I有轻微升高并伴随严重的右心室功能障碍和肺动脉高压。另外，在高原运动后，心脏结构改变也表现出右心腔增大而且右心室前负荷加重。其原因在于低氧环境使肺动脉高压，红细胞代偿性增多，血黏度增大，血流速减慢，右心室负荷加重，导致室壁肥厚，心腔扩大。然而出生在高原环境的藏族儿童并未造成右心系统的高循环病理状态，其与藏民族对低氧环境的适应性和遗传因素有关。

（六）内分泌功能

心脏不仅是一个循环动力器官，也是体内重要的内分泌器官，可以分泌多种心源性激素和生物活性物质，对于心脏的结构与功能起着重要的调节作用。不同强度的运动会对心脏的内分泌功能产生影响，促使各种激素的产生、储存及分泌水平发生相应的改变，对心脏的调节起重要作用。而高原运动对于心脏内分泌功能的影响并不是很清楚，目前针对这方面的研究相对较少。Reboul[28]等研究发现，通过5周低氧居住和训练，内皮-1敏感性升高。侯晓晖等[36]研究表明大鼠经过4周高原运动，高原对照组的血浆心钠素水平高于高原运动组，说明耐力训练可促进机体对高原环境的适应，从而使血浆心钠素水平变化较小，也可能与耐力训练引起血浆容量的上升有关。另外研究，表明适度的间歇低氧适应结合运动训练可更好地促进心肌内皮生长因子（VEGF）mRNA的表达，促进心肌血管再生，提高心肌耐低氧和自我保护的能力。高原训练初期，会引起心率的升高，每搏量的下降，心功能下降。高原训练后，存在三种情况：①泵功能加强，收缩功能加强，舒张功能不变；②泵功能加强，舒张功能加强，收缩功能不变；③心脏功能无显著变化。（图2-11）。

总之，高原训练可促进心脏功能改善，有助于对高原环境的适应，但由于研究目的、研究方法、研究对象等条件的不同，高原训练对心脏功能影响的研究结果还存在很多差异，其影响机制还不明确，需要针对不同的运动项目，结合不同运动强度和运动量，进一步观察研究高原训练对心脏功能的影响及其变化特征和规律。

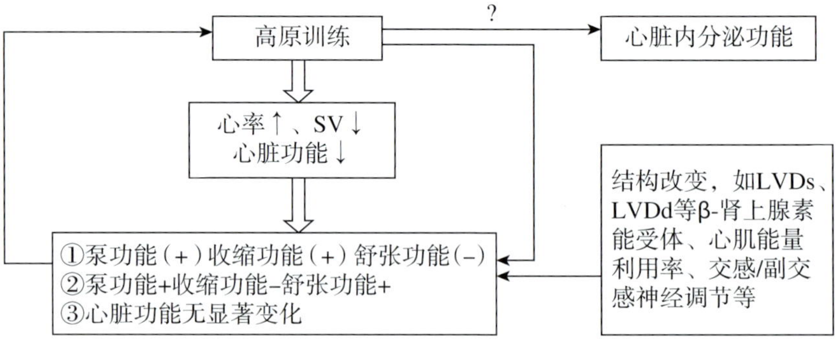

图2-11 高原训练对心脏功能的影响[37]

↑升高；↓下降；(+) 加强；(-) 不变；? 不清楚。LVDs：左室收缩末期内径，LVDd：左室舒张末期内径

（郭素丽）

第三节 高原运动对消化系统的影响

高原低氧环境会持续地影响着消化系统。一般情况下进入高原后消化腺的分泌和胃肠道蠕动受到抑制，除胰腺分泌稍增加外，其余消化食物的唾液、肠液、胆汁等分泌物较平原时减少，胃肠功能明显减弱，因此会出现食欲缺乏、腹胀、腹泻、便秘或上腹疼痛等一系列消化系统紊乱症状，这种症状大部分人会随着在高原上生活一段时间后逐渐恢复，但也有少部分人这些症状持续较久或反复出现等。

一、高原运动对消化系统生理的影响

高原低氧环境下消化系统的生理功能影响及病理性损伤过程是相对复杂和漫长的过程。消化腺肌肉运动可以产生骨骼肌血管扩张、血流量增加、内脏血管收缩、血流量减少的效应，导致胃肠道血流量明显减少，消化腺分泌消化液量下降，同时运动应激亦可导致胃肠道机械运动减弱，使消化能力受到抑制。在这种情况下研究如何进行

最适合的运动减少对消化系统影响具有重要的意义。但总体来说，高原低氧环境对消化系统生理以及病理性损伤对不同脏器的影响也不一致，主要体现在肝、胰腺和胃肠黏膜上皮的病理性损伤作用。

（一）高原低氧运动对消化系统生理功能的影响

高原低氧运动对消化系统生理功能的影响主要是体现在胃肠功能减弱。久居平原人初到高原对低氧环境产生的生理学上的“习服”过程中，机体会出现不同程度的临床症状，不同组织系统、不同器官在高原适应能力不同而出现不同的症状体征。进入高原后由于体内血液重新分配，消化道血液供应量减少，以致消化功能减弱而产生胃肠蠕动减慢、胃肠排空时间延长、消化道消化液分泌减少，引发消化系统一系列改变和功能紊乱。短期进驻高原后胃黏膜表面出现点状充血、水肿、胃蠕动和张力差，其原因可能是高原低氧环境使下丘脑－垂体应激反应增强，使 ADH 和醛固酮分泌增加，导致皮层功能紊乱，使副交感神经兴奋性降低，引起胃肠蠕动减退和消化液分泌减少。同时低氧影响细胞膜上的钠泵功能，使胃肠黏膜充血、水肿，低气压使胃肠腔气体膨胀、胃蛋白酶活性下降，而使机体出现腹胀、腹痛、恶心、呕吐、食欲缺乏等症状。随着进驻高原时间的延长，除腹胀外，各症状的发生率也逐渐降低或消失，消化系统功能亦逐步趋于正常，但这也与个人的高原习服能力有关，对高原习服的易感性不同反应时间、强度亦有不同。

高原世居者较移居者具有较好的适应性，即长期世居人群获得了最佳的高原适应性，包括高原运动过程习服过程，这是长期对高原自然习服的结果。但在不同的高原世居者当中，由于内外环境、个体基因多态性和生活习惯等原因，仍有一定比例的人出现了对高原环境的适应不全的现象，在高原低氧环境中，机体虽通过长时期不间断的选择和调节过程，仍然不能很好地适应高原环境，出现一系列功能失调或病理形态上的改变称之为“高原适应不全”，包括消化系统的适应不全，当出现高原适应不全的情况时再进行加大负荷的运动，会对机体脏器出现更大的病理和生理功能损害。虽然已有很多研究证实高原世居者较移居者具有较好的适应性，但世居者独特的自然环境中承受着低氧带给机体各系统的损伤，有些人也会出现某种功能和代谢失衡，严重影响着高原人群的生活质量和身心健康，说明所谓的最佳适应性完全只能是相对而言。

高原习服过程与运动的适应性也是值得关注的一项问题。机体在运动过程中心、肺、骨骼肌等重要脏器的氧气需求进一步增加，消化系统进一步缺血、低氧而出现一系列生理和病理性损伤，这种过程也是机体在不同环境下的自我调节和代偿过程。体力劳动者比脑力劳动者习服天数要短、症状消失要快，说明体力劳动者比脑力劳动者在消化系统适应方面更好。在这些过程中个体差异、进入高原的形式、方式等因素也具有相关性，但随着居留时间延长和习服完成，也就是高原适应的相对状态，此时上述消化机能逐渐恢复，消化系统一系列症状会逐步消失而达到习服状态。一般情况下在高原环境下习服过程中不适合剧烈运动，高原环境下运动要量力而进行，在这个过程中应该考虑所处海拔高度、气候特点、不同年龄以及高原适应性等综合因素。在饮食上应当尽少吃不容易消化的食物，待机体习服后逐步恢复正常的饮食习惯和适当的运动。

（二）高原低氧对摄食中枢活动的影响

中枢神经系统是对低氧最为敏感的器官，脑细胞是氧气需求量最大的细胞。由于氧供应不足，脑细胞氧化反应受到影响，导致中枢系统调节功能发生改变，进而使消化液分泌成分以及数量紊乱，当氧分压降低时，可能直接抑制摄食中枢的活动而出现食欲下降等症状。

在高原低氧的环境下，对神经体液调节的不良影响，使消化功能紊乱，特别是急性低氧的情况下胃肠道运动功能发生紊乱，胃肠动力激素分泌功能受到明显的影响，因此而出现胃肠运动缓慢，甚至造成对胃肠黏膜屏障的影响，这种影响在世居者对比急进高原时最为明显。在海拔 4300 m 高原地区急进高原的健康青年胃镜检查发现健康青年的胃蠕动明显减弱，其中有些人在进食 8.5 小时后，胃腔内食物仍未排空，进入高原第 3 天及第 7 天与进入高原前比较均具有显著差异，其中进入高原第 3 天胃蠕动缓慢及黏膜改变分别高达 60% 和 85%。

二、高原运动对消化系统内分泌功能的影响

在缺血状态下小肠平滑肌的收缩活动减弱说明缺血低氧可抑制胃肠运动，从而影响胃肠收缩活动。在消化管道系统中有许多胃肠激素，如胃肠动力激素胃动素（MIL）、P 物质（SP）、血管活性肠肽（VIP）、胰高血糖素样肽（GLP-1）等，是一组胃肠动力激素，在胃肠的运动中起着重要作用，低气压以及低氧还引起血浆胃动素浓度降低。高原急性低氧对个体胃肠动力激素分泌受到更明显的作用，因此出现胃肠运动缓慢，导致急性胃肠黏膜损伤。高原低氧可显著缩短消化间期和进餐后胃、十二指肠收缩运动的频率和幅度，增加幽门的张力和压力波幅，可能是抑制胃排空的机制。

高原低氧可影响消化系统的分泌功能，尤其是在海拔 4000 m 高度上无论是唾液腺分泌的量或质均有明显的变化；唾液分泌量减少，其中的尿素和乳酸含量增加。高原低氧对消化液如胃酸、胃蛋白酶等分泌功能影响较大，特别是胃酸分泌功能更显著，总酸度下降，pH 值增加。还有在急进高原或长期居住在高原的健康人血清胃泌素浓度比平原人显著增高，尤其高原红细胞增多症患者氧气浓度下降，血清胃泌素浓度更高，随着氧浓度的下降，进一步胃酸和内因子分泌增加，导致溃疡等消化道黏膜病变发病率增加。生长抑素（somatostatin，SS）是一种广泛分布的抑制脑肠肽。SS 抑制多种胃肠激素的释放，抑制胰腺的外分泌，抑制胃肠运动和胆囊收缩，低气压低氧时局部 SS 含量增加可能防止低压低氧等各种有害因素对消化道上皮损伤及致坏死作用，发挥细胞保护作用。高原低氧特别是高原适应不全过程中做不科学的运动，容易引起胃肠道激素分泌功能的紊乱甚至消化道黏膜的屏障功能的损坏。

三、高原运动对胃肠黏膜的影响

在高原低氧环境下首先累及细胞的线粒体使之变性，严重时可以导致细胞的坏死，消化黏膜出现不同程度的损伤，一般高原胃黏膜的发病率高于平原地区，高原胃镜下黏膜主要表现为黏膜出血、水肿、充血、糜烂、溃疡等，这是由于高原低氧环境，导致胃酸的分泌异常、胃排空的时间延长造成机械性黏膜损伤。低氧缺血所致胃肠黏膜上皮细胞死亡可分为细胞坏死和细胞凋亡两种，轻度低氧缺血诱发细胞凋亡，重度则以细胞坏死为主。缺血低氧后黏膜上皮细胞在形态学上主要表现为细胞萎缩、核固缩、染色体浓集在核膜内面、凋亡小体形成等特征，因此，认为低氧缺血后胃肠道黏膜上皮细胞存在凋亡。研究结果提示高原低氧的环境下消化道应激性溃疡的发病率也会增加，应激是指机体在受到各种强烈因素刺激时所出现的以交感神经肾上腺髓质系统兴奋和下丘脑－腺垂体－肾上腺皮质轴活动增强为主的一系列神经内分泌反应以及由此而引起的各种机能和代谢的改变，在应激溃疡基础上会出现黏膜出血、穿孔等并发症，这种并发症有些是致命性并发症，需要及时干预以及治疗。

高原地区运动时应激性溃疡发生率也会增加，运动应激性胃溃疡是指由运动引起的一种急性胃黏膜表浅损伤。在运动应激情况下，一方面直接引起内脏血管收缩，另一方面通过交感－肾上腺髓质系统释放儿茶酚胺，使供应黏膜的小血管出现痉挛性收缩、动静脉吻合支开放、血栓形成等微循环障碍，从而胃黏膜血流量明显减少。目前认为胃黏膜血流量减少是导致应激性胃溃疡形成的最基本条件和主要诱因。另外，由于运动应激时胃运动亢进，压迫了黏膜皱褶处血管，使其相对缺血低氧，导致能量供应减少，胃的抗损伤能力降低，造成黏膜上皮的局部坏死、出血。其临床症状为运动中和运动后出现胃疼，呕吐咖啡样物，次日出现黑便，且多数找不到消化道出血的原因和部位，少数表现为迟发出血黑便。但低氧预适应对运动应激性胃溃疡具有一定的保护作用，低氧预适应后运动应激性胃溃疡的发病率降低，可能与胃对缺血低氧产生了一定的适应有关。

另外高原红细胞增多症是高原地区的常见和多发病，也就是慢性低氧造成的机体代偿过程。机体为了代偿，红细胞过度增生、血液的黏稠度增高，使机体摄氧及运氧功能障碍，消化系统局部组织低氧、微循环障碍加重了组织细胞及毛细血管的损害，不仅引起心血管神经系统的损害，而且导致消化系统的病变。通过胃黏膜病检超微结构观察指出，高原红细胞增多可引起微血管广泛血栓形成，引起胃黏膜低氧而导致急性胃黏膜损害。高原红细胞增多症患者各种消化系统的症状以及消化道损害者发病率明显高于正常人，占

89%，以消化性溃疡、慢性浅表性胃炎、十二指肠球炎等消化道黏膜病变，消化道出血以及小肠、肝、胰腺损害等并发症为主，且有病情重、病程长、治疗效果差的特点。同时低氧使溃疡修复速度下降，溃疡愈合时间延长，对消化系统损害是长期而漫长的过程。

同时高原红细胞增多症患者血液黏滞性及外周阻力大，肺通气和弥散功能以及心功能指数降低，使有氧代谢供能水平低下，无氧酵解供能提前参与，加速了血乳酸、血气 / 血流比率失调，使 VO_2max 下降，使有氧工作能力降低，导致肌肉疲劳在较低的功量负荷上出现。尤其是在无氧运动的情况下，机体为了代偿，红细胞的数量进一步增多、血液黏稠度增加，使消化道组织黏膜缺血、低氧而损害。因此高原低氧环境下高原红细胞增多症患者不适合做无氧运动，应以长时间小负荷的有氧化运动为宜。

四、高原运动对肝的影响

肝是人体最重要的代谢器官，血供特别丰富，功能多而复杂，在人的代谢、消化、解毒、凝血、免疫调节等方面均起着非常重要的作用。

高原地区主要的矛盾是低氧、低氧血症，全身脏器对低氧血症最敏感的是神经细胞，其次是心肌，再次是肝细胞。高原低氧环境下肝功能容易损伤，如脂肪肝、肝纤维化、肝硬化等疾病的发生率较高。研究结果发现高原低氧地区饮酒者脂肪肝、慢性肝炎、肝纤维化、肝硬化等疾病的发生率高于平原地区饮酒者，特别是脂肪肝。高原地区肝的病理性损伤及可能机制，主要是由于低氧抑制三羧酸循环，肝细胞氧化能力降低，促进脂肪酸的合成，引起脂肪在肝内堆积，超过了肝的转运能力；同时由于低氧干扰了正常的磷脂代谢过程，降低了肝的转运能力，多种致病因子长期作用可致肝纤维化，低氧是最常见的致病和伴随因素之一。另外，高原红细胞增多症患者的肝代谢功能也易受到影响，例如血清胆红素会增加，这是由于体内红细胞破坏增加，血液中胆红素升高与低氧引起肝处理胆红素能力下降有一定的关系。还有肝细胞是对低氧比较敏感的器官，在高原环境下劳累以及耗氧运动时对肝细胞造成更大的破坏，此与肝组织内自由基的损伤有关。

高原环境大气压低，氧分压低，太阳辐射强等导致生物氧化应激反应，引起使机体产生自由基反应，导致过氧化 / 抗氧化系统平衡失调。一般情况下运动引起组织氧耗的增加可以导致自由基产生的增加，当自由基数量超过体内抗氧化防御系统消除自由基的能力时，就会导致细胞的损伤，长期会导致炎症、肿瘤等疾病的发生。但也有报道适宜的运动可以提高机体抗自由基损伤的能力。超氧化物歧化酶（SOD）谷胱甘肽过氧化物酶（GSH-Px）、过氧化氢酶（CAT）是机体内广泛存在的重要的催化过氧化氢分解的酶。SOD 是自由基清除剂，GSH-Px、CAI 具有保护细胞膜结构和功能完整的作用，丙二醛（MDA）含量反映自由基损害所造成的脂质过氧化的程度。

已有研究表明耐力运动与短时大极量运动可导致体内活性升高。有研究发现力竭运动后肝组织 SOD 活性有所下降，小运动量训练后 SOD 无显著性差异，大运动量训练后 SOD、GSH-Px 活力和 CAT' 有显著性提高，训练时间越长自由基产生与消除达到动态平衡越显著。而较长期运动训练对小鼠肝 MDA 含量未发生显著变化。

有关高原或低氧运动对肝自由基的影响，李洁等[38]通过在模拟海拔 3500 m（氧浓度为 13.6%）环境下观察大鼠肝及肾组织中 MDA 含量、SOD、GSH-Px 及 CAT 活性的变化，结果认为高住高练、高住低训、低住高练和高住高练低训不同低氧训练模式下，均可显著性增强力竭运动后即刻肝和肾组织中的抗氧化能力，尤其是高住高练、高住高练低训模式下 SOD、GSH-Px 及 CAT 活性提高更加显著，并认为这可能与高住高练、高住高练低训有较强的低氧复合运动刺激有关。但同时也发现，肝组织中 MDA 含量均显著性高于常氧训练。仍无法彻底清除运动中产生的自由基，导致肝及肾组织中自由基脂质过氧化损伤较常氧训练加重，且低氧与运动对自由基脂质过氧化损伤有协同作用，可能是在低氧刺激下，使机体利用氧的能力增强致使副产品自由基也伴随增多。

五、高原运动对胰腺的影响

在消化系统除消化道黏膜、肝之外，胰腺组织也低氧较敏感，低氧容易导致胰腺腺泡细胞损伤和死亡，其可能的机制是低氧造成组织自由基大量增加，导致脂质过氧化反应加强。磷脂酶通过降解膜结构中的磷脂生成具有细胞毒作用的溶血卵磷脂，加重细胞损伤。传统观点认为急性胰腺炎发病主要原因是胆源性、饮食不当以及高脂血症等，但是临床实际工作中遇到某些患者无暴饮暴食等胰腺炎常见病因，只是劳累以及运动之后发生急性胰腺炎的病例，这是可能与在低氧环境中胰腺的分泌功能紊乱有关。

世居人群较移居人群具有更大的最大氧气摄取和最大运动负荷能力，具备较为完善的氧气的携带和转运功能，从而能够更好地适应高原低氧环境。高原红细胞增多症患者由于体内微循环障碍，毛细血管内微血栓形成而对胰腺组织的影响比较大，由于缺血、低氧而胰腺组织发生病理损伤，临床上表现为急慢性胰腺炎、胰腺组织的纤维化等改变，与正常人相比高原红细胞增多症患者有急性胰腺炎发病率高、腹痛等症状重、病程长、治疗效果差等特点，这些是值得注意的问题。

在高原低氧环境下运动即高原做耗氧运动时，胰腺组织与其他脏器一样会造成不同程度的影响，主要是胰腺内外分泌功能的改变，甚至会造成器质性损害。胰腺人体消化系统特殊的一个器官，其生理功能、发病机理复杂，在低氧环境下胰腺的生理功能病理改变过程相关研究欠缺，低氧环境下运动该器官的影响是值得继续研究的一项问题。

（旺　加）

第四节　高原运动对内分泌系统的影响

内分泌系统包括全身各内分泌腺及散在于机体其他部分的内分泌细胞。机体每个系统、器官或组织和细胞在运动刺激的影响下，其功能状态都会发生明显变化，能量代谢明显加快，心率增加、心缩力加强、心输出量明显增大，呼吸频率加快，通气量、摄氧量等也明显增加，这一系列的变化主要通过神经、内分泌和免疫三大调节系统进行整合调节，其中内分泌系统通过激素实现对机体的整合调节。激素在血液中的含量甚微但作用显著，它能有选择地作用于靶细胞，通过传递信息，增强或减弱靶细胞内原有的生理生化过程，在维持内环境的自稳态、生长和发育、调节新陈代谢，以及调控生殖过程和神经系统起着重要的作用。

激素与运动关系比较密切的主要是生长激素、促红细胞生成素、肾上腺素、去甲肾上腺素、糖皮质激素、促肾上腺皮质激素、抗利尿激素、盐皮质激素、胰岛素、胰高血糖素、甲状腺激素、促甲状腺素、催乳素、性激素等。这些激素调控了机体在运动过程中和运动后的能量物质分解和合成，调控了机体运动过程中的体液平衡。根据运动时血浆中各种激素含量的变化情况，运动对激素的影响可分为以下三种情况：①快反应类激素：一般为急性运动的影响，为应激性的反应，在运动开始后即刻，该类激素在血浆中明显升高，并在短时间内达到峰值；②中等反应类激素：运动时这类激素在血浆中会缓慢平稳的升高，在几分钟内达到峰值；③慢反应类激素：运动开始时这类激素在血浆中并不立刻出现变化，当运动到30 ~ 40分钟时才缓慢增加，在更晚的时间内才达到峰值。

一、高原运动对生长激素的影响

生长激素（growth hormone，GH）由垂体分泌，主要是由肝产生的一种具有促进生长作用的肽类物质，可加速蛋白质合成代谢，促进软骨组织增殖与骨化和骨骼生长，增加肌肉体积和肌肉力量，并使代谢维持“年轻化”状态，体脂含量减少，而且几乎对所有的免疫细胞都有促使其分化、调节其功能的作用。它通过胰岛素样生长因子-1（insulin-like growth factor，IGF-1）发挥对肌肉的营养作用。还可以通过旁分泌及自分泌来参与多种生物学作用。由于生长激素能抑制外周组织对葡萄糖的利用，减少葡萄糖的消耗，故生长激素有使血糖趋于升高的作用。

运动时血液中的生长激素浓度升高，其升高幅度与运动时间和强度相关。在30分钟以上中等强度的长时间运动时血浆生长激素水平升高一般不短于10分钟，而后逐渐增加，达到高峰后又逐步下降，并随运动强度加大也会不断增加。但是两者的关系也并非呈直线变化关系：一是要达到一定运动强度才发生变化；二是运动强度过大，生长素水平反而下降。此外，运动时生长激素的升高幅度也与运动机能水平有关，在完成相同运动强度时身体机能较好者生长激素浓度低于身体机能较差者，在力竭运动后身体机能较好者生长激素浓度下降速度快于身体机能较差者。

有关高原运动对生长激素的影响研究并不是很多。Engfred[39]指出，无论在高原还是模拟高原训练条件下进行力竭运动实验，与平原相比生长激素变化不显著。孟艳等[40]应用跑台运动实验方法观察了4周低氧运动对大鼠GH、IGF的影响，发现低氧运动组大鼠血清GH与常氧运动组、低氧安静组相比差异不显著；常氧安静组大鼠血清GH显著高于其他三组，说明单纯运动、单纯低氧以及低氧运动都造成血清GH含量减少，可能影响到骨骼肌蛋白质的合成，从而影响到体重；并从单纯低氧角度来分析，发现低氧安静组肝IGF-1显著低于常氧安静、常氧运动组，而血清IGF-1却显著高于常氧运动组，而与常氧安静组相比差异不显著，说明低氧可能抑制肝分泌IGF-1，同时抑制血清中IGF-1的利用，认为低氧和运动双重刺激加大了蛋白质分解代谢，可造成骨骼肌中蛋白质的丢失，影响骨骼肌蛋白质合成及骨骼肌收缩力，最终影响到运动能力，从而说明胰岛素样生长因子I的含量变化存在差异性，低氧运动减少了血清GH的含量，较严重地抑制了肝分泌IGF-1以及血清IGF-1的利用，从而造成蛋白质合成减少，进而导致体重增幅缓慢。但其他研究证实世居高原青少年田径径赛运动员经过高原训练后，GH有所升高。另有研究也发现低氧运动组大鼠在实验1周末、3周末血清GH水平有较小幅度上升，至实验6周末恢复到实验前水平；而IGF-1水平在实验1周末显著上升，随后逐渐下降，至实验6周末下降至实验前水平。不过与此相反的是，Vasankari[41]等研究表明在高原比赛后25～30分钟，生长激素浓度显著低于平原，认为在中等海拔比赛后更低的生长激素浓度可能是比赛速度降低或身体能力下降的原因。

甘春龙[42]等利用高原—平原交替训练模式和高原—亚高原交替训练模式进行了比较研究，探讨了这两种模式对运动员GH和IGF-1的影响，发现通过两个阶段的交替训练，两组运动员的GH和IGF-1变化幅度减小，认为运动员对低氧刺激的调节能力增强，有利于运动员更好地适应训练。同时发现高原—亚高原组GH、IGF-1整体水平要高于高原—平原组，有利于亚高原训练后更好的过渡到高原进行训练。

Schmidtw[43]等调查发现常氧和低氧条件下以60%最大能力强度在功率车上运动后GH在两种条件下均升高，但在低氧条件下运动时升高更快，而IGF-1浓度在两种条件的运动后24小时均显著下降，且在低氧条件下运动后48小时仍低于基础水平。

总体来说，高原运动对生长激素的影响并不很明显，大多数报道显示没有显著变化，但因为研究目的、研究对象等的不同，存在升高或下降的变化趋势。分析其原因可能是因为高原低氧暴露可能造成下丘脑－垂体－生长激素轴的多环节受到影响，并影响血清胰岛素样生长因子的利用，而且与暴露的高度和时间有一定关系。但其根本的机制还要从下丘脑－垂体－生长激素轴的多环节因素与氧气摄入、物质能量代谢的关系进一步分析。

二、高原运动对促红细胞生成素的影响

促红细胞生成素（erythropoietin，EPO）是一种调节红系祖细胞生成的激素，其生物学效应主要是促进骨髓造血祖细胞分化，有核红细胞分裂，巨幼红细胞成熟并释放，加强铁的摄取，加快血红蛋白的合成，促进红细胞生成，维持血液中红细胞和血红蛋白的数量。正常血浆中约为10～30 mIU/ml。当低氧和贫血时可上升100～1000倍。由于EPO能促进血液中红细胞数量的增加，从而提高血液的载氧能力，EPO也被某些耐力项目（如长跑、自行车、游泳、划船等）的运动员滥用借以提高体能。1989年国际奥委会医学委员会将EPO正式列为禁用药物，2005年列为禁用药物清单“肽类激素及相关物质”中的头号兴奋剂。

EPO作为一种调节红细胞生成的激素，其血清浓度随血氧含量的变化而发生相应的改变，以维持机体在低氧或高氧环境中正常的生理功能，

但当它的血氧浓度过高或过低时，会引起红细胞增多或红细胞生成不足。当机体处于低氧环境（高原、低压氧舱），促红细胞生成素促使红细胞数量上升，以代偿动脉氧含量降低。运动可对促红细胞生成素水平产生影响，但不同的运动强度和不同的运动方式对促红细胞生成素的水平产生的影响不尽相同，耐力运动员的促红细胞生成素高于其他项目运动员，所以促红细胞生成素可以作为耐力运动训练的评价、预测指标。促红细胞生成素上升的幅度可反映机体对低氧的适应程度，但促红细胞生成素的上升过多可能导致血液黏滞度增大，不利于血液携氧；相反促红细胞生成素值过低，说明运动员身体机能较差。因此促红细胞生成素也可以反映运动员在高原训练期间机体的适应情况。

在高原，低氧则是 EPO 的主要影响因素，且增加的幅度与低氧的程度有关。一般只要血氧浓度下降持续 2 小时以上，就会刺激体内 EPO 合成的数量增加，继之血 EPO 浓度增加，血红蛋白浓度和血细胞压积增高。但因低氧的刺激而增高的 EPO 浓度维持的时间并不长，一旦低氧因素去除后，EPO 浓度就会下降。如果低氧因素没有去除，但只要机体建立了代偿机制，如氧离曲线右移、2,3- 二磷酸甘油酸（2,3-DPG）增加、血红蛋白合成增加和血细胞压积增加等，也可使 EPO 浓度下降并维持在一个较低的水平上。Wehrlin[44] 报道，在海拔 4500 m 的高度上徒步旅行 2 ～ 3 天，血清 EPO 比常氧环境下升高 300% 左右；而暴露在海拔 3700 m 处时，则升高 250% 左右，暴露在海拔 1900 m 处时，仅升高 30%。同样 Robach[45] 报道，只要将平原运动员暴露在高于海拔 2000 m 处时的，特别是海拔 5000 m 时，血清 EPO 浓度就会升高。

在高原进行体育运动，人体受到双重低氧刺激，即高原的低氧环境和运动训练造成的身体相对低氧，促进体内 EPO 的分泌。EPO 生成量增加，可以促进骨髓造血系统造血，提高红细胞的生成率，加快红细胞的更新，使幼稚红细胞数量、网织红细胞及 Hb 含量增加。增加的 Hb 使机体携氧和运输氧的能力提高，促进机体消除代谢废物的能力，进而提高机体的运动能力。高原训练中 EPO 变化，一般游泳运动员初上高原 EPO 显著升高，1 周后 EPO 恢复平原水平，第 2 周升高，第 3 周又恢复到平原水平，而长跑运动员在海拔 2366 m 进行 1 个月的高原运动后，EPO 和红细胞都持续的显著升高。模拟高住低练训练也可以提高血液内的 EPO 和 Hb，王钢等[46] 研究发现模拟高住低练（4 周，海拔 2500 m）可提高大鼠血红蛋白浓度，促进肾 EPO 基因表达，并认为可能是长期低氧和运动应激累积效应的结果。上述结果说明在不同持续时间长度的高原运动中，第 1 周 EPO 含量会有较大的升高，在第 3 周也可保持在较高的水平，在下高原前 EPO 水平高于高原运动前。另外刘海平[47] 和李卫平[48] 等研究显示，高原训练后 EPO 不会发生显著变化，可能与研究对象，研究方法以及训练负荷等不同有关，也可能与实验中取血时间段有关。

总之，大多数的研究表明高原训练对 EPO 的影响为升高，并普遍认为高原训练后 EPO 的升高可能是因为机体受到低氧加运动的强烈刺激后，为增强机体运输氧的能力和提高有氧运动能力，从而使促 EPO 水平提高，而 EPO 不仅能刺激骨髓干细胞向红细胞系列转化，促进红系原始细胞的增殖，缩短红细胞成熟时间，使骨髓中网织红细胞释放入血增加，而且可刺激血红蛋白的合成，最终导致外周血红细胞数量的增加，但因低氧的刺激而增高的 EPO 浓度持续的时间并不长。

三、高原运动对儿茶酚胺的影响

儿茶酚胺是肾上腺素（adrenaline，A）和去甲肾上腺素（norepinephrine，NA）的统称，由肾上腺髓质嗜铬细胞分泌。儿茶酚胺在机体心血管活动和神经内分泌调节中起到重要作用。儿茶酚胺的分泌量反映交感神经系统活动的指标，可直接体现运动应激对运动员心理的刺激强度。

通常血液中肾上腺素和去甲肾上腺素二者的浓度较低。当机体遇到如急性低氧暴露、运动等紧急情况时，血液中肾上腺素与去甲肾上腺素水平急剧升高，以提高机体的潜能，增强应对和适应能力。一般血儿茶酚胺浓度升高可使中枢神经系统的兴奋性增强，使机体反应灵敏；心率加快、心输出量增加，血压升高，以保证心、肺、脑、肌肉等器官的血流量；呼吸加快、加深，血糖浓度升高，满足在紧急状态下营养物质和能量的需求等，因此血儿茶酚胺浓度的变化可反映机体的应激程度，可作为运动员机能状态变化的诊断指标，尤其在高原训练时儿茶酚胺浓度的变化对判断运动员对低氧暴露的适应情况以及运动性疲劳的诊断有重要的作用。

运动中儿茶酚胺的主要功能是动员能量释放和提高身体功能。运动员儿茶酚胺分泌的增加，可以使心肺功能迅速适应比赛，并调节其他激素的分泌和代谢。在运动应激状态下，儿茶酚胺分泌增多，其升高程度与运动强度密切相关。运动时儿茶酚胺的含量适量增高，可提高心血管系统的功能，调节血液的重新分配，促进肝糖原和脂肪的分解，有利于肌肉运动的顺利进行，提高运动能力。但含量过高时则会使运动员产生不良的精神反应，从而影响运动成绩。另外，长期系统运动锻炼会使儿茶酚胺的分泌产生适应性和升高的幅度变小，表现为储备能力增强，完成最大负荷量能力和训练水平提高。

一般情况下，急进高原环境后，低氧、寒冷、应激等因素刺激下丘脑－垂体－腺皮质轴，引起促皮质素释放激素（corticotropin-releasing hormone，CRH）、促肾上腺皮质激素（adrenocorticotropic hormone，ACTH）分泌增加，从而导致去甲肾上腺素（norepinephrine，NA）、肾上腺素（adrenaline，A）、心钠素（atrial natriuretic peptide，ANP）、血浆肾素活性（plasma renin activity，PRA）等浓度改变。急性高原病（acute mountain sickness，AMS）患者血浆 NA、A 水平明显高于健康者，且海拔升高越明显，病情越重，易患 AMS 的受试者在低氧的短期内（1 小时）动脉 NA 即可显著增高。也有使用低压氧舱模拟急进海拔 4500 m 高原研究发现 NA 及 PRA 降低，而 A、ANP 升高。由于激素本身受多种因素影响，不同海拔高度、不同时间测量等偏倚较大。

研究表明，高原训练初期，无论安静时还是运动后儿茶酚胺浓度均会升高。但随着对低氧环境的适应，安静时儿茶酚胺浓度会下降到正常水平。Kraemer[49] 报道，低氧时儿茶酚胺浓度与平原相比显著升高。但也有学者 [50] 提出无显著差异，发现在 6 周高原训练期间运动员外周血中 A 和 NA 浓度与高原训练前相比无明显差异（$P > 0.05$），但下高原 2 周后外周血中 A 和 NA 浓度均明显下降（$P < 0.05$）。认为此与高原训练前运动强度较大导致运动员出现了一定程度的应激状态，血儿茶酚胺浓度处于相对较高的状态，以及大多数运动员有多次高原训练经历，对高原的环境适应速度较快有关；而下高原后 A 和 NA 下降表明运动员经高原训练后身体机能状态较好，心血管的储备能力较强。

总之，高原训练期间运动员儿茶酚胺浓度的变化与运动员身体机能状态、运动负荷的大小以及海拔的高度等多种因素有关，但究竟变化如何目前尚无定论，尚需进一步深入研究。

四、高原运动对胰岛素及胰高血糖素的影响

人类胰岛内分泌细胞主要有 A 细胞、B 细胞、D 细胞和 F 细胞等，分别分泌胰高血糖素（glucagon）、泌胰岛素（insulin）、生长抑素（somatostatin）以及胰多肽（pancreatic polypeptide）等。其中胰岛素是一种作用较强的代谢调节激素，全面促进机体的合成代谢，促进潜在的燃料储备，增加体内糖原、脂肪和蛋白质的储存，同时胰岛素的分泌会引起细胞消耗的葡萄糖增多，导致血糖水平降低，还可抑制肝释放葡萄糖入血。胰高血糖素是一种促进分解代谢的激素。胰高血糖素的作用与胰岛素正好相反，可加速肝糖异生过程，促进脂肪组织释放脂肪酸。

目前研究发现 [51]，人类处于高原时空腹血糖水平比平原地区低，对其他哺乳动物也有类似的报道。高海拔地区高甘油三酯血症患病率升高，而高血压和空腹高血糖的患病率较低。对中国高原地区和日本平原地区老年人研究发现，中日老年人血糖均在正常范围内，但日本老年男女均显著高于中国老年男性（$P < 0.01$）和女性（$P < 0.05$）。有研究证实 [52]，高海拔地区居民空腹状态比平原人具有较高的心肌葡萄糖摄取率，同位素跟踪显示慢性低氧适应提高了机体对葡萄糖的利用，但高原低氧环境提高葡萄糖利用的机理尚不明确。

运动会使胰岛素分泌下降而胰高血糖素分泌增加。胰岛素与胰高血糖素，两者相互协调与制约，维持机体血糖的平衡。运动会导致能量消耗增加，儿茶酚胺和肾上腺皮质激素分泌增加，脂肪酸分解增强，胰岛素分泌减少，瘦素合成增加。运动时葡萄糖和脂肪酸均需作为代谢原料，所以会使胰岛素分泌下降而胰高血糖素分泌增强。运动可以提高血浆胰高血糖素水平，而且运动中胰高血糖素的变化与运动负荷有很大关系，运动强

度越大，持续时间越长，其增加越明显。

研究显示[53]低氧运动和无氧运动都能有效改善糖代谢，降低胰岛素抵抗，增加胰岛素敏感性。一般情况下常氧、低氧运动和单纯低氧均引起胆固醇、甘油三酯、低密度脂蛋白、血糖和胰岛素降低或呈降低趋势，而高密度脂蛋白和瘦素升高或呈升高趋势。低氧环境引起机体儿茶酚胺分泌增多，交感系统持续兴奋，能量消耗增多，血糖和脂肪动员增加，血脂合成减慢，分解及转运加强，胰岛素代谢增强。而且低氧复合运动具有协同作用，可更好地起到改善血脂和血糖代谢的作用，降低体重。而低氧条件下中等强度的运动可刺激和改善急性和中期胰岛素敏感性，可以改善葡萄糖利用率，还可改善运动后的胰岛素抵抗，尤其是运动和低氧相结合时对提高胰岛素敏感性，改善葡萄糖利用率的效果更显著。

而Kim Engfred等[54]提出无论高原还是模拟高原训练条件下，进行力竭运动实验与海平面相比胰岛素与胰高血糖素变化无显著差异。也有研究发现低氧对胰岛素抵抗也有负面影响，长期暴露于低氧状态下，机体可能产生胰岛素抵抗，这与氧化应激程度与炎症有很大关系。

五、高原运动对甲状腺激素的影响

甲状腺是人体内最大的内分泌腺，甲状腺激素（thyroid hormone）主要有四碘甲腺原氨酸（T4）和三碘甲腺原氨酸（T3）两种，它们都是酪氨酸的碘化物，通常所称甲状腺素主要是指T4。甲状腺激素的主要作用是促进能量代谢和物质代谢，促进生长和发育。

大多数研究表明，急性运动后甲状腺素浓度增加。运动中人体的甲状腺素分泌适当增高，有助于能量物质的分解代谢，供给肌肉更多能量。但有实验表明，长期运动训练对甲状腺的分泌影响不大。另外，还有研究表明运动时甲状腺素周期率加快。

关于海拔高度对甲状腺功能的影响研究结果不尽相同。丁娟[55]和彭华等[56]的研究均显示无论年龄的差异和在高原生活的时间长短，都可能导致甲状腺功能状态的下降。但Richalet[57]观察了海拔4350 m的高原人群甲状腺激素水平的变化，发现甲状腺激素水平不仅没有下降，反而升高了16% ~ 21%，血清促甲状腺素（TSH）的水平没有变化。Barnholt[58]的研究显示海拔4300 m的受试者游离甲状腺激素水平高于平原的受试者，而TSH的水平有所降低。而Facchini F[59]对帕米尔高原的吉尔吉斯斯坦人群的研究显示，高海拔人群和低海拔人群的甲状腺功能没有差异。

有关高原运动对甲状腺激素的影响的报道更少，Koistinen[60]等研究表明：8名滑雪运动员在海拔1100 ~ 2700 m高原进行12天训练后，TSH、总T4、游离T4和总T3浓度没有显著变化，而血清游离T3在高原时持续增加，并在训练结束后显著升高，认为血清游离T3增加与未习服高原训练相关。有报道显示急性低氧引起甲状腺功能增强，增强甲状腺对放射碘的摄取以及T4和游离T4增加，同时伴有TSH增加。Stock[61]等在海拔3650 m研究发现，在平原进行剧烈运动才能引起血浆T3和T4增加，而高原只要轻微、短暂（20分钟）活动就可导致其明显改变，推测与在高原时能量代谢增加有关。研究显示，优秀游泳运动员通过三周模拟高住低训后（模拟海拔高度2800 m），游离甲状腺素有升高，但不显著，而促甲状腺激素显著降低，提示蛋白分解作用增强，蛋白的分解加强、瘦体重和肌肉重量明显降低可能与甲状腺激素等浓度升高有关，促甲状腺激素水平的降低可能是甲状腺激素对下丘脑反馈抑制的结果。

因此，高原运动可能引起甲状腺激素的升高，并反馈抑制促甲状腺激素的分泌。其原因可能是低氧暴露会对下丘脑－腺垂体－甲状腺轴产生影响，而且高原运动导致的甲状腺素反应较为复杂，影响因素较多，如年龄、基础代谢水平、营养状态、温度、运动训练强度、时间等。

六、高原运动对睾酮的影响

血清睾酮（serum testosterone，ST）是雄性激素，男子睾酮的95%由睾丸间质细胞产生，女子睾酮由卵巢与肾上腺皮质合成及由这些器官组织分泌的前体物质转换而来。女性血清睾酮水平大约是男子的1/10。男运动员血清睾酮水平为9.5 ~ 35.0 nmol/L；血清睾酮在体内促进同化作用加强，可使蛋白质合成增强，肌肉重量增加，刺激红细胞生成，加速血红蛋白合成，促进体内抗体形成，增加免疫功能和抗感染能力。因此，较高的睾酮水平有利于运动能力的提高，也有助于运动后机体疲劳的恢复，可作为评定运动员机能状态和运动选材的重要指标。

运动对血睾酮的作用主要受运动的密度、负荷强度、负荷量、持续时间等因素的影响。普遍认为高水平的睾酮与良好的竞技状态、运动成绩有关。国内学者认为血睾酮基础值高者适宜从事力量性运动项目，甚至定量地认为男子运动员血睾酮在 1000 ng/dl 以上，女子运动员在 100 ng/dl 以上时，机能状态良好。有关运动对血睾酮影响，一般短时、高强度运动后血睾酮浓度升高；长时间运动后升高、不变或降低；中等强度、持续时间不长的运动可使血睾酮明显升高；长时间运动使血睾酮降低。

高原环境中在低氧和训练双重因素的影响下，血清睾酮水平多有降低，甚至回到平原后继续下降。Marinelli 等 [62] 报道马拉松运动员在海拔 4000 m 适应 1 周后，睾酮浓度下降而在此高度上比赛后下降更明显，而皮质醇浓度明显升高，比赛后升高幅度更大，但游离睾酮 / 皮质醇比值变化不大。陶晓黎 [63] 研究发现经过 3 周系统高原训练柔道运动员的 T 及 T/C 均下降。李卫平等 [64] 利用低压舱对游泳运动员进行模拟高住低练研究发现体重、瘦体重、肌肉重量、肌肉蛋白均显著低于实验前（$P < 0.05$），而血清睾酮、血清尿素（$P < 0.05$）升高，认为模拟高住低练可明显造成肌肉丢失和肌肉蛋白的减少从而降低体重，而高浓度的血尿素表明模拟高住低练可促进蛋白的分解，而蛋白分解作用的增强可能与较高浓度的皮质醇有关。综合分析高原训练期间 T、C、T/C 值和 BUN 变化以及高血皮质醇、低血睾酮的激素调节特点，说明机体分解代谢大于合成代谢，表明低氧训练可促进蛋白质的分解，对机体物质代谢平衡产生一定的影响。高原（低氧）训练导致睾酮下降的原因可能是多方面的，主要是下丘脑功能受抑制，GnRH 减少，LH 随之减少，致使睾丸合成睾酮受抑制；而皮质酮升高对下丘脑和睾丸的机能有直接抑制作用；另外可能与睾丸血流量减少，肝外睾酮靶组织如骨骼肌消耗睾酮增加有关。

另有研究报道高原训练后血清睾酮水平无明显变化，Vasankari T 等 [65] 报道滑雪运动员在海拔 1650 m 高原训练后，皮质醇浓度升高，但睾酮无明显变化。刘晔等 [66] 研究表明用低压氧舱模拟海拔 2000 m、3000 m 高原低氧环境对大鼠进行耐力训练，血清睾酮含量无明显变化。另外高原习服的平原居民睾酮值与习服前也无明显差异，但高原习服的平原居民在更高海拔（6000 m）居留时睾酮水平降低，而经 6 个月的习服后，睾酮又恢复至以前水平 [67]。Vander 等 [68] 也发现在海拔 4300 m 高原居留对睾酮分泌和垂体促性腺激素的分泌都无影响。

有研究报道高原训练后血清睾酮水平有上升变化。白旭宇等 [69] 研究显示 13 名世居昆明（海拔 1890 m）的男、女自行车运动员到更高海拔的香格里拉（海拔 3200 m）训练后较之前有所上升。滕民 [70] 通过观察游泳运动员连续两次高原（高原－平原－高原）训练期间血清睾酮整体呈上升趋势，其变化规律是第 1 次上高原出现快速下降，后半程睾酮水平持续上升，到平原前期出现第一次最高点（624 ng/ml）；第 2 次上高原睾酮水平逐步平稳上升，至高原训练中期达到第 2 个最高点（743 ng/ml），随后直至下高原 1 周后睾酮水平仍然保持良好水平，并明显高于第 1 次上高原之前。陈彩珍 [71] 等研究也发现花样游泳运动员在高原训练期间，血清睾酮持续升高，推测可能与训练安排和训练负荷的控制有关。游泳男女运动员在海拔 2366 m 高原训练的第 11 天较上高原第 1 天的血清睾酮分别增长了 36.43%（$P < 0.01$）和 22.42%（表 2-1），是机体对高原环境的适应良好的表现。表明适宜海拔高度的高原训练，会刺激运动员内分泌系统分泌更多的酶，刺激激素的分泌。在高原训练一段时间后，运动员机体的血清睾酮水平会有显著性提高。

表2-1　国家游泳队2366 m高原训练睾酮测试值（$\bar{x} \pm SD$，ng/dl）

组别（人）	第1天	第11天	增长率
男（n=10）	333.5 ± 107.7	455 ± 105.75	36.43%
女（n=10）	17.8 ± 5.61	21.8 ± 8.3	22.47%

总之，目前对于高原运动对于激素的影响一直受到人们的关注，但有关这方面的研究报道却不多，且结论也尚不统一、明确，值得进一步深入观察和研究。

（巴桑卓玛　杜　霞）

第五节 高原运动对运动系统的影响

运动系统由骨、关节和骨骼肌组成，约占成年人体重的60% ~ 70%。骨借关节相连形成骨骼，构成坚韧的骨支架，支持人体质量，赋予人体基本形态，并对脑、心、肺、肝、脾等器官起保护作用。骨骼肌附着于骨，在神经系统支配下产生收缩和舒张运动，以关节为支点牵引骨改变位置，产生运动。运动中，骨起杠杆的作用，关节是运动的枢纽，骨骼肌则是动力器官。骨骼肌是运动系统的主动部分，骨和关节是运动系统的被动部分。

一、高原运动对骨骼的影响

骨密度（bone mineral density，BMD）是反映骨皮质厚度、骨小梁结构和骨量的重要指标，也是评价骨丢失程度的指标之一。骨的生长、发育、成熟以及老化受众多因素影响，其中运动负荷是重要因素之一。不同的运动种类、运动时间长短等都可对骨的形态、结构产生影响，这些影响主要体现在骨的形态学适应性变化上。一般采用检测 BMD 来衡量评价骨骼的生长和发育水平，早期诊断骨质疏松，预测骨折的危险和评估其自然病情的发展或干预措施。

一般来说，运动是影响骨量的主要积极因素，通过体育锻炼可以促进骨骼的发育和生长，使其骨密度增加，骨径变粗，骨面肌肉附着处明显凸起等，从而在形态结构上产生良好的适应性变化，随着形态结构的改进，其抗折、抗压、抗扭转等方面的性能均有所提高。但运动方式、运动种类、运动负荷、运动时间等都对骨量产生不同影响。科学合理的运动可对骨产生良性影响，反之则会产生不良影响。这一现象早在 1884 年就被德国学者 Julins Wolff 称为 Wolff 定律（伍尔夫定律），认为骨骼的生长会受到力学刺激影响而改变其结构，用之则强，废用则弱。

（一）高原环境对骨密度的影响

对于高原环境对骨密度影响，有研究发现居住在海拔 40 m、2260 m、4200 m 的 45 ~ 50 岁女性骨密度无显著差异，认为与长期生活在高原，机体已适应高原环境，营养摄入及代谢已基本达到平衡有关。刘剑[72]通过将中国高原与日本平原成年居民骨密度进行对比研究发现高原居民骨密度显著高于平原居民，可能与高原地区紫外线强，食物及人接受的照射剂量比平原高有关，继而摄取及皮肤转化钙调节类激素增多、肠吸收钙比平原地区增多、骨重建增强。岳增文[73]等研究检测高原官兵的骨质结果显示，与平原组相比在高原守防 12 个月官兵的骨密度 T 值和 Z 值显著升高，海拔 4000 m 组和海拔 5000 m 组之间 T 值和 Z 值无显著性差异，并认为海拔越高（5000 m 以上），高原时间越长（12 个月），接受紫外线照射时间较长，可使骨质含量明显增高。李澍[74]等测量了 87 例 60 岁以上高原地区正常老年人的骨密度结果提示，中度高原地区骨密度变化趋势与平原地区一样，密度与年龄成反比，女性骨量比男性丢失快且早，70 岁以上男女之间差别缩小，70 岁以下组平原地区测定值与高原存在显著差异。虽然大多研究认为高原地区骨密度较好于平原地区，但高原地区骨密度变化趋势与平原地区一样，年龄越大密度越低，女性骨量比男性丢失快，表现无论是高原还是平原，造成骨质疏松的致病因素是相同的。

有学者研究认为高原低氧环境对人体的骨密度没有影响。魏春梅[75]对生活在海拔 4200 m、2260 m、40 m 的地区 20 年以上，年龄 45 ~ 50 岁 A、B、C 三组各 180 例健康汉族未绝经妇女的腰椎、大转子及股骨颈的 BMD 进行了研究，结果表明三组的 BMD 无显著性差异，认为在中度海拔氧分压与平原地区无太大差异，不足引起机体明显低氧，机体能够完全代偿，另外高原久居者在高原生活时间较长，机体已适应高原环境，营养摄入及代谢已基本达到平衡。刘士群等[76]研究发现，高原组血清钙、磷水平与平原组大致相等，以维持人体正常电解质平衡。

但是也有研究认为低氧暴露是人和动物骨量丢失、骨质疏松的高危因素，可诱发骨吸收加剧、骨形成作用抑制、骨量丢失加速、骨密度下降导致骨质疏松的发生，也会改变骨小梁结构，其中骨盆和腰椎骨微结构改变尤为明显。高原居民骨密度值下降与海拔高度（低氧程度）、高原环境生活（低氧暴露）时间的长短、受试者性别、年龄等因素有关，尤其是45岁以上高原居民以及老年人群的骨密度受高原低氧影响明显，此与低氧条件抑制成骨细胞的增殖分化，降低成骨功能，长时间低氧则会抑制成骨细胞分化和成熟有关，而且氧浓度越低，低氧时间越长，越会抑制成骨。马建文等[77]探讨了高原地区老年男性退行性骨质疏松患者氧化应激相关因子和骨代谢指标的相关性。结果发现高原老年男性骨质疏松组患者血清低氧诱导因子1α与血管内皮生长因子、骨钙素呈明显的正相关（$P < 0.05$），而与骨密度和抗酒石酸酸性磷酸酶5b呈负相关（$P < 0.05$），血清血管内皮生长因子浓度与骨密度之间存在着负相关性（$P < 0.05$），并认为在高原低氧环境下有效的防治骨质疏十分重要。

表2-2　中日不同海拔和地区成年人群骨密度水平（Mean ± SD）

性别	地区	n	骨密度
男	中国西宁	121	103.7 ± 10.98*
	中国沈阳	166	103.3 ± 13.8*
	中国上海	263	109.5 ± 12.9**
	日本仙台	323	99.4 ± 11.14
女	中国西宁	219	108.5 ± 11.06**
	中国沈阳	448	105.4 ± 13.0
	中国上海	527	108.0 ± 11.3**
	日本仙台	114	104.1 ± 12.43

注：中日间比较，* 表示比较差异显著 $P < 0.05$，** 表示比较差异非常显著 $P < 0.01$.

（二）高原运动对骨密度的影响

高原运动对骨密度影响，刘一婷[78]调查亚高原地区公务员骨密度状况，结果提示骨密度与性别、年龄及生活习惯密切相关，日常运动和饮食习惯是影响人体骨含量的重要因素。高欢[79]等对世居平原16～22岁超重或肥胖青少年研究发现，4周的2366 m高原耐力训练或2300 m模拟低氧耐力训练对骨矿含量无显著影响，但均导致骨密度显著增加，骨健康水平得到改善，尤其是女性更明显。路瑛丽等[80]对大鼠进行海拔高度3500 m（低氧浓度13.6%）每天1小时每周6次共4周低氧训练，结果显示低氧训练促进肥胖大鼠骨形成和骨吸收，认为低氧训练减脂的同时，还升高了骨体比，但骨密度没有明显变化，可能与低氧训练既促进了骨生成又增加了骨吸收，两者处于动态平衡有关。程加秋[81]等研究认为低氧环境能够造成老年T_2DM大鼠骨密度下降和骨生物力学性质的改变，但是在低氧环境结合中等强度运动则可以维持老年T_2DM大鼠骨密度和骨生物力学性质。

综上所述，这些研究成果均表明在高原环境下进行合理的运动锻炼，对于不同年龄和性别的人群来说，均能够起到改善骨密度水平、促进体质健康的积极效果。

二、高原运动对关节的影响

关节（articulation）或滑膜关节（synovial joint），是骨连结的最高分化形式。关节的相对骨面互相分离，具有充以滑液的腔隙，借其周围的结缔组织相连结，因而通常具有较大的活动性。

在体育锻炼中，由于跑、跳等动作练习能增进关节的弹性及其灵活性，所以经常参加传统体育运动的人关节的活动范围比一般人大得多，关节的牢固性及其可承受的压力也比一般人高。例如，在武术表演中锻炼者的各个关节活动范围非常之大，做“后桥”“大劈叉”等动作，没有经过长期锻炼是很难完成的。一般来说，运动强度或运动量过大会对关节造成不可逆性损伤，反之运动过少或不运动也会引起关节的退化。

在高原由于低氧、气温低，中枢神经系统的兴奋性明显低于平原，肌肉的黏滞性大和弹性较差，影响关节的活动范围，易造成关节的损伤，应做好准备活动，以使机体生理功能达到最佳适宜运动的程度和状态。

三、高原运动对肌肉的影响

人体的肌肉分为骨骼肌、心肌和平滑肌三大类。其中骨骼肌主要位于躯干和四肢，有特定的形态、结构、位置和辅助装置，有丰富的血管和淋巴管分布，并受躯体神经支配，直接受人的意志控制，从而执行特定的功能，是运动系统的动力部分。骨骼肌通过收缩和舒张活动完成运动、动作，维持身体姿势，其所表现出来的力量、速度、耐力以及灵敏和柔韧等各种身体素质是各种运动能力的基础，也是决定运动成绩的主要因素。

（一）高原运动对骨骼肌氧化能力的影响

关于高原运动对骨骼肌有氧氧化能力的影响也有不同报道，多数研究发现在中等海拔训练时骨骼肌有氧氧化能力提高。近年来，学者们采用各种方法测定了高住低训、高住高练、低住高练、间歇性低氧训练等低氧训练模式对有氧代谢酶活性的影响，得出了较为一致的结论，即低氧训练可提高骨骼肌有氧代谢酶的活性，增强机体的有氧代谢能力。

Terrados N[82] 以普通男性为实验对象，让受试者一条腿在海拔 2300 m 的低氧环境中训练，另一条腿在正常情况下训练，每周训练 3 至 4 次，4 周后低氧环境中训练的单腿柠檬酸合成酶活性明显升高，肌红蛋白浓度也升高。有研究发现同耐力训练类似低氧暴露也可提高有氧氧化酶活性和肌红蛋白水平，但在高海拔高原（5000 m 以上）时，骨骼肌体积减小，有氧氧化酶活性降低，糖酵解酶活性通常在 5500 m 以上才受影响，因此海拔高度的不同可能是造成研究结果差异的原因[83]。但不同的低氧训练模式、低氧程度、训练强度、训练持续时间在提高有氧代谢酶活性的幅度上及训练后维持时间上存在差别。

（二）高原运动对骨骼肌缓冲能力的影响

高原低氧训练可提高骨骼肌缓冲能力，高原训练后骨骼肌缓冲能力的提高会对无氧能力产生良好影响。这是由于高原环境可增加运动时的负荷，使机体在运动时体内低氧程度更大造成的。同时低氧刺激肾上腺，使其敏感性增高，糖酵解供能旺盛，运动后乳酸产生增多。随着高原训练机体对体内运动后的高乳酸逐渐产生适应，VO_2max 提高，骨骼肌中乳酸代谢酶的活性增高，同等负荷的血乳酸浓度下降，血液中缓冲酸的能力增强。在高原后期执行同等负荷时血乳酸浓度下降，运动能力提高。有学者[84]对 10 名越野滑雪运动员在海拔 2700 m 训练 2 周后，发现高原训练后骨骼肌缓冲能力提高 6%。返回平原后跑步成绩提高 17%，腓肠肌的缓冲能力与跑步时间的改善呈正相关，但他们却没有发现骨骼肌缓冲能力的提高与成绩存在正相关。李桦等[85]对中国高原竞走运动员和日本平原竞走运动员海拔 2366 m 高原训练研究结果显示，高原训练后期的血乳酸－速度曲线和高原训练前期相比均发生右移，无氧阈速度逐周提高，且同级负荷的血乳酸值也在逐周下降。以相当比赛负荷的血乳酸值看，高原训练后期比高原训练前期相比均发生明显下降（$P < 0.05$）。而血乳酸－速度曲线右移、同级负荷后血乳酸值下降都标志着机体的运动能力得到了提高。Parkhouse 等[86]曾报道，耐力训练并不能改善滑雪运动员的肌肉缓冲能力。

（三）高原运动对骨骼肌蛋白质的影响

蛋白质是骨骼肌重要的组成成分，骨骼肌蛋白质代谢的变化对骨骼肌收缩机能和机体能量代谢影响极大。近些年来的国内外研究报道低氧训练可导致骨骼肌蛋白质丢失，极高海拔高度运动可导致肌肉萎缩，表明低氧训练可导致蛋白质分解代谢加强。

长期低氧暴露可加速骨骼肌蛋白的分解，导致骨骼肌萎缩。低氧暴露可加速蛋白质的分解作用或降低蛋白质合成作用，同时认为高原低氧环境时由于厌食和基础代谢率的升高，体重往往会下降，体重的下降部分原因是瘦体重的减少，另外高原低氧也可影响蛋白质的消化和吸收。动物实验证明[87]在低压氧舱进行模拟高原训练（海拔 2000 m，3000 m）后，大鼠骨骼肌蛋白质含量显著降低，且有随着高度升高而加剧的趋势。刘晔等[88]用低氧舱模拟海拔 4000 m 高原低氧环境对大鼠进行 1 ～ 3 周耐力训练，大鼠骨骼肌蛋白质分解代谢显著增强。Hansen 等[89]的研究表明，到达海拔 4300 m 高原的第一天，基础代谢率升高 30%，高原居留 3 周后仍高于平原水平 17%，但如果在基础代谢率增加时相应提高能量摄取，则可以防止体重的下降和身体成分的改变。Levine 等[90]报道认为高原训练抑制蛋白质的合成，增加肌肉的消耗，补偿机体代谢的能量需求。但也有报道发现增加蛋白质摄取量，并不能预防低氧对骨骼肌生长的抑制。另外潘同斌等[91]推论低氧运动可引起某些肌纤维组成“由快到慢”的趋势，可能与抗疲劳适应有关；而慢性低氧可导致肌球蛋白重链 MHC 组成出现“由慢到快”的转变，则可能与提高低氧应激下的肌肉功率有关。

（四）高原运动对骨骼肌纤维类型的影响

人体骨骼肌纤维类型的分布混杂，不同肌肉中快肌肉纤维、慢肌肉纤维的比例差异较大。一般人上肢、下肢肌肉的快肌纤维、慢肌纤维各占50%，但从不同个体来看，慢肌纤维百分比最低可达15%，最高可达85%。骨骼肌纤维类型及其百分比关系到人体的运动能力，骨骼肌纤维类型的不同，其运动能力也有所差异。

运动员的骨骼肌纤维类型有明显的项目特征，特别是与肌肉供能形式有密切关系的周期性运动项目关系更为密切。短时间、剧烈运动的项目，如短跑、举重等项目运动员，肌肉中快肌纤维百分比明显占优势；而耐力性项目，如马拉松、长跑等项目运动员，肌肉中却是慢肌纤维百分比占优势；对从事有氧能力和无氧能力需求均较高的运动员（如中跑运动员、跳高运动员），其两类肌纤维的分布接近相等。有关对高原人群或高原训练对骨骼肌纤维类型研究相对较少，但高原运动员在耐力项目中具有一定的优势，是否与骨骼肌纤维类型相关还有待于进一步研究。

有关骨骼肌纤维类型的转变方面，早期学者认为骨骼肌纤维类型受遗传因素影响，不受外界其他因素。Jansson[92]研究发现，肌纤维类型可以随专门训练而转化，长时间低强度的耐力训练可使快肌转化为慢肌，而速度－力量等大强度训练可使慢肌转化为快肌。

大多数研究认为，传统高原训练可导致肌原纤维收缩蛋白大量降解，肌纤维变细；极高高度运动可导致肌肉萎缩，肌力下降。骨骼肌在低氧或低氧环境下运动，可通过其结构和功能的调整来适应。苏青青等[93]在大鼠模拟0 m、2200 m、2200+3500 m、3500 m不同海拔低氧暴露与运动6周后发现，大鼠比目鱼肌FOG肌纤维百分率在海拔2200 m时运动组较暴露组高6%、在海拔2200+3500 m时运动组较暴露组高9%（$P < 0.05$），SO肌纤维百分率在海拔2200+3500 m时运动组较暴露组高0.8%；趾长伸肌在4个海拔高度下FOG肌纤维百分率运动组均高于暴露组，分别高0.4%、3%、7%、6.7%，SO肌纤维百分率在海拔0 m时运动组较安静组增加4.5%；FG肌纤维百分率在4个海拔高度下变化不明显。结果表明，低氧暴露组与低氧运动组大鼠比目鱼肌SO肌纤维类型百分率随海拔升高出现降低和不变趋势，FOG肌纤维类型百分率随海拔升高出现升高和不变趋势，但均无显著性差异；伸趾长肌SO、FG两种肌纤维类型百分率随海拔升高呈降低趋势，FOG肌纤维类型百分率随海拔的升高而升高，但均无显著性差异。该研究认为虽然大鼠骨骼肌纤维类型比率均未出现显著性差异，但运动低氧组趾长伸肌和比目鱼肌SO和FOG两种肌纤维类型比率均高于低氧安静组，可能低氧暴露与运动的双重刺激，使骨骼肌组织对环境改变发生适应性改变，有提高肌肉有氧代谢的潜能。Desp lanches等[94]研究发现，高原及平原训练均能引起骨骼肌纤维一系列适应性改变，并且高原训练时引起的骨骼肌肌纤维肥大、横截面积增加较平原训练明显，这可能与高原训练的高度、训练时间以及训练方式有关。高桥裕美等[95]对大鼠10%低氧环境饲养4周后发现，大鼠腓肠肌纤维组成Ⅱa向Ⅰ转移趋势，但没有明显变化，认为低氧暴露并没有影响到骨骼肌纤维，可能与大鼠成长过程中骨骼肌自身发育等有关。另外，Bigard[96]报道大鼠模拟高原（海拔4000 m）游泳训练14周后，趾长伸肌和足底肌深层中Ⅱa型纤维的比例明显增加。

（五）高原运动对肌肉总（重）量的影响

高原训练对机体的消耗较大，运动员的体重大部分都会有明显的下降，另外由于低氧引起肌肉血流量减少及蛋白质合成低下，肌纤维变细，肌肉萎缩，影响肌肉的质量、肌力和速度素质。

有研究发现，长期低氧环境暴露，由于食欲的丧失和大量蛋白质的消耗使体重降低，1992年攀登珠峰期间的6名运动员体重平均下降了6 kg，在到达2500 m以上的高原几周肌肉蛋白质代谢降低，在高原3～4周后腿部肌肉的线粒体和糖酵解酶明显减少，说明肌肉供氧能力降低，氧化磷酸化能力也降低。另外，登山者在高于海拔5500 m高度2个月以上，可使大腿肌肉横断面积下降15%，认为这种肌肉丧失与肌纤维体积下降有关。还有通过对肌肉的活检研究发现，在高原低氧环境下生活4～6个月，虽然肌肉对高原低氧产生了适应，但肌纤维面积减少11%～19%，而毛细血管血浆的容量增加13%，这使更多的血液运送到肌肉，另外由于肌肉总量和产生ATP能力的下降，使肌肉产生的能量不能满足运动的需求，有氧、无氧运动能力降低。但目前尚没有获得居住在高原的人们的肌肉活检数据，以确定生活在高原的个体的肌肉是否产生了适应。

高原训练和极高高度运动可导致肌原纤维收缩蛋白大量降解，肌纤维变细，肌力下降。Narici[97] 比较了在 5050 m 海拔高原训练及平原训练对上臂中段屈肌群肌纤维横截面积影响的效果，结果显示高原及平原训练均可增加肌纤维横截面积，但高原训练效果显著差于平原，提示在慢性低压低氧条件下，骨骼肌的肥大能力下降。贺道远等[98] 以 SD 大鼠为研究对象进行 4 周常氧和低氧跑台运动，并分别检测腓肠肌质量和肌纤维面积的变化，结果表明高住低训组肌纤维横截面积与常氧安静组无显著性差异，但是有下降趋势。但 Desplanches 等[99] 的研究却得出相反的结果，他们发现高原及平原训练均可引起骨骼肌纤维的一系列适应性改变，在高原条件下训练引起的骨骼肌肌纤维肥大，横截面积增加较在平原训练明显。Geiser 等[100] 对 33 名未经耐力训练的男性随机在常氧和高原分别进行 6 周高、低 2 种强度的功率自行车耐力训练，并通过核磁共振的方法检查发现，高原低氧大强度的训练能使膝关节伸直肌的肌肉横截面积明显增加。动物实验也表明高住低训大鼠小腿三头肌重量的增长明显高于低住低练组，高训低住训练法可使伸膝群肌肉体积有显著增长。虽然目前对其研究相对较少，说法不统一，机制也尚未阐明。但其变化程度及规律可能与高原运动的海拔高度、训练时间、训练强度以及训练方式等有关。

综上所述，高原低氧训练产生的骨骼肌效应及其机制是非常复杂的。文献所报道的有关低氧训练骨骼肌效应的研究结果仍有较大的差异，对低氧训练所诱发的骨骼肌效应的机制仍有许多分歧和争议，这可能与低氧刺激的程度、持续时间、方式，低氧训练的模式、强度，实验对象（包括种属、性别、年龄、适应水平、所取组织）和测试方法等因素的不同有关。

（巴桑卓玛　钟　铧）

第六节　高原运动对免疫系统的影响

目前国内外学者有关高原运动对免疫功能的影响已做了大量的探索，探讨了高原运动对机体免疫功能的影响。众多研究者已证明，过量的运动会抑制免疫系统，免疫功能下降，使机体患病风险增加。高原低氧是一种附加的环境应激因子，当人们迅速进入高海拔环境中时，机体为维持内环境稳态，在应激条件下形成了一系列可调性的基因表达，诱发自主神经系统和内分泌功能的变异，对免疫功能产生即刻而持久的影响。高原暴露本身是一种引起免疫功能神经内分泌反应的环境应激因子，如果加上高原运动，这种应激将更加激烈。因此，在高原环境下，当运动这个附加应激与低氧应激相结合时，对免疫系统的影响比单纯低氧和单纯运动应激所造成的影响强烈得多[101]。高原环境引起免疫细胞功能变化的结果是免疫抑制，高原低氧可作为环境应激原，通过自主神经系统和内分泌系统的活动改变而影响机体免疫系统功能。当海拔超过一定高度时，居住居民免疫功能可能随着居住海拔高度的增加而降低；由平原进驻高海拔地区，机体可能出现免疫抑制现象，且免疫抑制随着进驻高原高度的增加而增加，随着进驻时间的延长而降低。由此，免疫系统的功能受低氧的影响，环境应激刺激免疫反应引起免疫抑制，增加感染的易感性。

一、高原运动的免疫应答

高原环境下运动是一个十分复杂的人体工程，高原反应涉及氧化应激、内分泌、免疫、内环境稳态等多种机理的变化过程[102]。高原训练是在高原环境及运动负荷的双重刺激下，导致内环境稳态的破坏，引起交感神经－肾上腺髓质反应，形成了神经－内分泌－免疫网络的调节机制，打破了机体的氧化－抗氧化系统平衡失调；发生氧化应激损伤而引起细胞脂类、蛋白、DNA 等的氧化损伤而引起细胞功能的改变，出现免疫抑制现象，而这种长期的损伤累积最终导致各种疾病的发生，高原环境下运动氧化应激与细胞免疫反应之间存在着必然的联系[103]。此相关的可能机制如下：

1．高原环境及运动刺激机体氧化应激反应的氧化损伤的机制　高原环境是一个特殊的生态环境系统，以大气压低、氧分压低、气温低作为应激源可引起生物的氧化应激反应，提高机体活性氧（reactive oxygen species，ROS）、活性氮的产生[104]。而ROS的清除取决于抗氧化酶超氧化歧化酶、过氧化氢酶、谷胱甘肽还原酶等酶的活性。目前，已经证明高原环境会削弱降低与抗氧化酶关联的抗氧化系统，导致氧化系统平衡失调，发生过氧化应激损伤，进而引起细胞脂类、蛋白质、DNA等的氧化损伤和细胞功能的改变。运动作为另一种应激，可引起应激激素的增多会导致各种途径产生的ROS增多；特别在过多运动时，机体因过度应激而导致机体的内源性ROS增多出现过氧化损伤，引起细胞脂类过氧化、蛋白质交联、细胞凋亡、DNA损伤等氧化损伤，这种长期的损伤累积最终导致各种疾病的发生[105]。因此在高原环境下运动，机体要承受来自这两种应激源的刺激，必要会加大机体氧化应激的损伤程度（图2-12）。

2．高原低氧环境下运动的内分泌原理　低大气压、低氧分压是高原环境的主要特征，高原暴露是一种引起免疫功能神经内分泌反应的环境刺激因子。低氧环境下主动脉氧分压降低而引起血氧分压的下降可刺激交感神经兴奋，分泌肾上腺激素，发生交感神经－肾上腺髓质反应，体内儿茶酚胺分泌增加，下丘脑－垂体－肾上腺轴等内分泌轴激活，皮质醇分泌将随之增多[106]。Klausen[107]等报道高原环境下血清炎性因子分泌增加，表明内环境所致的交感－内分泌神经的作用可引起细胞因子的变化。Mishra[108]等的综述也对高原环境下免疫变化的调节网络予以肯定并做了深入的分析讨论。低氧分压作为一种环境应激因子，不仅可引起自主神经系统的改变还可引起内分泌系统的功能。这些系统功能的改变会引起即刻或长效的免疫反应而改变免疫功能，从而形成高原环境下免疫交感－肾上腺髓质反应的调节网络（图2-13）。

同时，运动作为一种应激也可引起机体吞噬细胞、T细胞、B细胞及相应细胞因子等多种免疫反应，这些免疫反应与运动引起的血流动力学的变化和内分泌激素的分泌活动密切相关[109]。Tillier[110]通过短时间的低氧训练（18天）测定出唾液中IgA分泌急剧减少，提示高原低氧训练可引起黏膜免疫系统的抑制；并分析认为低氧环境加上运动的刺激必将比单独的单一的刺激所引起的免疫反应更剧烈。因此，高原环境合并运动本身的刺激加剧了免疫抑制已在运动医学界达成共识。

3．高原环境下运动诱导的氧化应激反应与免疫应答反应　根据Robert的高原环境引起交感神

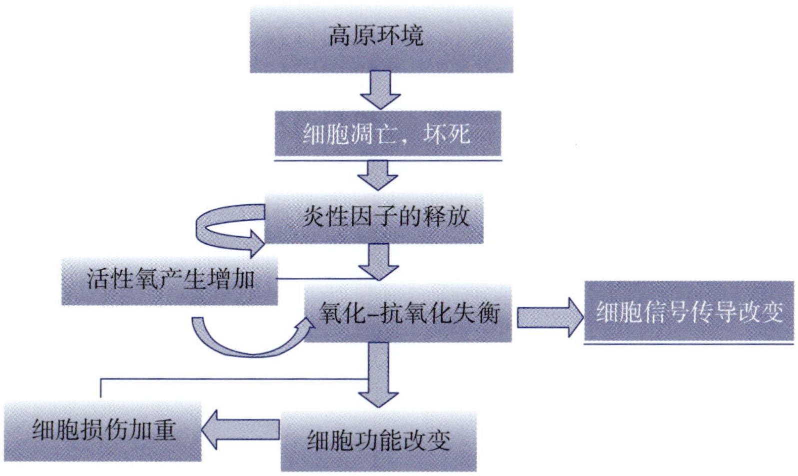

图2-12　高原环境刺激引起的氧化刺激与炎症因子相关联的细胞损伤的可能机制

（注：引自Tibor B，Zsolt R.High altitude and free radical [J]．Sports Sci Med，2004，3：64-69.）

经－肾上腺髓质反应的理论（图 2-13），高原环境引起免疫功能的变化是高原低氧启动交感－肾上腺髓质反应而大量的应激因素（儿茶酚胺、皮质醇）等激素大量分泌进入血液引起相应免疫功能的改变，因此高原训练引起细胞因子及白细胞增加的机制与高原环境应激激素分泌增多高度关联[111-112]。

根据上述运动氧化应激与免疫细胞过氧化损伤关系，以及环境及运动双重刺激引起神经－内分泌－免疫调节理论，可推理高原训练时出现氧化应激损伤的可能机制是：高原环境加上运动所引起的内环境的变化引起神经－内分泌的调节导致应激激素分泌细胞因子变化 -ROS 生成酶或抗氧化酶活性改变 -ROS 失衡的链式反应；而 ROS 的增多会引起免疫细胞过氧化损伤而导致细胞免疫功能的减弱引起免疫失衡－高原训练的免疫抑制及其运动型疲劳的出现[113]（图 2-14）。

二、高原运动对红细胞免疫的影响

红细胞本身有完整的自我调控系统，亦是机体免疫系统中的一个子系统，参与机体免疫调控。红细胞不仅携带氧气具有呼吸功能，还具有免疫功能，能识别、黏附、杀伤抗原、清除免疫复合物（immune complex，IC）、促进白细胞吞噬作用等多种免疫功能[114]。通过测定血清中 RBC-C3b 受体花环促进率（RFER）和抑制率（RFIR）可反映红细胞的自我调控机能。红细胞免疫调节促进因子率与抑制因子率可反映血清中免疫调节因子的变化规律，同时也能间接的反映红细胞的免疫功能。一般红细胞免疫黏附抑制因子、红细胞免疫黏附促进因子的比值越大，红细胞中免疫促进因子活性越高，其抑制因子活性降低，表明红细胞免疫功能增强。红细胞免疫功能的高低与诸多因素有关，比如受环境、年龄、不同海拔高度等多种因素的影响。适当的运动可提高红细胞免疫功能，大负荷的运动训练则引起继发性红细胞免疫低下，降低机体免疫力[115]。

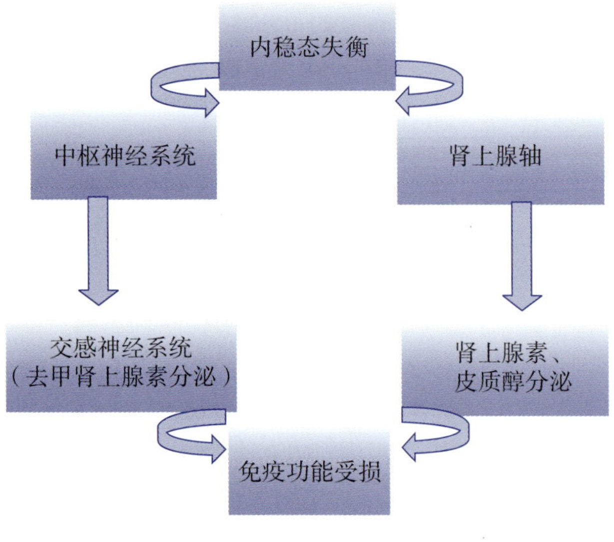

图 2-13　高原环境引起的交感神经－肾上腺髓质反应

（注：引自 Robert S M．Altitude，exercise and immunefunction [J]．Exerc ImmunolRev，2005，11：6-16.）

高原环境下可导致红细胞免疫功能发生改变，可使红细胞免疫功能减低，主要表现为红细胞 C3b 受体花环率下降，海拔越高，降低越明显，是由于低氧环境刺激了红细胞生成素增加，红细胞代偿性增多，血液黏稠性增大，血流速度变慢，红细胞运输复合物至肝脾处减少，血中 CIC 增多，覆盖在红细胞膜表面，使 C3b 受体空位减少为活性降低，导致 RBC-C3bRR 下降，RBC-ICR 升高。高海拔地区受试者的 RBC-C3bR 显著低于低海拔地区的受试者，并随着海拔升高，健康儿童的 RBC-C3bR 下降，RBC-ICR 明显升高，红细胞免疫功能出现降低，并且高原健康老人也中出现红细胞免疫功能降低及调节系统失衡，可见高海拔地区的不同年龄人红细胞免疫功能都会受到不同程度的影响。

随着低氧训练研究与应用的不断深入，低氧训练的模式也有传统的高原训练逐步向高住低练、高住高练低训、低住高练、间歇性低氧训练等新的训练模式发展。且有研究指出不同低氧训练方式后，红细胞免疫功能有不同程度的下降。但在模拟高原居住组中，红细胞免疫调节因子变化不明显，说明红细胞免疫功能除了红细胞免疫调节因子影响外，可能还有其他因素的影响[116]。目前关于高原运动与红细胞免疫功能国内外刚刚起步，有许多问题还值得深思探索。

三、高原运动对免疫细胞的影响

（一）高原运动与白细胞

白细胞（white bloodcell，WBC）是人体免疫机能的主要执行者之一，反映机体的疾病状态和

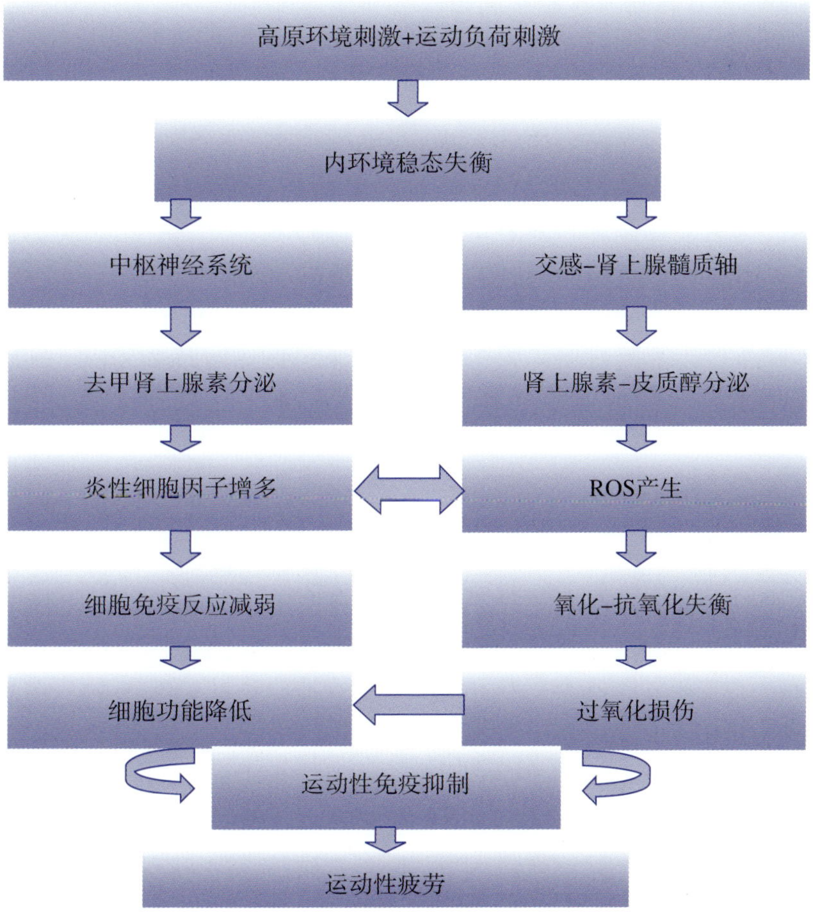

图 2-14　高原训练中基于神经－免疫－内分泌网络的氧化应激与免疫反应的可能机制

免疫应激状态。人体外周血中的 WBC 主要包括粒细胞、淋巴细胞和单核细胞。在正常情况下，人体内 WBC 总数和亚群的百分比是相对稳定，当机体发生炎症或者有大强度运动时免疫功能也会出现一定的改变，白细胞就会发生变化 [117]。

运动引起的循环（血流动力学）变化和激素分泌势必触发机体在应急状态下的免疫应答。在运动与免疫相互关系研究方面，观察最早、研究最长的是运动训练后白细胞及其亚群的变化。一般运动诱发的外周血液中白细胞增加的程度与运动负荷强度及运动时间成正比，大负荷运动或急性运动后可引起白细胞数目及各亚群的增多，但运动强度过小也不会引起白细胞数目及各亚群的显著性变化，在常氧环境下长期进行中、高强度训练对白细胞免疫功能影响也不大。

低氧环境长期进行中、强度训练可刺激单核细胞的合成，使血液中游离的单核细胞增多，中性粒细胞、单核细胞、嗜酸性粒细胞、嗜碱性粒细胞及淋巴细胞都出现显著性变化，导致白细胞总数减少，其功能受到抑制。虽然高原运动对机体免疫会产生影响，但根据低氧训练模式、训练强度、训练项目、训练对象、训练手段和低氧暴露时间等的不同对免疫功能影响亦不同 [118]。虽然不同的间歇性低氧训练模式对白细胞数（粒细胞、淋巴细胞和单核细胞）有一定规律性的改变，但并不会引起明显异常变化。

高原训练时机体在低氧状态下运动，对机体免疫功能的影响会更加明显，因此密切关注免疫细胞的变化非常重要。一般高原急性暴露或运动后外周血 WBC 计数及分类出现短暂升高，WBC 分类百分比重新分配，以中性粒细胞和淋巴细胞增加更为明显，且运动者显著高于暴露组。随着高原训练时间的延长，机体免疫功能下降，运动员在常氧环境下可表现为 WBC 总数、NK 细胞、T 细胞总数、$CD4^+/CD8^+$ 比值等下降，而在高原环境下尤其以 WBC 总数的变化比中性粒细胞、淋巴细胞和单核细胞绝对值和百分比的变化更加明显，因此高原训练期间不宜过长。

高原训练期间人体免疫功能的变化与平原也有相似之处，如长期轻度或中等强度训练和适度环境刺激，可使免疫功能增强，降低感染性疾病的患病风险；而低氧环境下急性运动、大强度运动、极限运动、力竭性运动和严重的环境压力均会导致免疫功能抑制，而且在大强度和低氧环境共同作用下，机体更容易产生免疫抑制。另外大多数对免疫功能的研究主要是传统的高原训练，而其他模拟高原训练对免疫功能的研究比较少，值得进一步进行探索。

（二）高原运动与中性粒细胞

中性粒细胞是血液中数目最多的白细胞，占循环池中白细胞总数的50% ~ 60%。是机体非特异性免疫功能的重要组成部分，直接参与机体固有免疫系统，在宿主防御中起重要作用，为机体免疫系统的第一道防线，特别是与各种炎症反应有关。低氧可增加中性粒细胞对血管内皮的粘附性和渗出量，同时明显增加细胞毒性，促进炎症反应。另外高原低氧状态下促肾上腺皮质激素释放激素（CRH）与其受体结合或通过MAPK活化促进中性粒细胞生存。

运动可引起中性粒细胞数量及功能变化，通常认为中等强度运动可增强中性粒细胞功能，而大强度运动则降低其功能，但中性粒细胞的化学趋化作用以及脱颗粒功能并不会受到大强度运动的抑制。而高原低氧对中性粒细胞数目及功能的影响与运动相似[119]。一般情况下高原低氧环境下暴露2小时可导致中性粒细胞数量增加，脱颗粒作用更为明显，且处于较高的激活状态，毒性作用明显增强，促进炎症反应。但不同低氧运动模式对中性粒细胞的影响不同，一般低氧暴露时中性粒细胞变化不大但细胞毒功能（包括CD18表达及超氧化物含量）明显上调，低氧运动时中性粒细胞增多但细胞毒功能受到抑制，高住高练时中性粒细胞增多更为明显，细胞毒功能更进一步受到抑制，高住低训中性粒细胞升高，但随着高住低训时间的延长而下降，因此不同低氧运动模式可能对机体的免疫功能产生不利的影响[120]。

（三）高原运动与单核/巨噬细胞

单核细胞存在于血液中，随血液循环迁移至组织中定位，并分化成熟为巨噬细胞。巨噬细胞具有明显的变形运动和吞噬能力，能吞噬、清除体内凋亡的细胞和异物，并参与免疫反应。巨噬细胞是高分泌细胞，能分泌细胞因子，包括白细胞介素1（interleukin-1，IL-1），转化生长因子（transforming growth factor，TGF），肿瘤坏死因子（tumor necrosis factor，TNF）以及干扰素（interferon，IFN），能产生氧自由基和NO自由基，这些分子能促进或抑制炎症，影响淋巴细胞的功能和组织的修复更新。

运动能提高人体组织中巨噬细胞的趋化性和吞噬功能[121]，不同的运动强度对腹膜巨噬细胞抗原表达的影响不同，中等强度运动对腹膜巨噬细胞的抗原表达影响不大，力竭运动后腹膜巨噬细胞抗原表达则受到抑制。而运动强度和持续时间影响单核细胞数目变化，并随着运动持续时间的延长，成熟的单核细胞会移出脉管系统。

低氧可抑制单核/巨噬细胞的迁移和吞噬功能，还可引起巨噬细胞抗原提呈功能下降。低氧对单核/巨噬细胞迁移的抑制效果是快速、可逆的，并低氧抑制单核/巨噬细胞的迁移不是基因调节所致，而是由于低氧呼吸时细胞内代谢改变，ATP储存耗竭而引起的。其原因主要是低氧使MHC Ⅱ类抗原减少从而影响巨噬细胞表达，还有巨噬细胞表面的Fc和C3b受体减少从而影响巨噬细胞吞噬调理过的抗原，另外低氧使细胞内ATP水平下降，分解加工抗原的能力下降，进而使抗原提呈能力下降[122]。

有关低氧运动对单核/巨噬细胞影响的文献报道较少。Niess等[123]曾让长跑运动员在海拔1800 m高度进行间歇运动（10 m × 1000 m，休息2分钟），发现单核细胞数量无明显变化。由于组织部位巨噬细胞量化较为困难，因此没有得到广泛的研究。

（四）高原运动与淋巴细胞及其亚群

T淋巴细胞是机体免疫细胞中数目增多，作用最重要的功能细胞。除了介导细胞免疫，并对免疫应答起调节作用。T淋巴细胞按功能不同可分为辅助性T细胞（$CD4^+$）和细胞毒性T细胞

（$CD8^+$）。$CD4^+T$ 细胞主要分泌细胞因子而参与对肿瘤、病毒和细菌对病原体的免疫，具有辅助和诱导免疫反应的作用；$CD8^+T$ 可直接作为效应细胞特异地杀伤被病原体感染的靶细胞，具有免疫抑制作用。正常免疫应答的形成有赖于各种免疫细胞，特别是依赖于 T 淋巴细胞亚群之间的相互制约。其中辅助性 T 细胞和抑制性 T 细胞是免疫调节的中心枢纽。人体在正常情况下，$CD4^+/CD8^+$ 比例平衡，细胞介导的免疫正性作用占优势。当大强度运动或过度疲劳后多数表现为 $CD4^+T$ 淋巴细胞减少和 $CD8^+T$ 淋巴细胞增多，$CD4^+/CD8^+$ 比值失去平衡，导致细胞介导的免疫负性作用占优势。

一般情况下在 2.5% 的低氧环境中 T 淋巴细胞成熟延缓，细胞因子分泌发生改变。急性低氧可影响组织细胞的能量产生，从而使组织氧供需失衡，引起组织中的代谢产物特别是腺苷含量增多，在一定程度上抑制 T 淋巴细胞功能。另外急性高原暴露引起免疫系统的改变，主要是 T 淋巴细胞随着 $CD4^+T$ 细胞数量的减少以及 T 淋巴细胞活动的削弱和扩增而重新分布，且 B 淋巴细胞的数量和功能没有改变，因此短期低氧暴露引起的是介导免疫细胞贩运和功能的生理性反应。也有研究发现，海拔 5050 m 高原急性和慢性低氧暴露后，$CD4^+$、$CD3^+T$ 淋巴细胞减少，功能显示有丝分裂原增殖活性反应明显下降，同时体现 Th1 水平的 IFN-γ 明显降低，而体现 Th2 水平的 IL-4 的表达没有变化，提示高原低氧暴露会导致 Th1/Th2 免疫平衡稳态调节损害以及感染风险增加 [124]。

低氧环境下运动机体免疫功能会产生更为明显的变化。常芸等 [125] 研究了高原训练（海拔 1568 m，3 周）对国家短道速滑运动员细胞免疫功能的影响，研究表明，在常规的平原训练对高水平运动员细胞免疫功能影响不大，处于一种相对稳态，而在高原训练第 1 周、第 3 周后平原相比，代表总 T 细胞、反映细胞免疫功能的 $CD3^+$ 呈下降趋势，第 3 周时下降达到显著性水平。$CD4^+$、$CD8^+T$ 细胞及 $CD4^+/CD8^+$ 比值也与 $CD3^+T$ 细胞呈一致的下降趋势，但没有达到显著水平。王恬 [126] 研究了模拟低氧训练对女子赛艇运动员淋巴细胞亚群等指标变化的影响，结果显示，低氧训练早期 T 淋巴细胞及其 $CD4^+$、$CD8^+NK$ 亚群和 $CD4^+/CD8^+$ 比值与低氧训练前比较无显著差异；低氧训练后期 NK 细胞出现下降，但高住高练低训（HiHiLo）下降幅度更大，而 $CD4^+T$ 细胞和 $CD3^+T$ 细胞升高，低住高训（LoHi）上升更明显，提示 HiHiLo 组比 LoHi 组免疫抑制现象更明显。

（五）高原运动与 NK、NKT 细胞

NK 细胞即自然杀伤细胞（natural killer cell，NK）是天然免疫系统中的重要细胞，主要分布于外周血和脾，主要功能为参与细胞免疫、在肿瘤免疫、抗病毒感染、免疫调节中起重要作用。NK 细胞的数量和功能与整个细胞免疫系统的状况息息相关。因此，监视 NK 细胞数量的活性变化，能够较准确的窥见机体细胞免疫系统的状态。NK 细胞无需抗原预先作用，NK 细胞就可直接杀伤肿瘤和病毒感染的靶细胞，因此在机体免疫监视和早期抗感染免疫过程中起重要作用。在运动过程中 NK 细胞被认为是反应最为明显变化幅度最大的一类细胞群，而运动强度是影响 NK 细胞变化的关键因素，运动强度越大 NK 细胞的变化越明显，主要表现为外周血 NK 细胞数量与功能的下降 [127-128]。

一般适度运动可以增加 NK 细胞数量和活性，提高机体的免疫功能；过度运动则使 NK 细胞数量和活性下降，导致机体免疫功能的抑制 [129-130]。高原低氧运动比平原运动更能引起免疫系统的应激反应，在低氧条件下进行递增负荷运动后 1hNK 即可细胞减少，其主要原因是高原低氧与运动共同作用影响 NK 细胞的反应的结果。

自然杀伤 T 细胞（natural killer T cell，NKT）是一类特殊的细胞亚群。NKT 细胞能够非特异性杀伤肿瘤、病毒等感染的靶细胞，也可分泌细胞因子参与免疫调节和介导炎症反应。长期从事健身运动 NKT 水平明显升高，可增强 NKT 传导的免疫功能，并可维持在较高的水平 [131]。而有关高原训练对 NKT 细胞影响的研究尚未见报道。但在低氧条件下 HiHiLo 与 LoHi 对 NKT 细胞的变化可产生显著影响，NKT 显著减少一般出现在训练 4 周以后，但低氧训练结束后 2 周可完全恢复，因此也可在高原训练或低氧训练中将 NKT 作为监测机体免疫机能的指标。

四、高原运动对免疫分子的影响

（一）高原运动与免疫球蛋白

免疫球蛋白（immunoglublin，Ig）是指具有抗体活性或化学性质与抗体相似的一类球蛋白，是免疫分子中的重要组成部分，是B淋巴细胞经抗原刺激分化为浆细胞产生的，主要存在于血液、组织液、外分泌液和某些体液中。免疫球蛋白主要分为五类，分别为IgG、IgM、IgA、IgE、IgD。在运动实践中主要通过检测IgG、IgM、IgA来监测运动员的免疫功能状况。正常情况下，运动员Ig与普通人相比无显著差异，长期常氧训练对Ig影响不大，长期大负荷训练可导致Ig水平下降，但大运动量训练后即刻的IgA、IgM、IgG均显著增加。

高原或低氧训练对血浆Ig影响不大，因而B淋巴细胞功能不受明显影响。但低氧对分泌型免疫球蛋白A（sIgA）产生抑制。SIgA是黏液分泌物中的主要抗体，覆盖在鼻咽、气管、眼、肠道和膀胱黏膜表面，能抑制微生物在呼吸道上附着，减缓病毒繁殖，是黏膜免疫的重要屏障。Tiollier[110]在进行滑雪运动员中唾液SIgA免疫影响的研究中发现，分别在模拟海拔2500 m、3000 m、3500 m高度的低氧房中各住1周（低氧暴露11小时/天）共4周，其结果显示：高住低训组与平原组相比在海拔2500 m阶段SIgA下降但差异不显著；海拔3000 m、3500 m阶段高住低训组SIgA明显下降（$P < 0.05$），认为高住低训对SIgA水平有负性影响。而张勇[132]对模拟低住高练（海拔2500 m）1周对自行车运动员分别测试了低住高练2周前、低住高练1周后和2周后的血清免疫球蛋白值，结果表明血清免疫球蛋白IgG、IgM、IgA均逐渐升高，在训练后2周与训练前相比，除IgM外IgA和IgG明显高于训练前水平。可见高原或低氧训练对血浆Ig影响研究结果不一，尚有待于进一步研究。

（二）高原运动与细胞因子

随着细胞分子生物理论和技术的发展与应用，运动和细胞因子的研究日趋深入，由此运动与细胞因子的报道大量出现，运动对细胞因子影响的研究迅速成为运动免疫学研究中的热点之一。细胞因子是由免疫细胞和某些非免疫细胞经刺激而合成、分泌的一类生物活性物质，主要介导和调节免疫应答，刺激造血功能并参与组织修复等。目前研究最多的主要有促炎性细胞因子、白细胞介素（IL）、干扰素-γ（IFN-γ）和肿瘤坏死因子-a（TNF-a）、多效能炎性细胞因子、抗炎性因子等。其中白细胞介素IL-2、IFN-γ、白细胞介素IL-1和肿瘤坏死因子-β（TNF-β）用于评估T细胞功能；白细胞介素IL-4、IL-6、IL-10、IL-13等用以评估B细胞功能。

近年来，低氧对炎性细胞因子的影响引起了研究者的关注，认为短期高原低氧期间循环IL-6，IL-1 ra和CRP上调。Th1细胞能产生大量IL-2和IFN-细胞因子，激活T细胞，与典型的细胞介导功能有关；Th2细胞产生IL-4、IL-5、IL-10和IL-13等细胞因子，能够活化B细胞，激活体液免疫。细胞因子作为细胞间信息传递分子，主要介导和调节免疫应答和炎症反应，刺激造血功能，并参与组织修复。

一般急性高原低氧环境可导致机体免疫调节下降，IL-2活性明显低于平原，且随海拔的升高而降低，但随高原居住时间的延长会导致IL-2升高，可逐步获得对高原低氧环境的适应。朱海宏等[133]观察不同海拔高度生活的高原居住者外周血IL-1、IL-6水平，结果表明在海拔4050 m生活的正常人IL-1、IL-6的水平明显高于对照组；在海拔3010 m生活的正常人IL-1β、IL-6的水平也有增高趋势。

有报道显示，高原暴露后有丝分裂原诱导的IL-1β、IL-4、IFN-γ增加，IL-2水平下降，认为在中等高度的高原训练能够使免疫参数发生变化，且高原暴露引起的免疫变化比训练引起的变化更为明显。观察5周的HiHiLo：高住高练低训法（living high-training high-training low，HiHiLo）和LoHi：低住高训训练法（Living low-training high，LoHi）过程对机体免疫功能的影响发现，HiHiLo与LoHi两种不同方式的低氧训练，细胞因子产生变化的总体趋向一致，但HiHiLo组比LoHi组的变化更为明显。低氧训练后期，HiHiLo组IFN-γmRNA的表达与低氧训练早期比较明显上调，IL-4 mRNA、PFR mRNA的表达则与低氧训练前比较明显下调。而LoHi组仅表现为IL-4 mRNA明显下调。表明低氧训练对不同细胞因子产生的影响不同。长期低氧训练可使机体细胞免疫功能产生一定程度的适应。

综上所述，免疫系统的功能受运动和低氧的双重影响。轻度运动或环境应激刺激免疫反应，力竭运动或更为明显的环境应激抑制免疫反应，两种情况同时存在将加重免疫抑制，增加感染的易感性[134]。故低氧训练前要充分考虑海拔高度、训练强度、训练方式等因素，才能有效地降低免疫抑制，减少疾病发生率，提高运动成绩。已有的研究结果已经为低氧训练提供了一定的理论基础和实践依据，但由于传统高原训练方法的不断改进，有关 HiLo、HiHiLo、LoHi 等低氧训练方法究竟会对免疫系统产生何种影响，涉及该领域的研究甚少，尚需更多的研究予以阐明。

（达娃卓玛　杜　霞）

第七节　高原运动对泌尿系统的影响

运动对泌尿系统的影响较为明显，主要表现在对肾的影响。肾是维持机体内环境平衡的重要器官之一，在调节机体对应激反应过程中发挥着相当重要的作用。肾不仅有排泄代谢终产物的作用，还有调节体液、维持体内渗透压和酸碱度的作用，从而对保持人体内环境相对稳定起重要作用。而体液有助于能量物质的合成和分解，运送养料、氧气并运走废物，维持正常的体温调节。所以，维持正常的水平衡和电解质平衡十分重要。

正常安静时，心输出量中约有 20% 血流量通过肾滤过。在运动中肾血流量常减少，尤其在剧烈运动时肾血流量可下降至安静时的 50%。适度运动会加强肾各方面功能的提高，不同时间大强度的运动对肾功能是一种可逆性病理变化，是肾功能增强的一种暂时的适应性反应。短时间大强度的一次性练习可使肾小管上皮顶浆小泡增多，从而提高肾小管对低分子蛋白质的重吸收机能。长时间大强度的一次性练习后，肾小球毛细血管出现扩张和充血，基膜总厚度减少，足细胞的突起增多，导致肾小体滤过膜的通透性提高，而且肾小管上皮细胞的部分线粒体变得凝聚、肿胀和空泡化，降低肾小管重吸收机能，在原尿中出现尿蛋白。而且大强度运动对肾结构带来的不同程度的影响，在短期内不可能完全恢复，这为运动后运动性蛋白尿等尿异常提供了一定的理论依据。

一、高原运动对水分的影响

人体内水平衡的神经体液调节是动态的也是相当复杂的过程，会受到日常饮食中水盐的摄入、运动训练、汗液的丢失、肾功能、体液渗透压及体液在细胞内外的流动等因素的影响。运动时肌肉收缩使能量消耗增多，体内产热也相应增加，体内水分因蒸发和水分子跨膜运动的综合影响而丢失，尤其是剧烈运动开始时，水分从血液中外移至活动肌细胞中，导致肌组织的高渗性。引起细胞间隙或肌细胞内丧失水分。当脱水相当于体重的 6% 时，血浆渗透压可升高约 20 mmol/L。对任何人来说脱水不仅有碍运动能力，而且不利于身体健康。脱水量超过 2% 体重，心率和体温便会上升，从而影响到运动能力。

高原空气干燥，日照较强，人体运动时呼吸次数增加，通气量明显加大，水分蒸发快，呼吸失水量比平原增加 3 ~ 4 倍（每日可达 1.2 ~ 1.7 L），另外高海拔地区低氧利尿、冷利尿以及体力消耗过大等，均可导致机体水分、血浆、血容量减少，造成水的负平衡。马福海等[135]对历时 9 天的多巴（海拔 2366 m）－拉萨（海拔 3650 m）青藏高原自行车拉力赛研究中发现，男女运动员体重均呈下降趋势，男女运动员体重赛后与赛前相比分别下降了 2.1 kg 和 2.77 kg，且男子运动员差异非常显著（$P < 0.01$）；男子运动员身体水分在比赛第 3 天失水最多为 5.4%，女子运动员在赛后失水最多为 2.8%（$P < 0.05$），并认为体重的下降主要是水分的下降。而水分的丢失，血浆浓缩，血流慢，可使心脏血管系统负荷增加，肾系统的负担加重，体温调节过程受到损害，使最大心率降低，可引起心输出量的降低，导致运动耐力减低。一般失水达到体重 2% 时，运动能力下降 20% ~ 30%；脱水量下降到体重的 4% 时，最大摄氧量下降 27%。

当血浆容量减少12%时，心率增加20次/分；缺水严重时，体温升高，肌肉收缩能力下降，运动员易发生疲劳。而且在水分发生变化的时候，也是最有可能急性高原病发生的时候。因此，在高原比赛或高原训练给予合理的水分补充，以便维持体重的稳定，保持血浆容量，保证一定的体温和心率正常，对于预防高原疾病和促进早日习服甚有意义。

二、高原运动对电解质的影响

由于出汗引起血容量下降，抗利尿激素和醛固酮分泌增加，使肾血流量和肾小球滤过率下降，导致肾小管重吸收钠离子和水增强，尿排泄量下降，这种生理反应有利于细胞外液的保持。

肌糖原与水结合的形式储存在细胞肌浆内，当运动使糖原分解加强时，这部分结合水释放出来，同时代谢过程也有水生成和释出；但是，运动时释出的水量远远低于因出汗丢失的水分，所以运动性脱水在长时间运动过程中实属难免。

剧烈运动后尿 Na^+ ↑ 排出量减少，而汗中 Na^+ ↑ 浓度可达50 mmol/L（安静时为20 mmol/L），但在活动时肌细胞中 Na^+ ↑ 浓度不变，血浆中 Na^+ ↑ 浓度可增高至600 mmol/L。K^+ ↑ 在运动中的自稳态包括很多机制，在轻运动强度时，尿中排 K^+ ↑ 量稍增，但作短暂大强度运动时，则尿中排 K^+ ↑ 量减少。用42K示踪观察在热环境中运动，可发现总 K^+ ↑ 减少近500 mmol，而在寒冷环境中无此现象。肌活检证实，活动肌细胞内 K^+ ↑ 外流，并可使总血容量因失水而减少时，血 K^+ ↑ 浓度反而增高13%，马拉松运动可增高血 K^+ ↑ 0.5 mmoL/L，80 km长跑时血 K^+ ↑ 浓度可升高，甚至有出现高血钾症的危险。血浆 Mg^{2+} ↑ 浓度和 K^+ ↑、Na^+ ↑ 相反，在长期运动中可减少0.2 mmol/L，大部分 Mg^{2+} ↑ 从汗中流失（汗中含 Mg^{2+} ↑ 约2.3 mmol/L。血 Ca^{2+} ↑ 在剧烈运动后常无改变。

三、高原运动对尿液生化的影响

运动能够调节肾功能，尿生化是反映机体内环境平衡的重要指标之一。这主要表现在尿量的变化与尿成分，如运动性蛋白尿和运动型血尿的变化。

（一）尿量

正常人一昼夜尿量约为1.5 L，运动后的尿量主要受运动强度、运动持续时间、气温、排汗和饮水等因素的影响。一般高原低氧环境下可使机体有体液潴留及体液转移的变化，因此少尿者较易发生急性高原病，而尿量增多者不易患急性高原病。在运动过程中，由于运动会导致血液重新分配，肾血流量减少，肾小球滤过率下降，故运动后的一段时间内尿量减少。尤其是在进行强度大、运动时间长的运动时，机体会因散热需要大量排汗，由于大量排汗导致血浆渗透压升高，刺激下丘脑释放ADH增多，水的重吸收作用加强，故尿量会减少，而短时间运动后尿量一般没有明显变化。

人体暴露高原低氧环境下可使机体有体液潴留或出现脱水，可发生利尿或抗利尿现象，主要取决于暴露时间长短和低氧程度。在暴露于高原低氧环境前8 ～ 10小时有利尿现象，也是急性高原反应高峰期，而且急性高原反应越重，尿量越少，而且体重较平原时明显增加，而未患急性高原反应者体重较平原时轻。而12小时后特别是急性高原反应较重者，可产生明显的抗利尿现象，但随着高原适应时间延长均存在着不同程度的脱水现象。因此一般高原适应良好者有脱水现象而尿量增多，不易患急性高原病，而高原适应不良者则发生体液潴留而尿量减少，较易发生急性高原病。但机体均能通过某些调节机制，使体液分布发生相应改变。

（二）运动性蛋白尿

健康人由于肾小球滤过膜的限制，尿液中只含有极微量的蛋白质。国内外有较多研究都证实高原性蛋白尿在高原人群中甚为常见，对高原人肾血液循环的调查发现，高原人肾血流量和肾血浆流量较平原人明显减低。剧烈运动后尿中会出现大量蛋白质，称为一过性运动性蛋白尿（post-exercise proteinuria），经过休息或减少负荷量或运动强度，尿蛋白会自行消失，故大多认为这种变化是生理性的。一般公认运动性蛋白尿的出现是运动负荷引起肾小球滤过膜通透性改变的结果，但对其机制目前尚未明了，还需要进一步研究。

运动性蛋白尿的发生率与运动环境的关系，

大多研究认为，表现为运动员在高海拔地区完成同样的运动负荷较低海拔发生运动性蛋白尿的比例更高。高原运动时尿液生化指标异常检出率，胡建忠等[136]研究20名中日竞走运动员高原训练期间的尿成分，发现异常检出率最高为尿蛋白，其次分别为尿酮体、尿胆原、尿葡萄糖、尿隐血，尿亚硝酸盐和尿胆红素均为阴性，尿pH也在正常范围内。李泱[137]研究河南中长跑运动员在高原训练期间的尿成分分析，发现尿异常检出率依次为尿蛋白、尿胆原、尿隐血、尿胆红素、尿酮体，尿亚硝酸盐为阴性。虽然结果不尽一致，但总体可见高原运动会使肾受到一定的影响，最明显的为运动性蛋白尿，表明机体在高原影响了机体内环境的平衡，肾参与了高原适应的过程。尿酮体在高原训练期间呈阳性，这种情况大多出现在高原训练初期，因此应在今后的相关研究中考虑在高原的时间长短等影响因素。

从不同海拔高度对尿液生化指标影响，马福海等[138]对高原运动员高原－平原的交替训练研究结果显示，PRO无论是晨尿还是运动后尿异常率均高原高于平原，而运动后GLU和BLD异常率平原高于高原。PRO在海拔2634 m、2260 m、396 m，3个海拔高度出现异常率均为100%，而PRO阳性+2 g/L以上出现率高低位次海拔2634 m为86.5%、2260 m为80%、396 m为77.3%。认为在高原训练由于低氧，机体负担加重，肾小球的滤过性增大，使PRO排出增多，并且随海拔的增高，对PRO的影响也随之增大（表2-3）。

胡建忠等[136]对中日竞走运动员高原训练研究发现，中日男女队运动后尿蛋白、尿酮体的异常出现率及测定值均高于晨尿（$P < 0.05$），表明高原训练引起尿液改变主要是激烈运动使肾小球对蛋白质滤过压增高及动员脂肪供能代谢加速，引起酮体在体内堆积所致。同时运动后尿蛋白与海拔高度进行比较分析，两组运动员均以海拔1570 m兰州高于海拔2366 m多巴，是兰州的运动负荷大于多巴所致，且发现尿蛋白值与运动负荷量无显著性相关，与训练课的平均运动负荷强度显著相关（$P < 0.01$），并认为在海拔2366 m以下地区训练，影响尿蛋白的主要因素可能是运动负荷强度而不是海拔高度。

总之，蛋白尿的阳性率、蛋白排出量与个体差异、运动强度、运动时间、运动项目、高原环境等因素有密切相关。其中运动强度远较运动时间对蛋白尿的影响更大。尿蛋白在运动训练中的应用非常广泛，是评定运动员身体机能状态、训练强度和训练量的指标。国内外不少学者报道，长距离跑、游泳、自行车、足球、赛艇等运动后，运动员出现蛋白尿的阳性率高，排泄量也较大；而体操、举重、射箭等项目运动后，运动员出现蛋白尿的阳性率低，排泄量也少，这种现象可能与不同运动项目对机体产生的不同影响有关。

此外，寒冷环境下运动蛋白尿发生率和蛋白排泄量较常温下运动更高、影响更大，同时高原训练时尿蛋白存在个体差异。

（三）运动性血尿

运动性血尿（exercise induced hematuria）主要是由于运动中肾剧烈震动或打击使之发生创伤，使肾血管破裂而出现血尿。如拳击运动后大约有28%的人出现血尿。有些运动项目发生肾创伤的可能性很小如划船运动，但运动后也会出现血尿，

表2-3　中日竞走运动员高原训练尿蛋白值统计表（mean ± s）

组别	多巴（2366 m）				兰州（1571 m）			
	晨尿		运动后尿		晨尿		运动后尿	
	n	（mg/dl）	n	（mg/dl）	n	（mg/dl）	n	（mg/dl）
平原	0	7.08 ± 4.54	35	19.17 ± 35.12	5	22.00 ± 18.91	0	19.53 ± 33.36
高原	2	4.84 ± 4.61	38	31.71 ± 33.56	10	47.00 ± 75.54	8	37.81 ± 47.73*
平原	0	7.50 ± 4.17	35	19.43 ± 25.55	5	48.00 ± 47.65	0	23.00 ± 29.89
高原	8	4.34 ± 6.74	37	30.00 ± 36.40	10	60.50 ± 120.0	7	36.49 ± 63.38

注：运动后尿与晨尿比较，*$P < 0.05$为差异显著

其发生的原因是运动时全身的血液分配进行调整，肾的血液流量减少，肾小球缺血，血液中乳酸增加，低氧而通透性增加，红细胞便可通过血管壁进入尿中出现血尿。一般在负荷强度过大，击打、腰部动作较多以及高原环境下易诱发运动性血尿。

长期居住高原，低氧会刺激肾的球旁细胞分泌红细胞生成的红细胞生成因子增多。肾低氧、缺血、酸中毒，引起肾小球毛细血管内皮细胞间隙增宽，内皮细胞损伤，可使肾小球滤过膜受损，通透性增高，使红细胞漏出而导致血尿。因此，提倡高原环境下的科学训练，避免超负荷训练，以免加重肾低氧，缺血。崔建华[137]等通过对进驻海拔 4300 m 3 个月、6 个月以及 1 年以上的某部官兵进行尿 11 项生化指标对比研究，发现高原移居者尿 11 项指标均有异常出现，主要以尿蛋白、尿潜血、白细胞居多，多表现为阳性，而血肌酐和尿素氮均在正常范围内，表明损伤是轻微的。但居住 3 个月较半年以上阳性率高，这说明在高原低氧环境对肾的损害是随着居住时间的延长而减弱。

早期的高原训练血尿的发生率较高，近年发生率已明显下降。运动性血尿常见于平原到高原的运动员，尤其是冬训或比赛中出现的血尿例数较多，而平原中长跑运动员在高原训练时尿潜血阳性发生率较低，但高原世居的运动员在大强度训练时亦有发生。因此，只要在高原运动时适当注意循序渐进、调整好训练强度、选择合适的训练海拔高度等亦可改善。

（巴桑卓玛）

第八节　高原运动对神经系统的影响

神经系统（nervous system，NS）是机体内对生理功能活动进行调节的主导系统，分为中枢神经系统和周围神经系统两大部分。中枢神经系统包括脑和脊髓，周围神经系统包括 12 对脑神经和 31 对脊神经，广泛分布于机体的各个组织和器官。体内各器官、系统的功能和各种生理过程在神经系统的直接或间接调节控制下，相互协调、相互联系，使人体成为一个完整统一的整体，从而实现和维持正常的生理活动。根据神经系统的传导方式分为传入神经、神经中枢和传出神经三个部分，传入神经系统接受内外环境的变化信息，并将这些信息传入至各级中枢，在经过神经中枢的处理后，将中枢指令经过传出神经传导至各级靶组织，从而调整其功能，使人体与外部环境的变化相适应。

一、高原运动对中枢神经系统的影响

脑是中枢神经系统的重要组成部分，对人体生命活动的维持具有极其重要的作用。脑的重量是全身重量的 2%，但静息状态下的脑血流量却是心输出量的 15%，脑耗氧量是全身耗氧量的 23%。脑组织代谢旺盛，所需能量的 85% ~ 95% 来自葡萄糖的有氧氧化，但脑组织的氧及 ATP 的储备却很少，所以脑组织对低氧高度敏感。

在高原低氧条件下对脑血流量的调节，主要受动脉血中气体的含量和代偿性的过度通气这两种相互拮抗的因素的影响。初进高原，吸入氧分压的下降导致肺泡气体的氧分压下降，进而使动脉血氧分压下降，脑血管扩张，脑血流量急剧增加，在一定程度内缓解脑细胞的低氧，但脑血流量的过度增加可以导致过度灌注综合征，使颅内压增高，出现脑水肿。另外由于低氧刺激颈动脉体化学感受器，引起呼吸反射性的加深加快，由于代偿性的过度通气使血 PCO_2 下降、pH 上升，使脑血管收缩，进而减少脑血流量。有研究[140]发现在进入高原 3 周后，由于动脉血中气体的含量和代偿性的过度通气两种因素的影响达到平衡，使脑血流量回到平原水平。同时低氧可以使扩血管物质如 NO、PGI_2，兴奋性氨基酸等的释放增加引起脑血管的扩张，脑血流量的增加。另外高原低氧使红细胞增多导致的血液黏滞度增加所致，在动物模型中发现血液黏滞度的增加可以减少脑血流量。

人体运动受神经系统支配，控制运动的主要神经中枢包括感觉运动皮质、基底神经节、小脑、脑干和脊髓等。而运动对于维持脑健康也具有重要的作用，运动与大量的行为刺激能促进神经元的再生、加强神经元的存活、增强抵抗脑损伤的能力，提高学习能力。

急性高原低氧运动可使脑血流量减少。梁丽娟等[141]的研究发现，急性低氧运动与常氧运动相同都是通过增加心脏收缩期的血流速度来满足大脑供氧需求。但急性低氧运动后脑血流速度增加的幅度比常氧运动时低，可能提示急性低氧暴露抑制了运动对脑血流速度的增加效应。

高原低氧运动可增加血管内皮生长因子的表达。血管内皮生长因子（vascular endothelial growth factor，VEGF）是一种强有力的特异作用于血管内皮细胞的多功能细胞因子，它具有保护神经细胞的功能，它与血管内皮细胞表面的 VEGF 受体结合使血管的生成增加，使毛细血管密度增加，缩短血氧弥散到细胞的距离，增加对细胞的供氧量。高原低氧及低氧运动都可以引起大鼠前脑皮质、海马和纹状体 VEGF 表达增高，常氧运动仅引起大鼠海马 VEGF 表达增高。

高原低氧运动增加促红细胞生成素及促红细胞生成素受体的表达。脑促红细胞生成素（erythropoietin，EPO）与血清 EPO 糖基化水平不同，分子更小，作用更强。脑在低氧、缺血时，局部会生成一种低氧诱导因子 -1（hypoxia inducible factor-1，HIF-1），HIF-1 进入细胞在核内与染色体上的低氧反应成分（hypoxie response Element，HRE）相结合，启动一系列基因的转录，其中包括葡萄糖转运蛋白，糖酵解酶系，血管内皮生长因子（VEGF）以及 EPO 等相关基因的转录。随着 EPO 生成量的增加，低氧缺血区域神经细胞促红细胞生成素受体（erythropoietin receptor，EPOR）的表达也显著上调，进一步加强了 EPO 的作用效果。

近年来许多研究都表明 EPO 具有神经营养活性，对缺血造成的神经元凋亡和组织局部的炎症有双重阻断作用，还可以保护脑血管内皮，调节脑血流，促进脑血管增生，从而改善缺血部位的脑血流，起到神经保护作用。一般低氧训练可激活脑组织中的 HIF-1α，使其调控的 EPO、葡萄糖转运蛋白 1（glucose transporter 1，GLUT1）和 VEGF 相关基因的表达增加。GLUT1 可以加快葡萄糖由血液转运入脑，改善脑内能量物质的供应，从而增强脑细胞的抗低氧能力，促使运动能力的提高。但较高海拔如 3500 m 及以上进行持续训练可使散在的细胞肿胀或皱缩，或无改变但部分尼氏体不清晰或溶解，导致海马神经元受到轻度损伤（变性），且在复氧 1 周后仍未完全恢复。

二、高原运动对自主神经系统的影响

自主神经系统（autonomic nervous system，ANS）是传出神经系统的一部分，又称植物性神经系统、不随意神经系统。由于内脏的反射通常是不能随意控制的，所以称为自主神经系统。自主神经系统是由交感神经系统和副交感神经系统两部分组成，支配和调节机体各器官，血管，平滑肌和腺体的活动和分泌，并参与内分泌调节葡萄糖，脂肪，水和电解质代谢，以及体温，睡眠和血压等。这两个系统会在大脑皮质及下丘脑等的支配下，既拮抗又协调地调节器官的生理活动。高原低氧对自主神经的影响机制十分复杂，主要包括直接作用和间接作用。

高原低氧直接作用影响自主神经细胞本身的代谢和功能。细胞能量物质 ATP 的生成主要依靠线粒体的氧化磷酸化过程，高原低氧可以使 ATP 的生成减少。在模拟海拔 4000 米高原环境下连续暴露 3 天和 40 天的大鼠，脑线粒体氧化磷酸化功能显著下降，ATP 合成酶活性、ATP 生成率及 ATP 含量均低于对照组，从而影响自主神经冲动的产生、传导、神经递质的合成以及释放等，严重的甚至可以导致细胞的损伤甚至坏死或凋亡。另外氧是神经递质生成关键环节酪氨酸羟化反应的关键底物，所以高原低氧可以使神经递质去甲肾上腺素的合成减少。

高原低氧间接作用是通过影响其他组织细胞的代谢及功能进而影响自主神经系统的功能。自主神经受高级神经中枢的调节，而高级中枢的活动又受到传入神经和心理反应等因素的影响，从而改变交感神经的兴奋性。高原低氧可引起：一是压力感受器。细胞低氧时产生的酸性代谢产物以及腺苷等能使体循环的血管平滑肌舒张，引起血管扩张，血压下降，颈动脉窦和主动脉弓压力感受器将刺激传入延髓，从而导致交感神经兴奋性增强。二是化学感受器。高原低氧引起的动脉氧分压下降刺激颈动脉体，主动脉体化学感受器，从而引起交感神经兴奋性增强以及副交感神经兴奋性减弱。三是肺牵张感受器。低氧引起的呼吸加深加快，可以刺激肺牵张感受器，引起交感神经兴奋性增强。四是脑干交感神经调节中枢。高级神经中枢的影响在高原环境下产生的恐惧、紧张等心理活动通过边缘系统等刺激脑干交感神经调节中枢，进而提高交感神经系统的兴奋性。另外研究发现慢性高原低氧可以导致心脏β-肾上腺受体的表达减少，从而降低心肌对肾上腺素的反应。

高原对自主神经系统的影响不只是由于低氧，还与寒冷、脱水甚至运动等都有关。目前的研究主要集中于高原低氧对高原移居者自主神经的影响，这种影响的广泛程度及复杂性与移居者到达的海拔高度、进入高原的速度、移居者本身的性别、年龄、遗传、身体健康状况及心理素质等都有关系。

高原对自主神经系统的影响动物研究结果不一，而以人为研究对象的研究发现急性低氧能使人类的心率加快，但对血压的影响研究结果不一。有些研究发现血压上升或下降，但也有一些研究发现血压基本没有改变。尽管静息状态下的心率加快，但在急性低氧时最大运动心率却有下降。急进高原时通过注射β-肾上腺素受体阻滞剂试图将加快的心率降低，但收效甚微，这说明交感神经系统的兴奋对心率加快所起的作用并不大。但注射抗胆碱药格隆溴铵能够使心率加快反应不敏感，说明急性低氧时的心率加快主要是由于副交感神经兴奋性的下降造成的。在动物实验中发现急性低氧可以使肾、肾上腺、肺循环、心脏以及骨骼肌交感神经的兴奋性增强，但在中等程度低氧（5% ~ 8%O_2）时皮肤的交感神经兴奋性下降或不变，而在严重低氧（0 ~ 3%O_2）时皮肤的交感神经兴奋性也会增加[142]。

大多数研究发现，急进高原可以引起交感神经兴奋性的增强，副交感神经兴奋性的抑制。一些研究发现去甲肾上腺素的水平经过一年左右才回到平原水平。而对副交感神经兴奋性的抑制，也可以随着高原暴露时间的延长逐渐减弱。Saito 等[143]的研究发现在海拔 4000 ~ 5000 m 的高原皮肤交感神经的兴奋性增强，而在海拔 6000 m 左右有部分研究对象皮肤交感神经的兴奋性下降。Hansen 等[144]的研究发现持续四周的高海拔暴露导致皮肤交感神经的兴奋性增强，而这种增强一直保持到受试者回到海平面后几天。研究还发现这种皮肤交感神经兴奋性的增强受吸氧或注射生理盐水的影响很小，说明这种交感神经兴奋性的增强是由于低氧或脱水引起的可能性很小，主要机制目前还不清楚。心率变异性（heart rate variability，HRV）反映连续窦性心跳间瞬时心率的微小变化，通常用于评价心脏健康状况和自主神经的调节功能，同时也是定量自主神经活动最好的指标之一。而对于心率变异性的研究发现，由于交感神经兴奋性的增强，在进入海拔 2700 m 左右的高原后 2 小时，心率变异性的低频功率与高频功率均下降，同时下降的还有低频功率与高频功率的比值。其他研究也得出相似结论。

而对高原世居者的研究发现，在安第斯高地人群中，休息时血压有增高的倾向，这种倾向在患有慢性高原病的人群中更加明显。他们的心率在高原也比在海平面时明显增高。Gamboa 等[145]发现安第斯高地人群的血浆去甲肾上腺素、多巴胺、去甲肾上腺素代谢产物二羟苯基乙二醇在高原时比他们去海平面时更高。这种现象有可能是由于交感神经兴奋性增强引起。而在未患慢性高原病的埃塞俄比亚的高原人群中血压及心率并无增高。对于心脏压力反射控制的交叉光谱分析揭示在安第斯高地人群及埃塞俄比亚的高原人群中血压、R-R 间期以及压力感受性反射延迟延长之间的一致性减弱。在安第斯高地人群中同时还出现压力感受器敏感性的下降。与之相反在喜马拉雅高原人群中的研究发现压力感受器的敏感性提高以及交感神经兴奋性的下降。

目前有关运动对自主神经的影响主要集中在运动对心脏自主神经系统影响的研究。运动可通过加强骨骼肌代谢激活化学感受器，促使交感神经张力增加、心率加快，以维持机体内重要器官的血液供应。运动结束后刺激消失，自主神经的功能在一段时间后逐渐恢复至运动前水平，甚至可以出现超过运动前水平的“反弹”现象[146]。运动后心脏自主神经恢复取决于运动的时间长短以及强度。但长时间的耐力运动能使安静时迷走神经的张力提高而交感神经的张力下降，能够显著提高各种人群的心脏自主神经机能，增强身体机能。研究发现对糖尿病性心脏病患者进行 6 个月运动干预，可以显著的降低安静时的心率，使心率变异性升高。而长时间的运动对心脏迷走神经张力提高的作用在心力衰竭、癌症、肥胖和健康的久坐者中也得到证实。但也有研究并不支持这种结论，认为长期的运动并不能改变迷走神经的张力。先前研究的不一致结论可能与每项研究所采用的运动干预强度不同有关，大强度运动可能引起心血管系统机能发生适应性的变化，而低剂量的运动可能不会产生明显的效果。

高原运动对于自主神经系统影响的研究主要集中于对心脏自主神经的影响。张彬[147]的研究发现，在常氧、急性低氧环境暴露以及低氧预适应的环境下，HRV 可以反映运动前后自主神经系统对心脏调控的改变。宋淑华等[148]在海拔 2000 m 左右地区研究了中长跑对 HRV 的影响，发现与高原地区普通大学生比较，中长跑运动员具有较高的 HRV 和较强的自主神经调节能力，且与平原地区类似人群相比无显著差异，运动员在安静状态迷走神经张力增强，交感神经张力减弱。王继雅等[149]在海拔 1800 m 左右的地区，研究训练对速滑运动员自主神经功能的影响发现，训练后运动员的收缩压、舒张压出现显著下降，迷走神经活动张力增强。任明对世居高原的运动员和大学生进行研究发现，运动员 24 小时最快心率、最慢心率及平均心率均低于一般大学生，运动员的 HRV 时域指标全程相邻 RR 间期之差的均方根及 NN50 占总的 RR 间期的百分比都高于一般大学生。因此运动员具有较强的迷走神经张力，较高的 HRV 和较强的自主神经调节能力。

三、高原运动对认知能力的影响

认知是人脑的高级神经活动，是指人们获得知识或应用知识的过程，或者信息加工的过程，是人类最基本的心理过程。它包括感觉、知觉、记忆、思维、想象和语言等。高原低氧环境对于认知过程的影响取决于暴露于高原的时间及所到达的海拔高度。短期暴露于高原环境是指在高原地区居住不超过几周时间。而长期的高原暴露是指在高原居住更长的时间，如常驻高原。

一般短期暴露于高原环境可以引起许多认知功能的损害，其中包括简单和复杂反应时间、短时记忆、工作记忆、学习能力、注意、语言流畅性、决策力、认知弹性、抑制控制等，其中有关反应时间延长的报道最为常见。有学者指出在高原人类通过延长做认知测试的反应时间来提高反应的准确性，而对认知能力损害的严重程度随着海拔的上升而加重。研究发现[150]人类有认知损害的最低海拔为 2000 ~ 3000 m，而在海拔 3000 ~ 4000 m 已经有可以观察到的精神运动能力受损，在海拔 6000 m 以上的极高海拔地区可出现幻觉。

有关长期暴露于高原环境对认知能力影响的相关报道更少。研究发现[150-151]，在海拔 3700 m 左右儿童青少年的精神运动速度略有下降，加工速度减慢；而生活在海拔 4100 m 左右的高原地区年龄为 6 ~ 9 岁的儿童、13 ~ 16 岁的青少年同生活在 3700 m 处的同龄人相比，执行功能显著下降。在对 0 ~ 24 个月的婴儿进行的研究中发现海拔每升高 100 m，神经发育异常的可能性就上升为原来的 1.02 倍，在海拔 2600 m 处婴儿出现神经发育异常的可能性是海拔 800 m 处的 2.06 倍[152]。但也有研究发现海拔 3700 m 处 13 ~ 16 岁青少年的神经心理测试结果与海拔 500 m 处并没有统计学差异[153]。

而对成年人的研究中发现，生活在海拔 2600 ~ 4200 m 的高原常驻居民，进行认知测试的准确性下降，反应时间延长；而对在海拔 2260 m 左右居住了 7 个月左右的成年人的调查中并未发现任何认知能力的损害[154-155]。

运动能够改善认知能力，不同类型的运动可能会触发不同的神经过程，从而对不同的认知能力产生影响。一般情况下有氧运动可以促进心血管健康，提高中老年人的情景记忆表现，改善衰老大脑的可塑性，有助于减缓老年人体质和认知的衰老，而拉伸练习能有效提高注意任务测试的得分。运动干预的改善效应由大到小依次为执行控制任务（0.68）、控制加工任务（0.46）、视觉空间任务（0.43）和速度任务（0.27）。

金其贯等[156]研究发现，与常氧暴露的大鼠相比，长期的低氧暴露的大鼠海马中的突触数量减少，大鼠海马内 γ- 氨基丁酸的含量升高，而脑源性神经营养因子 mRNA 的表达降低，从而抑制大鼠的学习记忆能力。在常氧下进行运动训练可以增加大鼠海马中的突触数量，降低海马中 γ- 氨基丁酸含量，增强大鼠的学习记忆能力。而运动训练虽然对长期低氧暴露大鼠海马突触的超微结构、脑源性神经营养因子 mRNA 的表达及学习和记忆能力有一定的改善作用，但无显著的交互作用，而陈耕春等[157]对 15 名女大学生进行的研究发现间歇性低氧训练能够使受试者的心理测验成绩有明显的提高。与非间歇性低氧训练组小鼠相比接受间歇性低氧训练的小鼠脑组织丙二醛酸的含量较低，而超氧化物歧化酶的含量却较高，这表明间歇性低氧训练能有效增加脑组织和神经系统的抗低氧能力，提高机体在低氧条件下的正常心理反应能力。

高原低氧运动也会加速中枢神经系统的疲劳，这可能与在高原脑需氧量与氧供不匹配导致的细胞间质及细胞内的低氧有关。在急性低氧状态进行运动时，应用近红外线光谱测量前额叶、前运动及运动皮层的含氧量发现，与不低氧组相比较，低氧组这些区域的含氧量下降更加明显。中枢神经系统细胞间隙的氧分压下降到何种程度能使中枢神经系统的疲劳加速，目前尚无定论，但研究认为这种氧分压的下降是有一定的临界值的。

（次仁央宗）

参考文献

[1] 格日力 . 高原医学［M］. 北京：北京大学医学出版社，2015，4：110-113.

[2] 范利君，陈学伟，安改红，等. 不同运动强度下肺通气量随时间的变化特征［J］. 军事医学，2017，41（12）：991-993.

[3] Rahn H，Otis AB. Man's respiratory response during and after acclimatization to high altitude.Am J Physiol，1949，157（3）：445-62.

[4] 胡明冬，李琦，贺斌峰，等. 高原不同海拔暴露对肺通气功能及代偿能力的影响［J］. 中华肺部疾病杂志，2017，10（1）：10-14.

[5] Simcíková B，Opat P，Rysánek K，et al. Initial experience in the treatment of systemic lupus erythematosus using plasmapheresis［J］. Casopis lekaru ceskych，1985，124（35）.

[6] Pugh CW. Modulation of the Hypoxic Response. Adv Exp Med Biol，2016，903：259-71. doi：10.1007/978-1-4899-7678-9_18.

[7] 翟丰. 对优秀女子马拉松运动员任秀娟高原训练的研究［J］. 体育科学，2002，22（1）：81-82.

[8] Levine BD，Friedman DB，Engfred K，et al. The effect of normoxic or hypobaric hypoxic endurance training on the hypoxic ventilatory response. Med Sci Sports Exerc，1992，24（7）：769-775.

[9] 郭素丽. 青海地区大学生进行有氧健身运动后肺功能的变化研究［J］. 兰州文理学院学报（自然科学版），2017，31（6）：100-112.

[10] Carr AJ，Saunders PU. Increased Hypoxic Dose After Training at Low Altitude with 9h Per Night at 3000m Normobaric Hypoxia. J Sports Sci Med，2015，14（4）：776-782.

[11] 马福海，王发斌，樊容芸. 青海高原训练的理论与实践［M］. 北京：人民体育出版社，2008.

[12] 胡峰，王春泉，孙学川. 1600 m 高原训练对我国优秀中长跑运动员血液等指标的影响［J］. 解放军体育学院学报，2000，19（4）：23-27.

[13] 卢铁元，杨明. 高原训练对我国优秀竞走运动员血 5 项的影响［J］. 中国体育科技，2001，37（10）：34-35.

[14] 张彦博，汪源，刘学良. 人与高原［M］. 西宁：青海人民出版社，1996.

[15] 訾英，刘鸿飞，刘俊，等. 高原训练血氧饱和度及血压与心率的变化. 中国组织工程研究，2014，B12.

[16] Simcíková B，Opat P，Rysánek K，et al. Initial experience in the treatment of systemic lupus erythematosus using plasmapheresis［J］. Casopis lekaru ceskych，1985，124（35）.

[17] 昝俊平，伊昭云，孙兴斌，等. 海拔 3700 m 高原移居人体心功能适应指数的变化［J］. 高原医学杂志，1995，1：1-3.

[18] 潘丽. 健康青年急进高原早期心血管系统变化特点及对高原适应能力的影响［D］. 第三军医大学学报，2012.

[19] 李春伶，徐书真，德姬，等. 彩色多普勒超声心动图评价急速进藏新兵心功能变化［J］. 解放军预防医学杂志，2003，6.

[20] 许帆，乔居庠，王淑云，等. 游泳、中长跑运动员无氧功的测定［J］. 体育科学，1989，2：60-62.

[21] 石爱桥. 对中国女子皮艇队高原训练某些生理生化指标评定效果的研究［J］. 武汉体育学院学报，2000，34（2）：101-105.

[22] 李俊涛，曾凡星，胡扬，等. 低氧训练中优秀女子中长跑运动员 CK-MB 和心电图 Σ T/R 的变化［J］. 中国运动医学杂志，2006，3：314-316，308.

[23] 尹昭云，刘昭荣，吕永达. 适应锻炼提高机体缺氧耐力的研究［J］. 解放军预防医学杂志，1991，1：5-10.

[24] 李俊涛，曾凡星，胡扬，等. 低住高练中国家女子中长跑运动员心功能的变化［J］. 山东体育学院学报，2007，5：59-61.

[25] 吉洪书，孙飙，胡扬，等. HiHiLo 对运动员递增负荷运动中左心室功能的影响［J］. 体育科学，2007，6.

[26] 王占刚，吕玉珍，张丽珠. 移居高原三个月健康人心

内结构和心功能的改变［J］. 高原医学杂志，1993（2）：57-59.
[27] Shave RE，Dawson E，Whyte G，et al. Effect of prolonged exercise in a hypoxic environment on cardiac function and cardiac troponin［J］. Br J Sports Med，2004（38）：86-88.
[28] Reboul C，Tanguy S，Juan JM，et al. Cardiac remodeling and functional adapt ations consecutive to altitudet raining in rats：implications for sea leve laerobic performance［J］. J Appl Physio，2005，198：83-92.
[29] 梁福俐，苏晓灵. 低氧诱发心血管疾病机制的研究进展［J］. 中西医结合心血管病电子杂志，2017，5（10）：9-10.
[30] 李春伶，徐书真，德姬，等. 彩色多普勒超声心动图评价急速进藏新兵心功能变化［J］. 解放军预防医学杂志，2003，6：410-413.
[31] 曲涛. 高原地区 220 例青年官兵心电图分析［M］. 高原医学杂志，2005，15（2）：51-52.
[32] 李焕芬. 高原健康人 241 例心电图调查分析［M］. 高原医学杂志，1994，4（4）：47-48.
[33] 蔡明春，黄庆愿，高钰琪，等. 缺氧及缺氧复合运动大鼠心肌酶适应性变化［J］. 中国运动医学杂志，2006，5：585-587.
[34] Heath D. Effect the ventricle plumornary vasculature and carotid bodies of the rate posur and recovery from simulated high 4 altitude. Thorax，1973，28：24.
[35] Dávila-Román VG，Guest TM，Tuteur PG，et al. Trans entright but not left ventricular dysfunction after strenuous exercise at high altitude［J］. J Am Coll Cardiol，1997，30，2：468-470.
[36] 侯晓晖，孙小华，葛新发. 模拟高住低训对大鼠血浆心钠素与心脏功能的影响［J］. 武汉体育学院学报，2000，34（5）：83-86.
[37] 谢谦梅，冯淑娟，甘春龙 . 高原训练对心脏功能的影响［J］. 沈阳体育学院学报，2011，30（2）：71-74.
[38] 李洁，张耀斌，邢良美，等. 不同低氧训练模式对大鼠肝脏及肾脏组织内自由基代谢的影响［J］. 体育科学，2008，28（5）：56-61.
[39] Engfred K1，Kjaer M，Secher NH，et al.Hypoxia and training-induced adaptation of hormonal responses to exercise in humans. Eur J Appl Physiol Occup Physiol，1994，68（4）：303-309.
[40] 孟艳，林文弢，翁锡全，等. 从生长激素 - 胰岛素样生长因子 I 变化观察两种模拟高原训练过程对大鼠身体成分的影响［J］. 中国组织工程研究与临床康复，2008，12（15）：2883-2886.
[41] Vasankari TJ1，Rusko H，Kujala UM，et al.The effect of ski training at altitude and racing on pituitary，adrenal and testicular function in men.Eur J Appl Physiol Occup Physiol，1993，66（3）：221-225.
[42] 甘春龙，赵晋，徐杨，等. 不同海拔地区交替训练对运动员 GH 和 IGF-I 的影响［J］. 四川体育科学，2014，1：33.
[43] Schmidt W1，Doré S，Hilgendorf A，et al.Effects of exercise during normoxia and hypoxia on the growth hormone-insulin-like growth factor I axis.Eur J Appl Physiol Occup Physiol，1995，71（5）：424-430.
[44] Wehrlin JP1，Marti B.Live high-train low associated with increased haemoglobin mass as preparation for the 2003 World Championships in two native European world class runners.Br J Sports Med，2006，40（2）：e3；discussion e3.
[45] Robach P1，Fulla Y，Westerterp KR，et al. Comparative response of EPO and soluble transferrin receptor at high altitude. MedSci Sports Exerc，2004，36（9）：1493-8；discussion 1492.
[46] 王钢. 夏春晓高住低训法对耐力性项目优秀运动员血象指标的影响——耐力项目利用低氧房模拟高原训练的攻关研究之一［J］. 冰雪运动，2007，29（4）：1-5.
[47] 刘海平，郑兆云，格日力. 世居高原中长跑运动员高住低练期间血清 EPO、sTfR 及血象指标变化［J］. 中国运动医学杂志，2010，29（4）：391-394.
[48] 李卫平，田中，郑蔓丽，等. 模拟高住低练对优秀游泳运动员红细胞生成作用和身体成分的影响［J］. 体育科学，2005（2）：52-54，67.
[49] Kraemer WJ，Ratamess NA. Hormonal responses and adaptations to resistance exercise and training Sports. Med，2005；35（4）：339-361.
[50] 朱欢，李国政，高炳宏. 6 周高原训练对优秀男子赛艇运动员外周血儿茶酚胺水平的影响［J］. 中国应用生理学杂志，2018，34（4）：333-335.
[51] 余小燕，李亚南，祁继良，等. 中国高原和日本平原 65 ～ 74 岁老年人血脂及血糖的比较研究［J］. 青海师范大学学报（自然科学版），2014，30（2）：67-71.
[52] 李正，高继东. 高原地区冠心病及危险因素的特点［J］. 中国现代医药杂志，2010，12（2）：123-124.
[53] 蒋涵，丁杰，陈根，等. 低氧运动介导 miRNAs 影响糖代谢：预防控制糖代谢异常的新认识［J］. 中国组织工程研究，2020，24（2）：303-311.
[54] Kim Engfred，Michael Kjær，Niels H，et al. Hypoxia and training-induced adaptation of hormonal responses to exercise in humans［J］. European Journal of Applied Physiology，1994，68（4）：303-309.
[55] 丁娟. 61 例高海拔地区老年人甲状腺机能特点及对策［J］. 青海医药杂志，2000，30（4）：13-14.
[56] 彭华，李素芝，王洪斌. 低氧对健康成人甲状腺功能的影响［J］. 西南国防医药，2006，16（6）：643-644.
[57] Richalet JP，Letournel M，Souberbielle JC. Effects of high-altitude hypoxia on the hormonal response to hypothalamic factors［J］. Am J Physiol Regul Integr

Comp Physiol，2010，299（6）：R1685-1692.
[58] Barnholt KE，Hoffman AR，Rock PB，et al. Endocrine responses to acute and chronic high altitude exposure(4300 meters)：modulating effects of caloric restriction［J］. Am J Physiol Endocrinol Metab，2006，290（6）：E1078-1088.
[59] Facchini F，Pettener D，Rimondi A，et al.Taste sensitivity to PTC and thyroid function（FT4 and TSH）in high-and low-altitude Kirghiz populations in the Pamir［J］. Hum Biol，1997，69（1）：97-106.
[60] Koistinen P，Martikkala V，Karpakka J，et al. The effects of moderate altitude on circulating thyroid hormones and thyrotropin in training athletes. J Sports Med Phys Fitness，1996，36（2）：108-111.
[61] Stock MJ，Chapman C，Stirling JL，et al. Effects of exercise，altitude，and food on blood hormone and metabolite levels.J Appl Physiol Respir Environ Exerc Physiol，1978，45（3）：350-354.
[62] M Marinelli，G S Roi，M Giacometti，et al. Cortisol，testosterone，and free testosterone in athletes performing a marathon at 4,000 m altitude. Horm Res,1994,41（5-6）：225-229.
[63] 陶晓黎. 高原训练对我国优秀柔道运动员血清睾酮、皮质醇及血清睾酮 / 皮质醇的影响［J］. 贵州体育科技，2002，3.
[64] 李卫平，田中，郑蔓丽，等. 模拟高住低练对优秀游泳运动员红细胞生成作用和身体成分的影响［J］. 体育科学，2005，25（2）：52-67.
[65] T J Vasankari，H Rusko，U M Kujala，I T Huhtaniemi. The effect of ski training at altitude and racing on pituitary，adrenal and testicular function in men.Eur J Appl Physiol Occup Physiol，1993. 66（3）：221-225.
[66] 刘晔，刘桂华，陈珑，等. 模拟海拔 4000 m 高原训练 1 ~ 3 周对大鼠骨骼肌蛋白质代谢和血清睾酮的影响［J］. 北京体育大学学报，2000（1）：41-44.
[67] M Basu，K Pal，R Prasad，et al. Gonadal and adrenal hormones after prolonged residence at extreme altitude in man. Int J Androl，1997，20（3）：153-158.
[68] A J Vander，L G Moore，G Brewer，et al. Effects of high altitude on plasma concentrations of testosterone and pituitary gonadotropins in man. Aviat Space Environ Med，1978，49（2）：356-367.
[69] 白旭宇，屈成刚. 世居高原自行车运动员更高海拔训练机能状态的研究［J］. 中国体育科技，2007（1）：94-97.
[70] 滕民. 游泳运动员连续两次高原训练的身体机能变化研究［J］. 体育科技文献通报，2018，(3)：44-46.
[71] 陈彩珍，曹文芹. 对优秀花样游泳运动员高原训练的监控［J］. 中国运动医学杂志，2005，24（1）：81-83.
[72] 刘剑. 中国高原与日本平原成年居民骨密度对比研究［D］. 青海：青海师范大学，2017.
[73] 岳增文，徐莉，史润泽，等. 驻高原官兵骨密度检测分析研究［J］. 中国疗养医学，2014，23（10）：865-866.
[74] 李澍，陈建国，侯倩. 中度高原老年人骨密度研究［J］. 高原医学杂志，1995，(18)：30-32.
[75] 魏春梅，罗银花，曹敏英，等. 高海拔地区与平原地区围绝经妇女骨密度的对比观察［J］. 高原医学杂志，2009，19（3）：22-24.
[76] 刘士群. 在高原初期水、电解质及有关激素的代谢变化［J］. 高原医学杂志，1990，123（2）：59-63.
[77] 马建文，李得春，张忠国，等. 中国高原地区老年男性退行性骨质疏松患者氧化应激相关因子和骨代谢指标的相关性：非随机对照临床试验方案［J］. 中国组织工程研究，2017，21（32）：5103-5107.
[78] 刘一婷. 亚高原地区公务员骨密度状况调查研究——以甘肃省省直机关公务员为例［J］. 西部体育研究，2017，36（145）：61-63.
[79] 高欢，冯连世，高炳宏，等. 低氧及高原耐力训练减控体重对骨矿含量、骨密度的影响［C］. 全国竞技体育科学论文报告会论文摘要集. 中国体育科学学会，2013.
[80] 路瑛丽，荆文，冯连世，等. 低氧训练对肥胖大鼠骨代谢的影响［J］. 中国体育科技，2018，54（5）：88-93.
[81] 程加秋，张庭然. 低氧环境下中等强度运动对老年 T2DM 大鼠骨密度、胰岛素敏感性影响研究［J］. 中国骨质疏松杂志，2018，24（5）：606-613.
[82] Terrados N. Altitude traininn and muscular metabolism［J］. Int J Sports Mel，1992，13：Suppll：5206-5209.
[83] 郝剑. 论低氧对人体生理功能的影响［J］. 内蒙古体育科技，2011（1）：120-121.
[84] 胡扬. 关于高原训练中若干问题的思考［J］. 北京体育大学学报，2006，29（7）：865-868.
[85] 李桦，翁庆章，闵均. 中日竞走运动员高原训练期间生理机能和运动能力的研究［A］. 第五届全国体育科学大会论文摘要汇编［C］. 中国体育科学学会，1997.
[86] Parkhouse W S，Mckenzie D C，Hochachka P W，et al. Buffering capacity of deproteinized human vastus lateralis muscle［J］. Journal of Applied Physiology,1985,58(1)：14-17.
[87] 刘晔，刘桂华，陈珑. 模拟不同海拔高原训练对大鼠骨骼肌蛋白质与糖原含量的影响［J］. 山东体育学院学报，1998，14（001）：25-31.
[88] 刘晔，刘桂华. 模拟海拔 4000 m 高原训练 1 ~ 3 周对大鼠骨骼肌蛋白质代谢和血清睾酮的影响［J］. 北京体育大学学报，2000，23（1）：41-44.
[89] Hansen J E，Vogel J A，Stelter G P，et al. Oxygen uptake in man during exhaustive work at sea level and high altitude［J］. Journal of applied physiology，1967，

23（4）：511-522.

[90] Levine B D，Stray-Gundersen J . The effects of altitude training are mediated primarily by acclimatization，rather than by hypoxic exercise ［J］. Springer US，2001（502）：75-78.

[91] 潘同斌，毛杉杉，王瑞元，等．急性低氧及力竭运动对大鼠骨骼肌肌球蛋白重链（MHC）亚型基因表达的影响［J］. 体育科学，2005，25（1）：30-33.

[92] Jansson E . Changes in muscle fiber type distribution in man after physical training：A sign of fiber type transformation ［J］. Acta Physiol Scand，1978，104.

[93] 苏青青，樊蓉芸．不同模式低氧暴露与运动对大鼠体成分的影响［J］. 湖北体育科技，2017，36（2）：130-133.

[94] Desplanches D，Hoppeler H，Linossier M T，et al. Effects of training in normoxia and normobaric hypoxia on human muscle ultrastructure ［J］. Pflugers Arch，1993，425（3-4）：263-267.

[95] 高桥裕美．ラット骨格筋繊維組成に及ぼす低酸素暴露の影響［J］. 日本運動科学，2011：275-278.

[96] Bigard A X，Brunet A，Guezennec C Y，et al. Skeletal muscle changes after endurance training at high altitude ［J］. Journal of Applied Physiology，1991，71（6）：2114-2121.

[97] Narici M，Franchi M，Maganaris C. Muscle structural assembly and functional consequences. Journal of Experimental Biology，2016，219（2）：276-284.

[98] 贺道远，曾凡星，叶鸣．高住低训对大鼠体重和骨骼肌形态学影响［J］. 成都体育学院学报，2008，034（002）：72-75.

[99] Desplanches D，Amami M，Dupré-Aucouturier S，et al. Hypoxia refines plasticity of mitochondrial respiration to repeated muscle work ［J］. European Journal of Applied Physiology，2014，114（2）：405-417.

[100] Geiser J，Vogt M，Billeter R，et al.Training high-living low：changes of aerobic performance and muscle structure with training at simulated altitude.International Journal of Sports Medicine，2001，22（8）：579-585.

[101] 马晓峰．高原运动与免疫应激［J］. 高原医学杂志，2012，22（01）：61-64.

[102] Hinghofer-szalkay H. Intermittent Hypoxic Training：Risks Versus Benefits ［J］. European Journal of Applied Physiology，2010，108（2）：417-417.

[103] 周萍．高原环境下运动氧化应激与免疫反应相关联的生物标志研究综述［Z］. 环境与职业医学，2015，32（05）：486-490.

[104] Dosek A，Ohno H，Acs Z，et al. High Altitude and Oxidative Stress ［J］. Respir Physiol Neurobiol，2007，158（2）：128-131.

[105] Bakonyi T，Radak Z. High Altitude and Free Radicals ［J］. Journal of Sports Science & Medicine，2004，3（2）：64.

[106] Mazzeo RS. Altitude，Exercise and Immune Function ［J］.Exercise Immunology Review，2005，11（11）：6-16.

[107] Klausen T，Olsen NV，Poulsen TD，et al. Hypoxemia Increases Serum Interleukin-6 in Humans ［J］. European Journal of Applied Physiology & Occupational Physiology，1997，76（5）：480-482.

[108] Mishra KP，Ganju L. Influence of High Altitude Exposure on the Immune System：a Review ［J］. Immunological Investigations，2010，39（3）：219-234.

[109] Pedersen BK，Hoffman-goetz L. Exercise and the Immune System：Regulation，Integration，and Adaptation ［J］. Physiological Reviews，2000，80（3）：1055-1081.

[110] Tiollier E，Schmitt L，Burnat P，et al. Living High-training Low Altitude Training：Effects on Mucosal Immunity ［J］. European Journal of Applied Physiology，2005，94（3）：298.

[111] Pedersen BK，Steensberg A. Exercise and Hypoxia：Effects on Leukocytes and Interleukin-6-shared Mechanisms? ［J］. Medicine & Science in Sports & Exercise，2002，34（12）：13-2004.

[112] Ermolao A，Travain G，Facco M，et al. Relationship Between Stress Hormones and Immune Response During High-altitude Exposure in Women ［J］. J Endocrinol Invest，2009，32（11）：889-894.

[113] 董静梅，汪继兵，秦黎黎，等．高原环境下运动氧化应激与免疫反应相关联的生物标志研究进展［J］. 环境与职业医学，2015，32（5）：486-490.

[114] 石泉贵．高原环境下机体红细胞免疫功能研究［J］. 国际检验医学杂志，2012，33（24）：3026-3028.

[115] 伊惠霞，张伟，杨利，等．检测血清中CR1免疫调节因子的临床意义［J］. 新疆医科大学学报，2005，28（8）：785-786.

[116] 李玉周，王蕊，张缨．不同低氧训练方式对大鼠红细胞免疫调节因子及其功能的影响［J］. 西安体育学院学报，2009，26（2）：202-205.

[117] 张缨．实用运动免疫学［M］. 北京：北京体育大学出版社，2005.

[118] 吴翠翠，赵晋，徐杨，等．高原 - 亚高原交替训练对中性粒细胞的影响［J］. 贵州师范大学学报（自然科学版），2012，30（3）：101-105.

[119] Klokker M，Kharazmi A，Galbo H，et al. Influence of in Vivo Hypobaric Hypoxia on Function of Lymphocytes，Neutrocytes，Natural Killer Cells，and Cytokines ［J］. Journal of Applied Physiology，1993，74（3）：1100.

[120] 张缨，周帆扬，田野，等．四周高住低训对外周血白细胞计数的影响［J］. 北京体育大学学报，2004，27

（9）：1213-1214.
[121] Woods JA，Davis JM，Smith JA，et al. Exercise and Cellular Innate Immune Function［J］. Med Sci Sports Exerc，1999，31（1）：57-66.
[122] Ceddia MA，Woods JA. Exercise Suppresses Macrophage Antigen Presentation［J］. Journal of Applied Physiology，1999，87（6）：2253.
[123] Niess AM，Fehrenbach E，Strobel G，et al. Evaluation of Stress Responses to Interval Training at Low and Moderate Altitudes［J］. Medicine & Science in Sports & Exercise，2003，35（2）：263.
[124] Facco M，Zilli C，Siviero M，et al. Modulation of Immune Response By the Acute and Chronic Exposure to High Altitude［J］. Med Sci Sports Exerc，2005，37（5）：768-774.
[125] 常芸，何子红，王莱芮，等．高原训练对国家短道速滑运动员细胞免疫功能的影响［J］．体育科学，2002，22（1）：86-90.
[126] 王恬，陈佩杰，高炳宏．模拟低氧训练对女子赛艇运动员淋巴细胞亚群等指标变化的影响［J］．体育科学，2006，26（6）：59-61.
[127] Roberts C，Pyne DB，Horn PL. Cd94 Expression and Natural Killer Cell Activity After Acute Exercise［J］. Journal of Science & Medicine in Sport，2004，7（2）：237-247.
[128] Vider J，Lehtmaa J，Kullisaar T，et al. Acute Immune Response in Respect to Exercise-induced Oxidative Stress［J］. Pathophysiology，2001，7（4）：263-270.
[129] 崔春萍．运动对 NK 细胞数量及活性的影响［J］．首都体育学院学报，2000，12（2）：78-81.
[130] 王建密，邢良美，李洁．运动对自然杀伤细胞免疫的影响［J］．辽宁体育科技，2007，29（2）：11-12.
[131] 刘静，陈佩杰，王茹．太极拳运动对中老年女性外周血白细胞细胞因子 IFN-γ、IL-4 的影响［J］．中国运动医学杂志，2009，28（5）：557-558.
[132] 张勇，李之俊．模拟低住高练（LoHi）对自行车运动员免疫功能的影响［J］．体育科学，2005，25（11）：26-28.
[133] 朱海宏，吴洪福，耿排力．高原低氧下 IL-1β、IL-6 含量变化及其意义初探［J］．青海医学院学报，2004（2）：94-95，103.
[134] Shephard RJ. Immune Changes Induced By Exercise in an Adverse Environment［J］. Can J Physiol Pharmacol，1998，76（5）：539-546.
[135] 马福海．青藏高原自行车拉力赛对运动员心脏功能的影响［J］．广州体育学院学报，2003（2）：29-30.
[136] 胡建忠，袁光孚．中日竞走运动员高原训练尿 8 项值的变化及分析．中国运动医学杂志，1996（4）：300-304.
[137] 李泱，张洁，刘文，等．不同训练阶段尿异常的比较［J］．中国体育科技，2000（5）：48-50.
[138] 马福海，格日力，樊蓉芸，等．高住低练对世居高原运动员运动能力的影响［J］．成都体育学院学报，2006（3）：106-110.
[139] 崔建华，高亮，张西洲，等．移居 4300 m 居住不同时间尿生化指标的变化［J］．西南国防医药，2006（4）：369-370.
[140] West JB，Schoene RB，Luks AM，et al. High altitude medicine and physiology. 7th ed. US：CRC Press，2012，250-263.
[141] 梁丽娟，熊开宇，田野，等．急性低氧暴露情况下运动对中动脉脑血流速度的影响．体育科学，2005，25（11）：40-42.
[142] Swenson E R，Bärtsch P.High altitude：Human adaptation to hypoxia.Springer，2014.
[143] Saito M，Mano T，Iwase S，et al. Responses in muscle sympathetic activity to acute hypoxia in humans. Journal of Applied Physiology. 1988，65（4）：1548-1552.
[144] Hansen J，Sander M. Sympathetic neural overactivity in healthy humans after prolonged exposure to hypobaric hypoxia. J Physiol，2010，546（3）：921-929.
[145] Gamboa A，Gamboa JL，Holmes C，et al. Plasma catecholamines and blood volume in native Andeans during hypoxia and normoxia. Clin Auton Res，2006，16（1）：40-45.
[146] 邵连杰．运动与心脏自主神经适应性研究进展．辽宁体育科技，2015（6）：40-43.
[147] 张彬，陆一帆．急性低氧运动及力竭后心率变异性（HRV）的变化规律研究［C］．第九届全国体育科学大会论文摘要汇编（4）．上海：中国体育科学学会，2011.
[148] 宋淑华，高春刚．高原地区中长跑运动员心率变异性特征［J］．北京体育大学学报，2012，35（04）：70-73.
[149] 王继雅，张日辉．高原训练对速滑运动员自主神经功能的影响．辽宁体育科技．2017，39（4）：35-38.
[150] Hogan AM，Virues-Ortega J，Botti AB，et al. Development of aptitude at altitude. Developmental science，2010，13（3）：533-544.
[151] Virués-Ortega J，Bucks R，Kirkham FJ，et al. Changing patterns of neuropsychological functioning in children living at high altitude above and below 4000 m：a report from the Bolivian Children Living at Altitude（BoCLA）study. Developmental science，2011，14（5）：1185-1193.
[152] Richardson C，Hogan AM，Bucks RS，et al. Neurophysiological evidence for cognitive and brain functional adaptation in adolescents living at high altitude. Clinical Neurophysiology，2011，122（9）：1726-1734.

[153] Yan X，Zhang J，Gong Q，et al. Adaptive influence of long term high altitude residence on spatial working memory：an fMRI study.Brain Cogn，2011，77（1）：53-59.
[154] Yan X，Zhang J，Gong Q，et al. Prolonged high-altitude residence impacts verbal working memory：an fMRI study. Experimental Brain Research，2011，208（3）：437-445.
[155] Zhang J，Liu H，Yan X，et al. Minimal effects on human memory following long-term living at moderate altitude.High Alt Med Biol，2011，12（1）：37-43.
[156] 金其贯，吴尚琳，王云峰，等. 低氧和运动训练对大鼠学习记忆能力的影响及其与海马突触可塑性的关系 [J]. 体育科学，2015，35（1）：54-59.
[157] 陈耕春，蒋明朗，黄东. 间歇性低氧训练对脑组织及神经系统的影响 [J]. 体育科学，2001（3）：66-69.

第三章

高原训练

第一节　高原训练概述

一、高原训练的定义

高原训练（altitude training）是指竞技体育运动员在适宜的自然高原地区或人工模拟高原条件下所进行的提高专项运动能力的一种训练方法。其主要理论依据是运动员在高原低氧环境下进行训练，承受环境低氧和负荷低氧的双重刺激，机体产生较强的低氧应激反应以调动机体潜力，导致一系列有利于提高运动能力的抗低氧性生理效应，从而提高运动员竞技能力和水平。一般情况下，狭义的高原训练是指运动员在自然高原环境下进行的运动训练，即传统高原训练，广义的高原训练包括传统高原训练、低氧训练、亚高原训练等。

二、高原训练的起源与发展

（一）高原训练的启蒙

人类关于高原环境对人体的影响的认识已经有2000多年的认识[1]，人类关于高原环境对人体运动能力的影响的认识已有100多年的历史[2]。最早的研究结果显示高原环境对运动成绩具有消极影响。在1939年科列斯托尼科及其合作者远征帕米尔高原时进行了考察，得出在海拔1000～4000 m高原上进行100 m、500 m、1000 m跑时成绩比在平原上有所降低。1955年在墨西哥市举行的泛美运动会上，卡尔普毕奇统计了来自海拔500 m以下地区运动员成绩发现，在高原适应10～14天后，女子100 m、200 m、400 m自由泳平均成绩降低1.6 s、8.0 s、15.6 s，女子100 m、200 m蛙泳平均成绩降低3.4 s和5.2 s；男子100 m、200 m跑平均成绩降低0.2 s和0.1 s，且距离越长影响越大，并认为如直接从平原上高原参加比赛则影响更大，同时发现以力量为主的田赛项目影响较小，并提出了世居或久居平原的运动员上高原比赛的适应时间问题。人们在认识到平原人上高原会受到氧不足的影响而使运动成绩下降的同时，也试图了解高原人到平原比赛的影响，有研究者将住在海拔3630 m的玻利维亚拉巴斯运动员拉到智利的阿里平原进行比赛，比赛成绩显示男子除400 m外，200 m、1500 m、10 000 m的成绩都有所提高，长距离项目成绩提高幅度更大[3]。

高原训练作为一种训练方法始于20世纪50年代中期。当时的苏联研究人员研究发现，人在高原环境对低氧可以产生适应，而在高原上同时进行运动训练获得的适应，更有利于使人体呼吸和心血管系统功能得到增强，对提高有氧代谢运动能力，促进运动成绩特别是耐力项目成绩的提高有良好效果。随后他们于1956年对9名中长跑运动员进行了1个月海拔2592 m的高原训练发现，1500 m跑的平均成绩从4分20秒46提高到4分12秒21，平均提高8秒25。在此基础上他们在高加索建立了一个高原训练基地（海拔1800 m，对参加1956年墨尔本奥运会的中长跑运动员进行了20天的探索性训练，在奥运会的力量和耐力项目的竞技中显示了良好的表现。1953年日本猪饲道夫利用航空医学实验队的低压氧舱，以相当于海拔4000 m高度的低压条件对日本体育大学生4人和教育大学生2人共6人进行了身体功能和运动能力的研究，结果表明最大吸氧量、最大氧债量、最大换气量、红细胞等在实验结束2周后仍能保持较高水平，特别是全身耐力明显提高。同期保加利亚划船运动员在海拔2300 m的“鱼湖”训练了15天，短距离、中距离和长距离的耐力项目成绩均获得了不同程度的提高，研究者于次年贝尔格莱德国际运动医学会议上作了报告。随后美、英、法等国也进行了类似的研究。虽然这些研究还存在很大的局限性，但是它毕竟让人们初步认识到了高原环境对人体呼吸系统和心血管系统功能的积极影响，以及对运动成绩产生的促进作用。1956年保加利亚克里斯托夫（Krastev）和斯塔伊科夫（Staikov）出版了如何对待高原训练问题的书[2]。

在1960年第17届罗马奥运会上，埃塞俄比亚高原优秀运动员阿·贝基拉获得马拉松冠军后，又多次获得该项目的金牌。此外，非洲的肯尼亚、坦桑尼亚和摩洛哥等国的长跑运动员相继夺得了多项长跑冠军。人们逐渐认识到他们的成功绝非出自偶然，为高原训练的进一步研究起到了推波助澜的作用。为了搞清地理环境对运动成绩的影响，特别是居住地、海拔高度对人体的影响，世界体育科学和医学专家们专门对这些地区进行了大量的医学生理考察工作，尤其是阿·贝基拉所居住的埃塞俄比亚亚的斯亚贝巴高原。

（一）高原训练的兴起

对高原训练及其对人类运动的影响的兴趣大多起源于1968年海拔2240 m墨西哥第19届夏季奥运会。对于1968年墨西哥奥运会比赛，许多教练、运动员和运动科学家预计，墨西哥城的环境条件将对田径比赛中的短跑和跳跃项目有利，但却会对以有氧为基础的长跑赛产生不利影响。因此，世界诸多国家为准备墨西哥奥运会开展了高原训练应用和研究。

20世纪60年代初期，日本对高原训练进行了系统的研究，他们的研究主要包括在低压舱内模拟高原训练的实验研究、在Norkura山（海拔2500 ~ 2800 m）上进行实验性训练、在墨西哥城（海拔2240 m）进行高原训练3个方面。结果发现运动员的血液中红细胞数量和血红蛋白含量增加，下高原7 ~ 9天仍然保持高原习服后所获得的生理功能优势，并且在参加美国举行的国际游泳比赛中运动成绩有较大的提高[3]。1964年James E Counsilman在研究中认为当运动员经过高原训练后，在适当的时间里参加比赛可以提高竞技运动能力，其中以长距离竞技运动项目最为明显，运动员的有氧代谢能力在高原训练后得到了发展。

在1968年墨西哥城奥运会上，美国运动员Bob Beamon在跳远项目跳出令人难以置信的8.90 m的成绩，超过原世界纪录56 cm，直到23年后的1991年才由美国运动员迈克·鲍威尔以8.95 m成绩打破。除Beamon在跳远项目中创造历史纪录外，在14个短跑、跳跃和投掷项目中共有8项打破世界纪录，其中男子100 m、200 m和400 m短跑以及4×100 m接力赛和4×400 m接力赛、400 m栏和三级跳远也创造了新的世界纪录，在其他6个项目中有5项也追平或打破了奥运会纪录。较之以往的世界纪录提高的百分比为400 m项目中的0.3%至跳远项目中的6.6%。相反在中长距离赛跑项目中，除澳大利亚的Raph Doubell追平了800 m赛跑中的世界纪录外，而1500 m和3000 m越野障碍赛以及5000 m、10 000 m和马拉松项目中的金牌得主与世界纪录相比分别降低了0.8%、5.3%、6.1%、6.5%和8.49%。尤其是5000 m和10 000 m赛跑项目中的世界纪录保持者澳大利亚运动员Ron Clarke在5000 m长跑比赛中名列第五，比其创造的世界纪录大约慢1分钟，高海拔对低海拔人群的负面影响非常明显[1]（表3-1，表3-2）。

在1968年夏季奥运会上令人关注的是男子中长跑项目中的几名奖牌得主都来自高海拔国家，例如肯尼亚和埃塞俄比亚。虽然早在1960年以后非洲如埃塞俄比亚的阿·贝基拉，以及肯尼亚、坦桑尼亚和摩洛哥运动员在田径耐力项目上就表现出了强劲的势力，但1968年墨西哥城奥运会是肯尼亚和埃塞俄比亚长跑运动员第一次在奥运会中占据优势的标志。在墨西哥城奥运会上，肯尼亚运动员从800 m到马拉松比赛获得的奖牌数占总数的39%（18枚中的7枚），其中包括3枚金牌。肯尼亚的Kipchoge Keino赢得1500 m冠军并创造一项新世界纪录，在5000 m赛跑项目中几乎与突尼斯的Mohamed Gammoudi同时到达终点，屈居第二。墨西哥城奥运会证实了高海拔国家运动员或事先进行了高原训练的运动员极占优势，并注意到世居高原人具有良好的耐力素质以及高原训练所产生的效应对参加体育比赛取得优秀成绩的影响。并认为人在高原环境下机体对低氧等条件能产生适应，并通过运动锻炼使呼吸系统和心血管系统的功能，以及有氧代谢运动能力获得的效果尤佳，对运动成绩尤其是耐力项目的提高产生了促进作用，高原训练也随之得到应用而逐步开展。

从1968年墨西哥城奥运会至2016年里约奥运会，除1976年非洲国家抗议南非的种族隔离政策抵制蒙特利尔奥运会，以及1980年和1984年东非国家出现政治和经济动荡外，肯尼亚和埃塞俄比亚男子运动员都比其他国家运动员在中长跑项目（800 m到马拉松）中获得更大比例的奖牌，并一直保持到现在，打破多项长跑项目的世界纪录，在世界中长跑项目上保持了优势（图3-1）。

（三）高原训练的发展

从1968年起诸多运动员、教练和运动科学家在思考高海拔地区生活和或训练对平原运动员运

表3-1　1968年墨西哥城奥运会上男子田径比赛短跑、跳跃和投掷项目的成绩

项目	金牌			银牌		铜牌	
	姓名	成绩	WR	姓名	成绩	姓名	成绩
100 m	Hines（美国）	9.95	9.9*	Miller（牙买加）	10.04	Greene（美国）	10.07
200 m	Smith（美国）	19.83	19.92	Norman（澳大利亚）	20.06	Carlos（美国）	20.10
400 m	Evans（美国）	43.86	44.0	James（美国）	43.97	Freeman（美国）	44.41
4 × 100 m	美国	38.24	38.6	古巴	38.40	法国	38.43
4 × 400 m	美国	2：56.16	2：59.6	肯尼亚	2：59.64	德国	3：00.54
110 m 高栏	Davenport（美国）	13.33，OR	13.2	Hall（美国）	13.42	Otoz（意大利）	13.46
400 m 中栏	Hemery（英国）	48.12	48.8	Hennige（联邦德国）	49.02	Sherwood（英国）	49.03
跳远	Beamon（美国）	8.90	8.35	Beer（民主德国）	8.19	Boston（美国）	8.16
三级跳远	Saneyev（苏联）	17.39	17.03	Prudencio（巴西）	17.27	Gentile（意大利）	17.22
跳高	Fosbury（美国）	2.24，OR	2.28	Caruthers（美国）	2.22	Gavrilov（苏联）	2.20
撑杆跳	Seagren（美国）	5.40，OR	5.41	Schiprowski（联邦德国）	5.40，OR	Nordwig（GDR）	5.40，OR
铅球	Matson（美国）	20.54	21.78	Woods（美国）	20.12	Gushchin（苏联）	20.09
铁饼	Oerter（美国）	64.78，OR	73.76	Milde（民主德国）	63.08	Danek（捷克）	62.92
链球	Zsivotsky（匈牙利）	73.36，OR	73.76	Klim（苏联）	73.28	Lovasz（匈牙利）	69.78

注：短跑项目成绩以秒为单位，但 4 × 400 m 接力赛以分钟和秒数为单位。跳高和投掷项目成则首先以 m 为单位，再以英尺和英寸为单位来表示。* 手计时成绩（被视为不如 Hines 的电子计时成绩）。WR = 世界纪录；OR = 奥运会纪录

表3-2　1968年墨西哥城奥运会上男子田径耐力项目的成绩

项目	金牌			银牌		铜牌	
	姓名	成绩	WR	姓名	成绩	姓名	成绩
800 m	Doubell（澳大利亚）	1：44.3	1：44.3	Kiprugut（肯尼亚）	1：44.5	Farrel（美国）	1：45.4
1500 m	Keino（肯尼亚）	3：34.9，OR	3：33.1	Ryun（美国）	3：37.8	Tummler（德国）	3：39.0
3000 m 越野障碍赛	Biwott（肯尼亚）	8：51.0	8：24.2	Kogo（肯尼亚）	8：51.6	Young（美国）	8：51.8
5000 m	Gammoudi（突尼斯）	14：05.0	13：16.6	Keino（肯尼亚）	14：05.2	Temu（肯尼亚）	14：06.4
10 000 m	Temu（肯尼亚）	29：27.4	27：39.4	Wolde（埃塞俄比亚）	29：28.0	Gammoudi（突尼斯）	29：34.2
马拉松	Wolde（埃塞俄比亚）	2：20：26	2：09：36	Kimihara（日本）	2：23：31	Ryan（新西兰）	2：23：45

注：所有成绩都按分钟和秒数进行表示，但马拉松除外，按小时、分钟和秒数进行表示。WR = 世界纪录；OR = 奥运会纪录

动能力有什么影响、高原训练的最佳高度是多少、运动员需要多长时间的高原训练才能获得有益的生理效应、“高原效应”能持续多长时间、高原运动员是否更具潜在优势等问题，国际上也进行诸多科学研究和实践，在迄今为止 70 年高原训练经过了启蒙、探索、争议以及发展等历程，并由被动适应在高原地区进行比赛，转化到主动将高原训练作为提高运动能力的一种特殊训练方法，高原训练的效果也得到了普遍认可，高原训练的各个研究领域都涌现出了一大批研究成果。

高原训练方法手段上除传统高原训练外，也出现了利用低氧设施（低氧舱、低氧屋、低氧帐篷、低氧仪等）模拟高原训练方法，如莱文（BD Levien）[5] 提出的高住低练训练法（living high

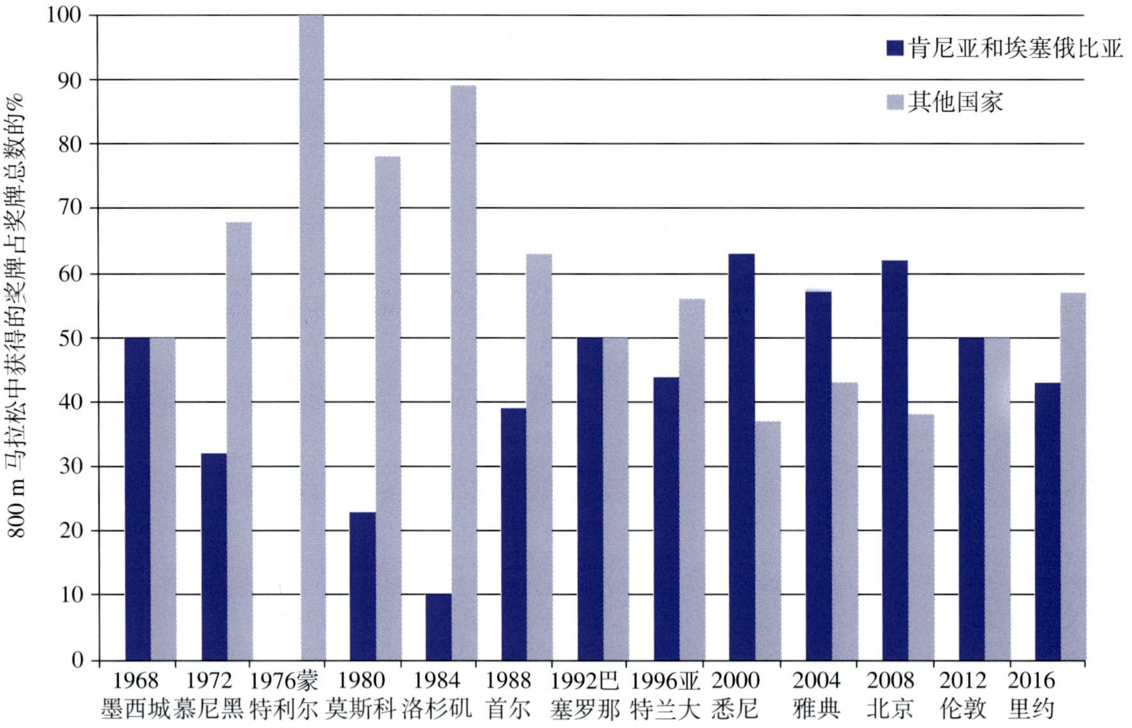

图 3-1 1968 年以来肯尼亚、埃塞俄比亚男子运动员在奥运会 800 m 马拉松中获得的奖牌

and training low，HiLo）训练法，鲁斯科（Rusko）[6]提出的低住高练（living low training high，LoHi）训练法，胡杨等[7]提出高住高练低训（living high training high training low，HiHiLo）和低住高练低训（living low training high training low，LoHiLo）训练法，以及间歇性低氧训练（intermittent hypoxic Training，IHT）训练法等，还有利用自然环境进行高高交替训练、高平原交替训练等方法。另外，高原训练的目的也由过去主要是为了提高有氧代谢能力，而拓展到了提高运动员整体体能、适应能力与健康状态等方面的研究，由于这些研究成果，参与高原训练的项目也已由原来的一些主要周期性、耐力性运动项目，如中长跑、马拉松、竞走、游泳等，发展到几乎包括了所有的奥运会项目。

由于高原训练实践经验与理论的不断完善，高原训练成功的比例已明显增加，不少国家都得益于高原训练。如在 1992 年巴塞罗那奥运会游泳比赛奖牌（计 93 块）获得者中，一半以上的人都在美国弗拉格斯塔夫（Flagstuff，海拔 2134 m）训练过；1996 年亚特兰大奥运会，金牌总数排在前 8 名的国家（美、俄、德、中、法、意、澳、古巴），在奥运会前均派遣运动员进行了高原训练，并收到满意的效果。在我国，中长跑、竞走、游泳等项目的运动员多次在多巴、西宁、昆明等地进行了高原训练，并在比赛中取得了成功。

高原训练或低氧训练的研究也是国际奥运会科学大会、国际运动医学大会、国际高山医学大会等学术会议进行交流的专题。芬兰、瑞士、英国、美国、中国和西班牙、俄罗斯、日本等国都定期或不定期举行国际高原训练研讨会。日本从 1998 年起几乎每年都举办国际高原训练研讨会已举办 26 届；中国在 1995 年在昆明举办首届国际高原训练研讨会后，从 2009 年起每两年在青海多巴基地（海拔 2366 m）举办中国多巴国际高原训练与健康论坛，该论坛已举办了 5 届。每届均有来自法国、德国、美国、加拿大、澳大利亚、奥地利、日本、韩国、芬兰、瑞士、俄罗斯等国家，以及包括香港、台湾在内的国内专家学者、教练员 200 余人参会交流，共同探讨高原训练与高原健康领域的现状、挑战、对策、创新与合作等问题，这也是我国乃至世界上举办的规模最大、规格最高的国际性高原训练与健康传统的学术论坛。

（四）多巴宣言

2019年7月1日，在青海多巴国家高原训练基地举办的“一带一路”高原训练与健康高峰论坛暨高原科学与可持续发展分论坛上，来自中国、中国台湾地区、美国、法国、瑞士、日本、澳大利亚、德国等国内外著名专家学者、经高原训练后取得世界三大赛冠军的运动员和教练员代表、国家体育总局科研所及相关项目管理中心负责人、全国各主要高原训练基地、全国体育科研院所的负责人以及奥运冠军共计150余人，为推动高原训练与健康事业的发展，本着“合作、共享、创新、发展”的主题，签署了《多巴宣言》。宣言内容如下：

我们要推动更深层次高原训练与健康发展的交流合作。这次会议具有里程碑意义，它全面系统分析新中国成立以来我国高原训练与健康发展方面取得的成绩和经验教训，在更宽广领域提出了许多有价值的观点。要形成广泛开展多领域交流合作机制，围绕高原训练和健康发展主题，着眼高原环境与高原医学发展，贡献各自的智慧与方案。

我们要深入推进高原医学与健康研究。借助高峰论坛平台，深化与创新在高原习服、高原适应、脱适应以及高原心脏病、高原脑水肿、高原肺水肿等方面的研究成效，有效保障在高原生活、工作、锻炼、旅游的人员健康和生命安全，为全人类高质量生活提供指南。

我们要不断推动高原环境理论的深入研究。关注高原地区极端环境与极端气候条件下对人体的损伤、危害机理，研发防御高原病的临床技术、改善局部低氧设施的通用技术，构建起改善低氧环境与人体健康的自然条件与社会经济条件的技术与经济模式。

我们要更加重视新技术环境下的攻关与突破。在多元化、大数据、智能化的新时代，加大在人才和信息数据交流、新技术新方法介绍、课题研究等方面进行合作，发挥整体优势，集中对高原训练与健康提升运动成绩的难点问题进行攻关，力求取得新突破。

我们倡议建立“一带一路”高原训练与健康联盟。不断拓宽全球对话渠道和途径，积极参与全球健康治理的讨论，共同应对健康领域挑战、推动健康科技成果转化、维护全人类健康权益，切实履行起推动高原训练与健康高峰论坛的重大使命，为构建人类命运共同体而携手努力！

这次会议与会专家全面系统分析世界及我国高原训练与健康发展方面取得的成绩和经验教训，对广泛开展多领域交流合作，积极构建对话渠道和途径，促进高原环境、高原医学、高原训练和高原健康发展将具有深远的意义，也是里程碑式的重大事件。

三、中国高原训练简介

高原训练及其研究的开展在我国始于20世纪60年代初，并在80年代末和90年代初形成高潮。

中国高原训练最早是陈宝庆等于1961年春在云南昆明（海拔1890 m）对为期4个月冬训的16名中长跑运动员生理功能进行了测试，结果发现所测试的各项生理指标均有改善，运动员下山后运动成绩均有不同程度的提高，开创了中国高原训练理论与实践研究的先河。

1961年底至1974年，我国仅有田径运动员进行了3次高原训练研究。1974年5月国家游泳队8名运动员为参加伊朗德黑兰亚运会在兰州（海拔1570 m）进行了为期2周的高原适应性训练。1979年我国速滑运动员在新疆天池高山球场集训和比赛期的生理功能指标进行了测试。1985年国家速滑队在长白山进行了为期1个月的高原训练。但国内体育界对高原训练还处于摸索和启蒙阶段，对于高原训练的特点意义、方法、手段、模式不是很清楚，理论上没有大的突破，效果也不明显，参与项目和人数并不多。

1986年国家自行车队为参加第10届亚运会，首次在海拔2366 m多巴基地进行高原训练，并创下100千米团体第1名的最好成绩。至此，我国高原训练实践与理论研究全面展开，也开启了中国高原训练发展的历史和模式。

1986年2月至10月，德国游泳教练鲁道夫·克劳斯来中国游泳队执教，1987年7月至1988年12月原东德国家青年田径队中长跑教练朗格来华执教。他们带来了游泳和中长跑训练的先进训练理念、训练模式，以及运用生理、血乳酸等生化指标测试的科学化训练理论和方法，同时也带来了高原训练方法。克劳斯曾经16次带队上高原进行训练，从1986年到1992年巴塞罗那奥运会前中国游泳队一共进行了20次高原训练。

1987年7月竞走教练王魁带领辽宁女子竞走队为准备第6届全运会赴多巴开展高原训练，其后该队在全运会上包揽女子5千米和10千米竞走前3名，并2人次超1项世界纪录，在国内田径界特别是耐力项目界产生极大的反响。

1988年开始，包括国家自行车队、国家竞走队、国家男女中长跑队等许多队伍来到多巴基地进行训练。1989年辽宁中长跑队开始了“十上多巴”进行高原训练的历史，取得了奥运会、世界锦标赛、世界青年锦标赛、亚洲运动会、全国运动会等多项冠军，多次打破中长跑的世界纪录，创造了中国中长跑一系列历史。

1993年9月青海省体委和日本田径协会、日本国家体科所在多巴基地联合开展了“中日竞走高原训练合作研究”项目的研究工作，中方组成了青海省体委副主任王钧为组长，中国工程院院士、高原医学专家吴天一研究员为顾问，国家体育总局科研所高原训练专家翁庆章研究员、青海师范大学陈俊民副教授以及青海省体育科学研究所科研人员共10名科研团队，日本方面组成了以顺天堂大学青木纯一郎教授为研究班长，东京大学小林宽道教授为副班长以及日本国家体科所等科研人员共15名科研团队，双方各有竞走运动员10名（其中男女各5名），共计45名科研人员和教练员、运动员参加了本项研究。研究和检测项目包括基础指标（体温、体重、安静心率、血压等）、身体形态、运动负荷、力量、营养膳食、血液生化、运动心率、超声心动图、心电图、血细胞计数、血氧饱和度、血气、血乳酸、尿生化、肺通气、促红细胞生成素、心理测试等共18项100余个分项指标。双方执行了同一训练计划和科研计划，并采用了海拔3200 m和1570 m不同海拔交替训练。中日双方竞走运动员在本次高原训练中取得了积极的效果，双方各有80%的运动员提高了运动成绩，获得了大量有价值的数据资料，在国内外引起较大反响，为推动和指导高原训练起到了积极作用。这是我国第一次，也是世界上一次开展的大规模、有深度、系统性的高原训练的国际合作研究，涉及的学科多、范围广，测试指标多，技术方法先进、严谨，其研究成果不仅提高了对高原训练的认识，研究方法与模式也对高原训练的广泛推广与应用起到了重要的作用，同时培养了一批高原训练研究的科技人才，推动了我国高原训练的理论与实践发展，奠定了我国高原训练研究的基础。

1996年马福海等对中长跑运动员开展了海拔2260 m、2634 m、396 m等地区进行不同海拔地区以及高原平原的交替训练研究，探讨了不同海拔地区交替训练期间的生理机能变化规律以及训练方法和手段[8]。

1997年马福海等对世居高原中长跑运动员开展了海拔2260 ~ 3150 m反复交替训练的研究，观察了其生理机能及运动能力的变化规律，探讨了如何利用高原地理环境优势，组织安排高原训练，以进一步提高运动能力和训练效果的相关问题，为创新高原训练的方法应用和研究，丰富高原训练的理论起到了积极作用[8]。

2001年胡扬发表了“耐力训练的新方法——高住低训法（HiLo）”的文章，随后在我国兴起了模拟高原训练的实践应用和研究的热潮，极大地促进了我国高原训练的理论和实践发展[7]。

2006年1月23日国家体育总局将高原训练作为我国田径、游泳、水上等项目2008年北京奥运会取得突破的主要手段，并在昆明召开了我国体育史上层次最高、规模最大的备战2008年奥运会全国高原训练工作会议，提出了“加强高原训练的理论研究，大胆实践，积极探索，自主创新，把握高原训练规律，努力提高高原训练的成功率”的指导原则，极大地促进了高原训练的发展。我国游泳、自行车、中长跑、竞走、花样游泳、柔道、摔跤、划船等项目国家队，有计划、有目的以及整体部署安排高原训练，积极探索和把握高原训练的规律和特点，并进行了一系列的高原训练的实践，积累了许多成功的经验，并取得了积极的效果。

目前，高原训练已成为诸多运动项目的常规训练手段和全年训练的重要组成部分，同时高原训练的实践和研究也已拓展到田径短距离项目、排球、篮球、足球、曲棍球、自行车、水球、速度滑冰、冬季两项（滑雪、射击）、摔跤、柔道、拳击等以体能为基础的项目。也具有了一系列条件较完善的高原训练基地，如青海的多巴基地（海拔2366 m）、西宁基地（海拔2260 m）、云南的呈贡基地（海拔 1918 m）、海埂基地（海拔 1890 m）、甘肃的榆中基地（海拔 2000 m）、新疆的天池基地（海拔 1950 m），还有吉林的长白山基地（海拔 1870 m）。

四、高原训练存在的问题

（一）高原训练研究难度较大

运动员是一个特殊的群体，开展有一定规模且相互匹配的研究组难度较大，加上个体对环境适应能力存在差异，高原与平原实际运动负荷不一致，不同运动项目高原训练的差异较大，以及高原训练效果的非专项性测试等，使高原训练研究难度较大。

（二）高原训练的多学科交叉研究不足

高原环境对人类的影响涉及大气物理、地球化学和生态等多种因素。高原训练是一个全方位的、多因素影响的系统化工程，涉及环境地理学、医学生物学、运动训练学、运动生理学、运动心理学、运动营养学等多学科的复杂问题，具有交叉性、综合性、系统性等特点。但就目前来看高原训练的研究尤其是高原训练多学科的交叉研究还有所不足。随着分子生物学发展，采用不同技术从基因、蛋白、细胞、组织、个体乃至种族等不同层面，探索高原环境因素与机体交互作用的特性与共性，阐明应激与适应、损伤与修复，易感性与抗性等现象的内在规律与机制，是高原训练研究的主要方向，也是高原训练取得重大突破的关键。如采用多组学技术（蛋白质组学、代谢组学、基因组学、表型组学、转录组学等），通过靶向和非靶向分析，探讨高原训练对不同人群低氧适应及生理功能影响的机制，探索发现可能的分子标记物及低氧适应性影响的可能分子通路和机制等。

（三）高原训练的实践应用不足

高原训练的海拔高度、高原训练的时间、高原训练后下平原比赛时间、高原训练负荷量和负荷强度的控制、运动员训练水平及个体差异、高原训练的营养和恢复以及教练员高原训练的经验和对高原训练规律的认识等方面都将影响高原训练的成败的主要因素，也是今后研究的重点和难点。

总之，随着竞技体育的不断发展和运动技术水平的提高，高原训练作为一种专项体能训练手段会更加引起国内外体育界的重视。但由于高原训练中受运动低氧和环境低氧两方面的影响，运动员的身体反应更加复杂而深刻。同时高原训练的效果也受海拔高度、运动员的训练水平和个体差异、运动量和运动强度、训练时间长短等因素的综合影响，所以有关高原训练的理论、方法和研究结果，仍会存有分歧和争议。

五、国内外高原训练基地

到目前为止，全世界共有 100 多个高原训练基地，分布在世界五大洲 25 个国家，多数位于海拔 2000 m 或以上高度，我国也有近 20 个基地（表 3-3）。其中，西班牙的赛拉内华达（Sierra Nevada）基地、美国弗拉格斯塔夫（Flagstaff）、法国丰罗默高原训练基地（Font Romeu）以及中国昆明、多巴等高原训练基地规模较大，有可提供 20 余个项目的训练设施。

（一）青海多巴国家高原体育训练基地

青海多巴国家高原体育训练基地位于西宁市以西 26 千米，海拔 2366 m，占地面积 2645 平方米，是目前我国乃至亚洲海拔最高、面积最大的主要的高原训练基地之一。基地年均气温 6.5℃左右，平均气压 765 hPa，较海平面低氧 25%。盛夏平均气温 17.8℃，平均湿度 70%；冬季最冷月平均气温 -9.5℃。由于基地所处区域东南西北四面有高山阻挡，形成了独特的冬无严寒、夏无酷暑的理想气候。

现有各类场馆和训练设施近 30 处，其中田径场 3 块，足球场 8 块，各类训练场馆 7 个，包括网球羽毛球馆、滑冰馆、综合训练馆、游泳馆、射击馆、田径馆、健身馆，1 千米红砖粉跑道 1 条、5 千米上山跑道 1 条和 2.5 千米的训练道 1 条。适合于田径、游泳、射击、射箭、足球、篮球、羽毛球、乒乓球、柔道、摔跤、散打、跆拳道、冰上等 20 余项目的训练比赛。多巴基地还有接待楼 4 座可接待 500 余名运动员住宿，大小会议室 6 间，运动员餐厅 4 个，可容纳 1000 余人，是集运动训练、运动康复、体育科研、健身休闲、会议

表3-3 国内外主要的高原（亚高原）训练基地

序号	高度（m）	名称	国家	项目
1	2134	费拉格斯塔夫 Flagstaff	美国	综合
2	2300	阿拉莫萨 Alamosa	美国	综合
3	2240	墨西哥城 Mexico	墨西哥	综合
4	2700	托卢卡 Toluca	墨西哥	综合
5	2218	基多 Quito	厄瓜多尔	综合
6	2500	波哥大 Bogota	哥伦比亚	综合
7	3100	拉帕斯 La Paz	玻利维亚	综合
8	2320	赛拉内华达 Sierra Nevada	西班牙	综合
9	2100	圣莫里茨 Saint Moritz	瑞士	冰雪、耐力
10	1691	麦迪阿 Medeo	哈萨克斯坦	重竞技
11	2300 ~ 2700	达休旦 Darsudan	奥地利	冰雪
12	1950	策特斯费德 Zetersfeld	奥地利	冰雪
13	1950	皮亚特亚萨 Pyatra Arsa	罗马尼亚	耐力
14	1970	萨卡札尔 Tsakadzor	亚美尼亚	耐力
15	2000	克桑诺安 Kesenoy ~ Am	俄罗斯	综合
16	2200	贝尔梅肯 Belmekan	保加利亚	综合
17	2200	丰罗默 Font Romeu	法国	冰雪、耐力
18	1700	科尔蒂纳丹佩佐 Cortina d'Am pe zzo	意大利	综合
19	2035	赛斯特里 Se striere	意大利	冰雪
20	1500	内罗毕 Nairobi	肯尼亚	综合
21	2400	亚迪斯亚贝 Addis-Abeba	埃塞俄比亚	综合
22	1900	拉费雷 Lifran	摩洛哥	耐力
23	2200	阿尔及尔 Algiers	阿尔及利亚	综合
24	1800	约翰内斯堡 Johannesbusg	南非	综合
25	2000	施泰因豪森 Stellenbosch	南非	综合
26	1750 ~ 2000	夏洛特 Charlotte	澳大利亚	综合
27	1750	长野 Oyonomaru	日本	耐力
28	1200 ~ 2200	岐阜 Hitan	日本	耐力、游泳
29	1800	坦加 Tamgo	吉尔吉斯	综合
30	2300	卡吉赛 Cargise	吉尔吉斯	耐力
31	2260	西宁 Xining	中国	综合
32	2366	多巴 Duoba	中国	综合
33	2010	尖扎 Jianzha	中国	水上
34	1890	海埂 Haigeng	中国	综合、游泳
35	1987	呈贡 Chenggong	中国	田径
36	2124	会泽 Huize	中国	赛艇
37	1900	长白山 Changbaishan	中国	冰雪
38	1940	天池 Tianchi	中国	冰雪
39	1800	刘家峡 Liujiaxia	中国	水上
40	1987	榆中 Yuzhong	中国	中长跑
41	1570	兰州 Lanzhou	中国	综合
42	1245	红枫湖 Hongfenghu	中国	水上

培训、餐饮住宿、体育旅游为一体的多功能体育训练基地。

据不完全统计，每年有500多名运动员来基地进行高原训练，曾在此进行训练的奥运冠军、世界冠军、亚洲冠军和全国冠军共达326人次，培养出了1992年第25届巴塞罗那奥林匹克运动会女子10千米竞走冠军陈跃玲，1996年第26届亚特兰大奥林匹克运动会女子5000 m冠军王军霞，2000年第27届悉尼奥林匹克运动会女子20千米竞走冠军王丽萍，2004第28届雅典奥林匹克运动会女子10 000 m冠军邢慧娜，2008年第29届北京奥林匹克运动会200 m蝶泳冠军刘子歌，2012年里约奥运会女子200 m蝶泳冠军焦刘洋等，以及青海本土竞走运动员李春秀、切阳什姐和中长跑运动员曹茉婕、李毛措、任龙云，射击运动员林云、纪晓晶等优秀运动员。

（二）云南海埂体育训练基地

海埂体育训练基地地处昆明市区南端的滇池之滨海埂，占地面积约512平方米，海拔1890 m，年均气压810.5 hPa，较海平面低氧17%，年均气温15.5℃，温差12.1℃，平均降雨量约为1000 mm，属于亚热带高原盆地气候。

海埂基地现拥有各类场馆和训练设施近60处，现有综合馆、球类馆、多功能厅、游泳馆2座、网球中心、综合训练场，还有标准足球场14块，5～9人制人工草坪足球场9块，室内篮球和排球场15块，沙滩排球场4块，网球场12块。海埂基地还拥有中西餐厅各1个，运动员床位820个，可容纳1000人的食宿。适合于足球、篮球、排球、垒球、橄榄球、地掷球、游泳、手球、网球、田径等项目的训练。

据统计，海埂高原训练基地近几年先后有2008年第29届北京奥运会男子双人划艇500 m冠军孟关良 / 杨文军，2010年第21届温哥华冬季奥运会短道速滑女子500 m、1000 m以及3000 m接力冠军王濛，2012年第31届伦敦奥运会400 m自由泳和1500 m自由泳冠军孙杨、女子400 m混合泳和200 m混合泳冠军叶诗文、女子200 m蝶泳冠军焦刘洋等著名运动员在此进行了赛前训练。

（三）云南呈贡体育训练基地

呈贡体育训练基地位于昆明市呈贡新区，距市级行政中心31千米，占地600多平方米，基地海拔1901 m，较海平面缺氧18%，年均气温15℃，年均降雨量为840 mm，相对湿度73%，属于亚热带高原盆地气候。

呈贡基地建有国际标准自行车A级赛场、风雨田径场、塑胶田径场、3千米越野跑道、风雨1000 m煤渣跑道、400 m软跑道、小轮车训练场等训练比赛设施。为国家田径、自行车单项体育训练基地。

据统计，呈贡基地先后培养了1995年第17届世界杯竞走赛20千米竞走团体冠军和1994年第12届亚运会20千米竞走冠军陈绍果，1995年第17届世界杯竞走赛20千米竞走冠军黎则文，2004年世界杯竞走赛男子50千米竞走亚军虞朝鸿，2016年里约奥运会男子竞走20千米亚军蔡泽林均为该基地运动员，以及2012年伦敦奥运会男子20千米竞走冠军陈定，2016年里约奥运会女子20千米竞走冠军刘虹等也多次在此进行高原训练。

（四）西班牙塞拉内华达高原训练基地（Sierra Nevada）

西班牙内华达山脉最高海拔3482 m，是整个西欧海拔最高的山体。西班牙塞拉内华达高原训练基地建成于1993年，隶属于西班牙体育委员会，基地海拔2320 m，规模较大，可提供26个运动项目的训练设施，配备有医务监督、生理生化机能评定、营养恢复及运动技术分析的专家和实验室，配套设施完善，服务质量好，是欧洲最主要的高原训练基地。

（五）美国费拉格斯塔夫高原训练基地（Flagstaff）

美国费拉格斯塔夫高原训练基地位美国凤凰城北部、科罗拉多高原南缘，坐落在亚利桑那州最高峰——圣弗朗西斯科山脚下，年降水量330 mm，四周被葱郁的国家森林环绕。基地海拔2134 m，自1994年开始对外开放，每年有来自世界各地1000余名运动员训练。据统计，1996年亚特兰大奥运会前已有33位奥运会金牌得主和7名创造世界纪录者在此训练过。

（六）法国丰罗默高原训练基地

丰罗默国家高原训练中心（Front Romeau）成立于1968年，是法国体育部直属的17个国家体育训练基地之一，也是法国境内唯一的高原训练基地。距离巴黎900多公里，坐落于法国与西班牙交界的比利牛斯山脉佩皮尼昂市丰罗默地区，海拔1850 m，年均气温10℃，年降水量1000 mm，是温带半干旱气候。训练中心海拔高度1900 m，周边训练设施的海拔高度为1500 ~ 2500 m。基地体育设施主要有综合馆、游泳馆、滑冰馆、健身房等，配套有体能训练、疲劳恢复、康复治疗、餐饮住宿等服务设施，还拥有总距离650千米的越野跑道和自行车道以及近百个不同级别的滑雪场，可以满足田径、摔跤、五项全能、自行车、滑板滑雪、自由式滑雪、速度滑冰、冬季两项等多个运动项目的运动训练和比赛需求。

丰罗默国家高原训练中心设有基地管理部、青少年体育学校（初中、高中）和体育学院（大学）三个部门，除了对500多名青少年运动员进行专业的运动训练指导外，还要对近千名从初中到博士的体育类学生进行培养教育，还与法国国内的运动协会、俱乐部和教练员广泛合作，为专业运动员提供专门的高原训练指导和一对一的运动训练咨询服务。中心成立50年来，在此训练过的运动员在国际比赛中共获得100块金牌、52块银牌、113块铜牌。仅2016年就有来自欧洲及法国本土2680名运动员前来中心训练，并且在2016年第31届里约奥运会取得5金4银6铜15个前8名的比赛成绩。

（七）瑞士圣莫里茨高原训练基地

圣莫里茨（St.Moritz）是瑞士恩加丁山谷的一个度假小镇，位于阿尔卑斯山脉，基地海拔1840 m，属于高山气候，冬天寒冷多雪，夏天温暖潮湿。圣莫里茨曾先后举办过1928年和1948年冬季奥林匹克运动会，是世界上三个曾两次举办冬奥会的城市之一。圣莫里茨也曾是1934年、1974年和2003年阿尔卑斯世界滑雪锦标赛的举办地，每年开展骑行、高尔夫、帆船、骑马、雪橇等活动。圣莫里茨高原训练基地拥有较好的训练设施和条件，每年有长距离运动尤其是自行车、跑步和竞走等项目来此进行高原训练。

（八）日本飞弹御狱高原训练基地

日本高原训练基地主要有长野县温泉高原训练基地、宫城县藏王山高原训练基地，以及岐阜县飞弹（Hitan）御狱高原训练基地，并称日本三大高原训练基地之一。其中飞弹御狱高原训练基地是日本最有名的三大高原训练基地之一，也是日本国家体育部门开展高原训练的主要训练基地。

飞弹御狱高原训练基地位于日本岐阜县高山市与下吕市交界处，距离东京209千米，基地总长为7.6千米，由海拔1200 ~ 2200 m的4个阶梯式的训练设施组成，包括御岳旅游区（海拔1800 ~ 2000 m）、浊河温泉区（海拔1700 ~ 1800 m）、和田地区（海拔1200 ~ 1400 m）、铃兰高原地带（海拔1300 ~ 1400 m）四区。共有室外400 m标准塑胶跑道2处，1000 m和500 m越野跑道、1千米爬山跑道等多种路线的越野跑道等训练设施，能满足各类运动队的高原训练。耐力性田径项目可根据不同的训练需求针对性地进行阶梯式高住低练、低住高练等方式进行高原训练。

另外，基地运营中心位于1070 m处，其中的2个室外400 m标准塑胶跑道，室外400 m标准煤渣跑道就在运营中心，还设有住宿楼、体能训练房以及生理生化检测室、低氧训练房，高压氧舱3个，硫黄矿物质温泉桑拿房1处。拥有可容纳100人的运动员餐厅，供200人的住宿设施。该基地是一所集运动训练、疲劳恢复、体能训练、科研监控以及营养膳食补充于一体的综合性高原训练研究中心，具备较好的高原训练条件。

（九）日本长野县温泉高原训练基地

温泉高原训练基地位于日本长野县境内东御市，距离市区16千米，基地海拔平均1750 m，1961年8月建成并投入使用，为长野县著名的体育旅游观光地之一。该基地主要由滑雪场、室外田径场和室内游泳馆，住宿楼以及体能训练室等设施条件组成，中长跑、竞走、马拉松、游泳等项目可在此进行高原训练。训练设施条件方面，拥有400 m室外塑胶田径场1块，游泳馆1个，越野滑雪场地2处以及可容纳100人用餐的餐厅1个。其中，游泳馆为东御市当地财团和民众共同集资修建而成，并于2019年10月建成投入使用，拥有6道50 m距离的泳道和1个体能力量训练房，以及桑拿、淋雨和男女更衣室等设施。而在住宿方面，拥有3层住宿楼1栋，设有2人间、3人间以及6人间等不同规格房间，可容纳100人住宿。住宿楼内设有温泉桑拿房1处，可供运动员进行洗浴和疲劳恢复治疗。该基地的设施条件得到社会和日本高原训练协会的高度认可，先后有 37 支企业队伍、12 支大学和高校以及中学等队伍来此进行高原训练，并由 2018 年的 5165 人次激增到 2019 年的 1 3068 人次。基地也多次承办了日本国际高原训练论坛，拥有 300 人左右的会议室。

目前，基地的运行基本依靠东御市当地企业和民众的资助，并通过对外经营来维持基地的正常运转，无日本国家相关的经费支持。

另外，还有墨西哥墨西哥城（海拔 2240 m）、肯尼亚内罗毕（海拔 1500 m）、埃塞俄比亚亚迪斯亚贝巴（海拔 2400 m）、玻利维亚拉帕斯（海拔 3100 m）均是各国首都，也是世界上著名高原训练基地，拥有较好的训练设施和条件，能满足各类运动项目开展高原训练。

（马福海　苏青青）

第二节　高原训练的基本理论

一、高原环境对运动成绩的影响

高原环境下由于气压、空气密度、重力、空气阻力等方面的影响，运动项目不同，带来的影响也不同[9]。

（一）速度爆发力的项目

随着海拔升高，大气压和空气密度降低，地心引力减小，因而运动时阻力较小。这对依赖于无氧供能能力的短距离、田赛、场地自行车、速度滑雪和滑冰以及爆发用力的项目有利。1968 年在墨西哥城举行的第 19 届奥运会上，短距离跑、跳跃、投掷项目的运动成绩超出了前几届奥运会，而耐力性项目成绩明显下降。如美国运动员占・海尼斯以 9.9 秒的成绩夺得百米冠军，首次突破 10 秒大关；比蒙在跳远中跃过 8.90 m，伊万斯 400 m 比赛中创造了 43 秒 86 的成绩。根据有关学者的研究计算，在墨西哥城（海拔 2240 m）进行比赛，百米可增快 0.1 秒，200 米可增快 0.3 秒，400 m 增快 0.8 秒；跳远成绩可提高 2%，铅球成绩可提高 6 cm，链球可提高 53 cm，标枪可提高 69 cm，铁饼可提高 162 cm。

（二）有氧耐力项目

由于氧分压下降，对已有氧供能为主的滑雪、中长跑、马拉松、划船、游泳（200 m 以上长距离）等项目，虽然在同样速度条件下消耗的能量比平原地带要少，但气体动力阻力的减少不能抵消血氧过少的不良影响，因而这些项目的成绩常要比平原地带下降 3% ～ 10%。而且距离越长（如马拉松、竞走）影响越大。如在 19 届墨西哥奥运会上，由于受高原影响，1500 m 跑成绩约下降 3%，5000 m 和 10 000 m 跑的成绩约下降 8%，马拉松成绩下降 17% ～ 22% 左右。游泳项目中 100 m 成绩下降 2% ～ 3%，400 m 以上成绩下降 6% ～ 8%。有研究认为，高平原成绩之差的基本规律为，海拔高度每升高 100 m，5000 m 跑成绩约下降 3 秒，10 000 m 跑成绩约下降 6 秒；在海拔 2000 m 左右，高平原成绩之差 5000 m 跑约 30 秒到 1 分 30 秒，10 000 m 跑约差 1 分到 2 分 30 秒。

（三）有氧速度项目

竞速滑雪、滑冰和自行车项目（自行车下坡时平均速度甚至达到 30 米 / 秒）等有氧、速度项目，虽然运动距离及时间较长，有氧耐力的要求较高，但同时对运动的速度要求也很高，因此高原气体动力阻力降低的影响非常显著，竞速滑雪、滑冰和自行车项目在高原运动成绩常常提高。

（四）小球类项目

对乒乓球、羽毛球、网球等小球类项目来说，由于随高度上升而重力减少，而加速度提高；空气密度小，球体受到的阻力小，球速和球的旋转速度加快，球着地（台）后显得快、低、飘，也能妨碍运动技术的发挥。

由于高原空气密度小而导致球的飞行速度明显加快，从而给运动员的技术动力定型带来变化：首先是击球前准备时间缩短，使正常的摆臂幅度受到限制，必须减小手臂和身体部分的摆幅，才能提前完成准备动作，保证良好的击球位置。在用相同力量击球，球的初速不变的情况下，高原球速在空中飞行时大于平原球速，如在海拔 1060 m 密闭气压仓里用某一特定力量攻球，打出乒乓球距离比北京长 20 cm，即某一力量在平原能够击到对方台底边上的球，而在高原必定飞出界外。所以要保证命中率就要相应的减轻击球力量，以缩短打出距离，就会造成摆臂幅度受到限制，肌纤维初长度不够，力量减小，即形成“高原小动作定型”。第二点在同一条件下，要减轻击球力量，才能防止球出界。所以击球时要减慢挥臂速度，必须控制肌纤维的收缩速度，因而影响爆发力，即形成“高原轻力量定型”。高原地区的运动员挥臂幅度普遍偏小，显得拘挛，力量较轻，球质也差，击球动作也不如平原地区运动员干净利落、舒展，这正是高原运动员的致命弱点。

当“高原小动作、轻力量定型”牢固的形成后，再到平原比赛时，即使具备较好的手臂和身体各部位爆发力，扣球也难发出较好的力量水平。在高原击球力量越大，初速度就越大，打出距离超出长度比平原也越长，故对力量要求越高的项目影响越大，如对少年和女子影响相对小，对成年男子影响最大。

（五）技术力量项目

对体操、举重等技术、力量项目来说，短期内在高原成绩不发生明显变化。

二、高原训练的生理功能效应

（一）提高氧运输能力和心肺系统功能

低氧环境引起血氧分压和动脉血氧饱和度下降，使得低氧诱导因子 1（HIF-1）变得稳定，从而刺激促红细胞生成素（EPO）生成增加。EPO 能够增加骨髓血红细胞生成，血红蛋白的增加，从而提高血氧饱和度和氧运输能力。低氧环境下低氧通气反应（HVR）使得呼吸系统产生适应性变化，改善呼吸系统功能，提高运动员呼吸吼力量和呼吸深度，增大肺通气量、肺容量，使机体利用氧气的能力增加。

（二）提高耐酸能力和氧利用效率

组织细胞在低氧条件下的分解供能能力增强，肌肉具有更高的耐酸能力和氧利用效率。低氧环境下耐力训练可提高肌膜下线粒体生物发生水平，其中细胞色素 c 氧化酶亚基 4 表达及三羧酸循环、电子传递链中的解耦联作用显著增高。同时，低氧环境下训练能够改善肌纤维毛细血管数量和结构，增加毛细血管到线粒体的氧气供应，从而有利于提高氧的利用率。

（三）增加肌肉能量物质含量和储备

高原训练可增强组织细胞低氧条件下糖酵解能力，并刺激机体的缓冲系统，提高了对 H^+ 的缓冲能力，使肌肉具有更高的耐酸能力和氧利用效率；运动后低氧环境下恢复能够增加肌肉中血流量，从而提高肌肉中胰岛素和葡萄糖水平，进而增加肌肉糖原储备。

（四）提高运动员心理品质

提高大脑对低氧的适应性和稳定性，提高机体对低氧的耐受力，培养运动员的心理韧性和比赛时顽强拼搏的意志品质等。

三、高原训练的影响因素

（一）环境

高原训练要经历从平原－高原－平原外环境的转换，内环境在血液酸碱平衡方面受环境转换的影响，也需要重新适应外环境而作出调整，理论上会影响神经系统的正常运作。高原训练使红细胞、血红蛋白增高，以及由于通气量大、空气干燥等因素造成身体相对脱水及血浆容量下降，引起血液的黏滞度增高，导致血流变慢，循环阻力增加，从而对组织的氧供应不利。高原训练使能量代谢中琥珀酸脱氢酶受低氧的影响而下降，从而影响肌肉的质量，如肌纤维横切面减小，这些组织结构上和生化的变化在运动能力上的表现是肌肉力量的丢失。高原空气稀薄，氧分压（PO_2）较低，训练强度难以恰当控制。高原低氧下过度通气，可致碱贮备下降，缓冲能力降低，影响运动后恢复，易造成过度疲劳或运动损伤。同时高原环境训练身体反应大易出现伤病，更易发生感冒、肠胃功能紊乱，甚至出现受伤、血尿、心电图异常等现象。

（二）高度

高原训练海拔高度太低则达不到足够的刺激，海拔太高易引起细胞变性、高原反应期加长、反应激烈、免疫能力下降等，而且训练量也会受到限制。一般情况下高原训练海拔高度既要能够对运动员机体产生足够的低氧刺激，且能承受足够的训练量和强度，同时又使机体得到适应，提高机体的耐低氧能力。澳大利亚科尔文提出海拔1760 m是最低高度，在这种海拔高度上红细胞、血红蛋白等生化指标开始明显升高，为了取得充分适应和训练效果，应在高于海拔1760 m高原上进行训练。

在高原训练的早期（20世纪50—60年代）选择在海拔1000～4000 m的较大范围，到60年代末期则多选择在海拔1500～2000 m，从20世纪80年代起训练高度基本上在海拔2000～2700 m。有研究认为海拔400～800 m训练同平原无实际区别，无实际作用；海拔1000～1500 m有一定效果但不明显；高原训练的最佳高度为海拔2000～2500 m，高于或低于这一高度均达不到高原训练效果。巴斯克尔克等人研究认为在海拔4000 m高度上进行高原训练，由于负荷强度降低，最大吸氧量与上高原前没有差异，而且户外运动成绩下降[9]。

研究表明海拔2000～2500 m高度空气中氧分压虽出现下降，氧含量有一定程度减少，但人体一般能在较短时间内较快的适应高原环境，训练负荷与平原相比不受明显影响，训练难度也可明显增加，可有效提高运动员运动水平及有氧耐力、速度耐力。

久居或世居高原的运动员长期居住在低氧环境，其生理机能、某些组织结构及生化代谢已产生了适应性变化，血细胞等生理参数处于一种稳态。一般来说在原居住地进行高原训练，难起到有效的低氧应激和达到高原训练的目的。据报道埃塞俄比亚的世居高原运动员赛前在海拔2700～3000 m训练，墨西哥竞走运动员赛前在海拔3500～4000 m地区训练，而肯尼亚运动员的很多生长在海拔2700 m左右的地区但经常在海拔2000 m左右训练。因此世居高原运动员可选择更高海拔高度或海拔较低平原地区训练，但在适应机理及生理参数上，其结果尚有许多不同之处。

（三）持续时间

一般高原训练最适宜的持续时间为4～6周，每年2～3次。高原训练安排应强调“低氧链”效应，即增加高原训练次数比延长每次高原训练天数效果更好，如每年高原训练4次，每次4周效果好于每年高原训练1次，每次6周的模式。

（四）训练强度

从训练学观点看训练强度是影响运动员运动成绩的关键因素。适宜的运动强度能有效地促进身体机能和运动能力的提高，但强度过大超过身体承受能力，反而会使身体机能和运动能力减退，甚至损害身体健康。同样高原训练中的强度控制也是决定高原训练成败的关键，强度过低刺激小难以收到成效，强度过大刺激深对适应和恢复不利。一般情况下训练强度是根据运动员训练水平和比赛的强度来安排，训练的强度和复杂性要逐步增加，每堂课的训练时间要适当缩短，间歇时间要适当延长。

（五）体能恢复

高原训练是人体要承受运动低氧和高原低氧两种负荷的一种特殊条件下的强化训练，对身体造成低氧刺激比平原更为深刻，同时也对人体产生一些不利的影响和医学生物学问题。如高原训练中身体反应大，机体新陈代谢加强，能量消耗增加，循环系统负担加重，消化吸收能力、免疫能力及抗氧化能力下降等。同时高原气温低于平原，加上低氧中枢神经系统的兴奋性以及肌肉的黏滞性和弹性明显低于平原，训练负荷不易控制，训练后产生的血乳酸等代谢产物值高且消除速率慢，易出现疲劳、伤病，不易恢复等，而且运动强度越大，疲劳持续时间越长，恢复需要的时间就越长，从而影响高原训练的效果。没有恢复就没有训练，因此高原训练体能恢复显得更加重要，也高原训练能否成功的关键。

（六）参赛时间

高原训练后返回平原何时参加比赛，是高原训练的重要组成部分，也是保证达到高原训练积极效果的关键。一般情况下高原训练的负荷量及负荷强度、运动员水平、海拔及个体差异等都会影响高原训练的效果，因此下高原参赛时机把握还有一定的难度。

四、高原训练的主要形式

高原训练主要形式一般有平原运动员→高原训练→平原比赛，平原运动员→高原训练→高原比赛，高原运动员→高原训练→平原比赛，高原运动员→高原训练→高原比赛 4 种。但是由于高原训练在不同阶段的目的不同，训练的方式和方法以及安排也有所不同，可分为以下 4 类。

（一）提高身体素质高原训练

作为整体训练中的重要组成部分，在训练的不同阶段进行高原训练，以改善运动员机体的生理功能，发展某些身体素质，特别是运动员的有氧代谢能力及抗低氧能力。

（二）赛前高原训练

在参加重大比赛前进行高原训练，利用高原低氧环境，增加训练负荷和难度，以提高运动员回到平原比赛时的机能状态和竞技状态，创造优异成绩。

（三）适应性高原训练

为适应高原环境下的比赛而进行的适应性高原训练。

（四）调整性高原训练

对运动员进行训练调整并借助低氧环境改善运动员的有氧代谢能力。

五、高原训练的基本过程

高原训练一般划分为上高原前准备期（2 ～ 4 周）、高原训练期（4 ～ 6 周）和下平原再适应期或比赛期（2 ～ 3 周）3 个阶段。

（一）高原训练准备期

主要训练特点是有氧专项耐力和力量耐力训练，改善呼吸功能和有氧能力，为运动员尽快适应并有效地开展高原训练做准备。一般安排 2 ～ 4 周的训练量较大、强度中等的训练，以便打好有氧和专项训练的基础。同时上高原前运动员做一下生物和运动能力的测定，如有氧、混氧和无氧运动时的心率及不同跑速时的血乳酸浓度，取得基础数据，以便在高原训练时参照、控制训练，再次要加强营养的补充和伤病的检查，避免上高原后原有病灶进一步发展而使伤病率提高。一般来说成功的高原训练最重要的前提条件是完全健康的运动员。

（二）高原训练期

高原训练期的安排一般由高原适应期（3 ～ 5 天）、训练期（14 ～ 21 天）、恢复期（2 ～ 4 天）组成。

高原适应期（3 ～ 5 天）：适应性训练，以适应高原环境。初到高原受低氧影响，运动员肺通气量、最大供氧量和无氧阈水平下降，运动心率上升，最大负荷强度降低，协调能力下降，反应时延长等，导致机能状况下降，而且疲劳快、恢复慢。适应期训练安排的总体特点是小运动量、多课次，并以一般能力训练和改进技术为主，为强化训练阶段积累一定的负荷量和强度。

高原训练期（2 ～ 3 周）：是高原训练的关键阶段，运动员承担的训练量和强度较大。训练主要为中等或中等以上强度有氧耐力（无氧阈强度），结合混氧和速度训练，以及发展肌肉耐力的各种身体练习。一般平原运动员在高原第 2 周末对训练负荷进入较好的适应状态，在第 3 周末对训练负荷进入最佳适应状态。

恢复期（2 ～ 4 天）：为适应性调整训练，训练强度保持一定的较高水平，总训练量则逐日下降，并为下高原及平原比赛做准备。

（三）高原训练后到平原比赛

高原训练后参加比赛时间是影响比赛成绩和观察高原训练效果的主要环节之一。由于不同个体对高原到平原环境改变的适应能力不同及高原训练的负荷不同，到平原后产生最佳高原训练效果的时间也不一致。

高原训练下平原后运动员机体会发生一系列物理化学变化及心理变化，人体机能变化通常会出现 3 个能力高峰，即氧差运动高峰（氧差峰）、机能状态高峰（机能峰）和竞技状态高峰（竞技峰）[7]（图 3-2）。

1．氧差运动高峰（氧差峰） 运动员下高原 3 ～ 5 天，因高原与平原的氧环境变化而产生较好的竞技状态称为氧差运动高峰，是高原训练引起的直接结果。运动员常会感到非常轻松，若运动员下高原参加某一无预赛、复赛的单项比赛，采用氧差运动高峰为好，如马拉松、竞走。但高原训练下平原 6 ～ 9 天会出现一个新的不适应即机能状态第一个“谷底”，运动员常有嗜睡、身体沉重、有气无力、呼吸吃力等感觉。

2．机能状态高峰（机能峰） 高原训练下平原 10 ～ 15 天，因运动员身体机能自身的发展而出现较佳的生理机能状态称为机能运动高峰。此时随着平原时间延长和训练适应，血红蛋白值上升，血乳酸值下降，训练成绩、自我感觉好转，尤其是有氧能力的增强更为明显，超量恢复逐渐形成，运动员参加比赛最易发挥竞技能力。

3．竞技状态高峰（竞技峰） 高原训练下平原 19 ～ 32 天，是教练员和运动员为在特定的时间内发挥最佳竞技水平，专门培育和调整而产生的最佳竞技状态称为竞技机能高峰。经过进一步赛前调整，运动员身体机能、训练水平、精神状态等各方面都处于最佳状态，出现这种状态可以看做是高原效应同赛前调整训练共同作用的结果。

一般情况下高原训练后 3 ～ 45 天均是参加比赛较好的时间。其中中长跑、马拉松项目大多在下平原后 1 ～ 2 周内参加比赛，短距离及游泳项目大多在下平原后 3 ～ 4 周参加比赛。但高原训练通常会对运动员的动作神经系统带来不良影响，造成动作结构及其稳定性下降，而非周期性项目如摔跤、柔道、拳击等技术动作复杂，技术结构的微小变化都会影响运动水平的发挥，因此非周期运动项目下平原再适应及比赛时间应适当延长。

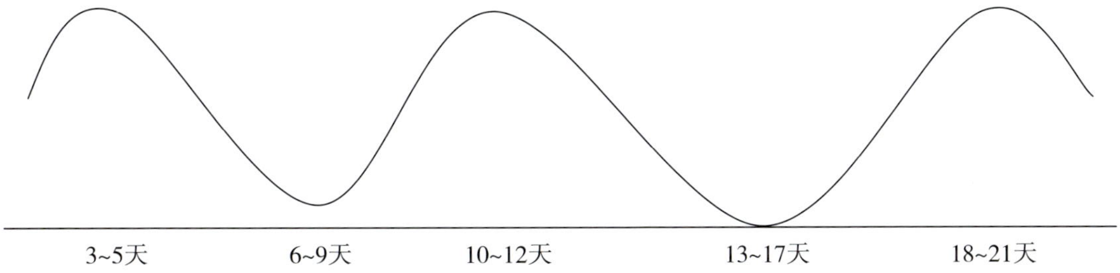

图 3-2 高原训练后人体生理机能变化

（马福海）

第三节 高原训练方法

一、高住低练

（一）高住低练的定义

1991 年 Levine BD[5] 提出了“高住低练”（living high-training low，HiLo）训练法，即让运动员每天 4 ～ 18 小时居住在高原或人工低氧环境，训练其在平原或较低高度的地方的一种高原训练方法。高住低练的理论依据低氧环境能刺激机体促红细胞生成素（EPO）的分泌，导致红细胞（RBC）数量的上升，增强血液携带氧的能力，增加最大摄氧量，从而提高有氧耐力水平。另外运动员在较高的高度上居住，可充分调动机体适应低氧环境而挖掘本身的机能潜力；在较低的高度上训练又可达到相当大的训练量和强度。这种异地住练的结合，可以扬高原训练挖掘潜力之长，又可避在高原难以完成较大训练量、训练强度以及疲劳不易恢复等之短。

高住低练训练法的显著特点是“间断性低氧”，即使机体交替性的接受低氧刺激和运动刺激。通过“高住”在静息状态下接受低氧刺激，使机体产生一系列抗低氧生理性适应反应，通过“低练”在较低海拔或常氧环境中进行常规的系统训练，以避免传统高原训练诸多弊端，保持和提高运动员肌肉工作能力，从而最大限度地发挥低氧训练的积极效应。高住低练训练法被认为是理论上优于传统高原训练的一种训练方法。高住低练训练法常用的空气含氧量为 16.40% ~ 14.2%(约海拔 2800 ~ 3800 m)，低氧暴露时间为 8 ~ 16 小时。

(二)高住低练的生理效应

研究表明在安静状态下处于常压低氧（氮稀释）或低压低氧几小时时可发现血清 EPO 水平显著提高。1991 年斯特雷·冈德松和莱文首次对 9 名赛跑选手在为期 4 周的实验训练阶段中在高处生活、低处训练即 HiLo 训练法的高—低假设进行了验证实验[5]。实验分为 3 组，其中 A 组为高—高训练组即在海拔 2500 m 处生活、高处训练；B 组为低—低对照组在海拔 1300 m 处生活，而同时 C 组为高—低组在海拔 2500 m 处生活以适应高原环境，而 B、C 组均在 1300 m 处训练以保证训练速度和训练强度一致。经 4 周训练后高—高组和高—低组在高原上血清 EPO 提高，而且在高原训练期结束后红细胞群和海平面 VO_2max 的提高等相似的结果，其中在高—低组总血量显著增大，提高了 500 ml，最大摄氧量显著提高（5%），海平面 5000 m 跑成绩提高了 30 s，高—低组的海平面运动能力（跑完 5000 m 用的时间）比高—高组提高大，但其差异没有统计上的显著性。而低—低组未见任何变化，这表明对高原的适应可能是提高海平面运动能力最重要的因素，同时在较低的高原上训练还可以避免通常在高原见到的训练速度下降有关的问题。

随后该理论引起有关专家、学者们的关注，芬兰、瑞典、美国、挪威、日本、澳大利亚、德国、中国等国家先后建立了高住低练训练实验室或训练中心，开展了有关高住低练训练法的研究和应用。1993 年 11 月芬兰 Rusko 教授在 Vuokatti 体育学院制作了世界上的第一台常压低氧高原房(altitute house)，高原房包括一台氮膜发生器，空气压缩机，混合系统，以及两个独立的控制系统，将产生的氮与周围空气混合并导入高原房，控制系统和警报系统控制氮的供给。第二座高原房（常压低氧）于 1994 年建于瑞典，第三座高原房（低压低氧）于 1995 年在挪威建成并开放，并验证高处生活、低处训练这一假设及高原房的功能，开展了一系列的实验研究[6]。

Rusko 教授研究小组对滑雪运动员、赛跑运动员和竞走运动员进行了 3 项研究。在这些研究中，运动员在高原房里每天生活和睡眠 14 ~ 18 小时，氧气浓度为 15.3%，PO_2 为 116 mmHg，相当于海拔高度 2500 m 的高原。受试者的动脉血氧饱和度在高原房内安静状态下下降到 94%，在极限下运动过程中下降到 80% ~ 90%。运动员在海平面正常训练 1 天 1 ~ 3 次，1 日 3 餐均在高原房外海平面（海拔 150 m）上。研究结果显示，在高原房心率反应与正常高原训练时的表现相似，血清 EPO、网状细胞数量以及红细胞二磷酸甘油酸的较大提高，表明在高原房期间红细胞生产增强，并至少有 2 星期时间保持较高水平。同时在海拔 2200 m 高处进行了 4 ~ 5 星期正常高原集训的 7 名赛跑运动员和竞走运动员也发现红细胞有类似的非显著性提高，但海平面对照组未显示红细胞团有任何变化。该研究认为高原房可用来在海平面模拟中等高度高原的生活氛围和促进红细胞生成，同时高处生活、低处训练法似乎具有适应高原环境的一切优点，具有避免出现与正常高原训练相关问题的潜力，而且高原房和高处生活、低处训练法似乎为提高优秀运动员的海平面运动成绩提供了最佳方法。

格日力等[10]对世居海拔 2260 m 高原长跑运动员 20 名（12 男、8 女），分成实验组和对照组各 10 名（男 6、女 4 名）。实验组夜间睡在模拟海拔 4000 m 低压舱（10pm ~ 6am，8 小时），白天在原居住的高度进行强度训练（共 4 周），对照组睡练均在 2260 m，两组运动员的训练强度、时间及训练期间的营养情况均相同。对运动员的 EPO、VEGF、Hb、HCT、VO_2max、3000 m 跑比赛成绩等指标进行监测。

结果发现，经 4 周的训练后低氧组的血红蛋白血清促红细胞生成素和血清转铁蛋白受体未发现有明显的改变，与对照组相似。评价耐力项目运动员有氧能力的主要指标 VO_2max 训练后低氧组增加 4.86%（$P < 0.05$），而对照组只增加 0.84%（$P > 0.05$）；3000 m 比赛成绩低氧组平均提高 21.02 秒（3.40%），对照组提高 14.32 s（2.37%），但两组之间无明显的统计学差异（$P > 0.05$）。实验组低氧暴露后第 2 周起血管内皮生长因子的浓度逐渐升高，在出舱后 1 周后达峰值（48.86%；$P < 0.01$），但具有显著的个体差异，其变化范围 −10% ~ 110%。血管内皮生长因子的升高反映了组织特别是骨骼肌血管新生，这有利于增加组织内氧传递，提高运动耐力（图 3-3，图 3-4，图 3-5）。

该研究结果认为，间歇性（8 h）暴露于海拔 4000 m 未能达到刺激肾释放 EPO 的效果（仅升高

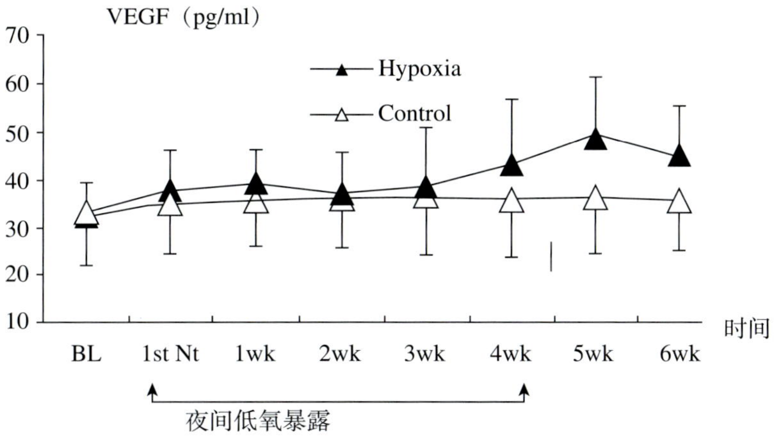

图 3-3　间歇性低氧训练期间血管内皮生长因子（VEGF）变化

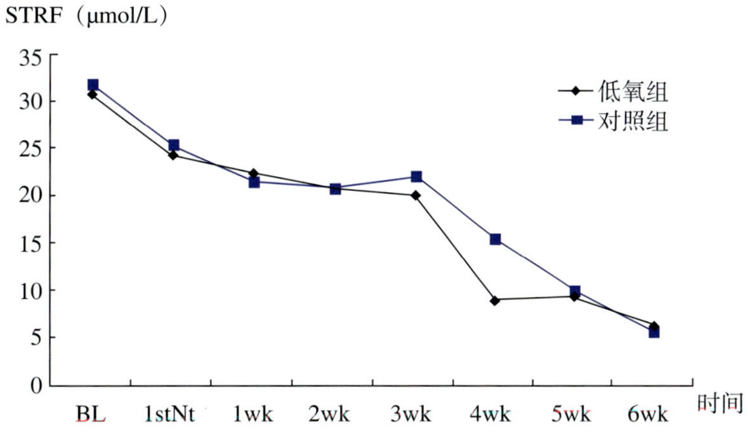

图 3-4　间歇性低氧训练期间血清转铁蛋白（STRE）的变化

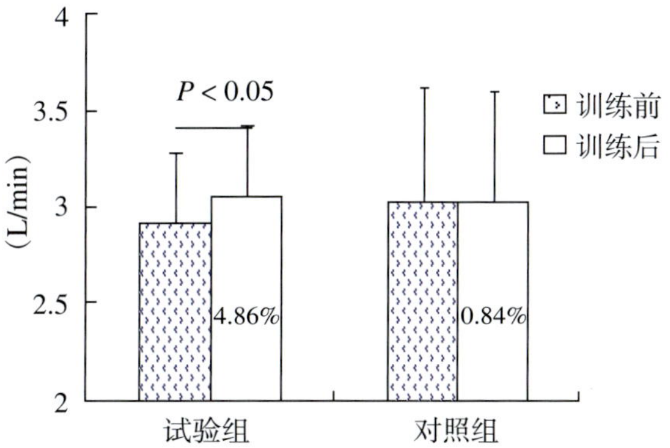

图 3-5　试验组与对照组在训练前后最大摄氧量（VO_2max）的变化比较

1700 m)，3000 m 比赛成绩虽有提高的倾向，但与对照组无明显的差异。可能是海拔高度不够高以及暴露高原的时间不够长。

该实验是在海拔 2260 m 高度上模拟 4000 m，实际上只升高了 1700 多米。而选择的运动员均生长在海拔 2300 ~ 3000 m 高度，对高原环境已完全适应（习服）。因此在 2260 m 高度上模拟 4000 m，可能没有达到促红细胞生成素释放的"阈高度"。格日力等研究了高原低氧对促红细胞生成素释放是否存在"阈高度"。他们对 48 名平原运动员（大学体育系学生）暴露于模拟不同海拔高度、不同时间内测定血清促红细胞生成素。研究发现暴露在低于海拔 2000 m 时，血清促红细胞生成素浓度并不明显升高，而高于海拔 2000 m 特别是高于海拔 2500 m 时血清促红细胞生成素浓度的升高极显著。且促红细胞生成素的升高有显著的个体差异，其范围为 −40% ~ 400%。最新的研究认为，出现这些差异可能与遗传因素有关。有人发现低氧环境下，低氧诱导因子 -1a 诱导促红细胞生成素的基因转录有明显的个体差异。

一般平原运动员暴露于低氧环境（模拟 3000 m 高度）4 小时促红细胞生成素的浓度就升高。格日力等报道平原运动员暴露于海拔 2500 m 高度 6 小时后，EPO 升高 125%，24 小时可升至 150%。然而高原运动员暴露于海拔 4000 m 高度 8 小时未能影响促红细胞生成素。据推测除了受海拔高度的影响外，可能与暴露低氧的时间短也有关。在这一方面需要进一步研究。

高原训练是一种特殊条件下的强化训练，如果在人体上施以训练负荷的刺激，机体变化将更为复杂而深刻。由于低氧和运动这两种刺激是分别起作用的，与单纯待在高原上相比，高原训练似乎更能促进红细胞的生成。因此，可能这种仅在模拟高海拔休息而无运动负荷刺激的高住低练并不能有效地引起运动员机体的低氧反应。另外睡眠是最好的消除疲劳的方法，而"高住低练"时运动员在白天完成大运动量训练后，晚上进入低氧状态中睡眠，容易引起头疼，呕吐感，心跳加速等"高原效应"，这都会影响睡眠质量，导致疲劳消除的时间延长，从而严重影响运动员的机能状态。另外，"高住低练"相比于高原训练的优势就是减少了滞留在低氧环境中的时间，但是虽然处于低氧环境中的时间减少了 1/3 至 2/3，可并不能认为"高住"是一个较短的时间段，并不意味着就能减少低氧对机体的伤害程度。

二、高平交替训练

高平交替训练是指在一个年训练周期内反复多次从平原到高原进行系统训练。就是利用高原训练充分动员、挖掘运动员潜能，而平原训练则是最大限度利用在高原所获得的高有氧能力及耐乳酸能力的基础上进行专项强化训练。同时"高平交替"训练不仅是专项强化训练，而且通过训练环境的改变，对运动员心理也能起到很好的调节作用。

最早提出高平原交替训练的是雷欣和李智（1992），他们对 2 名高原运动员进行了海拔 2260—80 m（70 天）—2260 m（42 天）—10 m（23 天）—2260 m（28 天）两次高原—平原的交替训练研究，并监测了血乳酸、血红蛋白、尿蛋白等指标，结果认为高原中长跑运动员进行高平原交替训练是必要的，但高原中长跑运动员与平原中长跑运动员进行高平原交替训练时在选择时间和手段应有区别。随后李桦[11]、刘志强等[12]对世居高原和平原中长跑运动员的高平交替和不同海拔交替训练研究，认为不同海拔交替训练对运动员运动能力产生了积极影响。

（一）高平原交替训练生理效应

1996 年刘志强等[12]人对世居高原 12 名男子中长跑运动员，采用第 1 阶段高原海拔 2261 m 33 天，第 2 阶段平原海拔 396 m 28 天，第 3 阶段赛前高原训练海拔 2261 m 22 天，第 4 阶段平原海拔 396 m 21 天下平原参加比赛，共 4 个阶段 2 次高原—平原交替训练的研究，监测了晨脉、血压、肺通气、血象、尿生化、2000 m × 5 级递增负荷运动试验、血乳酸、运动心率等指标。

该研究结果发现，经高原训练后在两次平原训练期间递增运动负荷，同级负荷血乳酸值也有不同程度的降低，血乳酸－速度曲线右移，表明不同海拔地区交替训练使骼肌供氧增多，乳酸代谢酶的活性增高，血液中缓冲酸的能力增强，以及血乳酸消除速率加快，同时反映肌肉的有氧氧化能力的无氧阈速度随交替训练逐步提高，表明经不同海拔交替训练后，血乳酸的消除加快，使血乳酸产生积累的时间后延，从而提高了有氧耐力水平。

该研究还发现，第1次下平原训练红细胞、红细胞压积、血红蛋白、红细胞平均体积逐周下降，其中红细胞、红细胞压积持续下降，与高原值相比差异非常显著（$P < 0.001$），可能是不适应平原高温高湿的气候环境，能量消耗过大所致，而第2次下平原有较大幅度提高。再上高原后，由于高原低氧刺激所引起的机体代偿反应，红细胞、红细胞压积、红细胞平均体积、血红蛋白均比平原值明显增加（$P < 0.002 \sim 0.001$）。高原和平原尿蛋白异常出现率均为100%而尿蛋白阳性2 g/L以上出现率随海拔的升高而升高，高原尿酮体的异常率大于平原。表明高原低氧机体负担加重，肾小球的滤过性增大，使尿蛋白排出增多，并且随海拔的增高，对尿蛋白的影响也随之增大。该研究认为，世居高原的运动员无论是进行高高交替训练，还是进行高平原交替训练，在增强其生理机能和运动能力方面都有积极的影响。但从本次训练的生理效应来看，高高交替训练效果好于高平原交替训练。

2010年杨海燕等[13]为了准备在低海拔地区的公路比赛，对云南自行车队采取了海拔从1900 m逐渐下降直到500 m的低海拔拉练训练手段。除了让运动员体会低海拔地区进行长距离骑行的感受，也为了加大训练量。并认为经过“高低交替”训练后，运动员机体消耗的物质重新获得超量恢复，有利于提高运动成绩。另外安排不同海拔高度交替训练还可以加强运动员对重力、风阻（空气阻力）、氧压力等适应能力，提高运动员的速度、力量、耐力与肌肉的抗酸能力，并能有效地提高专项能力。

（二）高平原交替训练方法

高原与平原交替训练的方法和模式较多，如平原—高原—平原—高原交替训练、平原—中高原—高原交替训练、高原—中高原—平原交替训练、平原—中高原—平原—高原交替训练、平原—高原—平原—中高原交替训练等。但在一个年周期内由于训练的目的和要求不同，所以安排也有所不同。

高平原交替训练方法一般1年2次或多次，但高度的选择是逐次降低，以有利于提高运动速度和强度。训练安排上平原训练以提高有氧能力为主，重点提高平均强度，适当增加无氧训练的比重；高原训练可适当降低跑量和强度（与平原相比）。另外平原地区一般均处于高温、高湿环境，可采取高原与高温、高湿地区交叉训练，以达到综合训练的目的。

1．1年2次高原训练　第1次高原训练一般安排在冬训，主要储能和提高有氧能力。第2次高原训练安排在大赛前1～2个月，主要利用高原效应参加重大比赛。

2．1年3次高原训练　第1次高原训练一般安排在冬训为提高有氧能力，第2次高原训练为专项训练，第3次为赛前高原训练。3次高原训练的海拔高度选择在同一高度或递减。如斯洛伐克运动员第1次海拔2350 m（21天左右），第2次安排赛前海拔2240 m（28～34天），第3次海拔1800 m（21天左右）。

3．1年多次高原训练　根据不同目的选择不同海拔高度进行交替训练，主要是针对有多次高原训练经历的运动员和世居高原运动员。

三、高高交替训练

（一）高高交替训练定义

高高交替训练是指利用自然地形海拔梯度差的巨大差异而进行的高原训练也类似于低氧环境下的“高练低住”。其主要是依据短时间暴露于低氧环境时，可刺激EPO分泌有助于红细胞的增加，进而提高最大摄氧量与耐力水平而发展的新方法。如运动员平时生活、训练在较低的海拔地区（海拔2000 m左右），但有时（每周2～4次）到更高的海拔地区（比原训练地海拔高200～1000 m，当次或当日返回）进行高低海拔的交替训练。这一训练方法主要针对长跑、马拉松、竞走、公路自行车等项目以及久居或世居高原运动员。这种利用较高海拔的低氧环境的训练，可以增加负荷难度和促进机体对高原低氧环境的适应能力。由于在高海拔地区训练后，不利于机体内蛋白质的合成以及代谢产物的消除，而下到较低海拔或其居住环境，利用较高氧分压的作用，帮助机体消除疲劳，以及进行较高强度训练，避免高原训练中强度不易上去的弊端。

（二）高高交替训练的生理效应

研究表明，急性低氧 1 ～ 2 小时循环系统中 EPO 含量会显著增高。Rodrigue 等用每天间断处于低压氧舱（海拔 4000 m）3 ～ 5 小时，9 天内 HCT、Hb、RBC 均明显升高 [14]。Ferran 等让登山运动员在相当于 5000 m 的高原低压氧舱中停留 90 分钟，血浆 EPO 升高 55%，由此可知机体对低氧刺激所产生的反应是迅速的。同样，短时间的低氧训练比只是在安静状态下滞留于低氧环境有更好的低氧刺激效果。Rorbets D 报道，5 名优秀的速滑运动员在海拔 2000 m 的高度上以 115%VO_2max 的在测功率计上运动了 3 分钟，发现在运动后 EPO 值明显升高，5 名运动员升高的平均值为（40±19）%，该作者认为海拔 2000 m 左右的短时间运动能引起 EPO 值的反应加强 [15]。李桦等 [11] 对 10 名中国世居高原（海拔 2260 m）的竞走运动员和 10 名日本平原竞走运动员在高原训练前、高原训练期间采用了阶梯式的不同高度的组合，该研究认为中国世居高原运动员去海拔 3200 m 回海拔 2366 m 后，在生理机能、承担训练量均有改进，ATV 有增长，获益较明显。日本平原运动员在 3200 m 身体反应大，回海拔 2366 m 后训练强度加大，心率保持偏低水平，但血氧水平一度下降，并认为平原运动员在高原训练期间再到 3200 m 更高海拔进行训练利弊均有，应对平原运动员去海拔 3200 m 的效果进一步研究。

刘志强等 [12] 对世居高原 12 名男子中长跑运动员，采用每周 2 次海拔 2261 ～ 2634 m 交替训练的研究，监测了晨脉、血压、肺通气、血象、尿生化、2000 m×5 级递增负荷运动试验、血乳酸、运动心率等指标。在更高海拔的训练中，主要采用有氧 + 专项强度跑训练法（即 12 千米 +2 千米 +1 千米 +500 m），保持了负荷的相对稳定性和训练的节奏性。较低海拔 2260 主要以有氧训练为主。

经第 1 周 2 次更高海拔地区适应性训练后，第 3 次训练逐步提高了负荷强度。末期和初期比，训练强度由初期 44 分 20 秒 +6 分 40 秒 +3 分 25 秒 +1 分 16 秒提高到末期的 41 分 21 秒 +6 分 9 秒 +2 分 48 秒 +1 分 12 秒，血乳酸最高达 17.4mmol/L，心率最高达 203 次 / 分。从尿生化指标来看，虽然初期的训练负荷较低，但胆红素无论训练课后还是在晨尿中出现 90.8% 和 55.6% 较高的阳性率，尿蛋白和尿胆原在训练课后阳性率出现较高，并且有 3 人出现尿潜血。从静息心率来看，每次返回海拔 2260 m 高原，次日晨脉均比前日稍有下降。认为虽然 2634 m 海拔高度训练仅比高原运动员原居住地高约 400 m，低氧程度增加约 4%，但对高原运动员的机体产生了较大刺激。

在高高交替训练末期，训练强度大幅度提高，血乳酸值下降 31%。在尿生化检查胆红素、尿蛋白和尿胆原值有所下降；尿潜血也仅为 1 人次出现，表明世居高原的运动员对更高海拔地区的训练有较好的适应性。

从较低海拔（2260 m）的各项测试结果来看，训练初期和末期相比，红细胞、红细胞压积、血红蛋白、红细胞平均体积均有提高，其中血红蛋白（$P < 0.01$）、红细胞平均体积（$P < 0.02$）差异非常显著；肺活量、用力肺活量、最大通气量有所增加，每分通气量、呼吸频率相应减少，通气贮量百分比提高；无氧阈速度逐周提高（$P < 0.01$），乳酸速度曲线右移明显，同级负荷的血乳酸值、运动心率下降。

以上结果认为对世居高原运动员更高海拔（比原居住地高 400 m）的交替训练，对加深机体的刺激，激发机体对低氧的敏感性，调动机体的生理代偿，最大限度地提高机能极限和承受负荷的极限是非常有益的。但同时认为更高海拔地区训练，对机体的刺激较大，机体承受的负荷加重，应循序渐进地安排训练，保持负荷的相对稳定性，逐步提高负荷强度。

马福海等 [16] 对世居 2260 m 高原女子中长跑运动员采用海拔 2260 ～ 3150 m 交替训练的方法，即上午上海拔 3150 m 地区，当日下午及次日晨共进行两次训练，约 24 小时返回西宁，2 天后再上海拔 3150 m 进行训练。间隔 5 天后采用同样方法进行第 2 周期训练。共 4 个循环周期，8 次海拔 3150 m 的训练，训练量基本保持不变而负荷强度逐步增加。高原交替训练结束后下到平原训练（海拔 396 m）21 天。同时监测了血乳酸、肺通气功能、血球计数、心率、尿生化及主观体力感觉强度表（RPE）、心境量表（BFS）、最大摄氧量（VO_2max）、无氧阈速度（ATV）等指标。海拔 3150 m 定量负荷训练后的血乳酸值、心率测试结果显示（表 3-4）。

表3-4　海拔3150m定量负荷训练血乳酸、心率的变化（mean ± SD）

指标		第1次	第2次	第3次	第4次
训练量（km）		10	9.1	9.1	9.1
强度（m/s）		3.68 ± 0.15	3.95 ± 0.25	4.06 ± 0.24	4.06 ± 0.19*
血乳酸（mmol/L）	1 min	7.24 ± 1.62	5.2 ± 0.8	3.89 ± 0.93*	5.84 ± 1.3
	3 min	6.69 ± 2.08	4.99 ± 0.98	3.87 ± 1.21*	5.5 ± 1.09
心率（b/min）		172.9 ± 5.06	170.4 ± 9.41	171.4 ± 9.41	181.8 ± 6.55

* 与初期相比有显著性差异（$P < 0.01$）

研究结果发现在海拔 3150 m 初期安静时肺通气功能指标均较基础值增加，是低氧导致的通气增大效应，也是高原服习的重要机制。但随着海拔 3150 m 训练次数增多，除肺活量变化不明显，肺通气功能指标呼吸频率（$P < 0.05$）、最大通气量下降；呼吸肌力量指标用力肺活量、1 秒肺活量等以及小气道流速指标最大呼气流速（$P < 0.05$）以及时间肺活量 25%、50%、75% 等均有提高。

血常规指标血红蛋白、红细胞、红细胞压积、红细胞平均体积均有显著提高（$P < 0.01$）。最大摄氧量从初期的（44.23 ± 4.30）ml/(kg·min)，增加至末期的（53.1 ± 4.51）ml/(kg·min)（$P < 0.01$）；乳酸无氧阈速度从初期的（3.18 ± 0.33）m/s 增加至的（4.20 ± 0.34）m/s（$P < 0.01$），下平原后提高到（4.35 ± 0.17）m/s（表 3-5）。在训练负荷量基本不变下训练强度由初期（3.68 ± 0.15）m/s 提高至后期（4.06 ± 0.19）m/s（$P < 0.01$），而训练后血乳酸值则从（7.24 ± 1.62）mmol/L 下降至（5.84 ± 1.30）mmol/L，心率由（172.9 ± 5.06）次 / 分提高到（181.8 ± 6.55）次 / 分（表 3-4）。表明经海拔 2260 ~ 3150 m 交替训练后，世居运动员对更高海拔地区训练的适应能力增强，肺的换气效率和呼吸肌力量提高，有氧能力有所改善及运动能力有所提高（表 3-5）。

表3-5　海拔2260 ~ 3150 m交替训练最大摄氧量、无氧阈速度的变化（mean ± SD）

指标	高原训练初期	高原训练末期
VO_2max（ml/min）	2145.29 ± 228.65	2561.71 ± 243.33*
VO_2max（ml/kg·min）	44.23 ± 4.30	53.1 ± 4.51*
ATV（m/s）	3.18 ± 0.33	4.20 ± 0.34*

* 训练后期与训练初期相比有显著性差异（$P < 0.01$）

主观体力感觉强度（RPE 量表）是介于心理学和生理学之间反映机体对某一负荷强度主观性疲劳程度，心境（BFS）反映了运动后即刻的心理负荷如活跃性、愉悦性、思虑性、平静性、愤怒性、激动性、抑郁性、无活力性方面的情绪状态。该研究结果显示，PRE 等级的平均数值在海拔 3150 m 训练期间在 10.9 ~ 15.5，即“轻松到困难和非常困难”；而海拔 2260 m 的平均数值在 9.8 ~ 12.6，即“较轻松到有点困难”。海拔 3150 m 训练时运动员的主观强度体力感觉比海拔 2260 m 训练时要高出 0.5 ~ 3.3 个等级，差异显著（$P < 0.05$）（表 3-6）。表明海拔 3150 m 训练比海拔 2260 m 训练时运动员心理负荷的影响显著，但区间效应差异不显著（$P > 0.05$），表明运动员选择基本同质，在不同海拔高度训练时有相同的心理反应。随着交替训练的进行，RPE 值逐渐降低，变化幅度减小，其数值保持在 11 ~ 13/14（轻松到有点困难）之间，处于较为适宜的状态，心理负荷反映出一种积极的感觉。表明运动员从心理负荷上对海拔 3150 m 高度的训练已产生适应。另外运动员的愤怒性、抑郁性等指标随海拔的升高而升高，随海拔的降低而降低，到训练后期其变化幅度逐渐减小，并趋向稳态，而积极的维度（活跃性、愉悦性等）有明显提高，表明不良的心境有所改善，心理负荷减轻。可能与生理机能的

表3-6　海拔2260 ~ 3150 m交替训练时主观体力感觉强度等级平均值统计表

海拔 m	A	B	C	D	E	F	G
3150	13.1	14.3	10.9	11.6	13.9	14.6	15.5
2260	12.6	12.4	9.8	12.4	11.9	12.4	12.2
差值	0.5	1.9	1.1	−0.8	2	2.2	3.3

以及心理适应性增强有关。但部分队员心境在训练后期未得到改善，在整个训练过程中基本不变，可能更高海拔地区训练对机体刺激较大以及频繁上下，造成心理疲劳有关。

2003年杨海燕[13]等对海拔1908 m世居高原自行车运动员进行了从海拔2400 m隔天到海拔3500 m高高交替训练研究。他们的高原训练一般分为3个阶段。

第1阶段（3～5天）为高原反应阶段，训练练次数为10次，训练总量为400千米，有氧训练占70%，有氧与无氧混合训练占30%，心率控制在120～150次/分。

第2阶段（1周）为高原适应前期，训练次数为13次，训练量有所增加，总量安排600千米，有氧训练占50%，有氧与无氧混合训练占50%，心率控制在140～160次/分，强度为80%。

第3阶段（2周）为高原适应后期，第1周训练次数为13次，训练总量安排700千米，有氧训练占40%，有氧与无氧混合训练占60%，心率控制在150～170次/分，强度为90%；第2周训练次数为13次，训练总量为800千米，有氧训练占30%，混氧训练占70%，心率控制在180次/分左右，强度在90%以上。

付远扬等对7名马拉松运动员采取了海拔1895 m到海拔2180 m两个高度4个阶段的反复交替训练。第一阶段运动员由海拔1895 m到海拔2180 m处训练20天，第二阶段返回海拔1895 m训练11天，第三阶段再上海拔2180 m训练7天，第四阶段下平原第4天参赛。结果发现，本次实验训练后运动员最大吸氧量的增加，负荷运动时吸氧量和负荷运动时最大吸氧量的百分利用率的减小，每搏输出量由平均由81.92 L±6.7增加为99.6 L±8.9，心搏指数、外周阻力、血管顺应性、搏功指数均有显著性提高，PWC170机能试验由（1211.8±86.2）kg·m/min提高到（1491.6±225.1）kg·m/min（$P<0.01$）。Hb由（14.6±1.1）g %、RBC由（505±44）万/立方毫米，提高到第11天的15.9±1.1g %（$P<0.05$）和（574±43）万/立方毫米（$P<0.001$）。同时在随后的比赛中，有2人因病未参加比赛，10 000米成绩有5人提高，马拉松成绩有4人提高，2人下降，2人创国内比赛最好成绩。由此认为马拉松运动员在海拔1890～2180 m交替训练队提高运动员机能状态有一定的帮助，用这种反复作为他们的赛前训练有一定的好处。

（三）高高交替训练的安排

1．高高交替训练的海拔高度　高高交替训练高度递增时，该高度一方面能对运动员机体给予足够的刺激，另一方面还要保证运动员承担较大的运动负荷。同时由于生理负荷和心里负荷随海拔升高而加重，训练安排应循序渐进，并保持负荷的相对稳定性，逐步提高负荷强度，并注重训练手段方法的多样化。

2．高高交替训练的安排　海拔高度的不同而选择交替训练的方法不同，如海拔2200～2600 m（比原居住地高400 m）的交替训练，每周2次可进行8次训练；从海拔2200～3200 m（比原居住地高1000 m）的交替训练时，相应每次训练课与课的间隔时间长一些，每周1次可进行5～6次交替训练。

3．下平原参赛时间　世居高原的运动员“高高交替”训练下到平原，运动能力和某些运动生理指标与平原运动员和未进行交替高原训练相比，存在着时态上的差异，因此应在下平原后1周内参赛或3周后参赛较为适宜。

四、亚高原训练

“亚高原训练”是相比较高原训练而言的，一般是在海拔1000～1800 m的亚高原地区进行。一般认为，亚高原由于海拔高度较低，低氧程度不深，不能对机体造成明显刺激。而从理论上来说，在亚高原地区进行训练，既能够使运动员保持平原的训练强度，又能使其在运动时有一定程度的低氧刺激，对心肺功能得到有效改善，应该对于运动能力的提高是有利的。据赵晋研究结果显示亚高原训练具备高原训练和平原训练不能达到的独特的训练效果，可弥补高原训练和平原训练的不足，是安全、可靠而又有较好效果的新的训练模式，并认为亚高原训练具有一定优点。

亚高原训练具有以下几方面的特征。亚高原训练可使高原训练的适应期缩短，亚高原训练训练一般低于1800 m，缺氧程度较轻，运动员训练不必经过适应期就可直接进入正常训练，且训练中的负荷可基本接近平原水平。亚高原训练可减少高原低温对机体的影响，高原对人体影响较显著的诸因素中低温是仅次于低氧而对人体影响较大的因素，而亚高原地区海拔相对较低，气温相对较高，因而可以避免出现感冒、腹泻等症状。另外亚高原地区海拔相对较低，空气密度相对较大、风力相对稳定，因而对技术的影响较小。高原训练中由于机体的消耗大，训练计划的安排较为特殊，而亚高原训练运动员所能承受的运动负荷与平原相差不大，加上机体的消耗较小，所以风险小，易操作，较易把握训练计划和运动负荷。

但也有研究发现亚高原训练低氧程度不深，对机体呼吸肌运动能力刺激不够明显，为了达到亚高原训练对运动员的有氧能力改善的最大效果，有必要增加呼吸肌能力的训练。

（杜　霞）

第四节　高原比赛

一、高原比赛对运动成绩的影响

在高原对运动成绩的影响主要受海拔高度和训练时间两个因素，而且运动成绩受影响程度与运动项目的运动强度和运动持续的时间成比例。以无氧运动、肌肉力量和爆发力为主的运动项目如短跑、速度滑冰、场地自行车、跳跃或投掷运动员短期内在高原参加比赛不会受海拔高度的负面影响，而且由于高原大气压、空气阻力、地心引力的减少更有利于创造优异成绩；而以有氧供能为主的公路自行车、划船、游泳、竞走、中长跑或马拉松等项目，由于氧分压的降低，运动成绩将会有不同程度下降。另外运动员在为期两天或两天以上的时间内持续参加比赛，或参加多个项目的比赛如十项全能和七项全能或参加某一单项的多轮次跑比赛，由于高原地区的恢复期一般较长，会比在平原地区更早地出现疲劳现象。

二、高原比赛对生理功能的影响

（一）高原比赛对血液护照的影响

一般认为机体急进高原后由于体内脱水使血液浓缩，储血器官脾收缩将红细胞放入血循环，以及促红细胞生成素增加等均会引起血细胞RBC、Hb、Hct增加而高原训练的主要目的就是通过低氧和运动双重负荷刺激，引起机体生理机能适应性变化，使血液细胞RBC、Hb、Hct等适度增加，从而提高机体有氧能力和运动能力。因此在竞技体育中利用药物或血液回输法等手段来提高血细胞EPO、RBC、Hb、Hct水平，也是世界反兴奋剂检查的重要指标。由于高原训练也具有相同的效应，因此运动员血细胞EPO、RBC、Hb、Hct增加是由于高原训练还是外源性EPO等药物、血液回输法或其他非正常手段引起阳性结果是值得探讨的问题。劳拉[17]等对环青海湖公路自行车比赛的血液护照进行了研究，该项赛事共计14天，平均骑行海拔2500 ~ 3000 m，结果显示，血红蛋白质量（hbmass）平原运动员由初期的983±117 g增加到末期的1043±133 g（$P < 0.05$），高原运动员由初期的1049±119 g增加到末期的1057±118 g；血红蛋白（Hb）平原运动员由初期的155.7±6.0下降到末期144.8±7.4（$P < 0.05$），高原运动员由初期的155.2±11.5下降到末期的142.5±10.6（$P < 0.05$），网织红细胞Ret%平原运动员由初期的0.96±0.23增加到末期的1.23±0.30，高原运动员由初期的1.36±0.36增加到1.68±0.30，血浆容量PV平原运动员由初期的3389±274增加到末期的3954±299（$P < 0.05$），高原运动员由初期的3660±216增加到末期的4251±264（$P < 0.05$），结果表明虽然在高原低氧环境下大强度比赛或训练会造成运动员血液指标中血红蛋白质量（Hbmass）、网织红细胞（Ret%）等含量增加，但同时也会使机体血液的稀释能力得到增强，血浆容量增加，因此高原和平原运动员在高原环境下参加比赛对于血液指标的特异性异常变化的影响是有限的，并符合高原期间的生理变化，即对高水平运动员的血液护照并无显著影响，不会造成血液护照假阳性的结果。

另外马福海等[8]对西宁—拉萨青藏高原自行车拉力赛对运动员血细胞影响进行了研究，该项

表3-7 环青海湖公路自行车拉力赛对运动员血液护照的影响

指标	组别（n）	赛前	第1天	第6天	第9天	第14天
Hbmass（g）	平原（9）	983±117			1043±133*	1014±125*
	高原（9）	1049±119			1050±113	1057±118
Hb（mg/dl）	平原（9）	155.7±6.0		148.0 ± 4.2*	149.2±6.9*	144.8±7.4*
	高原（9）	155.2±11.5			146.7±10.2*	142.5±10.6*
Ret（%）	平原（9）	0.96±0.23	1.05±0.27	1.17 ± 0.32*	1.23±0.30	0.79±0.30
	高原（9）	1.36±0.36			1.68±0.30	0.89±0.29
PV（ml）	平原（9）	3389±274	3364±369*	3839 ± 284*	3871±424*	3954±299*
	高原（9）	3660±216		3722 ± 342*	4036±270*	4251±264*

注：* 与初期相比差异显著（$P < 0.05$）

赛事为期9天，骑行海拔2366～5000 m，结果发现自行车运动员初上高原时RBC、Hb、Hct均处于较高水平，经9天高原自行车拉力赛，RBC、Hb、Hct指标并没有出现随海拔的升高、缺氧程度的加深而增加，而是逐步下降，且男子运动员RBC、Hb、Hct中期与初期相比差异非常显著（$P < 0.01$），并认为低海拔地区运动员进入高原后，可能主要受高原缺氧的影响，使人体的代偿机制不足以完全制造组织所需的氧，导致负荷量偏大，引起体力消耗过大所致。

（二）高原比赛对心脏功能的影响

心脏功能的好坏是决定最大摄氧量和评价氧传递能力的关键因素之一，且海拔越高对心脏功能的影响越大。在高原环境下保持较强的心脏功能，常关系到运动员高原训练和比赛的成败。一般情况下高原低氧环境下心脏功能的降低主要是血浆量和总血容量的下降，还有交感神经活动引起全身血管阻力的增加，使左室前负荷降低，导致心泵功能下降。马福海等[18]对青藏高原自行车拉力赛运动员心脏功能研究结果显示，收缩压、心率、血液黏度无显著差异外，舒张压、血液黏度以及总周围阻力明显升高（$P < 0.01$），每搏量、心输出量、心搏指数、总周围阻力（$P < 0.01$）以及心指数（$P < 0.05$）显著下降，同时发现男女运动员的身体水分均有明显下降（$P < 0.01 \sim 0.05$）。表明急进高原在高海拔地区参加比赛对心脏功能的影响，与高原训练相比有所不同。认为心输出量的下降，主要由于体内水分的降低，血液黏度的增加，总周围阻力升高，导致每搏量下降和心泵功能降低，从而造成最大摄氧量和有氧代谢功能降低，导致疲劳的过早出现和运动能力受到影响。该研究同时认为舒张压明显升高，这在急性缺氧、有效血量不足时，维持冠

表3-8 青藏高原自行车拉力赛对运动员RBC、Hb、HCT、WBC的影响（mean±SD）

指标	性别	多巴（2366 m）	格尔木（2807 m）	拉萨（3780 m）
RBC（10^{12}/L）	男	5.24±0.42	4.35±0.33*	4.61±0.17
	女	5.28±0.99	4.39±0.22	4.13±0.8
Hb（mg/dl）	男	17.2±1.23	15.5±0.75*	16.98±0.65
	女	15.4±1.48	14.65±0.98	15.63±1.14
HCT（%）	男	45.97±3.72	40.1±2.85*	41.07±2.12
	女	46.48±5.88	41.45±2.7	42.68±5.65
WBC（10^9/L）	男	6.21±1.38	5.72±1.68	5.7±0.99
	女	6.92±2.14	5.9±1.27	6.47±1.27

注：* 与初期相比差异非常显著（$P < 0.01$）

表3-9 青藏高原自行车拉力赛期间运动员心脏功能的测试结果（mean ± SD）

指标	Ps（mmHg）	Pd（mmHg）	HR（b/min）	SV（ml/b）	CO（L/min）	SI（ml/m^2）	CI（L/m^2）	V（cp）	TPR（PRU）
多巴（2366 m）	117.5 ± 4.2	67.5 ± 3.78	76.0 ± 8.8	76.9 ± 5.46	5.81 ± 0.65	43.7 ± 4.7	3.3 ± 0.57	3.64 ± 0.54	0.85 ± 0.1
格尔木（2807 m）	120.5 ± 10.24	72.4 ± 4.27**	74.8 ± 8.14	74.4 ± 15.12	5.44 ± 0.79	41.9 ± 6.55	3.06 ± 0.26	3.92 ± 0.69	0.92 ± 0.16
拉萨（3780 m）	116.5 ± 6.16	79.7 ± 6.02**	73.1 ± 11.08	66.3 ± 14.66*	4.68 ± 0.46*	38.7 ± 10.67*	2.72 ± 0.36*	3.85 ± 0.45	1.15 ± 0.15*

注：* 与初期相比差异显著（$P < 0.05$），** 与初期相比差异非常显著（$P < 0.01$）

脉压，保证心肌血液供应起到重要作用。

（三）高原比赛对肺通气功能的影响

一般情况下急进高原初期，由于高原低氧刺激外周化学感受器使呼吸加快、加深，肺通气量增加，引起过度换气，使二氧化碳排除增多和体内二氧化碳分压（partial pressure of carbon dioxide，PCO_2）下降，酸碱度上升，导致代偿性呼吸性碱中毒，抑制呼吸中枢，最终使肺通气量下降，导致肺功能和运动能力显著降低。刘海平[19]对青藏高原自行车拉力赛对肺功能指标研究结果显示，在为期9天的拉力赛期间男、女自行车运动员的肺活量（VC）呈现出下降趋势，从比赛初期的（5.32 ± 0.52）L和（4.04 ± 0.6）L降到后期的（5.13 ± 0.4）L和（3.65 ± 0.3）L，其中在海拔4650 m处肺活量值达到最低。用力肺活量（FVC）、1秒肺活量（FEV1）的变化趋势与肺活量基本相同。一方面可能高原环境大负荷比赛导致过度通气，引起代偿性呼吸性碱中毒，抑制了呼吸中枢，使肺通气量下降，另一方面可能由于高原环境下比赛负荷强度大，身体疲劳及机能水平下降所致。

（四）高原比赛的运动负荷

在高海拔地区进行比赛，一方面主要在于个体的有氧能力和身体健康状况，另一方面也在于比赛运动负荷的大小。刘海平[19]对青藏高原自行车拉力赛全程比赛负荷强度研究结果显示，不同海拔高度的计时赛和个人赛后的血乳酸（blood lactate，BLA）峰值、运动心率以及运动后和次日晨尿情况，男子计时赛的平均比赛强度为平原10千米最好成绩的90%左右，BLA是6 mmol/L，HR是170次/分左右。个人赛男、女运动员BLA为9 mmol/L左右，Laura男子运动员心率在170次/分左右，女子运动员在150次/分，运动后尿生化指标反映正常。认为此次高原自行车拉赛的负荷对运动员来说并不是最大强度，比赛负荷运动员完全可以承受。

三、高原比赛的准备

（一）健康筛查

在高原环境下比赛，由于运动的因素，其“生理当量高度”比这一海拔高度还要高一些，因此必须对运动员进行筛选，不但医学检查合格，而且要具备一定的高原运动耐久力，排除潜在的心脏隐患和高原肺水肿等高原病患者。同时在比赛期间也要进行包括身体机能和健康状况的监测，如发现异常情况及时处理，以保证运动员健康。

（二）反复性适应

由于高原适应的速度和程度随着多次反复的上高原，适应能力可获得改善。所以，有目的的让运动员反复上高原进行适应性训练，可以增强机体对高原比赛的适应性。或采用阶梯式适应即由低海拔向高海拔地区逐步攀登适应。

（三）低氧预适应

低氧预适应是指短暂时间的低氧后，机体对后续的更长时间或更严重低氧性损伤具有保护作用。这是目前被认为适应环境并可以刺激或产生类似于环境适应性反应的较好方法。在抵达高原比赛前，长期或间断性地暴露在人工低氧应激环境下，如利用低压氧舱、低氧帐篷、低氧房或低氧呼吸仪进行训练或休息，对运动员尽快适应高原环境有积极的作用。

（四）心理准备

做好心理、生理压力以及对环境压力的准备，充分了解高原特殊的环境对运动员身体机能以及比赛成绩的影响，减少对高原的一些神秘色彩和恐惧，将有助于运动员在比赛中运动水平的正常发挥。

四、高原比赛的安排

在高原参加比赛时应该考虑两个方面，首先是尽量减少运动员高原反应症状，其次是身体需要多长时间才能适应低氧情况。从低海拔地区到高海拔地区参赛，通常同上高原训练一样，运动员的生理、心理都会发生一系列变化，都存在一个反应期和适应期，但只要停留 2 周以上，机体通过神经系统、体液机制的调节，产生一系列代偿适应性反应而逐步习服。有研究发现，在高原上发生的生理变化在 10 ～ 14 天对运动成绩的破坏程度最大，因此一般应提前 2 ～ 4 周到达赛区。即使高原地区运动员，到比居住地海拔高的地区参赛，也必须至少提前 10 天到达。

到高海拔地区比赛其训练手段原则上和高原训练的方法相一致。但值得注意的是环境适应性并不能完全缓解高原的基础压力，心血管系统的变化不能完全恢复到平原时所具有的特性和水平。

如果在赛前不能尽早抵达高原进行适应性的训练，那么可在比赛前 1 ～ 2 天抵达高原或参加比赛，这在主客场的足球比赛中经常采用的方法。有研究认为，虽然这种方法使机体没有足够的时间去适应环境，且还增加了患急性高原反应的机会，但是立刻参加比赛不会损害运动员的成绩，同比赛前 1 周抵达的效果差不多。一般情况下高原适应不良反应并非在到达后立即发生，而是在 24 小时左右才处于反应峰期，而且在抵达高原后的前 48 小时，运动能力仍然与平原时相似，运动员也不会出现急性高原反应的症状。

由于高原气候干燥、太阳辐射强、寒冷以及体力消耗大，易造成体内水代谢的负平衡，而脱水可使运动耐力减低，运动员易发生疲劳，也最有可能发生急性高原病。另外在高原比赛时机体对蛋白质、铁等营养物质消耗增加，以及在比赛中红细胞在剧烈运动中破坏增加，易造成红细胞、血红蛋白、红细胞压积出现下降情况，也易引起机体免疫能力的下降，并且随着海拔的增高可能性越大。因此，在高原比赛时应加强水的补充，要增加蛋白质、铁等矿物质以及维生素 A、C、E 的补充，以促进体能恢复和提高免疫能力，以及预防高原性疾病和提高运动成绩。

（马福海）

第五节 低氧训练方法

20 世纪 80 年代末俄罗斯谢切诺夫医科大学教授尔·勃·斯特列尔科夫在医学领域首创了间歇性低氧训练，卡尔琴斯卡娅在体育领域首先介绍和组织了间歇性低氧训练（intermittent hypoxic training，IHT）。1992 年 Levine 提出了“高住低练”（living high training low，HiLo）训练法，以及鲁斯科提出“低住高练”（training high living low，LoHi）训练法。目前国内外将在运动训练周期中持续或间断利用人工低氧环境，配合运动训练来增加运动机体的低氧程度，从而产生一系列有利于提高机体抗低氧的生理反应及适应，调动体内的机能潜力，进而达到提高运动能力的训练方法，称为低氧训练（hypoxic training），而在我国低氧训练则被界定为利用人工低氧环境进行训练或刺激的辅助性训练方法。低氧训练主要包括“高住低练（HiLo）”“高住高练低训（HiHiLo）”“低住高练（LoHi）”以及“间隙性低氧训练（IHT）”等几种形式。这些训练模式的研究围绕低氧条件的不同运用而展开，几种训练模式各有优势，但又各有不足之处。

一、低氧训练的模式和方法

模拟低氧环境主要通过人工在一定的空间营造出可以调控氧气浓度的低氧环境，这一空间通常称为“低氧舱”、“低氧室”或“低氧屋”等。所谓“低氧舱”、“低氧室”或“低氧屋”实质上就是让运动员置身于一个与外界隔绝的密封或半密封的小室或大的房间，利用制造低浓度氧气的仪器，人为地调控密封空间内的氧气分压，从而模拟不同海拔高度的高原环境。这种低氧空间的体积大小不同，有的较小仅仅供给运动员在白天训练结束之后晚上睡在其中；有的较大运动员可以直接在里面利用训练器械（如功率自行车、活动跑台、赛艇测功仪、游泳的等动拉力和一些训练常用的仪器设备等）进行训练。

这种人造低氧空间的模式主要有3种：

1．低压低氧训练模式　即“低压—低氧空间”。这种人造低氧空间在模拟不同海拔高度的高原时，同时改变氧气浓度和大气压力，以制造出同高原气候条件尽量接近的低压低氧环境，但这种方法的技术要求及成本高，使用不方便，推广与应用难度大，因而很少有人在运动实践中运用。

2．常压低氧训练模式　即“常压—低氧空间”。这种人造低氧空间在模拟不同海拔高度时，仅仅需要改变空间内氧气浓度，而不需要改变压力，所以调节过程相对比较简单。

3．“面罩式”　这种方式不使用空间式结构，而是由1台可以调节低氧浓度（如9%～16%）的低氧制造仪带上1个或多个面罩式输出，供1个或多个运动员同时吸入低氧。

根据低氧训练的3种模式，目前在运动实践和医学领域得到不同程度研究和应用的低氧训练方法主要有4种：

1．高住低练　即让运动员居住在高原或人工低氧环境，训练在平原或较低高度的地方的高住低练（Living High and Training Low，HiLo训练法）。

2．低住高练　即在平原地区利用人工制造低氧环境，让运动员在低氧和平原环境中以一定的运动强度和时间进行交替性训练，晚上睡在平原的低住高练（Living low-Training high，LoHi训练法）。

3．高住高练低训训练法　即让运动员居住在人工低氧环境，采用常氧训练为主、低氧训练为辅的一种结合式的高住高练低训训练法（Living High、Training high and Training Low、HiHiLo训练法）。

4．间歇性低氧训练法　即在平原借助低氧仪让运动员间歇性地吸入低于正常氧分压的气体，造成体内适度低氧，从而导致一系列有利于提高有氧代谢能力的抗低氧生理、生化适应。由于实施中将低氧负荷的总量划分为数个独立的组别，每组包括若干次，在每两次低氧刺激的间歇时间内恢复正常大气压下的自由呼吸，使低氧负荷训练表现出脉冲式或间歇性的特点，因而被称为间歇性低氧训练（intermittent hypoxic training，IHT训练法）。

一般使用的低氧混合气氧含量为10%～12%，大致相当于海拔4500～5800 m，给予5分钟低氧刺激，然后正常呼吸空气5分钟，再给予5分钟低氧刺激，共计6次，或根据训练目的和运动员个体情况而定次数。每次低氧训练持续1小时，每天1～2次，15～20天为一个阶段。间歇性低氧训练基本原理在于低氧刺激是脉冲式即间歇性而不是持续性，这样当一定程度的短暂低氧作用还不至于对机体形成损伤时，因低氧导致的代偿作用已经形成。而在每两次低氧刺激的有限间歇时间内，已经形成的代偿作用继续保持甚至不断加强，使呼吸、循环等系统一直保持较高活动状态，并最终导致运动员抗低氧适应能力的形成。雷志平[20]等研究认为IHT合理协调了运动员常规运动训练负荷和低氧负荷两者间的关系，既获得了高原训练效果，又克服了高原训练某些弊端，对有效提高人体的有氧运动能力，挖掘机体的最大潜能，提高极限做功能力方面有积极作用。

但IHT中低氧程度、低氧刺激时间、时间间隔等是影响其效果的因素，IHT低氧程度也远远大于一般高原训练，所以一次刺激时间不能太长，以免造成组织损伤，但亦不能太短，影响训练效果（表3-10）。

二、低氧训练主要特征

由于低氧训练是借助于低氧设施进行训练，因此，在低氧训练上有其共同的特点和优势，如根据训练目的可随时调整低氧训练时间和低氧浓

表3-10 低氧负荷强度与氧分压、肺泡氧分压对照表

低氧负荷强度	氧分压（mmHg）	肺泡氧分压（mmHg）	相应海拔（m）
中度强度	121.6	70	2100
大强度	83.6	45	5150
超强强度（极限）	76	40	5800

度，不受外界条件（如气候、地域等）的限制等。但由于低氧训练方法上的不同，也就使这些方法在训练实践中具有不同的特点与不足，主要表现见表3-11。

表3-11 模拟低氧训练方法主要的特点与不足比较

训练方法	海拔高度（m）	训练/暴露时间	特点	不足
高住低练（HiLo）	海拔2000～3000 m（含氧量16.4%～14.2%）	休息10～16 h/d，持续4～6周	在不同的时间分别接受低氧负荷和运动负荷刺激—在正常氧分压下从事运动训练而在静息状态下接受低氧负荷	对心肺功能刺激不足，易使右心室肥大及肌纤维萎缩，机体机能状态的改善不大，不能解决低氧不利于休息和恢复的问题
高练低住（LoHi）	海拔1000～3500 m，（含氧量18.6%～13.1%）	训练60～120 min/d持续4～6周	在同一天内既可进行低氧训练又可进行常氧训练，即低氧训练和正常训练交替进行	整个训练中低氧训练和专项的合理组合较难掌控。另外受低氧条件的限制，尚不能与专项训练密切结合和解决训练强度降低的问题
高住高练低训（HiHiLo）	2200～2600 m（含氧量15.4%～14.5%）	休息10～12 h/d；训练40～90 min/d，2～3次/周，持续3～4周	低氧滞留（居住）时间和低氧运动以及常氧训练三方面相结合	不易合理安排高住、高练和专项训练的比例。另外受低氧条件的限制，尚不能与专项训练密切结合和解决训练强度降低，以及休息和恢复的问题
间歇性低氧训练（IHT）	海拔2000～6500 m（含氧量16.4%～9%）	吸入低氧混合气3～8 min，间歇2～10 min（吸入空气），重复4～6次，1～2次/天，持续10～20 d	低氧训练安排在正常训练以后进行，且除低氧仪外，不需要特殊的装置、设备和场所，容易实施低氧刺激	低氧刺激的时间较短，机体接受低氧刺激的强度不足。只能作为辅助训练手段，在恢复性训练和适应性训练时起作用，还无法在正式训练中开展

三、低氧训练与高原训练异同

低氧训练与传统高原训练相比，在机体的内在和外部反应、操作性以及与常规训练关系等方面都有一定的区别，它们之间的主要区别和相同点如表3-9所示。

低氧训练在理论上可以部分弥补传统高原训练的不足，在研究和应用中较容易设立相应对照组，从而更具有科学性，适合科学研究。但由于存在低氧持续刺激时间较短，对机体心肺功能刺激和机能状态的改善方面不如高原训练明显，尤其是在提高血液运氧及肌肉利用氧能力等方面。从实际效果上看低氧训练能稳定提高各个训练机体的有氧代谢能力，高原训练在改善氧转运、氧利用、血管生成、葡萄糖转运、血管舒张等方面的效果要优于低氧训练，但高原训练在提高机体的有氧代谢能力方面稳定性较差，即适应高原训练的个体，有氧代谢能力提高非常明显，而不适

表3-12　低氧训练方法与高原训练有关因素比较

因素	HiLo	LoHi	HiHiLo	IHT	高原训练
高度、温度及湿度	↕	↕	↕	↕	–
气压	–	–	–	–	↓
氧分压 PO_2	↓	↓	↓	↓	↓
空气密度及阻力	–	–	–	–	↓
呼吸阻力	–	–	–	↑	↓
重力、紫外线、温差、风	–	–	–	–	↓
二氧化碳压力 PCO_2	–	–	–	↑	↓
低氧方式	8 ~ 12 h	60 ~ 120 min	断续	间歇性	持续
生理反应如头晕、头疼、失眠和易疲劳等	↑	–	↑	–	↑
身体水分	–	–	–	–	↓
血红蛋白、血液黏稠度	↑	–	↑	–	↑
体重及肌肉质量	↓	–	↓	–	↓
心肺系统功能	–	↑	↑	–	↑
运动负荷量和强度	–	↓	↓	–	↓
机体疲劳恢复速率	↓	–	↓	–	↓
心理和生理疾病	↑	–	↑	–	–
训练热情和动机	↓	–	↓	–	–

注：↑为增加或升高；↓为减少或降低；↕为可人为调控；–为相同或不变。（引自马福海等《高原训练实用问答》2008，人民体育出版社）

应的个体，提高较少甚至会降低运动能力。另外运动训练必须从实战出发，而在低氧训练实施过程中，低氧训练与专项训练尚难以有机融合。因此，还无法广泛推行此训练方法，尤其是在高水平运动员中推广应用有一定的难度。

高原训练和低氧训练都是利用低氧刺激使运动员机体产生特殊生理生化效应，提高机体的抗低氧能力，进而使运动员的有氧代谢能力得到提高。但低氧训练是利用单纯低氧环境来刺激机体的抗低氧能力，以期模拟高原低氧提高机体运动能力的效果。但是高原的阳光、强紫外线、低压、温度、湿度等环境因素，对运动能力的影响还研究较少，因此高原训练还有很多未知等待我们去探索。

（马福海）

第六节　高原训练负荷及疲劳监控与恢复

高原低氧环境下运动负荷强度相对较高，身体易发生疲劳，而且疲劳持续的时间长程度深，容易造成过度疲劳、损伤和疾病等，从而影响高原训练效果。因此做好高原训练负荷与疲劳的监控与恢复，及时掌握训练负荷的适应情况，避免过度训练，增强训练效果是极其重要的环节。

一、高原运动性疲劳

运动性疲劳（exercise-induced fatigue）是指在运动过程中，机体的功能或工作效率下降，机体生理过程不能持续其机能在特定水平上和（或）不能维持预定的运动强度。疲劳及恢复是人们日常生活和工作中常见的一种现象，影响着人们的身体和健康，也是高原运动医学研究领域里的一个重要课题。

（一）高原运动性疲劳分类

运动性疲劳研究不仅是运动生理学、生物学的重要研究领域，还是心理学、运动医学、精神病学和社会学等学科研究领域，所以，运动性疲劳的分类标准也较复杂，目前的分类有以下几种。

1．根据疲劳发生性质分类　根据疲劳发生的性质，可以把疲劳分为生理性疲劳、心理性疲劳。生理性疲劳又称为身体疲劳或肌肉疲劳，是日常生活、工作和运动中因体能活动而引起各器官系统机能能耗加大而导致的工作能力及身体机能暂时性降低的现象，如肌肉力量下降、肌肉酸痛、肌肉和关节僵硬等症状。心理性疲劳又称为主观疲劳或精神疲劳，是日常生活、工作和运动中精神负担重，神经紧张性高，思想压力大而引起神经能量消耗加大，导致神经系统机能能力暂时性降低的现象，如注意力不集中，记忆力减退，思维反应迟钝，动作协调性、灵敏性、准确性下降，睡眠障碍或情绪烦躁不安等。在运动竞赛和运动锻炼中，身体疲劳和心理疲劳是密切联系的，所以运动性疲劳是身心的疲劳。

2．根据疲劳发生部位分类　身体疲劳又可因疲劳所发生的解剖部位不同，而分为中枢性疲劳和外周性疲劳。在日常生活、工作或运动等活动中，因神经及外周能量代谢障碍而带来的神经系统及机体机能能力暂时性降低的现象为中枢性疲劳；因外周能量代谢障碍而带来的机体机能能力暂时性降低的现象为外周性疲劳。

3．根据疲劳发生部位的范围分类　根据疲劳发生部位的范围把疲劳分为全身性疲劳、区域性疲劳和局部性疲劳。在日常生活、工作或运动等体力活动中，因机体发生能量代谢障碍的肌肉超过2/3而导致机体机能能力暂时下降的现象称为全身性疲劳；因机体发生能量代谢障碍的肌肉在1/3～2/3之间并导致机体某些区域机能能力暂时下降的现象为区域性疲劳，因机体发生能量代谢障碍的肌肉只占1/3以下，并导致机体某些局部机能能力暂时下降的现象局部性疲劳。全身性疲劳往往伴有中枢等疲劳的发生。

4．根据疲劳的消除情况进行分类　根据疲劳的消除情况，可以把疲劳分为急性疲劳和慢性疲劳。急性疲劳是因体能和神经能量的消耗和能量代谢障碍，而迅速引起的机能能力下降的现象。一般急性疲劳经过一段时间的休息和调整后就会消除，不出现疲劳积蓄的现象。慢性疲劳是因前次活动产生的疲劳还未消除又开始产生新的疲劳，导致疲劳逐渐积累的现象。慢性疲劳可使机体调节机能紊乱，各器官出现病理变化甚至导致机能功能紊乱。

总之，人类运动水平和健康水平的提高不能不依赖于一定程度内的疲劳刺激，一定限度的疲劳是提高机能能力、增强体质、健康长寿和提高运动成绩的基础。但运动造成的机体疲劳又必须适度，任何形式的过度疲劳均会给机体带来危害甚至损害健康，因此科学运动、科学工作、科学生活显得尤其重要。而恢复是运动的重要组成部分，运动后的疲劳消除不了，将会影响到后续的运动效果，倘若疲劳持续积累有可能发展为过度疲劳，将会影响到机体的健康。

（二）高原运动性疲劳的成因

当人体出现运动性疲劳时，不仅在躯体方面表现出运动能力下降，在心理上也表现出行为的改变，这是多因素综合作用的结果。不同领域的学者从不同角度、不同侧面对疲劳的机制进行了研究、探索，提出了多种学说，来解释疲劳产生的机制，以达到延缓疲劳的发生、加速疲劳消除的目的。

1．能源衰竭学说　衰竭学说认为疲劳的原因是体内能源物质的耗竭而产生。如运动中三磷腺苷（ATP）和磷酸肌酸（CP）的储备率低于使用率时运动就不能维持很久，并且疲劳时CP下降十分明显，而且工作负荷越大，CP下降也越多，表明CP消耗对疲劳的发生更为重要。另外长时间运动中工作能力下降的同时常伴随血糖浓度降低，补充糖后工作能力有一定程度的提高。还有肌糖原的消耗随运动强度的增加而增加，并且在不同类型的肌纤维中其消耗的模式也不同，在低于最大耗氧量强度工作时糖原首先在慢肌纤维中消耗，在超过最大耗氧强度工作时糖原在快肌纤维中消耗更明显，表明疲劳的原因是体内能源物质的衰竭学说。

2．堵塞学说　堵塞学说认为疲劳的产生是由于某些代谢产物，如乳酸、氢离子与氧自由基等物质在肌肉组织中堆积造成的。如乳酸会造成运动组织器官局部血管扩张、血流加速，以利于增加氧的运输和供能，但同时乳酸会抑制糖、糖原的分解，增加肌肉中水分的含量和减少乳酸从肌肉中的运出；同时乳酸所分解出的氢离子可引起肌肉中 pH 下降，抑制磷酸果糖激酶（PFK），从而抑制糖酵解，使 ATP 再合成速度减慢，还使肌浆中 Ca^{2+} 的浓度下降，影响肌凝蛋白和肌纤蛋白的相互作用，使肌肉收缩减弱；另外如乳酸所分解出的氢离子还可以从肌钙蛋白中置换钙离子，因而阻断了肌肉收缩，阻碍神经肌肉的兴奋传递，抑制脂肪酶的活性，限制自由脂肪酸（FFA）释放，从而降低脂肪氧化供能，这些不良作用都会导致肌肉工作能力下降。

3．内环境稳定性失调学说　内环境稳定性失调学说认为疲劳是由于血液 pH 下降、水盐代谢紊乱和血浆渗透压改变等因素引起的。在机体长时间剧烈运动情况下，由于组织器官产生的代谢产物增加，超过机体的代谢调节能力，将会导致机体内代谢性酸中毒、血液 pH 下降、高渗性脱水、血浆渗透压改变等从而引起疲劳。研究表明当人体失水占体重的 5% 时，肌肉工作能力下降约 20% ～ 30%，失水量过多时，易发生中暑。

4．保护性抑制学说　保护性抑制学说认为无论是体力的或者脑力的疲劳，都是由于大脑皮质保护性抑制的结果。当运动时大量的冲动传至大脑皮质相应的神经细胞，使神经细胞长时间兴奋就导致“消耗”增多。为避免进一步消耗，当消耗到一定程度时便产生了保护性抑制，从而对大脑皮质起到了保护作用。此外，其他因素如血糖下降、血氨增加、低氧、pH 下降、无机盐丢失和渗透压升高等因素，也会促使皮层神经细胞工作能力下降，从而促进疲劳（保护性抑制）的发生和发展。

5．疲劳链学说　疲劳链学说认为疲劳从中枢到外周的神经、肌肉是通过神经－肌肉、神经－内分泌、免疫和代谢调节系统，在疲劳发生、发展各环节中存在着两个疲劳控制链。运动中从大脑到肌肉存在一系列可以引发疲劳的环节，从中枢到外周的任何一个环节的阻断，均可引起疲劳。

6．肌肉疲劳突变学说　肌肉疲劳突变学说是运动过程中肌肉疲劳时能量消耗、肌力下降和兴奋性丧失三维空间关系改变所致。即运动性疲劳是多因素的综合，一个或者同时几个因素的变化会相互作用，导致出现疲劳。故突变理论把运动时细胞内能量物质的消耗、肌肉力量下降、肌肉兴奋性和活动性改变等综合起来，当这些因素变化达到一定程度时，以保护机体免于衰竭，以疲劳的形式表现出来。突变理论避免了用单一指标来研究运动性疲劳的缺陷，但实践中仍存在一些无法解释的问题有待进一步研究解决。

7．自由基学说　自由基广泛存在于细胞内、线粒体、内质网、细胞核、质膜和胞液中，由于其化学性质活泼，可与机体内糖类、蛋白质、核酸及脂类等发生反应，能造成细胞功能和结构的损伤和破坏。剧烈运动后自由基产生过多可以破坏肌肉的肌纤维膜、内质网的完整性，妨碍了正常的细胞代谢与机能，从而可导致运动性疲劳的发生。另外，自由基产生过多会破坏一些重要生化酶的活性，改变组织、细胞的生理功能，继而产生一系列的病理变化，致使疲劳的发生。因此，认为自由基与运动性疲劳有着密切的关系，是导致运动性疲劳的重要原因。

8．中枢神经递质失衡学说　脑内氨基酸与运动性疲劳的关系一直是国内外学者们所共同关注的课题。一般运动性疲劳时大脑中的 ATP 和 CP 水平降低，糖原含量减少，γ- 氨基丁酸（GABA）水平升高，GABA 是中枢神经系统出现保护性抑制的重要因素之一。运动时中枢神经递质的脱氨作用，外周运动肌肉中氨的生成增加，血氨可通过血脑屏障进入脑内，都可以引起脑氨的增加，由于脑氨的增加可引起许多生化酶的活性下降，致使 ATP 再合成速率下降，从而可以引发许多疲劳症状，如思维意识障碍、肌力下降等。另外运动后脑内中枢抑制性神经递质五羟色胺（5-HT）浓度升高，抑制中枢向外周发放神经冲动导致运动能力降低。

总之，不同类型运动的疲劳存在着各自的特点，如短时间剧烈运动出现的疲劳往往是以肌肉中能源的消耗及乳酸等代谢产物的堆积所致的外周因素为主；而长时间中等强度的运动产生的疲劳则以中枢系统出现保护性抑制的中枢因素为主；非周期性练习和混合性练习，其技术动作的不断变化是加深疲劳的重要因素，在静力练习时中枢神经系统相应中枢持续兴奋，肌肉中血液供应减少以及憋气引起的心血管系统功能下降是产生疲劳的重要原因。而习惯性的、自动化程度高的、节奏性强的动作不易疲劳，而要求精力高度集中以及运动中动作多变的练习，则较易产生疲劳。

二、高原训练负荷及疲劳评价方法

判断运动性疲劳的出现及其程度，对合理安排高原体育运动有很大的实际意义。高原运动中一般是将机能水平与运动能力结合起来评定疲劳的发生和疲劳的程度，单一指标或多指标的同时改变都可用来判定某一特定工作水平或疲劳。但对人的身体机能及运动能力的影响因素很多，应用各项指标和方法对训练负荷及身体机能状况进行监控评价，要考虑各指标的独立性、关联性、相互参考性进行综合监测分析，同时要在高原运动前、高原运动中、高原运动后测试和评价指标一致起来参照比较。并且有些指标的个体差异较大，且在一天内存在周期性变化，测试时间、方法、操作等也应一致，并与运动者本人正常值进行自身纵向比较，以避免短期因素掩盖长期运动的影响。另外同时还要尽量排除减体重、饮食、营养、情绪等非训练因素的影响。然而高原运动疲劳的表现形式多种多样，引起疲劳的原因和部位也不尽相同，判断运动负荷和疲劳的方法也是多种多样，要根据实际情况选择和应用相关指标和方法进行监测和评价。

（一）主观感觉判断法

在高原运动过程中通过对自身身体不同的感受判断出自己是否出现疲劳。如果明显感到精神不振、厌烦运动、无力、困倦气短、胸部憋闷等不良现象，也可以通过主观体力感觉表（RPE）进行定量分析，以此来推断疲劳程度。

（二）观察判定法

在高原运动过程中通过观察运动者的外部表情或动作技能来判断是否出现了运动性疲劳。如果观察到运动者不断出现思想不集中、注意力下降或厌烦运动；动作僵硬、动作幅度频率减小，动作不协调；动作的稳定性和精确性下降，技术动作失误增多；速度、耐力和力量下降；运动成绩下降，反应变慢；辨别能力下降；缺乏信心；烦躁等现象，运动者就出现了运动性疲劳。

（三）运动能力测定法

通过不同的运动能力测定来判断是否出现了运动性疲劳。如肌力、肌肉硬度、反应时、耐力、速度等运动素质。一般运动素质平均值低于运动前水平，或几次测定值连续下降，即为疲劳；如果一次练习后连续几天不能恢复，则疲劳程度较深。

（四）运动生理生化测定法

应用运动生理、运动生化以及运动训练等学科的指标，对高原训练负荷强度、身体机能等方面的监控，是提高高原训练科学化水平以及高原训练成效最重要的环节。高原训练期生理生化指标监控的主要内容和指标主要包括反映训练负荷强度的指标、反映训练负荷强度及负荷量的指标、反映体能恢复情况、反映训练效果的指标等。

反映训练负荷强度的指标主要有心率（HR）、血尿素（BUN）、血氨（BA）、血乳酸（BLA）、血清肌酸激酶（CK）、尿蛋白（PRO）、尿潜血（BLD）等。

反映训练负荷量的指标：主要有血红蛋白、血压、体重、尿液生化等指标。

反映运动员恢复情况的指标：主要有血清肌酸激酶（CK）、血尿素（BUN）、血清睾酮（T）、血清皮质醇（C）、尿蛋白（PRO）、尿潜血（BLD）、血压及血压体位反射、皮肤空间阈、闪光融合临界频率、膝跳反射阈及心电、肌电、脑电图等指标

反映训练效果的指标：主要有每搏量（SV）、心输出量（CO）、肺通气功能、最大摄氧量（VO_2max）、无氧阈（AT）、尿液生化、血清睾酮（T）、血清皮质醇（C）、睾酮/皮质醇比值（T/C）等。

三、高原训练强度和量评价方法

（一）运动心率

心率（HR）是心脏每分钟搏动的次数，在运动实践中常用的心率有基础心率、安静心率、运动时心率和运动后心率。运动时心率分为极限负荷心率（心率达180次/分以上）、次极限负荷心

率（心率达 170 次 / 分左右）、一般负荷心率（心率达 140 次 / 分左右），运动时心率增加到极大限度时称最大心率。心率变化是运动负荷最直观的反映，可作为评价运动员在高原的适应情况和检验高原训练效果的一项敏感指标，亦可作为调整训练负荷的依据。

1．测试方法 可采用运动心率表或自测颈动脉脉搏来监测运动中或运动后即刻心率，测量时可测 10 秒的心率数值后乘 6 即为 1 分钟的心率值。另外，目前人体可穿戴设备，如智能手表、手机、手环、耳机都能监测心率。

2．应用与评价 运动时心率的快慢与运动强度有关，强度越大、心率越快；相同运动负荷时，运动心率上升愈慢，提示运动能力愈好；进行同一强度的运动训练后，最大心率值降低，表明运动能力的改善。运动后心率的恢复速度和程度，可衡量运动员对训练负荷的适应水平，相同运动负荷后，心率恢复加快，提示运动员对训练负荷适应和运动能力的提升。

人体的最大心率随海拔高度增加而递减，海拔超过 3000 m 时即可明显下降，在珠穆朗玛峰时人体的最大心率约为海平面的 70%。高原训练时，极限负荷运动时最大运动心率可比平原训练时下降 5 ~ 10 次 / 分，这与心肌供氧下降有关。高原训练中，运动心率在不同的运动负荷强度训练时有所不同（表 3-13），例如高原短跑运动员定量负荷时，运动心率达到 165 ~ 180 次 / 分，极量负荷时，运动心率达到 185 ~ 203 次 / 分。一般情况下，高原训练初期在进行次极限和一般负荷强度练习时，运动心率要高于平原，运动后心率的恢复速度要慢于平原，这是由于机体氧含量的减少而通过提高心率补偿的结果；高原训练中、后期，随着机体对高原环境和高原训练的适应，同等负荷训练时的运动心率稍高于平原，而最高心率与平原无明显差异；相同的次极限和一般负荷强度负荷后，运动心率出现降低，运动后心率的恢复加快，表明运动员运动能力和机能状况有所改善。

表3-13 高原训练期间不同负荷强度训练心率参考范围

负荷强度	运动心率（b/min）
有氧训练	145 ~ 160
混氧训练	160 ~ 180
无氧训练	180 以上

（二）血乳酸

血乳酸（blood lactic acid，BLA）是人体中能量代谢的一个重要的物质，血乳酸浓度是反映运动强度最敏感的指标，也体现了肌肉工作的供能方式，是掌握运动负荷及运动员机能状态的重要指标。血乳酸是监控训练强度和评价有氧能力、无氧能力的重要方法和手段，运动中检测血乳酸，可以反映运动时体内乳酸产生和清除的代谢变化、了解运动时的供能情况、掌握运动员对训练负荷强度的反应状况、明确运动员机能和疲劳状态水平。

1．测试方法 血乳酸测定方法主要有化学测定法、酶学测定法、自动化仪器分析法等。由于自动化仪器分析法采血量少，操作简便、快速，是目前常用的方法。训练时一般采集耳垂或手指尖部位的末梢血来测试血乳酸。

运动时血乳酸测试的采血时间根据运动负荷强度安排，一般为运动后的即刻、1 分钟、3 分钟、5 分钟、7 分钟、9 分钟。由于运动时骨骼肌中乳酸的产生并随血液循环至身体末梢部位需要一定的时间过程，所以血乳酸出现高峰的时间随运动负荷强度有所不同。运动负荷强度大、运动时间短，血乳酸高峰出现的时间相对较晚或延后，运动负荷强度小、运动时间长时，血乳酸高峰一般在运动后即刻出现。因此要根据运动训练负荷强度的大小来确定监测血乳酸的采血时间，强度较低主要以有氧代谢供能为主、血乳酸值在 3 ~ 5 mmol/L 的运动，应在长时间运动结束后 20 秒左右迅速采血测定血乳酸；亚极量或中等强度、血乳酸在 6 ~ 10 mmol/L 的运动，血乳酸高峰出现时间常在运动后 1 ~ 6 分钟；高强度运动、血乳酸在 10 ~ 20 mmol/L 的血乳酸高峰出现时间常在运动后 3 ~ 12 分钟。

2．应用及评价

（1）血乳酸在重点训练课的应用及评价

在重点训练课中和课后进行的血乳酸测试，用以分析评定训练效果和运动员对运动负荷的适应和恢复情况。在高原的运动实践中，血乳酸的变化与供能系统有关，不同的运动负荷强度的血乳酸值不同（表 3-14）。

运动训练中通常认为机体的乳酸阈为 4 mmol/L，血乳酸在 4 mmol/L 以下时，运动强度基本属于有氧供能为主的低强度运动，而血乳酸高于 4 mmol/L

水平的运动强度属于高或较高强度的无氧糖酵解供能为主的运动。一般在最大乳酸大负荷训练后，血乳酸值过低表明负荷强度达不到要求，而在进行次极限和一般负荷强度训练时，完成相同运动负荷后血乳酸低者为佳，随着训练中速度和强度的增加，乳酸值不增加或减少，表明机体内缓冲酸和消除乳酸的能力提高，运动能力有所提升。

在高原上进行运动，以同等负荷训练时，血乳酸明显高于平原，游泳项目可高出 2 ～ 6 mmol/L、竞走项目可高出 1 ～ 4 mmol/L。引起血乳酸升高的主要原因是由于氧分压的下降，运动机体需氧与供氧矛盾提前，无氧糖酵解供能增多，并且随着氧分压的降低而升高。随着对高原环境和高原训练的适应，运动员骨骼肌供氧增多，乳酸代谢酶活性增高，血液中缓冲酸的能力增强，血乳酸消除速率加快等因素影响，完成同等运动负荷后的血乳酸及最大血乳酸降低，表明运动能力的提高；反之，血乳酸值没有递减或有增高，提示训练安排不当或运动员机能水平下降。

表3-14 高原训练期间血乳酸与运动强度对照表

BLA	代谢供能方式	运动强度
2 ～ 4 mmol/L	有氧代谢	中小
4 ～ 8 mmol/L	有氧、无氧混合代谢（有氧比重大）	中
8 ～ 12 mmol/L	有氧、无氧混合代谢（无氧比重大）	中大
＞ 12 mmol/L	无氧代谢	大

引自：高颀，刘海平．高原训练期间运动员身体机能生理、生化指标的评定方法．北京体育大学学报．2004. 27（1）：43-45.

（2）血乳酸在递增负荷实验中的应用及评价

一般采用运动现场多级（5级）递增运动负荷或2级递增运动负荷方法测定，测评时间安排在高原训练初期、中期、末期进行，通过前后对比无氧阈速度（ATV）及乳酸－速度曲线（BLA-Speed-curve）的变化，以整体评定运动员运动能力的改变情况。此外，还可以利用高原训练期间无氧阈值速度的变化和比赛的相关性建立回归方程用以预测平原的比赛成绩。

无氧阈值（AT）是反映肌肉供氧不足而需动员无氧酵解以补充能量的起始点，它是评价有氧耐力能力的有效生理学指标。在高原训练期间，运动员的无氧阈速度（ATV）提高、乳酸—速度曲线（BLA-Speed-curve）明显右移或部分发生右移，表明经过高原训练的强度刺激，运动员机体的乳酸生成延迟、乳酸代谢能力增强、机体缓冲系统功能提高、运动能力特别是有氧运动能力有明显的改善；如果无氧阈速度下降或没有提高、同时乳酸－速度曲线明显左移或部分左移，则表明运动员有氧能力的下降。

（三）血尿素

血尿素（blood urea，BU）是蛋白质分解代谢的终产物之一，人体在正常情况下蛋白质的更新代谢比较稳定，故血尿素保持相对稳定水平。运动员在剧烈运动时，体内蛋白质代谢保持在较高水平，特别是长时间大强度运动，肌肉内部能量平衡失调，导致蛋白质分解代谢加强，使运动后血尿素含量明显升高。一般情况下运动员机体对运动负荷的适应性越低，蛋白质分解丢失的越多，代谢产物尿素在血液中的含量就越高；血尿素有着项目差别和个体差异，一般力量性项目运动员安静时血尿素高于其他项目，不同训练水平运动员运动后的升高幅度各不相同。血尿素常被用来反映运动量的大小，并作为监控过度训练的敏感指标。一般运动量越大，血尿素增加就越明显，机体对负荷的适应性越差；如果在整个训练周期中血尿素始终升高，则说明运动量过大，机体恢复不足，易发生过度疲劳。

1．测试方法　在每周训练初期、大运动训练负荷后和次日晨进行测试，用以评定身体对训练的适应时，应选择大运动量训练课后进行测评；用以评定对一个训练周期的适应情况时，可在训练周期开始、中间和结束三个阶段取晨血测定。

2．应用及评价　血尿素可以评定整个高原训练周期运动员机能状况和对训练负荷安排的适应情况。由于低氧环境人体的基础代谢率增高，机体分解代谢旺盛，蛋白质分解增多，高原训练期间安静时和训练后血尿素值高于平原值（表3-15），晨起空腹安静时的血尿素值一般在正常范围 4 ～ 7 mmo1/L 的上限水平，运动训练后血尿素水平升高超过 8 mmo1/L，经过休息后晨血尿素水平恢复到正常范围内，说明运动员机能状况良好，能适应训练负荷；反之则说明训练负荷过大，运动员机体较疲劳，应及时调整训练量；而训练后血尿素水平没有明显升高，说明训练负荷小，对运动员机体刺激不深。血尿素值高原训练初期较低、中期逐渐升高、后期恢复到或低于初期水平，说明整个高原训练过程负荷安排较适宜；否则，高原训练后期血尿素值高于初期，运动员机体可能出现疲劳积累，需在下到平原的初期进行适当调整，但同时应参照其他生理、生化指标综合评定更有意义。

表3-15 高原训练期间晨起血尿素的参考范围值（mmo1/L）

性别	组别	血尿素（mmol/l）
男	平原运动员	7.19±2.11
	高原运动员	7.67±1.92
女	平原运动员	6.53±1.67
	高原运动员	6.38±1.84

（四）血清肌酸激酶

肌酸激酶（creatine kinase，CK）又称磷酸肌酸激酶，96%储存在人体的骨骼肌中，它与运动时和运动后能量平衡及转移有密切关系，是短时间激烈运动时快速合成ATP、运动后ATP恢复的重要代谢酶。运动训练和环境变化都有可能引起血液中的肌酸激酶升高，主要由于运动引起的组织低氧、能量物质耗竭、酸性代谢产物堆积以及儿茶酚胺类激素分泌增加引起细胞膜通透性的暂时性增大、细胞内酶蛋白类分子物质进入血液以及运动中肌纤维损伤出现分解所致。

血清CK可以评定肌肉的损伤程度、机体对运动负荷的适应程度以及身体的恢复情况。一般运动强度对CK的影响最大，但在各种训练模式中，力量训练对CK影响最大，其次为无氧训练，有氧训练对CK影响不明显。另外训练水平高的运动员训练后血清CK升高慢、恢复快，而训练水平低的运动员训练后血清CK升高快、恢复慢。

1．测试方法　重点训练课后及次日晨采血测试。

2．应用及评价　高原训练期间血清CK要高于平原，可能是高原的低氧及大强度训练的双重刺激使供能相对不足，同时高原低氧环境引起细胞膜的通透性增高，引起肌细胞膜损伤，致使血清CK含量增加（表3-16），晨起空腹安静时的血清CK值一般在正常范围100～300U/L的上限水平。高原训练期间，如运动员训练课后的血清CK值出现大幅增加而次日晨肌酸激酶处于较高水平，则表明运动员对训练负荷不适应，机能状态较差，机体疲劳尚未恢复，应及时调整训练负荷安排；如运动训练课后的血清CK值增加较少而次日晨肌酸激酶恢复到正常值水平，测表明运动员对训练负荷的适应，机能状态良好。

表3-16 高原训练期间晨起血清肌酸激酶的参考范围值（U/L）

性别	组别	肌酸激酶（U/l）
男	平原运动员	293.84±171.72
	高原运动员	327.50±215.97
女	平原运动员	196.86±126.18
	高原运动员	218.71±141.81

（五）尿液生化

尿液是人体水分和各种代谢产物的主要排泄物，尿成分可以反映人体内环境的变化。在高原进行运动训练时，由于环境和运动的双重低氧刺激，肾小球滤过膜、肾小管超微结构的改变和功能下降，使滤过率增加，肾小管重吸收减少，使运动后尿液中蛋白、红细胞等排泄率或异常率增加，从而造成尿液生化的变化。不同的运动强度，尿液生化的排出率不同（表3-17）。尤其是运动强度越大，尿液生化指标排泄率或异常率越高，因此，尿液生化的监测对于评定运动员对运动负荷的反应和机体恢复状况十分重要。尿液生化又称尿十项，包括尿蛋白（PRO）、尿潜血（BLD）、尿糖（GLU）、尿酮体（KET）、尿胆原（URO）、尿胆红素（BIL）、尿酸碱度（PH）、尿亚酸盐（NIT）、尿比重（SG）、尿白细胞（LEU）指标。

1．测试方法　在高原训练期间，重点训练课后和次日晨取尿液进行尿生化的测试，运动后尿在训练课后15～30分钟取样，晨尿要求早晨起床后留尿，尿量为20 ml中段尿，取样后即刻应用尿液分析仪检测。

2．应用及评价　训练课后出现尿生化指标的增加或异常，而次日晨尿尿生化指标下降或恢复正常，表明运动员对训练负荷的适应和机体的恢复。高原训练期间尿液生化指标的异常常见于尿蛋白和尿胆原，其他指标变化并不明显。在高原初期运动后，尿蛋白和尿胆原含量较平原增加，经高原适应后在完成相同运动负荷后的尿蛋白和尿胆原含量降低或消失，则表明运动员机能状况良好；反之，则要注意运动员的身体状态或酌减运动负荷。在高原训练中若出现尿潜血异常，可能与运动负荷过大机体不适应有关，但对于女运动员要排除生理周期。

表3-17 尿生化指标与训练强度关系

项目	正常范围	参考范围		
PRO（尿蛋白）（mg/dl）	＜10	10-30	100	300
URO（尿胆原）（mg/dl）	＜2			
BLD（尿潜血）	＜0.6	0.06	0.3	1.0
训练负荷		小	中	大

四、高原训练身体功能状况评价方法

（一）心率

1．基础心率或安静心率　基础心率是指基础状态下的心率，即室温条件下，清晨、清醒、起床前、静卧时的心率，一般用脉搏表示，也称晨脉。晨起安静心率的变化能间接反映心血管的机能状况，是评定机能状况和评估训练效果最简易的指标。基础心率不变或渐趋降低，说明运动负荷适当，身体机能良好，如果提高了运动负荷，基础心率就会略有加快，每分钟稍有增加属正常，若基础心率不稳定或增加偏多，说明运动负荷过大，应及时调整。

（1）测试方法：基础心率在清晨起床前的清醒空腹状态进行，安静心率为运动员静坐或平躺5～10分钟后进行，测定的方法为触摸腕部桡动脉或颈部颈动脉的脉搏，以10秒钟为计算单位，测定一分钟的脉搏数。

（2）应用与评价：机体机能正常时基础心率相对稳定，运动员在平原的正常安静心率在50次/分左右。高原初期由于高原氧分压降低，动脉氧分压、血氧饱和度下降引起交感神经兴奋，以及每搏输出量（SV）减少等因素的影响，HR略有升高（表3-18），以不超过平原的6～8次/分为正常，大约持续5天左右，随后下降逐步趋向稳态，稍高或接近于平原基础心率。升高的程度视不同项目、不同个体存在一定的差异。如果大运动负荷训练后，基础心率较平时增加10次/分以上，则认为有疲劳累积现象；如果连续几天持续增加，则应调整运动负荷。在选用基础心率作为评定疲劳指标时，应排除惊吓、噩梦、睡眠等其他因素的影响。

表3-18 高原训练期间基础心率参考值（b/min）

男	高原运动员	50.27±7.57
	平原运动员	59.69±7.26
女	高原运动员	55.38±1.75
	平原运动员	57.6±4.88

（二）最大摄氧量

最大摄氧量代表肌肉每分钟消耗的最大氧量，是反映肌肉利用氧的能力和人体有氧运动能力及运动时心肺功能状况综合评定的一项关键指标。在高原地区，肌肉可利用的氧气减少，最大吸氧量要低于海平面地区（表3-19）。

1．测试方法　高原训练的初期、中期、末期进行。

2．应用及评价　一般情况下，人到达高原初期，表现为VO_2max较海平面有所降低；随着对高原环境的逐渐适应，心血管、呼吸系统等身体主要机能发生变化，VO_2max逐渐回升；高原训练适应后，高水平运动员的VO_2max可达到平原水平，而水平较低的运动员的VO_2max仍低于平原水平。高原训练期间，运动员的VO_2max出现持续下降，表明运动员的心肺功能对高原低氧环境没有很好的适应，应及时调整训练负荷，以防止过度疲劳的产生。

表3-19 高原训练期间最大摄氧量参考值［ml/(kg·min)］

性别	组别	最大摄氧量［ml/(kg·min)］
男	平原运动员	56.8±7.12
	高原运动员	50±4.67
女	平原运动员	45.76±6.31
	高原运动员	45.93±5.31

（三）血氧饱和度

血氧饱和度是反映机体供氧和利用氧的指标，血氧饱和度是指血液中血红蛋白与氧气结合的程度，即血红蛋白氧含量与氧容量的百分比。研究认为人体的脉搏血氧饱和度（SpO_2）和动脉血氧饱和度（SaO_2）显著相关（0.90 ～ 0.98），监测 SpO_2 可以表明血液的氧结合度，反映机体供氧和利用氧的能力。高原训练期间监测每日的血氧饱和度值和与其对应的心率值，可以反映运动员的身体机能状况、疲劳恢复状态以及对高原低氧的适应情况。

1．测试方法　每日晨起前空腹卧位或晨起后安静状态下测试。

2．应用及评价　高原训练期间运动员的血氧饱和度值在 93% ～ 99% 的范围内波动（表 3-20）。初上高原，由于大气压和氧分压的下降，机体氧摄入量下降，动脉血氧含量降低，刺激交感神经兴奋，进而引起心率的代偿性增加，导致血氧饱和度及血氧饱和度 / 心率比值的下降，动脉血氧饱和度在安静状态时下降 4%、运动时下降 4% ～ 7%，尤其是在上高原的前 3 天和男子运动员的表现较明显。随着对高原环境的适应，运动员机体的氧摄入量和利用率提高，虽受训练负荷的大小、训练调整以及疲劳状况的影响，但血氧饱和度及血氧饱和度 / 心率比值都会有所增加。

表3-20　高原训练期间血氧饱和度参考值（%）

性别	组别	血氧饱和度（%）
男	平原运动员	95.32 ± 1.57
	高原运动员	94.22 ± 2.54
女	平原运动员	96.1 ± 1.29
	高原运动员	94.22 ± 2.54

（四）心率变异性

心率变异性（heart rate variability，HRV）是窦性心率随时间发生微小波动的现象，这种波动受体内神经体液的调控，也是机体为适应不同生理状况而做出的适应性改变，可以反映交感 – 副交感神经张力及其平衡状况，进而用于评价身体机能状态。HRV 分析可显示运动训练过程中心血管系统压力和洞察运动后生理恢复过程，是目前监控运动个体自主神经状态和训练适应性的手段，且具有无创、可重复性、敏感性高等优点，广泛应用于训练周期安排、运动负荷设计以及恢复质量评价等方面。

1．测试方法　安静状态下应用 Omega wave 系统测试，可在高原训练的初期、中期、末期进行。测试指标主要有时域指标：R-R 间期标准差（SDNN）、相邻 R-R 间期差值均方根（RMSSD）、相邻间期的差值标准差（SDSD），频域指标：总功率（TP）、高频功率（HF）、低频功率（LF）、高频功率与低频功率比值（LF/HF）。

2．应用及评价　高原训练初期，由于低氧环境的应激反应，第 1 周运动员的 HRV 指标出现一定程度的下降，且以副交感神经调节能力下降为主。高原训练中、后期，随着对高原环境和运动负荷的适应，运动员的 HRV 指标应出现一定程度的回升，如果出现 HRV 指标的下降，则与负荷强度的增加密切相关。

（五）血液指标

血细胞又称血球或血常规，具有运送氧、免疫、止血等重要作用，运动或环境均可影响血细胞的变化。血细胞是可反映运动员机能状态和营养状况，也是高原训练中变化较敏感的指标之一。血细胞包括红细胞计数（RBC）、血红蛋白（Hb）、红细胞压积（HCT）、平均红细胞体积（MCV）、白细胞（WBC）等指标（表 3-21），可通过血常规进行检测。

1．测试方法　在高原训练期间，可每周进行 1 ～ 2 次监测。

2．应用及评价　高原低氧环境下血常规指标是比较容易受到影响。运动员初上高原后，机体对低氧影响的应激反应使储血器官释放红细胞进入血液、脱水使血液浓缩等原因引起红细胞数、血红蛋白、红细胞压积等一过性升高。随后由于低氧刺激，造起肾生成更多的促红细胞生成素（EPO）释放入血，引起骨髓造血功能增强，生成更多的红细胞，使得血红蛋白、红细胞压积升高。一般情况下，上高原 1 周后运动员血红蛋白有所升高；高原训练 2 周后血红蛋白水平接近平原时的水平；3 ～ 4 周时血红蛋白水平略显下降，但仍高于平原值。

Hb 的正常值男子运动员为 12 ～ 17 g/dl，女子运动员为 11 ～ 15 g/dl。而在高原训练期间，Hb 男子在 16 g/dl、女子在 15 g/dl，HCT 男子在 48%、女子在 46% 左右较为理想，此时运动员的身体机能水平较高，能较好地完成训练负荷，而不致产生疲劳。若 Hb 在高原训练期间持续低于 12 g/dl，则表示运动员的机能状况不佳，应及时进

表3-21 高原训练期间血细胞指标的参考范围

性别	组别	RBC（10^{12}/L）	MCV（fl）	HCT（%）	WBC（10^9/L）	Hb（g/L）
男	平原运动员	5.14±0.46	81.98±8.56	42.25±5.02	6.33±1.62	158.32±12.15
	高原运动员	5.05±0.49	88.71±21.95	44.49±4.44	6.23±3.75	157.40±15.00
女	平原运动员	4.57±0.41	83.60±9.29	38.19±4.38	6.03±1.43	140.49±12.19
	高原运动员	4.41±0.48	84.09±7.15	37.10±4.95	5.75±1.47	135.05±15.68

行运动调整和营养补充。

一般高原训练出现血红蛋白低于正常值或呈下降趋势，则表明疲劳可能是由于运动量过大造成，同时还与机体的营养状况密切相关，应及时补充营养，调整运动量。但在高原运动训练时血细胞指标的评价必须考虑到运动员的个体差异，要进行系统长期的监测比较，从而进一步确定运动员个体最佳的血红蛋白水平范围。

另外，在高原训练期间，由于训练及低氧、低温等环境因素的综合影响，易导致运动员免疫功能下降，运动员的易感性增加，容易感染上呼吸道疾病和消化道等疾病。因此，高原训练时对血液中白细胞和免疫球蛋白等免疫指标的检查是非常必要的，一般在上高原前和高原训练期间每周进行 1 次测试。高原训练期间运动员的白细胞一般在正常范围内波动，如果训练期间白细胞和免疫球蛋白指标持续下降低于正常范围下限，或者在一段时间的稳定后突然明显降低，应及时调整训练，采取必要的措施，提高机体免疫力。如果白细胞高于正常范围上限，运动员可能出现炎症，有感染的可能，应注意观察和积极治疗。

（六）血清睾酮和皮质醇

睾酮（testosterone、T）是人体的主要雄性激素，除了具有促进第一性征发育的作用外，还可促进蛋白质合成，使肌肉壮大和体重增加；可刺激红细胞生成，加速血红蛋白合成；促进体内抗体形成，增强免疫功能和抗感染能力。因此高原训练期间血睾酮升高有助于加速运动后恢复速率，提高机能水平。普遍认为高水平的睾酮与良好的竞技状态、运动成绩有关。皮质醇（cortisol，C）属于异化激素，是促进机体进行分解代谢的重要激素，能抑制蛋白质的合成和睾酮的分泌，加速糖原、脂肪和蛋白质的分解，有利于运动时提高能量，也在一定意义上反映了机体对运动负荷的反应程度。

在高原训练期间监测血清睾酮、皮质醇和睾酮/皮质醇比值可以了解体内合成代谢和分解代谢的情况，是目前公认的评定和监测过度训练、疲劳恢复状况的灵敏指标。测定恢复期血清睾酮/皮质醇比值，就可了解体内合成代谢和分解代谢平衡的状态。比值高时是合成代谢过程占优势，比值下降是分解代谢大于合成代谢，机体仍处于消耗占主导地位的状态，疲劳不能有效恢复，长期会导致过度训练。

1．测试方法　每周或在初期、中期、末期安排。

2．应用及评价　人体正常睾酮水平范围男性为 10.4 ~ 34.7 nmol/L（200 ~ 1000 ng/dl），女性一般多为男性的 1/10。国内学者认为血睾酮基础值高者适宜从事力量性运动项目，甚至定量地认为男子运动员血睾酮在 1000 ng/dl 以上，女子运动员在 100 ng/dl 以上时，机能状态良好。高原运动员和平原运动的血清睾酮水平相近（表 3-22）。

高原训练期间睾酮水平多有降低，但至少应保持在正常范围的下限以上，否则运动员机体会产生疲劳。一般情况下睾酮值高原训练末期高于初期，表明高原训练期训练负荷安排适宜，运动机能水平上升；高原训练末期低于初期，说明负荷强度过大，机体不能适应，产生了疲劳。在运动后血液中睾酮/皮质醇的比值如下降 25% 并持续不回升为疲劳，下降 30% 则认定为过度疲劳。

表3-22 高原训练期间运动员睾酮、皮质醇参考范围

性别	组别	睾酮（ng/dl）	皮质醇（nmol/l）
男	平原运动员	569.86±139.26	517.92±89.07
	高原运动员	549.00±137.54	517.10±86.56
女	平原运动员	47.48±27.26	545.28±94.16
	高原运动员	55.01±74.08	536.09±119.06

许多研究证明无论是急性还是慢性低氧暴露，无论是有氧运动还是无氧运动，皮质醇都可升高，而且存在随高度的增加和时间的延长而升高的趋势。如 100 km 跑后增加 100%、短跑后增加 34%，有训练者增加比无训练者少。有报道皮质醇的正常水平男女均在 276 nmol/L 左右，当皮质醇超过 690 nmol/L 时，可抑制睾酮的生成，降低机体免疫能力，使运动员对运动负荷不能适应。高原训练期间运动员的皮质醇参考值见表 3-23。

表3-23　高原训练期间皮质醇参考值（nmol/L）

性别	组别	皮质醇（nmol/l）
男	平原运动员	528.9±98.26
	高原运动员	507.25±99.92
女	平原运动员	528.4±99.76
	高原运动员	506.07±93.15

高原训练期间，血清皮质醇一般应处于正常范围。可以用一次性大强度定量负荷后皮质醇的变化幅度来评价身体机能。如运动员完成相同的运动负荷时，血清皮质醇上升的幅度逐渐下降，则提示是运动员身体机能良好和对训练负荷适应性提高的结果。

（七）体重

体重是反映和衡量一个人健康状况的重要标志之一，也是衡量高原适应最简单易行的指标，在高原环境训练体重的丢失是常见的。高原低氧、寒冷、干燥等气候条件下，机体消耗加大、消化功能减退等，使机体蛋白质合成代谢下降，造成骨骼肌肌组织丢失和体重的下降。高原训练监测运动员的体重变化，以评定肌肉蛋白质等合成与分解状态、营养状况和体能恢复情况。

1．测试方法　每日晨起空腹状况监测

2．应用及评价　初上高原，由于体内水分的丢失量加大和身体消耗加强，会使体重有所下降，但这种多持续 5 ～ 7 天，随后随着机体对高原环境和训练的适应，体重则保持随运动强度有所起伏的状态。高原训练期间，若体重出现持续下降，表明机体分解大于合成，运动员的机能状况较差或对运动负荷不能适应，因此，高原训练时既要保证蛋白质的及时补充，又要注意力量素质课的合理安排或运动负荷强度的适当调整。一般情况下，体重下降 2% 以下为正常；体重下降 3% ～ 4% 时，应加强蛋白质、谷氨酰胺等营养的补充和注意训练的合理安排；体重下降 5% 时，应进行适当调整。高原训练期间不同运动项目运动员的体重下降幅度有所不同，竞走运动员为 3% ～ 4%、游泳男子运动员为 2.48% ～ 6.88%、游泳女子运动员为 2.22% ～ 5.58%（图 3-6）。

五、高原训练疲劳恢复方法

（一）营养恢复

合理的营养补充能够加快机体的恢复，适应机体代谢的变化。高原运动与平原运动在营养补充的要求上有一致的地方，但是在低氧环境下运动，机体需要的营养和热能补给又有其特殊的一

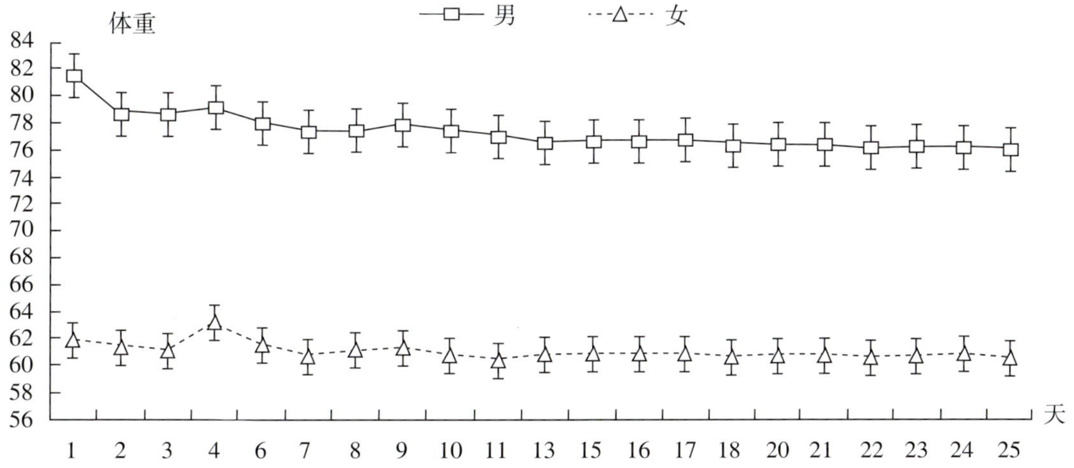

图 3-6　国家游泳运动员多巴高原训练期间的体重变化

面。高原运动时呈现出来的问题主要包括机体能量损耗增加、新陈代谢增强，呼吸频率加快，心率增加血液黏度增高、机体运输氧气的能力下降，消化能力下降，易产生腹胀、腹泻、食欲减退，免疫能力降低等。根据高原环境的特点，在饮食中科学合理地补充热量和各种营养素以满足高原运动的特殊需要，还要兼顾各种营养素之间的恰当比例和数量，才能达到加快机体恢复的目的。

1．膳食均衡　高原运动过程中膳食要科学合理地补充热量和各种营养素，以满足高原运动的特殊需要，同时还应避免营养过剩或营养缺乏。一般在进行高原运动时，饮食中的脂肪摄入量不宜过多，尤其要减少摄入动物性脂肪，丰富碳水化合物的食物种类。膳食营养中三大营养素的供能比例应为碳水化合物占60% ～ 65%，蛋白质占13% ～ 15%，脂肪占20% ～ 30%。同时，应着重注意增加蔬菜和水果的摄入，每天的摄入量应达500 g。

高原运动时会对机体的消化系统产生一定的影响，应当根据高原环境、选取的运动项目和锻炼方式的特点，建立起相对应的饮食制度，有利于食物的消化和吸收。在高原运动时应该采用少食多餐的方式代替平原运动时一日三餐的做法，还要注意晚餐进食时不宜吃的过饱，增加机体胃肠负担影响睡眠，同时也会对血液分布造成影响，使得过多的血液分布于消化系统，不利于体能恢复和疲劳消除。同时应少吃不易消化的食物，比如腌制类、油炸、肉类等食物。

膳食纤维对人体健康具有一定的生理意义，但在高原训练期间，不易摄入过多太粗的膳食纤维，它对人体营养素的吸收产生一定影响，比如可以降低铁、锌等无机盐的吸收利用率，也会引起腹部胀气和不适感等，尤其要少吃粗纤维多的和产气性食物如蔗糖、萝卜、韭菜等。

高原运动时应注意空腹和饱腹后不应即刻运动。运动后也应该至少休息50分钟后再进食，进食后至少休息2小时再进行运动。同时，也应禁止剧烈运动之后大量饮水，补水时应采用少量多次原则。

2．补糖　糖类物质是人类赖以生存的重要物质之一。高原环境低氧与运动负荷低氧将加剧机体内糖的分解代谢，使得糖原分解加快机体血糖水平下降，体内的糖原储备减少，易出现机体疲劳。为了防止因糖的大量消耗引起的机体疲劳积累，就需要及时的补充氧耗少且能快速补充能量的糖类物质。另外在高原运动时机体的营养代谢将发生变化，三大营养素中最能适应这种变化的就是糖，因为与蛋白质、脂肪相比，碳水化合物分子含氧最多，氧化供能时消耗的氧最少。

在高原运动过程中补充糖，能够有效地维持机体的血糖水平，延缓疲劳发生。高原运动后补充糖，有利于肌糖原和肝糖原的再合成及填充。此外，适当的补充糖类物质，可以促进刺激胰岛素分泌，增强机体合成肌肉蛋白质的能力，加强机体的免疫力。

高原运动补充糖时应当注意糖的种类并掌握补充的时间和浓度。糖分葡萄糖、果糖和低聚糖等，葡萄糖在实际中应用最多，因为它吸收快、供能迅速，其缺点是容易引起低血糖等胰岛素反应，所以要注意补充葡萄糖的时间。

低聚糖是葡萄糖和果糖的聚合体，由3 ～ 10个葡萄糖和麦芽糖构成，且大小各不相同，在消化道中通过胃、肠的吸收速度也有所不同，所以补充低聚糖可以长时间地保持血糖浓度。此外，低聚糖不会造成过多的胃酸，还可以促进消化，所以，高原运动期间应以补充低聚糖为主。另外补糖的浓度上，一般情况下采用5% ～ 10%的等渗或低渗浓度补糖，应当避免补充高渗糖饮料，因为它会加剧机体脱水。如果在运动中单纯选择葡萄糖饮品进行补糖，其浓度应当控制在6%以内，如果选择低聚糖，其浓度可控制在大于等于10%，运动后补糖的浓度可以稍高一些，在10% ～ 35%。

3．补水　水是所有生命体的重要组成部分，是维持生命和正常生理活动必不可少的物质。各种营养物质必须溶解于水才能被人体吸收，同时人体的代谢废物也要借助于水排出体外。同时，饮水也是补充人体所需常量、微量元素的重要途径，天然水中含有钙、镁、钠、钾、氯、锌、铜、氟等人体所需的元素。

高原空气干燥，日照较强，人体运动时呼吸次数增加，通气量明显加大，水分蒸发快，在气体交换时的失水量与平原相比增长3 ～ 4倍（日失水量达1.2 ～ 1.7 L），易造成机体大量失水，如得不到及时补充，人体正常的生理功能与运动能力会受到严重的影响。

在高原运动时，除及时补充因运动出汗导致体液丢失的水分外，至少还应每天比在平原运动时多补充 1 L 以上的水，以保证机体每日尿量在 1.0 ~ 1.5 L 之间来排泄代谢废物。高原运动期间，每天补水约为 3000 ~ 4000 ml，遵循“少量多次”的补水原则，每一次的饮水量约为 100 ~ 150 ml。

4．维生素　维生素是维持机体健康和生命活动必需的调节类营养物质，是物质代谢的重要组成部分，分为脂溶性维生素和水溶性维生素。维生素需要量虽小，但大多数维生素不能在人体内合成，必须通过有规律地饮食从外界摄取。维生素的种类较多，每种维生素的功能各有不同，不能相互代替，也没有其他可以替代的物质。高原低温低氧的环境中机体新陈代谢增强，高原运动时多补充维生素尤其是维生素 B、C 和泛酸，也可以在高原训练前补充，对机体适应高原环境有益处。

维生素 C 在低氧环境下具有能够改善机体氧化还原反应、造血、解毒等生物学功能，同时还能够增强机体的免疫能力。高原进行大负荷训练的运动员每天摄入适当的维生素 C，能够显著降低因训练导致的氧化应激反应。但是也应该注意不能长时间大剂量的摄入，否则会对人体产生危害。我国正常成年人每天的维生素 C 推荐摄入量是 100 mg，在高原运动时可适当增加摄入量，但每天用量的上限不能超过 1 g。

B 族维生素可以提升机体能量生成过程中酶的活性，提高机体对于氧的利用率增强抗低氧耐力。高原训练的运动员补充高质量复合维生素 B 用量为 1 ~ 3 倍，对维持机体体能和消除疲劳具有一定的辅助作用。维生素 B_{15} 具有解毒作用，进入高原前 1 周开始每日补充 150 mg 的维生素 B_{15}，可以提升机体组织的氧化代谢增加机体在血氧降低情况下的稳定性。进入高原后机体红细胞增多，血液黏稠度增加，不利于血液循环。

维生素 E 具有抑制血小板聚集和保护血管内皮的作用，能够缓解血液黏稠度，还具有抗氧化、维持正常免疫功能和减轻疲劳的作用，因此，每天补充适当的维生素 E 很有必要。高原运动期间，维生素 E 的补充量每天应为 100 ~ 400 IU。

另外高原运动期间同时补充 10 种高剂量的复合维生素，可以增强体力，减少血乳酸（blood lactic acid，BLA）的积累，改善心功能。这 10 种维生素及其补充量是：维生素 A 2 mg、维生素 B_1 120 mg、维生素 B_2 2 mg、维生素 C 300 mg、维生素 B_3 20 mg、维生素 B_6 5 mg、泛酸钙 5 mg、维生素 E 60 mg、维生素 B_{15} 50 mg、维生素 P 50 mg。

5．微量元素和矿物质　高原运动时补充微量元素和矿物质是必要的，不仅可以缓解机体疲劳防止肌肉痉挛，还能够保持机体内部的水分、盐分和酸碱平衡。一般情况下高原运动后要摄入含有钾、钠的运动型饮料。

高原运动期间机体对铁的存储量以及铁的补充和吸收，对于提高血红蛋白浓度，增加血氧含量具有重要意义。人体内总的铁储备量为 3 ~ 5 g，主要储存在脾、肝及骨髓内。在正常生理情况下每天红细胞破损释放 20 ~ 30 mg 铁，这些铁主要被骨髓吸收，用于合成新的红细胞。但人体仍有一定的铁丢失，每天丢失的铁大约男子 1 mg、女子 3 mg。同时机体每合成 1 g 血红蛋白就需要 3.4 mg 铁。因此，高原运动期间除多补充一些含铁丰富的动物内脏、蛋黄、豆类和鱼类外，还应适量补充对胃肠刺激反应较小的铁制剂。一般每天的补铁量为 20 ~ 25 mg，女运动员在高原上的月经期及月经后 7 天内，每天服铁剂量应适当增加，每天的补铁量为 25 mg，同时辅以维生素 B、C，改善铁的吸收。另外，在高原运动前 4 周，就应开始补铁，以保证有足够的铁储备。

锌对运动员的机能状态和运动能力有着多方面的影响。补锌可抑制机体自由基的产生并加强自由基的清除，恢复部分受损伤的免疫细胞功能，刺激合成激素的合成代谢。在正常饮食和运动情况下，运动员每天的锌补充量为 15 mg。高原运动时可适当增加锌的补充量。有研究报道运动员补锌 15 ~ 50 mg/d，剂量低于 500 mg/d 是无毒的，但大量补锌会严重干扰铜的代谢。高原运动期间也应注意补铜，铜是很多酶的组成部分，并是机体铜代谢和红细胞生成的基础物质，平原运动期间铜摄入量应为 2 ~ 4 mg/d，高原运动期间应适当提高铜的摄入量。

6．蛋白质　蛋白质是机体内多种重要生理活动的活性物质，是生命的物质基础，它维系机体正常新陈代谢和各类物质在体内输送以及机体内渗透压和体液酸碱度平衡，蛋白质也是人体生长、发育、运动、遗传、繁殖的重要物质之一。高原训练中缺乏蛋白质，可使骨骼肌横截面积缩小，肌肉力量下降，肌肉易发生疲劳。

高原训练中首先要通过饮食等补充蛋白质，蛋白质含量高的食物有奶类、肉类、蛋类，如牛奶、羊奶、猪肉、牛肉、鸡肉、鸡蛋、鸭蛋等，还有黄豆、黑豆等豆类。其次主要补充乳清蛋白，乳清蛋白（whey protein）是从牛奶中提取出来的蛋白质，主要由α-乳球蛋白、β-乳白蛋白、牛血清蛋白、免疫球蛋白等组成，还含有一些具有生物活性的微量成分，包括乳铁蛋白、乳过氧化物酶、溶菌酶、酪蛋白、脂肪球膜蛋白等。与其他蛋白质相比，乳清蛋白易吸收，利用率高，必需氨基酸和非必需氨基酸之间比例平衡，同时支链氨基酸含量丰富。乳清蛋白同时具有抗氧化和提高机体免疫力的作用，还能刺激合成代谢激素或肌肉生长刺激因子的分泌和释放，增加肌肉蛋白质的合成，有利于提高肌肉力量和高原运动后肌肉疲劳的恢复，因此在高原训练期间适量补充乳清蛋白是非常必要的。一般乳清蛋白的补充量每天 20 g，健美与力量练习者可适当增加补充量，每天为 50 g。

高原训练中还应使用增加肌肉力量的营养品，使机体获得最佳的内环境，提高自身分泌生长激素、睾酮、胰岛素及相关激素的水平。目前经常补充的增加肌肉力量（促合成代谢）的特殊营养品主要有精氨酸、甘氨酸、牛磺酸、支链氨基酸、β-羟基～β～甲基丁酸盐、结合亚油酸、鸟氨酸、α-酮戊二酸、卵磷脂、甲基吡啶铬、硫酸矾、谷氨酰胺和植物皂甙类物质等。

7．特殊的营养补剂　补充特殊的营养补剂就是利用某些营养物质对运动机体代谢和生理机能的特殊作用，最大限度地调动机体潜能。

高原训练中由于机体承受高原低氧和运动负荷的双重刺激，使得机体内自由基生成增多，抗氧化能力下降。而高原训练过程中合理的使用抗氧化剂等特殊的营养补剂，有利于增加机体的自由基清除能力，快速消除疲劳、恢复体能。常用的抗氧化剂种类主要有 VC、VE、胡萝卜素、辅酶 Q10、谷胱甘肽、牛磺酸、硒、锌、卵磷脂、CLA、1,6-二磷酸果糖（FDP）及多糖类、黄酮类、皂甙类、多酚类物质等。

肌酸的主要功能是在肌细胞中合成磷酸肌酸，为肌肉收缩提供能量，肌酸主要从牛肉、羊肉和鸡蛋等食物中获取，然而在高原训练中又不宜过多的食用此类食物，为了维持并提高肌肉完成一定量的运动负荷，尤其是专业运动员在高原训练大负荷量训练期间，适量补充肌酸可有效地保证肌肉供能、维持肌肉力量，延缓肌肉疲劳。补充的量应依据运动员的个体差异和训练负荷的变化适当的调整用量，避免过度服用带来负面效应。

（二）中药恢复

补益类中药消除运动后引起的疲劳以及促进机体疲劳恢复有积极的促进作用。在高原运动过程中服用一些具有抗低氧效果的中草药，对于高原低氧环境的快速习服以及运动过后的疲劳恢复具有一定的积极意义。

1．冬虫夏草　冬虫夏草是生长在高寒地带的药用植物，它由虫草酸、蛋白质、粗纤维及虫草素组合而成的，含有多种游离氨基酸和微量元素及维生素 C，能够增强机体的免疫力缓解机体疲劳，加强血液循环和有机地调节全身的机能，尤其对运动员受伤后体弱、运动后乏力等症状有较好的疗效。

冬虫夏草对运动过程中的心肌具有保护作用，明显减轻低氧再给氧时细胞内脂质过氧化作用。虫草也能显著降低运动后血液中丙二醛的含量，显著提高心肌、骨骼肌和血清的肌红蛋白的含量，有利于提高机体的氧利用率，增强机体的有氧代谢和清除乳酸的能力。经生物活性检测虫草提取物对羟自由基清除率为 1453%。

特别是虫草提取物含有丰富的蛋白类小肽物质，18 种人体必需氨基酸、虫草多糖、甘露醇、腺苷、甾醇、烟酸、维生素 A、维生素 D、超氧化物歧化酶和微量元素等，尤其是亮氨酸、异亮氨酸、缬氨酸等支链氨基酸为肝外代谢氨基酸，支链氨基酸也是唯一在骨骼肌中代谢的氨基酸，在体内为骨骼肌供应能量，所以起到加强肌肉力量，发挥提高运动肌肉耐力的功能。因此，冬虫夏草有抗应激和抗运动性疲劳的作用。

临床研究发现冬虫夏草要达到治疗效果必须服用足够的数量，每天 3 ～ 5 g，而最具药用价值的食用方式常温生服。但高温加热、炖煮时会造成冬虫夏草中很多重要精华成分的损失破坏，明显降低功效。

2．枸杞　枸杞（Lycium barbaruml）是药食同源品种之一，具有独特的营养和药用价值。枸杞含有枸杞多糖、多种氨基酸、类胡萝卜素、微量元素、维生素、牛磺酸、生物碱、挥发油等化学成分。

枸杞多糖（lycium barbarum polysaccharides，LBP）是枸杞的活性成分。具有多方面的生物活性，还有生物碱、蛋白质、氨基酸、超氧化物歧化酶（SOD）、玉蜀黍黄素、酸浆果红素等特殊营养成分，具有延缓衰老、抗氧化、抗肿瘤、降低血糖、增强免疫、保肝、降血脂、抗应激、抗疲劳、保护生殖系统及降血压等多种生物学功能。在运动训练中枸杞具有抗低氧、抗疲劳、抗氧化，延缓运动性疲劳及运动损伤的发生，提高运动机体的免疫功能、提高运动神经系统的反应能力等作用。

国内研究表明，枸杞多糖具有增强免疫力及抗氧化性作用，剧烈运动后可以促使活性氧的生成，而活性氧会导致运动过程中运动性疲劳及运动损伤。因此，机体氧化酶的活性提高有利于对氧活性的消除，从而延缓运动过程中的运动性疲劳及运动损伤。枸杞能加快运动后乳酸的恢复速率，有利于延缓运动性疲劳及运动损伤的发生，提高运动能力，且对人体有诸多益处，可用作体育训练提高其耐力水平的食补使用。高原训练期间服用100%红枸杞汁对高原训练运动员的肺活量和具有积极的作用。通过对高原训练研究表明，服用红枸杞汁可提高肺通气量和血氧饱和度，提高人体对低氧的适应性，减缓高原低氧和运动训练期间呼吸肌疲劳的发生程度。也可以提高低氧训练下适应能力，增强氧气的摄入和利用效率，降低新陈代谢速度，促进疲劳恢复及降低蛋白质分解代谢，缓解在低氧训练中血氧饱和度的下降，增大训练强度和训练量具有良好的作用。

枸杞作为滋养品，食用时不宜过量，健康的成年人每天食用枸杞15～20 g为宜。

3．红景天　红景天为景天科，红景天属多年生草本或亚灌木植物，是生长于海拔2000～5000 m以上高山地区的中草药。已经知晓的红景天品种超过200种，亚洲传统医学中经常食用的约有20多种，在我国主要分布于东北、华北、西北及西南地区，约有70余种，青藏高原有30余种。

红景天中共含有40多种物质，其中红景天苷是其主要有效成分。此外，红景天富含18种氨基酸，35种无机元素，有15种为人体必需的宏量和微量元素，还含有维生素A、C、D、E、B、B 6等多种维生素。

红景天不仅具有抗低氧、抗疲劳、抗辐射和抗炎的功效，提高运动能力，对心脑血管还具有保护作用，同时能够提升抗低温及增加肝糖原的含量，红景天已成为高原运动期间运动员首选的抗低氧中药。

红景天作为补益类中药，食用时不宜过量，每天食用3～9 g为宜。

（三）物理手段恢复方法

1．水疗　水疗是指水浴方式，将身体的局部或整个身体浸入到水中，利用水中含有的矿物质与水的温度、浮力、压力、水流所产生的刺激，缓解机体运动后产生的各种症状或改善机体器官功能的一种治疗手段和方法。水疗方法主要有冷水浸泡、冰浴和冷热水浴3种方式，这3种方式对减少运动后疲劳的积累，防治运动性肌肉损伤、减少肌肉炎症、延缓肌肉酸痛与肌肉力量下降，以及降低运动后产生的疲劳程度具有疗效。

冷水浸泡方法一般是将机体的局部浸泡于在5～20℃的水中，通过不同温度的低温刺激，对机体局部神经肌肉产生影响使其生理学指标发生改变。冷水浸泡又分为持续性和间歇性两种方式，温度一般控制在5℃或10～15℃，浸泡的时间控制在3～20分钟。持续性在冷水中浸泡10分钟可以最大程度的缓解肿胀、减轻肌肉酸疼和疼痛的扩散，还具有控制能耗、增加心输出量和提高代谢速度的作用；短时间、间歇性冷水刺激可以改善心肌的营养和收缩能力，加速机体的新陈代谢，促进血液循环，实现神经与肌肉的放松，达到生理与心理的放松，加快身体机能的恢复也是降低机体组织温度的最优方法。

冰浴是在0℃或0℃以下的环境中，通过冰火蒸发冷冻制剂等物理手段进行疲劳恢复或治疗运动损伤的一种方法，主要有全身冷冻治疗和局部冷冻治疗两种方式。全身冷冻治疗是采用液氮或压缩机制造–100℃或更低的超低温应用于运动训练后的疲劳恢复或是运动前的预冷方面。局部冷冻治疗采用冰敷、冰水浴、冰按摩与冰疗仪器对机体局部进行挤压和按摩，用以对机体局部组织降温达到减轻运动后肌肉酸疼和痉挛，降低急性损伤造成的炎症反应。局部组织冰敷处理时时间应控制在20分钟以内，以免时间过长影响肌肉功能。

冷热水浴是将热疗与冷冻疗法结合在一起，通过刺激血管的收缩和舒张可以改变机体的血流量促进血液循环，降低损伤部位的炎症反应，减轻肿胀程度，减轻肌肉的酸疼与痉挛，目前应用较广泛的是冷热浸泡法，而且冷热水交替浸泡的方法比单纯冷疗的效果要好。如热水浴40～44℃、10～15分钟，然后温水浴37～39℃、10～20分钟，可加速人体新陈代谢，调节人体兴奋性，降低血液中的乳酸浓度，兴奋副交感神经，缓解因疲劳引起的肌肉酸痛等作用。

2．按摩与针灸　针灸与按摩作为加快身体机能恢复的重要手段，其中针灸可增强身体免疫力、调节气血与经络等方面发挥着重要的作用。按摩能改善全身和局部血液循环，促进神经肌肉兴奋性，缓解疲劳和压力，消除肌肉中的乳酸及其他代谢产物，增强肌肉的收缩能力和运动能力。

运动按摩分为放松按摩和赛前按摩两种，按摩的部位包括全身和局部两种，按摩的手法可根据每个人的特点和疲劳程度确定，用推摩、按摩、揉按、按压和叩击等，不论采用哪种方法都要由轻到重，最后以轻推摩结束。

放松按摩一般在运动后进行，还可以放松按摩与针灸相结合的方法进行。放松按摩一般时间在运动后2.5～3小时或晚饭后1小时，每天不间断全身或局部按摩，按摩时间40～60分钟，同时结合运动员的肌肉反应来进行针灸。一般每周最好进行1～2次全身按摩。赛前按摩时间应减半，按摩手法要减轻，以免因手法过重而使运动员肌肉兴奋性的降低，影响竞技状态。

3．蒸汽浴　蒸汽浴主要分为干蒸浴和湿蒸浴2种。干蒸浴一般气温为79～90℃，湿度为5%～15%；湿蒸浴一般气温为50～60℃，湿度为90%～100%。蒸汽浴的作用是通过高温与高温热，使皮肤和肌肉中的毛细血管大量扩张，体内血管通透性增加，改善血液循环，加速氧化恢复和代谢，降低肌肉的紧张度。蒸汽浴也是运动员控制和减轻体重的有效手段。

蒸汽浴使用方法一般每周1～3次，每次时间10～30分钟，在训练后进行。根据运动员的身体情况与肌肉疲劳程度而有所不同。若在蒸汽浴时有胸闷、头晕及其他不适反应，应停止进行，并稍事休息。

4．桑拿浴　桑拿浴通过人体在高热环境中产生的反射活动——大量排汗，以维持体温的恒定性，使血液循环加快，新陈代谢更加旺盛，使人体组织细胞得到更多的营养与氧气，调节各器官系统的功能，同时也加快乳酸等代谢产物及体内毒害物质的排除，分解、消耗过剩的脂肪，从而达到减轻体重、消除疲劳、恢复体力，治疗疾病的目的。桑拿浴时多数运动员无明显的不良反应，只有少数人感到轻度的头昏、胸闷，桑拿浴后运动员普遍反应食欲增加、口渴喜饮，有明显的放松肌肉、消除疲劳以及降体重等效果，而且桑拿的时间越长温度越高降体重的效果越明显。

桑拿浴的方法，温度70～90℃，相对湿度40%以下，通常采用温度分别为80℃、90℃、100℃不等，可根据个人的感受和耐受力选择温度的高低，入浴时间分为10～20分钟，或间断时间，即温度在100℃时增加入浴次数，每次入浴4～9分钟，中间外出休息，反复2～3次。

5．增氧恢复方法　增氧恢复方法主要为富氧和高压氧恢复两种方法。

（1）富氧恢复方法：富氧方法就是利用氧气瓶或制氧机建立相对密闭且氧浓度为24.0%～25.0%的富氧室，在其居住或休息以促进疲劳恢复的方法。

一般在高原环境下富氧室中休息3～12小时，能够明显减轻因高原低氧带来的运动性疲劳，提高机体的能量代谢水平，增强高原训练效率，促进高原习服和提高工作能力。同时可预防慢性高原病，改善高原睡眠质量。

富氧促进疲劳恢复应用方法，一般富氧室内O_2浓度维持在24.0%～25.0%，O_2含量可根据不同海拔高度调节维持在20.9%～30%，二氧化碳浓度小于1.5%，恢复时间为3～12小时/（次·日）。一般在海拔4000 m和5000 m室内O_2浓度的最大安全值为29%和31.5%，因此在海拔2000～5000 m室内O_2浓度安全范围为21%～28%。另外长期居于CO_2浓度为1.5%的密闭空间内，会引起生理性改变，当CO_2浓度超过3%时，将会发生病理性改变。因此在高原开展富氧环境体能或疲劳恢复是应当注意CO_2及时排除。

（2）高压氧恢复方法：高压氧（Hyperbaric oxygen，HBO）加压增氧恢复方法就是利用高压氧舱或帐篷高压氧，在超过1个标准大气压的环境中吸入高浓度氧气或纯氧的方法。其主要作用是通过对空气压力提高从而达到增氧的方式，机体血氧分压，增加血氧含量及血浆中物理溶解氧，从而使组织内氧含量和储氧量相应增加，改善机体低氧状态的过程，达到对机体各器官、系统的代谢及功能的正向调节作用的方法。

研究发现高压氧作用下氧的有效弥散半径加大，弥散深度和范围增加。人脑灰质毛细血管静脉端，于常压空气条件下氧的有效弥散半径约为30 μm，通常脑细胞距毛细血管最远处亦约为30 μm，毛细血管间间距约为60 μm。但在3ATA氧压下的弥散半径可达100 μm左右，这就使得在一般常压下无法深达的组织细胞，可获得足够的氧的供应，增加组织储氧量，纠正低氧，从而有利于疲劳恢复和提高运动能力。

一般运动后应用HBO 0.1 MPa、每次45分钟干预，可提升呼吸系统工作效率，缩短恢复时间，提高专项素质，而且在心血管系统工作能力下降状态下，仍然可以维持长时间的最高速度的训练。运动后应用HBO 0.2 MPa、每次60分钟干预，可使肌红蛋白和血清酶活性明显降低，提高机体的抗氧化能力，达到快速消除疲劳的目的。运动后应用HBO 0.25 MPa，每次60分钟）干预1小时，运动员血乳酸和丙二醛的数值降低至安静时的水平，可促进血清肌酸激酶同工酶的循环，显著改善肝细胞的生理作用状态，消除疲劳以及促进其恢复的作用。

通过建立大鼠在高原低氧环境下大强度运动后，将其转移至增压氧舱内，在HBO 0.2 ~ 0.3 MPa（绝对压力2 ~ 3ATA）的压力环境中恢复1小时、2小时的动物模型研究显示大强度负荷运动训练后采取增压氧恢复方法，可促使大鼠体内HIF-1α、VEGF、CaMK Ⅱ等低氧适应因子的蛋白表达和酶活性出现良性变化，骨骼肌中的肌红蛋白、葡萄糖转动体表达和代谢酶活性增加，能量储备和代谢供能水平提高；机体清除自由基和抗氧化能力增加，免疫能力增强，提高大鼠抗低氧和抗疲劳能力。

通过利用软体高压氧舱对居住在海拔2366 m的8名高原男子中长跑运动员在大负荷高原训练后实施压力0.25 ~ 0.3 MPa，每次1小时加压增氧的疲劳恢复实验，研究揭示增压氧训练可减少骨骼肌和心肌损害，改善心肌细胞缺血和低氧状况，可明显增加呼吸肌的力量，提高和改善肺呼吸的效率和机能，对改善高原低氧引起机体能量供应，提高运动员抗氧化能力，促进机体疲劳恢复，提高有氧能力。

高压氧恢复方法应用，可在运动后或睡前使用，一般压力控制在0.2 ~ 0.25 MPa，恢复时间一般在每日每次60 ~ 80分钟，最长时间不超过2小时，舱内温度维持在22 ~ 24℃。

HBO的应用中一个不得不注意的问题就是HBO的毒性作用。一个多世纪前人们就已认识到HBO的毒性作用，HBO的毒性作用与压力、浓度和作用时间有关，而急性氧中毒的一个主要表现是惊厥。SD大鼠在0.6 MPa HBO中暴露15分钟即出现抑制，23分钟出现抽搐等惊厥表现。动物在0.3 MPa HBO暴露可使脑膜微血管发生痉挛，在0.4 MPa HBO暴露可使脑膜微血管痉挛程度明显加重，并出现微血管内皮细胞裂隙增宽、血管内容物外溢等微循环氧中毒现象。

过高氧分压也对血管平滑肌细胞也会产生毒性作用。还有报道正常机体在0.2 MPa HBO暴露，局部组织血液灌流减少。这一结果与脑损伤后HBO暴露组织灌流量增加正好相反。这可能是机体的一种保护反应，以此来减轻或避免大剂量氧对组织细胞的损害。

自由基所致过氧化损伤被认为是HBO中毒的重要机制之一。合理的HBO暴露对细胞抗氧化酶有诱导作用，但压力过高或时间过长的HBO治疗，反而会使自由基产生增加，同时使SOD、GSH-Px等抗氧化酶活性受到抑制，最终可能导致氧中毒的发生。因此，在应用HBO于高原训练或运动性疲劳/运动性疾病的治疗时，一定要注意掌握适当的压力、浓度和时间，避免长时间持续吸氧和氧压过高。合理掌握安全时限，有效防止氧中毒的发生。

6．其他疗法 目前已经在实践中被运用并证实有实际疗效的方法手段还有光疗、蜡疗、泥疗及电疗等。

弱激光或单色光照射疗法（low level laser or light therapy，LLLT）是光疗的其中一种，是采用物理因子手段主要用于预防、治疗运动性损伤及其他疾病，尤其在运动损伤后的止痛、消炎、消肿和加速损伤修复等方面具有良好的效果。它是理疗技术的一种，可以治疗因运动造成的骨关节炎、肌肉疼痛、肿胀、功能障碍，对运动性疲劳的缓解具有明显的作用。而且运动前采用LLLT照射对于促进运动性疲劳恢复的效果要好于运动后照射。

蜡疗是将加热的蜡敷在机体的损伤部位，或将损伤部位浸入蜡液中的一种理疗方法。蜡疗方法是中医治疗疾病的重要方式之一，在我国有着悠久的历史，《本草纲目》中曾有记载："用蜡二斤，于悉罗中熔，捏作一兜鍪，势可合脑大小，搭头致额，其病立止也。于破伤风湿、暴风身冷、脚上冻疮均有奇效。"蜡疗的温热作用可以促进机体的血液循环，具有镇痛、消除损伤部位的炎症的作用；机械作用则可以深度传导热量消除损伤部位的肿胀、松解软组织的粘连及软化瘢痕；化学作用则是利用医用石蜡中的化学成分刺激机体皮肤的上皮组织，有利于皮肤表浅溃疡和创伤的愈合。

泥疗是将水跟土混合以后直接或间接加热后敷于机体的某些部位，用以预防、治疗和缓解疾病的外用治疗方法，主要具有温热作用、机械作用以及化学作用。温热作用是通过温度的升高使皮肤充血、毛细血管扩张，加强局部血液循环，缓解和消除肌肉疲劳，同时随着血液循环和代谢能力增强，促进对炎症、肿胀、粘连等病理产物的吸收和清除。机械作用是利用泥的可塑性与黏性对机体局部部位形成压力，达到疏通气血的目的。化学作用则是利用泥中的微量放射性元素和微量元素对机体产生有益的生物化学影响。泥疗在我国应用的历史悠久，《五十二病方》中就记录有灶黄土、井中泥、久溺中泥、冻土等泥疗的记载。国外也有关于泥疗的记录，例如芬兰将泥炭晒干磨成粉，用水混匀并加热，洗浴时将这种泥涂遍全身，用于治疗疾病。外敷的泥主要包括矿泥、有机泥、矿泉或温泉泥、火山泥、海泥、煤泥、腐殖泥以及磁矿泥等，温热作用是将热的矿泉水、醋、酒等加入泥中，或者直接将泥加热，敷在机体的某些部位，然后在阳光下、紫外灯或红外灯下照射加热。但泥疗时皮肤有破损和炎症时不能采用。

（马福海　郝少伟　李　涛　樊蓉芸）

第七节　高原训练的心理调控

环境心理学认为，在一个极端的、不平常的环境中，局部环境改变可触发生理、心理或行为水平上的强烈应激反应。运动员从平原地区进入高原进行训练（海拔高度常在2000 m左右），虽然高原训练的环境算不上是极端的环境，但由于高原的低压低氧，加上运动训练所引起的进一步的低氧刺激，高原训练势必会对运动员的身心产生较大的应激影响。实践证明，高原训练能够增加机体运输和利用氧气能力、骨骼肌代谢能力及心肺功能，为运动能力提高打下良好的生物学基础。但高原训练也会产生负效应，表现在平原—高原的环境转换造成身体和心理上的不适应，身体反应大，心理敏感性增高，高原训练期间容易出现厌倦、疲劳、情绪失调，不易恢复等。

一、高原训练对心理的影响

高原自然环境的特点是低压、低氧、气候干燥、寒冷、风速大、太阳辐射线和紫外线照射量增多等。这不仅对人的生理状态产生较大的影响，而且会引起感觉、记忆、思维判断、注意力、情绪和人格等心理问题，会使心理功能下降，从而影响个体的工作绩效。

（一）高原训练对心理健康的影响

高原低氧会对个体的心理健康水平产生不利的影响，出现焦虑、抑郁等症状。Coksevim B[21]在不同的海拔（1200 m、2850 m和3900 m）使用状态特质焦虑量表和简略的症状问卷对37名登山运动员进行了测试。结果发现运动员的特质和状态焦虑的得分升高了，并且运动员躯体化的症状、强迫症、人际关系的敏感性、敌对、焦虑、妄想思维以及精神病症状等指标均升高了，并且有显著性的差异。张西洲等人[22]用症状自评量表（scl-90）对某高原适应性训练部队进行了3次追踪观察，当进入海拔5270 m第10天，总分、总平均分、阳性项目数以及躯体化、强迫症状、焦虑、敌对、恐怖因子得分显著高于上高原前。脱离该环境后，心身反应逐渐消失，返回平原第7天，上述变化基本恢复到上高原前的水平。

（二）高原运动对情绪的影响

高原低氧对中枢神经系统的影响是越高级的部位影响越早，因为低氧时首先会麻痹皮层的功能，使之失去对情绪情感的正常调节作用，从而发生不同程度的情绪紊乱，直至产生情感障碍。在高原环境中产生如敏感、易怒、敌对、心情烦闷、精神抑郁、孤独、恐惧等情绪方面的变化，并且这些表现特点以及严重程度除了与低氧程度和暴露时间有关之外，还与个体的情绪反应类型有关系。研究发现负性情绪状态与低氧有关。随着海拔高度的升高，负性心境状态得分（紧张、疲劳等）也随之升高，而精力——活力得分有下降的趋势。然而也有一些研究没有发现类似这样的影响，这可能是由于一些变量，包括个体对环境刺激的反应不同的差异所造成的。Bahrke和Shukitt-Hale[23]关于高原对心境、行为和认知功能的综述中，总结了在高海拔环境中，尤其是在海拔为4000 m以上时，个体会发生心理上的变化和其他一些不利的变化。运动员在高原训练期间会出现负性的心境变化状态。李年红[24]发现，国家游泳队在海拔1890 m昆明高原训练的第1周运动员出现负性心境状态，如：疲劳、紧张、愤怒和抑郁，但随着运动员对高原环境的适应并结合第1周的适应性训练，高原训练的第2周运动员的心境状态有所改善；但是游泳运动员在高原训练期间始终处于一种疲劳状态，精力和自尊处于一种不断下降的趋势，第3周时运动员的心理状态剖面图呈现出“倒冰山”状。

二、高原训练应激反应的监测和评定

（一）高原运动应激反应的监测

对参加高原训练的运动员来说，高海拔所造成的低压、低氧以及空气干燥等无疑是一种应激源。在高原训练中运动员产生高原应激反应是正常的，适度的应激对机体是有益的，高原训练的原理也正是利用这种有益的应激反应来提高运动成绩。但是如果高原应激反应过于强烈的话就会导致运动员疲劳状态不易恢复、容易受伤或者免役系统功能下降等，以至于无法完成高原训练的运动任务，从而影响高原训练的效果，甚至导致高原训练的失败。

在极端环境条件下，如高原、热和冷等环境刺激能够增加生理和心理上的应激反应。研究者认为环境的变化会在影响个体的生理功能之前先影响心理功能，因此，心理监测能够作为一个有用的早期预测环境应激的不利影响的指标。Lane等人[25]认为，心境状态的变化能够反应环境的变化，并可预测运动成绩，在高原等不利环境训练的初期应对其心境状态进行有规律的测评，并且将心境状态的数据与生理数据以及教练员对运动员存在不良适应的评定这三个方面结合起来共同进行监测。李年红调查了国家游泳队昆明高原训练期间运动员心境状态的变化情况。研究结果发现，运动员初上高原时，紧张和疲劳状态水平较高。在整个高原训练期期间运动员的疲劳状态均处于一种较高的水平，而精力却处于一种不断下降的趋势。监测心境状态是为了确认个体是否对环境产生不良的应激反应，高原训练期间个体通常会出现精力下降和疲劳升高，尤其是抑郁得分的升高则能够反映出个体适应不良，因此只要这些征兆一出现，应该考虑进行干预。

（二）高原训练应激反应的评定

在高原训练心理状态的研究中，研究人员大多采用POMS量表来测试高原低氧对运动员心境状态的影响，它是由40个描述不同情感状态的形容词组成，测量了情绪的六种维度：紧张、抑郁、愤怒、精力、疲劳、迷惑等。研究发现，负性心境状态与低氧有关，并随着海拔高度的升高，负性心境状态得分（紧张、疲劳等）也随之升高，而精力——活力得分有下降的趋势。也有研究使用Borg编创的知觉评价等级量表，对运动员的主观感觉进行了测试。在实践当中有时也会借助高山医学对高原反应诊断标准的部分指标，来评价运动员在高原期间的身心感觉情况。

李年红等[26]根据心理测量学原理和现代应激

理论，通过查阅文献、半开放式问卷调查、专家访谈、数理统计法等方法编制《高原训练应激反应问卷》(Stress Reaction Questionnaire of Altitude Training，简称 SRQAT)。SAQAT 以现代应激理论为基础，认为高原训练应激是指运动员在高原训练中，由于个体能力与高原环境之间缺乏适应而感到特殊应付或特殊控制时，产生紧张情绪而引起训练成绩明显波动、行为失调、易疲劳、躯体化症状等不适应的心理、生理和行为反应。各维度的定义：生理反应即高原训练所引起的运动员躯体化的症状；心理反应即高原训练所引起的运动员情绪状态的改变；行为反应即高原训练所引起的运动员训练行为状态的改变。SAQAT 由生理、心理和行为三个维度构成，共有 21 个条目。问卷采用 5 级 Likert 量表计分。5 个等级依次赋 0-4 分，分别为"无""有一点""中等""较多""总是"5 个等级，得分越高表示应激反应越高。运动员可依据自己的实际情况勾选适合自己情况的 1 个答案。各维度得分为该维度所有条目得分之和，问卷总分为各维度得分之和。各维度得分及问卷总分分值越高表明运动员高原应激反应越强烈。

使用 SRQAT 对进行高原训练的 255 名游泳、中长跑、竞走、足球和橄榄球运动员进行调查，陆一帆（2008）研究结果发现，不同项目运动员 SRQAT 得分存在非常显著性的差异，其中游泳运动员 SRQAT 的各维度得分最低，足球运动员 SRQAT 的各维度得分最高，这可能与游泳项目高原训练实践与研究水平较高有关。从近几年的高原训练实践来看，高原训练已被视为中国体能类项目取得重大突破的重要武器，其中游泳项目是开展高原训练研究时间比较早的，该项目在对高原训练海拔高度的选择、高原训练的时间、负荷量和负荷强度的控制、运动员训练水平及个体差异、高原训练的营养和恢复，以及教练员高原训练的经验和对高原训练规律的认识等方面都积累了大量的研究成果和成功经验。而以往的研究已证实个体的认知评价与应激反应之间是有联系的，由于游泳运动员和教练员对高原训练的规律和特点有较高的认知水平，因此与其他项目相比，游泳运动员高原训练应激反应得分较低。研究还发现，高原训练次数为 4 次和 5 次及以上的运动员的 SRQAT 各维度得分和总分高于高原训练次数为 1 ～ 3 次的运动员，这说明高原训练次数越多运动员的应激反应会越加强烈。在对有关高原训练研究的文献进行了分析，发现只有少数的文章对高原训练中的心境状态进行了研究，而几乎没有针对高原训练中运动员的心理干预的研究。因此运动员可能在多次高原训练的经历当中体验到因高原低压低氧所造成的生理心理上的不适，但由于对高原训练的了解程度不够并缺乏相应的心理干预措施和应对策略，运动员可能会产生认识偏差并导致不良的高原训练应激反应。因此，高原训练次数多的运动员的应激反应的激烈程度要高于高原训练次数少的运动员。为了保证高原训练的成效，高原训练期间应加强运动员的心理干预的研究。

(三) 高原训练运动员应激反应评定标准

2011 年，李年红等使用 SRQAT，对在云南昆明和青海多巴高原训练的 257 名游泳和中长跑、竞走运动员，在运动员上高原的第 2 天进行测试，制定该问卷的常模，并提出游泳、竞走和中长跑运动员高原训练应激的评价标准（表 3-24，表 3-25，表 3-26）。

表3-24 游泳运动员高原训练SRQAT常模（$\bar{x} \pm s$）

性别	n	生理	心理	行为	总分
男	78	6.03 ± 5.45	3.75 ± 5.05	7.86 ± 6.15	17.62 ± 14.18
女	63	7.23 ± 5.25	4.76 ± 6.85	7.23 ± 5.28	19.23 ± 14.98
合计	141	6.55 ± 5.38	4.21 ± 5.93	7.58 ± 5.77	18.34 ± 14.51

表3-25 中长跑、竞走运动员高原训练SRQAT常模（$\bar{x} \pm s$）

性别	n	生理	心理	行为	总分
男	79	8.51 ± 4.61	6.21 ± 6.37	8.81 ± 5.46	23.53 ± 13.24
女	37	7.17 ± 4.09	6.69 ± 8.29	9.22 ± 6.28	23.14 ± 15.25
合计	116	7.96 ± 4.44	6.40 ± 7.17	8.97 ± 5.77	23.37 ± 14.01

表3-26 游泳和中长跑、竞走运动员高原训练应激状态分类表

类别	T	游泳运动员高原应激总分	竞走、中长跑运动员高原应激总分
轻微	＜ 40	＜ 3	＜ 7
较轻	40 ～ 45	3 ～ 11	7 ～ 14
中度	45 ～ 55	11 ～ 26	14 ～ 28
较严重	55 ～ 60	26 ～ 33	28 ～ 35
严重	＞ 60	＞ 33	＞ 35

研究通过对进行高原训练的 141 名游泳和 116

名中长跑、竞走运动员进行《高原训练应激反应问卷》的测评，得到游泳运动员常模和中长跑、竞走运动员常模，最后将游泳和中长跑、竞走运动员高原训练应激状态划分为五个等级：轻微、较轻、中度、较严重、严重。

三、高原训练的心理干预

研究发现，最有效的心理干预策略是调整心情将注意力集中在将要发生的事情上而不是已经发生了的事情上。在高原时，运动员训练完之后通常会感到疲劳，为了改善他们的心情可以将注意力放在适应的过程上，而不是关注他们训练之后的感觉。通过将注意力集中在将来的事情上，并且设置能够实现的目标会使运动员的心境状态得到改善。Lane 和 Terry[27] 建议在测定每一个运动员基础水平的心境状态后，针对不同时期的心理应激反应建立有效的心境管理策略。应对的方法可以是关注于情绪也可以是关注于问题的。有证据表明，将关注于问题或关注于情绪两种方法联合起来能够改善心境状态[28]。研究还发现降低焦虑水平的方法如：放松训练和催眠术能够帮助那些容易受高原环境影响的登山者进行登山前的准备并且能够用来消除急性高原反应（AMS）[29]。

（一）高原训练心理干预方法

运动员高原运动的心理干预包括认知行为疗法和行为控制技术两个方面。

1. 认知行为疗法认知行为疗法　主要是在上高原前就向运动员提供有关高原训练的必要信息，并进行认知重建训练，因为给运动员提供了信息，将会降低运动员对高原反应的焦虑情绪，增强其忍耐性。研究证明对应激的可控制或预见性能有效地改善或不出现应激反应。

（1）提供与高原训练相关的信息：让运动员了解高原训练的利弊和注意事项，包括：高原的地理、气候特点，训练环境，可能会出现的高原反应以及如何应对的方法等，让运动员在上高原训练之前就做到心中有数，做好高原训练的思想准备；

（2）向运动员说明高原训练的重要性和必要性：并介绍教练员和科研人员是如何反复研究后确定最佳高原训练方案的，其目的是让运动员与教练员建立良好的相互信任的关系。

（3）要求运动员要处于放松状态并保持较强的自信心，以平静的心态对待高原环境刺激带来的应激，并同自己所处的环境进行合理的和有效的应对。

（4）认知重建训练：对应激源及应激所产生的生理反应的认知评价是应激产生的一个重要环节，不正确的评价方式会使自信心降低，不可避免地产生焦虑情绪，如果认为自己有应对能力的话，那么对高原训练的应激必然是适应的。因此，要针对高原训练过程中运动员的思维特点，努力改变其对高原反应的不正确评价，降低过度的心理应激。通过认知重建训练能够帮助运动员去修正不切实际的信念，假设和自动化思维，因为这些都会影响他们的情绪和干扰生活。例如：一个上高原训练的运动员，可能会担心自己能否适应高原而产生焦虑的情绪。因此，认知训练的主要目标就是帮助运动员找出不合理的信念，并且去对抗它，进而采取更实际的想法和行动来平衡情绪。运动员的高原反应在某种程度上受运动员对于高原训练的感受和认知的影响，因此，可帮助运动员改变自己的认知偏差以减轻高原反应。其要点是：①使运动员明白对于高原应激的特殊思考过程会引起焦虑反应，并在某种程度上加剧高原反应的症状；②使运动员辨认自己有哪些自我暗示引起了紧张和焦虑，如担心不适应高原气候、担心高原反应、不愿训练等都可引起焦虑，并让运动员对这些想法和行为重新加以认知；③要求运动员辨认和思考哪些想法具有减轻高原应激反应的作用，对这些积极的想法要加以肯定和强化；④要求运动员在高原训练期间，积极配合教练员，继续保持积极的思考方式，掌握积极的自我谈话技术，把应激反应当成一种挑战来理解，以一种良好的心理状态投入到高原训练中去。

（5）自我谈话技术：自我谈话是一种多维度、动态的自我沟通的认知调控策略，它通过自我沟通来控制和改变消极思维，使其转变为积极思维，运动员在平时的训练中或者在比赛中都可以通过自我谈话，来调整自己的心态。运动员可以通过下面的方法来进行自我谈话训练：

1）列出自己消极的自我谈话。当你听到自己在说出它们时，轻轻地对自己说“停止”，然后用建设性的自我谈话代替它们；

2）设计一个与下列内容相似的你自己的内心谈话表，用它来记载你消极的内心谈话，然后用积极的内心谈话来代替它们；

3）追踪你消极的内心谈话，然后问自己以下问题：

我是否在消极地看待高原反应？

我今天的训练是否非常糟糕？

这些内心谈话是否有助于我成功？

如果事情的发展并非像我所希望的那样，它真的至关重要吗？

经常用这种方式来质问自己，然后用积极的自我谈话来回答那些问题，用积极的自我谈话代替消极的自我谈话。

4）下面给运动员列出一些积极的自我谈话内容，它能很好地帮助运动员将注意力集中到积极的自我谈话上。

自我激励：我真棒，真的真的很棒！真的真的真的很棒！

自我期望：我是一个成功者。我一定行，我一定一定行！

自我要求：我一定要努力，加油干。

自我提醒：成功者不会轻言放弃。

自我开导：想开点！何必计较这些小节。

自我安慰：不是失败，只是暂时还没有成功而已。

自我总结：做得对，继续干。

自我命令：立即行动。

5）将危险的自我谈话变成建设性的自我谈话：

危险的自我谈话	建设性的自我谈话
我必须	我愿意
我不能	我能
这太不公平	事情本来就这样
这个问题有点麻烦	正好，这是一种挑战
生活是乱七八糟	生活就是我创造的
我真没用	我只是出了一点小的错误，马上改，马上再来
我不能应付	我自信我能把握住
我应该	我一定能够
真是太可怕了	真的很遗憾
是的……但……	也许我真能
我可能	我正打算

续表

危险的自我谈话	建设性的自我谈话
我是一个失败者	不能仅仅因为一时的挫折，就认为自己是一个失败者
我不够好	我能和别人一样做得很好
我一向都不走运	我真的能掌握自己的命运

2．行为控制技术　及时应用行为控制方法，最大限度地减轻和消除高原反应带来的焦虑等负面情绪，保证高原训练计划的顺利进行。方法有：

（1）放松训练

1）呼吸调节方法：呼吸调节方法作为降低和提高情绪兴奋性都是非常有效的。总体来说，降低兴奋度时，采用缓慢而均匀的吸气和呼气，做到吸得充分，呼得自然；提高兴奋性时，则采用长吸气与有力的呼气练习。此处，我们将着重对降低兴奋性的呼吸放松进行介绍。

两种主要呼吸类型：①胸式呼吸：用力点在胸部，气体运行距离短，呼吸次数多，动作快，呼吸气量少，不利于机体的有氧代谢，也不利于肌肉放松和缓解紧张；②腹式呼吸：用力点在腹部，无论吸气、吐气都要求从鼻、喉头、胸部，直到腹部（丹田），然后再沿原路呼出。

在高原训练期间由于高原低氧会导致呼吸急促并以胸式呼吸为主，胸式呼吸会刺激胸腔迷走神经，从而会导致更强烈的焦虑紧张反应。而放松的深呼吸能够有效的对抗高原低氧带来的多种生理、心理反应，包括耳鸣、头痛、胸闷、焦虑等。通常可以通过腹式呼吸来改善这种状况，既加深了呼吸又可使身体紧张感减弱焦虑程度降低。

进行最佳呼吸调节的程序：①找一个柔软且平坦的地方；②慢慢躺下来，尽量使自己舒服。假如地方太小，采用较为舒适的坐姿同样有效；③先集中注意于吸气，深度逐渐加大，适可而止；④隔一段时间（1分钟，2分钟，3分钟等均可以）再集中注意于呼气，呼气要平和，如流水一般。

脚本范例：让运动员放松躺下，解开勒紧的衣扣，深呼一口气，然后慢慢地吐出，把注意力集中在呼气和吸气上。当身体内的紧张和焦虑随呼气排出时，要感到呼出气体的热量，且喉咙发热。当吸气时，感觉胸部抬起，当呼气时，胸部降低、降低、再降低。要享受这种感觉，让自己有片刻的休息。

2）肌肉放松训练

综合渐进、自生、三线放松等各种肌肉放松方法，制定出符合运动员自身项目特点的肌肉放松方法。在进行肌肉放松训练的时候，首先要注意呼吸，最好采用腹式呼吸，让更多的氧气充盈你的大脑；其次，要提高专注力，在进行呼吸和肌肉放松的时候，将注意力集中于呼吸和肌肉放松上面，同时想象着气流从鼻腔进入，缓缓经过气管进入丹田，想象着肌肉的每个细胞在收缩和扩张的样子，总之，要有足够的专注力集中与当前的放松状态；最后，如果肌肉放松配合在舒缓的音乐当中是最好的，音乐用其独特的魅力让运动员更好地进入一种意境，用心感受。下面是一个肌肉放松脚本范例：

现在，在柔软的床上或舒适的椅子上坐好，闭上双眼，缓慢均匀地呼吸三次。吸——，呼——，吸——，呼——，吸——，呼——。将注意力关注于自己的身体，感觉身体躺床上或坐在椅子上的重量。放松并展开身体，感觉自己就像放在炎热马路上的冰块。寻找这种感觉，身体放松而伸展，感觉自己就像冰块一样，在太阳下慢慢融化，全身每一个细胞都被这种感觉围绕。随着这种感觉的延伸，渐渐融入身体奇妙的体验中，不知不觉好像进入了另一种状态。阳光继续罩在我的身上，全身感到温暖而沉重。一天的训练终于结束，双腿的酸痛正一点点消失，越来越沉重，沉重得再也抬不起来，继续保持住，享受这种沉重的感觉。这种沉重得感觉慢慢向上移动，躯干也开始不断向下陷。再次感受到温暖的阳光，体会这种温暖而沉重的感觉，身体的每一个部位都开始越来越热、越来越沉，双臂、双肩、颈部、头部也都沉了下去。很好，就这样，保持一会，注意体会身体现在的感觉，温暖而沉重，就这样保持住。让我们在这种神奇的感觉中再享受几分钟，努力记住身体的状态。现在我们全身都放松了，每一个关节都得到了充分的休息，充满力量。好，我们将注意力集中于自己的呼吸，慢慢深呼吸三次，准备结束今天的练习。吸——，呼——，吸——，呼——，吸——，呼——。慢慢睁开双眼，活动一下身体，揉搓自己的面部，今天的放松练习到此结束。

3）瑜伽放松

瑜伽是一种达到身体、心灵与精神和谐统一的运动方式。不仅能培养心灵和谐及情感稳定的状态，还可以引导运动员改善自身的生理、心理、情绪和精神状态，使身体协调平衡，保持健康。有规律的瑜伽练习有助于消除心理紧张，平衡心理，令思路清晰，保持活力。具体方法如下：

①选择一个安静舒适、空气清新的环境（室内或户外均可），准备好瑜伽垫等器材，着装尽量宽松舒适；②在柔和音乐的伴奏下开始瑜伽练习；③瑜伽姿势运用古老而易于掌握的技巧，包含伸展、力量、耐力和强化心肺功能的练习，可以根据需要自由选择；④注意呼吸与动作的协调配合，动作尽量要做到位才会有效果；⑤尽量排除一切干扰，保持心境的平和；⑥在音乐和活动中慢慢享受放松的感觉。

4）冥想放松

冥想训练实际上是一种静思的身心整理方法，它能使人的精神处于相对平静、放松的状态并保持一定的时间，不仅有助于帮助运动员恢复训练后心理疲劳、降低心境失调、认知和躯体焦虑，还能有效调整运动员的心理状态，提高自信心水平。可以说，它也是放松的极好选择之一。

①选择一个安静舒适、空气清新流通的环境，采用使自己舒服的坐姿开始冥想练习；②第一部分：训练操。引导运动员放慢速度，使自己感觉很舒适；从前额到面部肌肉依次到脖子、肩、手、胸、背、臀直至双脚；③第二部分：与冥想结合。吸气，想象清新的能量进入自己的腹部，然后慢慢呼出，将不好的能量排除；（重复进行）④要求身体放松、调节呼吸、集中意念相结合；⑤回忆冥想过程，建立平和的心态。

（2）生物反馈训练

生物反馈训练是运动心理学领域中被采用较多的一种心理训练手段。生物反馈训练是用特定的仪器，将人体发出的微弱反应放大成为我们的视觉、听觉所能感知的信号，如用音响或屏幕上的图像同步反映血压和心率的起伏波动等，并通过奖励或强化，使生理变化朝着需要的方向发展。它包括训练个体改变多种不同的生理指标（如皮肤导电性、心率、肌肉紧张程度、脑波变化）和依靠仪器调节生理状态，然后把这种能力应用到没有仪器的情境中[30]。

（二）高原运动各个时期心理训练

高原训练准备期：在高原训练前，为了避免运动员由于对高原反应的了解程度和准备程度不足而造成认知上的偏差，导致出现不良的高原应激反应，因此，这一阶段需要对运动员进行认知训练，同时每天可进行 10 ～ 15 分钟的心理放松练习。

高原训练期：高原训练期间，每天进行 10 ～ 15 分钟的心理放松练习，若有条件还可利用生物反馈仪定期进行生物反馈训练，以强化心理放松训练的效果。运用积极自我谈话技术合理应对高原应激反应和训练。

高原训练后恢复期：运动员仍需要进行 10 ～ 15 分钟心理放松练习。

（三）高原心理测评用表

1．心境状态量表　心境状态量表（简称 POMS 量表）主要测定运动者上一周（包括今天）的感受。共有 40 个选项，每一个选项有五种选择，选出一项最符合本人的实际情况感受（表 3-27）。

2．高原训练应激反应问卷　高原训练应激反应问卷（SRQAT），主要测定在高原训练期间的生理、心理或行为状态，除运动项目、性别、年龄、训练年限、运动等级、上高原次数等基本情况调查外，主要有 21 道问题，根据自己的实际情况进行回答。（表 3-28）

（李年红）

表3-27　心境状态量表（简称POMS量表）

		几乎没有	有一点	适中	相当多	非常地
1	紧张的	□	□	□	□	□
2	生气的	□	□	□	□	□
3	无精打采的	□	□	□	□	□
4	不快活的	□	□	□	□	□
5	轻松愉快的	□	□	□	□	□
6	慌乱的	□	□	□	□	□
7	为难地	□	□	□	□	□
8	心烦意乱的	□	□	□	□	□
9	气坏的	□	□	□	□	□
10	劳累的	□	□	□	□	□
11	悲伤的	□	□	□	□	□
12	精神饱满的	□	□	□	□	□
13	集中不了注意力的	□	□	□	□	□
14	自信的	□	□	□	□	□
15	内心不安的	□	□	□	□	□
16	气恼的	□	□	□	□	□
17	筋疲力尽的	□	□	□	□	□
18	沮丧的	□	□	□	□	□
19	主动积极的	□	□	□	□	□
20	慌张的	□	□	□	□	□
21	坐卧不宁的	□	□	□	□	□
22	烦恼的	□	□	□	□	□
23	倦怠的	□	□	□	□	□
24	忧郁的	□	□	□	□	□
25	兴致勃勃的	□	□	□	□	□

续表

		几乎没有	有一点	适中	相当多	非常地
26	健忘的	□	□	□	□	□
27	有能力感的	□	□	□	□	□
28	易激动的	□	□	□	□	□
29	愤怒的	□	□	□	□	□
30	疲惫不堪的	□	□	□	□	□
31	毫无价值的	□	□	□	□	□
32	富有活动的	□	□	□	□	□
33	有不确定感的	□	□	□	□	□
34	满意的	□	□	□	□	□
35	担忧的	□	□	□	□	□
36	狂怒的	□	□	□	□	□
37	抱怨的	□	□	□	□	□
38	孤弱无助的	□	□	□	□	□
39	劲头十足的	□	□	□	□	□
40	自豪的	□	□	□	□	□

表3-28　高原训练应激反应问卷

		无	有一点	中等	较多	总是
1	气喘	□	□	□	□	□
2	心慌	□	□	□	□	□
3	胸闷	□	□	□	□	□
4	头痛	□	□	□	□	□
5	头昏	□	□	□	□	□
6	呼吸有困难	□	□	□	□	□
7	忧伤	□	□	□	□	□
8	易怒	□	□	□	□	□
9	不愉快	□	□	□	□	□
10	厌烦	□	□	□	□	□
11	抑郁	□	□	□	□	□
12	孤独	□	□	□	□	□
13	紧张	□	□	□	□	□
14	烦躁	□	□	□	□	□
15	失眠	□	□	□	□	□
16	注意力不集中	□	□	□	□	□
17	身体协调性降低	□	□	□	□	□
18	反应迟钝	□	□	□	□	□
19	乏力	□	□	□	□	□
20	疲劳	□	□	□	□	□
21	难以完成规定的训练任务	□	□	□	□	□

参考文献

[1] 王清．高原训练［M］．北京：人民体育出版社，2007.
[2] 翁庆章．高原训练的理论与实践［M］．北京：人民体育出版社，2002.
[3] 张鸽、韩佐生、陈耕，等．国内外高原训练发展进程之研究［J］．体育科研，2001（4）：12-19.
[4] Wilber RL，Kinetieslt H. Altitude Training and Athletic Performance. Windor：Human kinetics，2004.
[5] Levine BD. "Living high-training low"：the effect of altitude acclimatization/normoxic training in trained runners［J］. Med Sci Sports Exerc，1991（23）：S25.
[6] Heikki R Rusko. New Aspects of Altitude Training［J］. The American Journal of Sports Medicine，1996，24：6，48-52.
[7] 胡扬，黄亚茹．耐力训练的新方法一（HiLo）高住低训法［J］．体育科学，2001（2）：21.
[8] 马福海、王发斌、樊蓉芸．青海高原训练理论与实践．北京：人民体育出版社，2008.
[9] 马福海、冯连世．高原训练实用问答［M］．北京：人民体育出版社，2007.
[10] 马福海，格日力，樊蓉芸，等．高住低练对世居高原运动员运动能力的影响［J］．成都体育学院学报，2006，32（3）．106-110.
[11] 李桦、翁庆章、闵筠，等．中日竞走运动员高原训练的生理机能及运动能力的研究［J］．体育科学，1999（5）：30-39.
[12] 刘志强、闵筠、马福海，等，世居高原中长跑运动员不同海拔地区交替训练的研究［J］．体育科学，1999，19（6）：34-38，49.
[13] 杨海燕．世居高原的云南省自行车运动早的高原训练［J］．辽宁体育科技，2003，25（2）：28-30.
[14] 王跃新．美国高原训练的最新研究进展［J］．中国体育教练员，2006，（1）：57-58.
[15] Telford RD，Pyne DB. Improved running economy in elite runners after 20 days of simulated moderate-altitude exposure.J Appl Physiol，2004，96：931-937.
[16] 马福海．高原女子中长跑运动员海拔 2260 ~ 3150 m 交替训练的研究［J］．体育科学，2000（6）：34-36.
[17] Garvican-Lewis PU，Schumacher YO，Clark SA，et al. Stage racing at altitude induces hemodilution despite an increase in hemoglobin mass. Journal of Applied Physiology，2014.
[18] 马福海．青藏高原自行车拉力赛对运动员心脏功能的影响［J］．广州体育学院学报，2003，23（2）：29-30.
[19] 刘海平．1999 青藏高原自行车拉力赛期间运动员生理机能研究报告［J］．北京体育大学学报，2001，（24）2：186-188.
[20] 雷志平．体育运动中的间歇性低氧训练研究［J］．体育科学，1997，17（2）：68-71.
[21] Coksevim B，Baykan Z，Mazicioglu M.Effects Of Mid-Altitude On Mental Behavior［J］. Biology of Sport，2007，24（1）：61-69.
[22] 张西洲，王宏运，崔建华，等．驻海拔 4300m 高原某部官兵心理状况调查与分析．解放军预防医学杂志，2006，6：32-35.
[23] Bahrke MS，Shukitt-Hale B. Effects of altitude on mood, behaviour and cognitive functioning：a review［J］. Sports Medicine，1993，16：97-125.
[24] 李年红．优秀游泳运动员高原训练的心境状态．武汉体育学院学报，2010，4：62-64.
[25] Lane AM，Lovejoy DJ. The effects of exercise on mood changes：the moderating effect of depressed mood［J］. Journal of Sports Medicine and Physical Fitness，2001，41：539-545.
[26] 李年红．高原训练应激反应问卷的编制与应用．上海体育学院学报，2015，2：80-85.
[27] Lane AM，Terry PC，Stevens MJ，et al. Mood responses to athletic performance in extreme Environments［J］. Journal of Sports Sciences，2004，22：886-897.
[28] Gross JJ. Antecedent- and response-focused emotion regulation：divergent consequences for experience, expression，and physiology［J］. Journal of Personality and Social Psychology，1998，74：224-237.
[29] Banderet LE，Burse RL. Effects of high terrestrial altitude on military performance. In R Gal & AD Mangelsdorff：Handbook of Military Psychology. New York：John Wiley & Sons，1991.
[30] 蔡赓，季浏．生物反馈技术在运动训练中的运用［J］．体育科技，2000（4）：14-15，20.

第四章

高原健身运动与处方

第一节　高原健身运动与健康促进
第二节　高原健身运动风险与预防
第三节　高原健身运动风险评估与健康筛查
第四节　高原健身运动能力测试与评价
第五节　高原健身运动处方制定原则与内容
第六节　高原健身运动处方制定与实施
第七节　高原特色体育健身方法

第一节 高原健身运动与健康促进

健康是指一个人在身体、精神和社会等方面都处于良好的状态，人体脏器无疾病，身体形态发育良好和体形均匀，各系统具有良好的生理功能，有较强的身体活动和劳动能力，以及疾病抵抗能力和适应环境变化能力。传统的健康观是“无病即健康”，现代人的健康观是整体健康。世界卫生组织提出“健康不仅是躯体没有疾病，还要具备心理健康、社会适应良好和有道德”。健康内容包括躯体健康、心理健康、心灵健康、社会健康、智力健康、道德健康、环境健康等。

一、高原健康的影响因素

健康是人类生存发展的基本因素，也是一个动态的变化过程，在日常环境中人体的健康状态受到多种因素的影响，主要有先天因素和后天因素两种。

（一）先天因素

先天因素也就是遗传因素，是指人类在长期生物进化过程中所形成的遗传、成熟、老化及机体内部的复合因素。遗传除了影响人的自然寿命外，人的身高、体重、皮下脂肪、血压等多项形态和生理指标都有不同程度的家族性倾向，许多高发疾病如高血压、糖尿病、肿瘤等都与遗传有关。

（二）后天因素

1．行为和生活方式　良好的行为和生活方式是身体健康与延年益寿的保证，不良的行为和生活方式会导致各种疾病，严重地损害健康与寿命。据 WHO 报告全球人类死因中不良生活方式所引起的疾病占 60%。如过量的烟酒易患肺癌、慢性阻塞性肺病和心血管疾病，饮食摄入过多和缺乏锻炼所导致的肥胖与心脏病和心血管系统有关，同时英国医学杂志《柳叶刀》研究结果显示全球有三分之一的成年人“懒得活动”而运动量不足，导致每年约有 500 万人因此死亡，几乎和吸烟致死的人数相同。

2．环境因素　环境因素分为自然环境和社会环境。自然环境主要是指围绕人类周围的客观物质世界，如天然形成的水、空气、土壤、阳光等生存系统；健康、环境与人类发展问题不可分割，保持和谐的自然环境对人类健康十分重要。社会环境是指人类在生产、生活和社会交往活动中相互间形成的生产关系、阶级关系和社会关系等；社会经济发展状况、社会秩序、伦理道德、风俗、教育等因素，都可能直接或间接地影响健康。

3．医疗因素　指促进及维护人类健康的各类医疗、卫生活动以及各种预防保健服务。一个国家和地区医疗卫生服务资源的拥有、分布及利用将对其人民的健康状况起重要的作用。

4．体育锻炼　“生命在于运动”，科学实践证明体育锻炼是促进人体发展的积极手段和重要方法，适宜的体育运动可促进机体产生一系列适应性的良性变化而达到健身防病、增强体质、增进健康的作用。

5．心理因素　心理健康是指人的精神、情绪和意识方面的良好状态，可以通过情绪、情感气质和性格作用而影响健康。积极的情绪可以改善大脑功能、增强机体免疫能力、提高机体防病和治病的能力，使人感到精力充沛，对健康有良好的促进作用；而消极的情绪如闷闷不乐、忧虑、紧张、压抑等精神状态，会导致躯体生命系统整体功能的失调而引起各种疾病和损害健康。

6．营养因素　营养是保证体质健康的必要条件和基本因素，科学合理的营养是正常生长发育的基础，也是增进健康、防治疾病的有效手段之一。营养摄入不足或不全面，会导致各种营养缺乏病，而营养摄入过度或失调又会导致“现代文明病”如心血管疾病、糖尿病、肥胖症等。

二、高原体力活动与健康

高原特殊的地理、气候与环境对人体的健康产生多方面的影响。如大气压降低容易引起头痛、失眠、脱发、呼吸及脉搏加快、红细胞增多、血压升高、食欲减退、易疲劳等症状；低温寒冷易使人体发生伤病及皮肤抗冻能力降低；气候干燥使人的呼吸系统抵抗力降低易引发或者加重呼吸系统疾病；空气湿度过低会使流感等病毒繁殖速度加快并随着空气扩散而引发疾病；紫外线过强可对人体的皮肤和眼睛产生伤害，易使皮肤晒黑、晒伤和引起日光性皮炎、结膜炎、角膜炎、雪盲症等[1]。此外，高原气候会影响妇女的妊娠及人体的发育、内分泌功能等，致使先天性小儿心脏病、呼吸系统疾病、脑水肿、白内障以及一些地方性疾病的发病率出现增高并具有高原疾病临床特点，以及导致机体早老、早衰以及学习、记忆、认知功能等健康状况的下降。虽然高原环境和气候对人体有许多不利的影响，但只要能够正确认识，采取科学的生活方式和健身方法、养生，人们就能更好地适应高原气候环境而健康生活。

（一）适量运动

适量运动是指根据运动者的个人身体状况、场地、器材和气候条件，选择适合的运动项目，运动强度、持续时间和运动频率应适宜，使运动负荷不超过人体的承受能力。目前公认的规律的体力活动和运动可促进心血管健康，增强心肺耐力，改善糖耐量，增进骨骼肌肉健康，降低患某些癌症的风险，延缓认知衰退，降低疾病和死亡风险，提高生命活力和生活质量等。同时促进儿童青少年的健康水平的提高和社会化，降低成年人患慢性疾病的风险，提高老年人独立生活能力、降低跌倒和骨折的风险、预防老龄化相关疾病等，而且体力活动水平越高，获取的健康效益也就越显著。

一般情况下心率在 110 次 / 分以下的运动负荷时，机体的血压、心电图等多项指标没有明显变化，健身价值不大；健身运动的心率范围控制在 120 ~ 150 次 / 分时，机体无不良反应，运动后略感疲劳，恢复速度快，情绪和食欲良好，睡眠质量高，醒后感觉精力充沛；心率在 130 次 / 分的运动负荷时，每搏输出量接近和达到一般人的最佳状态，健身效果明显；心率在 150 次 / 分的运动负荷时，每搏输出量开始出现缓慢下降；当心率随运动负荷增加到 160 ~ 170 次 / 分之间时，虽无不良的异常反应，却也未能呈现出更好的健身迹象。因此只有当运动时的平均心率在 120 ~ 150 次 / 分之间波动，锻炼时间达到 20 ~ 60 分钟，每周至少运动 3 ~ 5 次，才能取得理想的运动锻炼效果，有利于人体的健康。

（二）体力活动不足和静坐少动

1．体力活动不足　体力活动（Physical Activity，PA）是指能使机体能量消耗增加的一切身体活动。体力活动包括与工作有关的职业性体力活动、家庭中的家务性体力活动（做家务、照看小孩、园艺等）、交通中的交通性体力活动（步行、骑车等）、闲暇时间的休闲性体力活动（包括参与各种体育活动、为提高体质与健康水平而进行的体育锻炼等）4 种基本类型[2]。按照世界卫生组织（WHO）体力活动推荐量标准为每周应进行 150 分钟中等强度运动、2 ~ 3 次力量练习和柔韧性练习，而每周体力活动没有达到推荐量，即为体力活动不足（physical inactivity）。

近 20 年来由于职业性、交通性和家务性体力活动强度普遍下降，对体力活动能耗总量的贡献越来越低，而休闲性体力活动又没有得到相应提高，当代人类体力活动不足的发生率始终处于一个较高水平。目前全球 15 岁以上人口体力活动不足总体发生率约占 1/3，女性高于男性，儿童、青少年人群和老年人群检出率更高，并与职业、受教育程度、种族 / 民族、婚姻状况、社会经济地位等人口学特征存在某种程度的关联。Hallal 等[3]通过对 100 多个国家和地区中 15 岁青少年的体力活动现状进行调查研究发现，每天参与中、高强度体力活动不足 1 小时的青少年占 80.3%，其中 55 个国家青少年每天参与中、高强度体力活动达不到 1 小时的男性占 80% 以上，所有国家中每天参与中、高强度体力活动达不到 1 小时的女性占 80% 以上。在中国城市能够达到世界卫生组织体力活动推荐量标准的青年和中年人群比例不足 1/4，中、大强度体力活动的不足 1/10。虽然职业性、交通性、家务性体力活动处于下降趋势，但仍为体力活动水平的主要贡献者，而休闲性体力活动不足成为影响总体力活动水平的瓶颈。

总体而言，体力活动不足发生率呈现发达国家高于发展中国家、城市高于农村，发展中国家快速发展的大城市中问题更大等特征，也已成为一个世界性的问题。2009 年美国著名运动流行病学专家 Blair Steve 指出体力活动不足将成为 21 世纪最大的公共卫生问题。表明体力活动不足对全球人口健康的威胁与日俱增，采取相关行动去减缓和遏制此现象已成为全球公共卫生的当务之急。

2．静坐少动 静坐少动（sedentary）就是指未参加每周至少3天、每天不少于30分钟的中等强度体力活动，且持续3个月以上[4]。静坐少动行为主要为工作时长时间处于坐位、开车以及坐着看电视、玩电脑和手机等。静坐少动是缺乏全身性的肌肉活动而并非运动不足，所带来的代谢问题和健康影响是独立于运动不足的风险因素。静坐少动能激发细胞和分子之间的不良生物信号，进而引起代谢障碍，导致健康损害，是当今慢性非传染性疾病发生的第一独立危险因素。静坐少动不仅是心脏病、高血压、血脂异常、糖尿病、肥胖、骨质疏松、深静脉血栓等多种疾病的危险因素，而且对心理、生理、社会等方面产生诸多不良的影响。静坐少动作用机理和体力活动不足引起的损害不同，即使是体力活动达到推荐量的人群，减少久坐少动时间仍然是必要的。

研究表明静坐少动行为与总体力活动、轻体力活动和中等到较大强度体力活动之间的相关性、轻体力活动与中等到较大强度体力活动之间的相关性分别为−0.75、−0.97、−0.46和0.24，用等量的体力活动替换静坐时间，中等到较大强度体力活动替换轻体力活动均能够防止死亡的提早发生。用30分钟轻体力活动替换30分钟静坐，死亡风险降低14%；用30分钟中等到较大强度体力活动替换30分钟静坐，死亡风险降低50%；用30分钟中等到较大强度体力活动替换30分钟轻体力活动，死亡风险降低42%。有学者提出可通过用一些持续一定时间的体力活动将长时间静坐少动分割成几段时间，从而减少不良影响。

目前，关于静坐少动的研究多集中于静坐少动间断的次数和总持续时间，而对静坐少动间断的强度和平均持续时间的影响研究较少。另外国外对静坐少动行为的研究已较为细致，而国内的研究较为少见，而对于高原环境居住人群的静坐少动行为以及静坐少动间断还需要进一步研究。

（三）运动是良医

运动是良医（exercise is medicine，EIM）——运动是良医的理念是由美国运动医学学会（American College of Sports Medicine，ACSM）和美国医学学会（American Medical Association，AMA）于2007年提出。运动是良医（EIM）是针对当今静坐少动的生活方式导致慢性疾病高发和低龄化的严重公共卫生问题，以增加体力活动和适当运动为核心的健康促进，即采用科学的运动测试和运动处方，指导人们增加体力活动和适当运动，有效地预防和治疗慢性疾病。运动是良医不仅是引导大众建立运动是预防和治疗疾病科学信念，也是一种有效的低成本干预策略，更是解决全球重要公共卫生问题的一项健康促进行动。运动是良医已成为欧美国家改善健康状况，提高生活质量和提高工作效率的主要途径和手段，已在全球推广和普及。

2012年6月EIM在中国正式启动，标志着中国运动科学与公共卫生学术领域的进一步交融，已成为共同解决中国的重要公共卫生问题最佳的实践模式。同时我国的全民健身计划实施和国民体质监测服务网络的构建，为全民参与体育锻炼，促进积极健康的生活方式提供了支持与保障，为运动是良医的推广创造了一个极佳的平台。

三、高原健身运动的作用

低氧是高原对人类的挑战。高原低氧既有对人体损伤的一面，也有对健康有利的一面，这与在高原低氧环境下人体获得习服（acclimatization）和适应（adaptation）或预适应（pre-acclimatization）的生理变化有关。吴天一研究证实，适度高原（海拔1500～3000 m）的轻度低氧对人体起到了“激活”生理功能的作用，它可以调节人体新陈代谢，改善人体内环境，从而促进人体健康[5]。人类适应高原环境最积极有效的方法就是运动锻炼[6]。虽然高原大气压低、低氧、低温、低湿、太阳辐射强等因素对人体造成了一定的影响，但适度高原有利于健康，高原居住和高原运动训练可以提高人体运动能力。另外，与平原健身运动相比，高原低氧健身时相同负荷运动时则能进一步增加体内低氧程度，刺激人体产生更大的抗低氧生理反应，从而起到事半功倍的效果。目前利用低氧条件进行健身或治疗、预防各种疾病，已经成为非药物治疗的一种重要方法得以推广。

（一）保护心肌

高原运动可增强心肌胞内肌浆网钙泵的效率

以及内肌浆网膜的稳定性，抑制低氧时心肌静息电位、动作电位的振幅和时程的下降，增强抗心律失常能力，提高心肌收缩作用和心功能，增强心肌线粒体的稳定，提升心肌抗氧化的效率，阻止心肌脂质过氧化的激活及其连锁反应的发生，增强心肌DNA形态稳定和保护，更好地促进心肌VEGF mRNA的表达，促进心肌血管再生，提高心肌耐低氧和自我保护的能力。

（二）促进肺功能

高原运动可刺激颈动脉体和主动脉体的化学感受器，进而刺激呼吸中枢，反射性地引起呼吸频率的加快和呼吸深度的加深，提高呼吸肌功率，在加强气体交换同时增强肺内气体扩散能力，使动脉氧分压及动脉血氧饱和度增高，氧合血红蛋白解离曲线左移，改善呼吸系统的功能，提高肺功能储备和最大耗氧量。

（三）提高血液运输氧能力

高原运动可使促红细胞生成素生成增多，促进骨髓产生更多的红细胞，促使血液中血红蛋白增加，同时低氧环境可使红细胞的变形能力增强、血黏度降低、血流速度加快，以改善血液流变特性和增强血液循环能力，从而有利于血液对各器官及工作肌的灌注，并加快对代谢产物的清除，从而显著提高氧运输能力。

（四）增强组织利用氧能力

高原运动可加强脑组织和肌肉对氧的利用能力。低氧训练可改善骨骼肌的代谢变化，使肌红蛋白浓度升高、单位面积毛细血管数量增加或肌肉周围毛细血管数量增加、线粒体密度增加、代谢酶活性得到改善，而使肌肉的摄氧能力提高。

（五）提高免疫功能

早期的研究认为传统的高原训练或低氧条件会在一定程度上对机体免疫能力产生抑制作用，特别是降低机体T细胞增殖能力，抑制T细胞亚群及其比例变化和细胞因子分泌种类的变化等。而近期的研究证实高原运动应激可使机体免疫球蛋白IgG、IgA的含量和补体C3、C4水平增加，引起免疫适应，提高机体的免疫能力。

（六）提高运动能力

高原运动可使人体产生适应性改变，并使呼吸、心血管系统功能增强，改善中枢神经系统功能状态，提高大脑对低氧的耐受性，大大提高有氧代谢能力和运动能力。

四、高原健身运动的应用

高原健身运动方法就是应用自然高原环境，或利用低氧房、低氧舱、低氧呼吸仪等低氧设备使机体间歇性处于氧气含量低于正常状态下进行运动健身的一种方式。

（一）一般健身

利用高原环境或低氧环境中运动，或进行低氧刺激，以达到健身和促进健康的目的。

（二）减肥健身

在高原低氧环境下运动可增加能量消耗，促进脂肪代谢，改变一些代谢酶的活性来促进分解、抑制合成来影响机体物质代谢，达到降体重、减体脂的目的。

（三）慢性疾病治疗

高原慢性低氧刺激可使小血管侧支开放，微血管增生，改善循环功能；高原低氧运动可协同治疗心血管疾病、糖尿病、肥胖、贫血等作用。短期高原居住和高山徒步可改善人体糖耐量，为防治Ⅱ型糖尿病开辟了前景。

（樊蓉芸）

第二节　高原健身运动风险与预防

运动风险是指在从事体育运动的过程中，由风险原因导致或引发风险事件的发生，从而引起运动目标缺失的风险过程。一般情况下适宜的运动可帮助人体改善健康，提高身体素质，同时运动过度与运动不足也会导致如猝死、晕厥、损伤、营养缺乏、免疫力下降等危险事件发生。

一、高原健身运动风险的特点

（一）运动风险客观性

运动风险是伴随运动行为而发生，是在内外因的作用下发生的运动伤害事故。即运动者机体自身、运动项目、运动环境等都是造成运动风险影响因素。

（二）运动风险不确定性和偶然性

运动风险事件发生的因素多种多样，风险事件发生的时间、地点、原因和损伤程度等都是不能确定也是不可预知。

（三）运动风险规律性

运动风险具有在不同运动背景下相同群体发生的风险因素相同，在相同运动背景下不同群体发生的风险概率不同的特点。如高原体育运动锻炼的伤害事故发生具有季节性特点，冬季发生的次数明显高于夏季，且容易诱发旧伤和老年病，尤其高原低氧、寒冷、风沙大的环境增加了运动锻炼的风险。

（四）运动风险可控性和预防性

运动就会产生风险，但运动风险具有可控性和预防性。如加强运动风险的认知和教育，避免或减少引起运动风险的原因，规避运动中的风险因素等，可以有效地控制和预防运动风险的发生和发展。

二、高原健身运动风险的分类

一般情况下，体育运动引起风险主要为运动性损伤、心血管意外和运动性猝死等。此外，运动还与癌症、呼吸系统疾病、糖尿病、肥胖症等慢性病存在一定的运动风险。

（一）运动性损伤风险

体育运动中发生的肌肉、肌腱、骨骼、韧带、关节损伤统称为运动性损伤。无论身体机能、年龄大小、运动项目、运动形式等，运动损伤风险都是客观存在的。运动性损伤是体育运动中发生率比较高的一种风险，也是通过适当保护和合理指导可以预防的风险。另外适当的运动可以提高人体神经－肌肉－骨骼系统的应激适应能力，从而降低各种外因刺激的强度，提高机体的自我保护能力。

（二）运动性心血管意外

体育运动中由于人体心血管系统不适合剧烈运动而诱发心血管疾病的风险，主要包括心血管意外和脑血管意外，而在运动引发的所有风险中心血管风险的危害是最为严重的。一般遗传或先天性心血管系统异常、动脉硬化性疾病、不合理的运动强度和运动时间极易诱发心血管意外，且平时运动量少的人比运动量多的人高出 50 倍，有心血管疾病的人比健康人高 2 ～ 6 倍。另外运动中发生胸闷、胸痛、呼吸困难等心血管风险的比例随着年龄的增长而增长，由 20 岁时的 4% 提高至 69 岁的 58%，因此中老年人是运动心血管意外的高发人群。因此筛查运动中心血管风险高危人群，并根据运动情况、生活习惯建立运动中心血管风险自我评估方法，针对个体差异和实际情况制订相应的运动方案和处方。另外一般心肺功能水平越高，发生运动性损伤的概率越小，因此适当的运动不仅提高心肺耐力，还可以降低运动性损伤的风险。

（三）运动性猝死风险

运动性猝死是指有或无症状的运动员和体育健身者在运动中或运动后 24 小时内发生的非创伤性死亡。运动性猝死中主要是心源性猝死发生率约 80% 左右，其次是脑源性猝死发生率为 6% ～ 17%，较大强度运动时心脏猝死的绝对风险每年约为 1/20 000。一般情况下运动性猝死的发生与高血压、血脂紊乱、吸烟、糖尿病、腹部肥胖、过量饮酒、静坐少动生活方式、45 岁以上和早发心血管疾病家庭史等因素有关。大众健身运动发生运动性猝死程度，男性明显高于女性，高强度、大运动量、竞技性以及对抗性等运动项目高于小强度、趣味性以及非对抗性和非竞技性项目，一天中运动性猝死高峰时间是早晨，一年中运动猝死高峰主要集中在寒冷、高温月份以及季节交换气温变化较大的月份。

（四）慢性病运动风险

目前，运动疗法对慢性病患者来说是较为重要的康复手段。如高血压患者在运动疗法过程中受运动强度、运动形式、情绪、睡眠等因素影响，在运动过程中伴有血压升高，出现心源性猝死或脑卒中的危险增高。因此，运动时应根据患者身体变化情况，调整运动强度和运动时间等，如出现异常终止运动，增强运动的安全性。

三、高原健身运动风险的影响因素

由于体育活动自身的特点以及外界不确定性因素的影响，带来了一定的运动伤害风险，尤其是高原低氧特殊环境条件下更易引起运动伤害风险，因此应确定高原体育运动主要的风险因素，并对风险因素进行评估，从而提出应对策略。

运动风险评估主要包括自身风险、场地环境、活动组织和危机管理评估四个方面。苏玉凤[7]对大学生体育运动风险评估与应对策略进行了研究，在体育运动全部18个风险因素中，排前6位的分别是准备活动风险、自身健康风险、教学内容风险、技术动作风险、医务监督风险、场地条件风险（图4-1）。在自身风险的6个因素中，排前3位分别为准备活动不充分、自身伤病、技术动作不成熟。在场地环境风险因素4个风险中，场地条件差排第1位，其次为场地维护风险、器材故障风险、自然环境风险。在组织管理可能遇到的4个风险中，排第1位的是忽略生理卫生与运动安全防范，其次为异常排查不及时、运动量超负荷、责任心不强。在危机管理方面的4个风险因素中，排第1位的是医务监督风险，其次为医疗水平风险、意外处理程序风险和危机处理方法风险。

四、高原健身运动风险的预防

运动风险应对策略一般包括风险回避、风险控制和风险转移等措施。

（一）风险回避

风险回避是指根据风险事件的存在和发生的可能性，主动放弃或拒绝实施可能导致风险损失的方案，通过风险回避策略将风险的概率保持为零，从而保证活动的安全运行。如具有特异体质特别是心脏疾病的人应回避剧烈的体育运动；身体状况欠佳、处于感冒发烧等疾病期也应回避体育运动；在炎热天气、大风、下雨特殊天气情况下也应回避体育运动。

（二）风险教育

由于运动风险主要来自自身的风险，所以应该对健身活动中可能存在的运动风险有一定的认识。做好运动前的运动装备准备、身体状况的识别、运动过程中伤害事故的识别，体育活动猝死的识别等，采取必要的措施避免风险的发生，特别是掌握体育活动安全防范知识，从而增强体育活动安全意识，提高体育活动风险自我防范能力和自救能力。

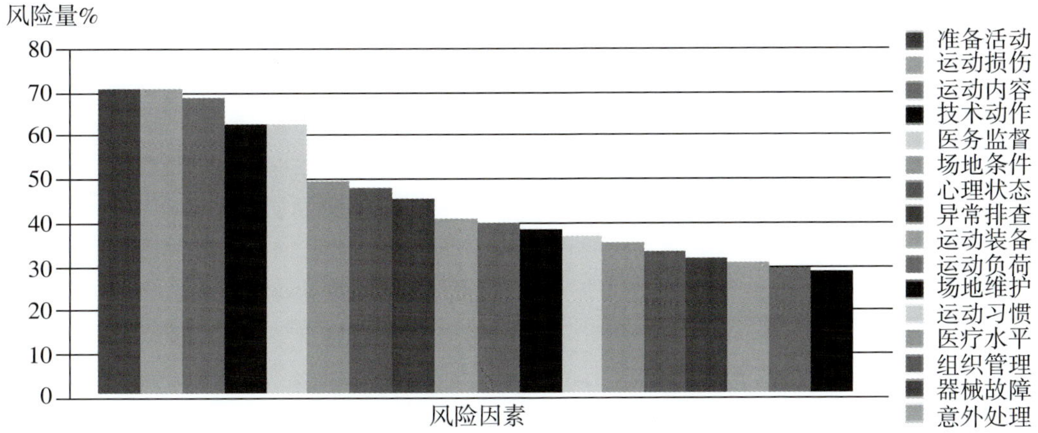

图4-1　体育运动的风险因素排序与评估

（三）运动干预

运动干预是规避运动风险实施有效安全重点内容之一。适宜的运动可以降低早期死亡率，并降低多种慢性疾病和健康问题发生的风险。一般认为每周进行 150 分钟中等强度有氧运动，75 分钟较大强度或中等强度和较大强度相结合的有氧运动，或者每次 30 分钟每周 5 天的中等强度有氧运动，并长期坚持进行规律运动，可减少运动风险的发生，并达到显著的健康效益，是降低运动风险的有效途径。

（四）专业指导

通过体育专业性人才如社会体育指导员、健康 / 体适能专家等，帮助运动者掌握和实施科学的体育锻炼方法，提供可参考的预防运动风险的策略，帮助了解运动风险的发生规律与规避的措施，并针对运动项目制定不同的运动风险的预防与控制措施，提供安全环境与运动效果，减少运动风险的发生。同时加强对体育专业性人才培训和考核，提高应对风险的能力，以及在组织大型体育活动时应安排运动防护师来处理运动伤害预防、急救、保健康复等运动健康管理事务。

（五）适宜负荷

高原低氧环境等因素会导致运动耐量减少，且海拔越高差异性越大，更易在高原运动中产生急性肌肉骨骼损伤、运动性猝死等。因此高原运动时要根据不同年龄、身体形态、体质水平、健康状况安排运动方式以及运动强度，同时密切观察运动时出现的各种症状，通过心率、血压等指标进行自我评价，及时了解身体状况，降低运动风险。

（六）适宜环境

高原低氧、寒冷、低温的自然环境更容易提高运动的风险，应避免在大雨、大雪、大风、大雾、烈日等恶劣天气时运动，根据外界环境及时调整运动负荷，同时体育场地、器材是否规范、安全等条件也是运动伤害风险的主要影响因素。因此要注重体育运动的气候、环境以及场地等条件，积极采取措施减少运动风险的发生是必不可少的环节。

（七）风险转移

在体育活动中通过购买保险形式如购买人身意外伤害保险和责任险等，在风险事故发生时将风险转移给保险公司等。除此之外还可以组织者、家长、运动者本人签订人身安全、运动风险合同，明确运动风险责任，三者共同承担运动风险责任。

（苏青青）

第三节　高原健身运动风险评估与健康筛查

通常情况下健身运动者是在没有医务监督的情况下开展健身活动，为了保证健身过程的安全，应在健身活动前对个体或群体进行健康筛查或危险评价。对参加健身活动的人群是否存在心血管意外等运动风险相关的危险因素进行分析和危险分层，并对在非医学条件下进行运动负荷试验或安全性评价，诊断或掌握临床疾病情况，判断身体对运动的反应情况和禁忌证，以及评估健康状况和运动能力，从而为制定科学合理的运动计划和处方，降低因运动造成的运动性疾病或意外伤害的风险提供准确的信息。

一、高原健身运动风险评估与健康筛查内容

运动风险评估（sports risk assessment）是指运动前运动者根据专业健康指导和医生的指导意见，并通过大强度运动来评价是否存在运动风险。运动前的运动能力和健康状况评估是运动风险评估的核心，包括自身健康状况、运动能力以及专业的运动风险评估系统评估等。在高原特殊的气候环境下更应了解自身健康状况和开展运动风险评估。即使没有明显的症状与体征，也应定期在医疗机构做体格检查和健康检查，排除一些发病缓慢、早期缺乏明显体征和症状以及冠心病、高

血压病、糖尿病等慢性疾病，了解对运动的限制程度，并提出合理的运动建议，避免运动风险的发生。运动风险与健康评估体系最早是美国运动医学行业协会（ACSM）[8]综合科学研究、教育、运动医学与运动科学而研究制定的，主要包含运动风险评估、健康评估、体适能评估三个层面的内容。

（一）健康风险评估

健康风险评估为第一层面，主要是筛选从事练习时有生命危险个体，以规避由运动导致的死亡风险，保证在人身安全的前提下进行运动。如心血管疾病以及练习所导致的胸闷、呼吸困难、昏厥等现象的人群。

（二）健康状态评估

健康状态评估为第二层面，主要是发现潜在的疾病并进行等级风险确认，为运动方式的选择、运动时间、运动强度的确定提供依据，从而使运动成为预防治疗疾病的积极因素，而不是加快疾病发展的消极因素。包括医疗病史检查、常规身体检查、实验室检查三个方面。医疗病史检查包括以往医疗诊断、常规医疗体检、慢性病问题、药物使用及过敏情况、运动经历、家族病史等。常规身体检查包括体重、心率、安静时坐姿、站姿、卧姿血压，肺部和心脏听诊等系列医学常规检查。实验室指标检查主要针对有疾病的危险因素人群、诊断或怀疑心脏病处于高风险人群、呼吸系统疾病的病人三类不同人群采用不同的检查指标，如血液、血脂、胸X光、心电、超声、肺功能测试。

（三）健康体适能评估

健康体适能评估为第三层面。主要对日常生活的体力与心理压力的体质状态进行评估测试，通过运动保持和提高人体的体适能状态，减缓随着年龄的增长身体状态由健康到疾病的渐进生理过程，从而提高生活质量。主要包括心肺功能、体脂率、力量、耐力、柔韧性等方面。

二、高原健身运动风险评估与健康自我筛查

高原健身运动与健康自我筛查是指体育运动前在没有专业人员监督的情况下，以自我指导的方式进行的运动风险检查。主要采用《体力活动准备问卷》或者《健康/体适能运动前筛查问卷》来完成，根据个体感觉和身体情况选择问卷内容来评价自身健康状况。其中《体力活动准备问卷》内容仅为7个问题，而《健康/体适能运动前筛查问卷》内容相对较为丰富全面，包括病史、症状、其他健康问题和心血管危险因素等，可以根据实际情况选择使用。体力活动问卷作为体力活动测量方法之一，因经济方便，易于改编、管理等特点而被广泛应用于大规模流行病学研究或体力调查当中。体力活动问卷种类较多，通常根据问卷的特点以及研究目的来选择使用，或根据研究需要编制体力活动量表。

使用体力活动问卷评价时，如对问卷中的1项问题做了标记或回答为“是”，则表明在运动前应咨询医生或其他健康管理者，可能需要在专业人员的监护下进行运动健身；如对问卷中的任何问题都没有做标记或回答为“否”，表明能够安全地进行运动负荷试验和自我指导运动，也可以在满足自身计划的场所进行运动，不用咨询医生或其他健康管理者，但需制定科学合理的运动方案。

（一）体力活动准备问卷

1. 曾被医生告知患有心脏问题或经历过中风；
2. 曾在运动中或运动后出现过无法解释的胸前疼痛；
3. 曾在运动中感到晕眩导致自己失去平衡；
4. 在过去12个月中经历过气喘发作并进行急诊医疗观察；
5. 患有糖尿病（Ⅰ型或Ⅱ型）并在过去3个月内血糖控制出现问题；
6. 被确诊为肌肉、骨骼和关节问题并影响运动；
7. 有其他健康问题会造成健康的危险。

（二）健康/体适能运动前筛查问卷（表4-1）。

三、高原健身运动风险评估与健康专业筛查

通过有资质的健康/体适能、运动医学或健康管理专业人士针对运动者运动前心血管疾病（cardiovascular disease，CVD）进行危险因素评

表4-1 健康/体适能运动前筛查问卷

病史（曾经有过）： 1．一次心脏病发作 2．心脏手术 3．心脏导管插入术 4．经皮冠状动脉成形术（PTCA） 5．起搏器 / 植入式心脏除颤 / 复律器 6．心瓣膜疾病 7．心力衰竭 8．心脏移植	如有上述的任何情况，需在运动前咨询内科医生或健康管理人士，并需要在专业人员的监护下进行健身
症状： 1．在用力时有过胸部不适 2．有过不明原因的呼吸困难 3．有过头晕眼花、晕倒或眩晕 4．有过脚踝肿胀 5．有过快而强的心跳而导致感觉不适 6．正在服用治疗心脏病的药物	如有两种或两种以上情况，则需要咨询内科医生或其他健康管理人士，排除有限制体力活动的骨骼肌肉问题、正在服用处方药、怀孕等情况，并作为医疗管理的一部分，在专业运动指导员指导下逐步实施运动计划
其他健康问题： 1．有糖尿病 2．有哮喘或其他肺病疾病 3．短距离行走时小腿有发热或抽筋的感觉	如有一种以上情况，则需要咨询内科医生或其他健康管理人士，在医生或专业运动指导员指导下逐步实施运动计划
心血管危险因素： 1．男性≥ 45 岁，女性≥ 55 岁 2．吸烟或戒烟不足 6 个月 3．血压≥ 140/90 mmHg 4．不知道自己的血压 5．正在服用降压药 6．血浆胆固醇≥ 200 mg/dl 7．不知道自己的血浆胆固醇水平 8．近亲有心脏病或做过心脏手术，其中父亲或兄弟≤ 55 岁，母亲或姐妹≤ 65 岁 9．很少进行体力活动（如每周运动＜ 3 天，每天＜ 30 min） 10．体重指数≥ 30 kg/m^2 11．糖尿病前期 12．不知道是否处于糖尿病前期	如有一种以上情况，则需要进行实验室 / 医院相关心血管及健康检查，排除运动风险隐患，并在医生或专业运动指导员指导下实施运动计划
以上内容没有选择任何一项	可以安全地开始自我指导的运动计划，无需咨询医生或其他健康管理人士，也可在所有能满足个人运动计划需要的场所运动

价和分级。根据运动风险因素的种类和程度，对每个人进行低度危险、中度危险和高度危险的运动风险等级分层和评价（图 4-2），从而降低运动风险。具体筛查内容包括年龄、性别、家族心脏病史、吸烟情况、体力活动形式、身体指数、高血压、高血脂、高血糖以及相关医疗就诊史等。

根据运动风险评估判定标准，运动者有心、肺及代谢方面的疾病即为高风险，运动者无心、肺及代谢方面的疾病但心血管疾病危险因子评估中存在 2 项或 2 项以上因子即为中等风险，运动者心血管疾病危险因子评估小于 2 即为低风险。

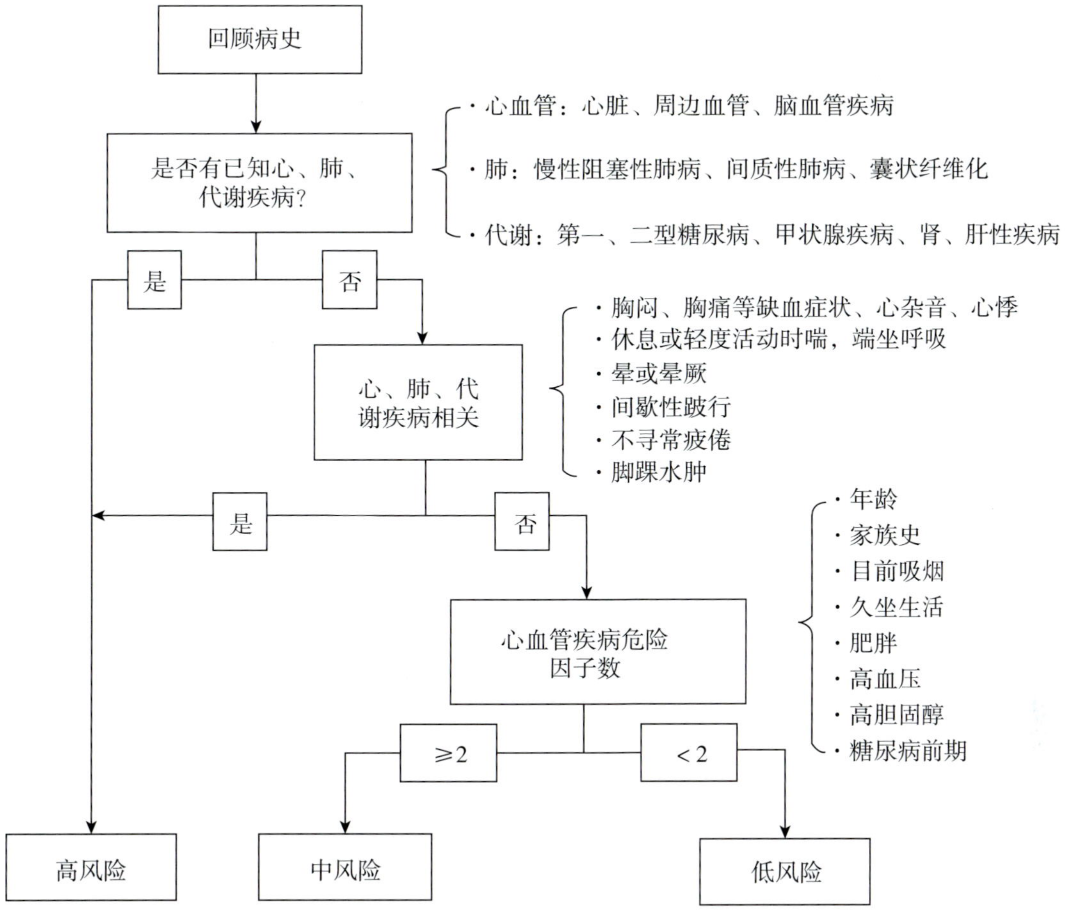

图 4-2　运动风险分级流程图

（引自：张玮庭等．[9] 老年人的运动处方及改善策略．家庭医学与基层医疗，2018，33（11）：304-310.）

四、高原健身运动风险评估与健康医学评价

通过有资质的健康管理专业人士对健康危险性因素分析，提供健康综合影响因素医学评价报告，使健康管理者及个人了解自身健康状态。医学评价内容包括体格检查和运动测试。

（一）体格检查

主要是为制定运动处方进行的身体检查，检查内容包括运动史和疾病史、形态指标测量、生理机能测试、身体成分测定等。

（二）运动测试

运动强度将直接影响心血管危险性事件的发生，其运动测试结果有利于制定安全有效的运动处方，并可帮助专业人员判断是否存在影响健康的危险因子以及运动中的危险因素。主要包括心肺功能测试、台阶试验等。同时在运动测试过程中监测心电图和血压，可进一步了解受试者心脏功能和排除心血管系统的运动风险，为制订运动处方的安全运动强度提供更加科学的依据。

（苏青青）

第四节　高原健身运动能力测试与评价

运动能力是指人体从事体育活动所具备的能力，包括有氧运动能力、肌肉力量、身体柔韧性、平衡能力和反应能力，BMI 指标等。通过运动能力测评了解人体运动能力的薄弱环节，评价运动

健身效果，预测和评估相关疾病的风险，是科学地制定个性化运动方案或运动处方最主要的依据。运动能力测评包括单项运动能力测试与评价、综合运动能力评价两个方面。单项运动能力测评包括有氧运动、肌肉力量、柔韧、平衡和反应能力等，并根据单项运动能力的权重进行综合评价。一般运动能力评价等级标准分为差、不合格、合格、良好、优秀5个等级。

一、高原健身运动有氧能力测试与评价

有氧运动能力是反映人体长时间进行有氧运动的能力，也可理解为心肺功能、耐力、体力、体能、跑动能力等，是评价健康水平的最重要的因素和指标，在运动能力综合评价权重占40%。

有氧运动能力评价主要通过运动负荷试验中完成定量负荷所需要的时间、固定时间内完成的运动负荷量的大小，以及运动负荷后心肺功能的反应。评价的指标主要为VO_2max，测试方法主要有直接测定法和间接测定法。直接测定法是通过实验室跑台或者功率自行车等力竭性实验来直接测定；而间接测定法是根据测试人群、测试场地的不同来制定的测试方法，目前国内外有氧运动能力测评应用较多的主要包括800/1000 m跑、台阶实验、20 m渐增式折返跑、12分钟跑、1500 m跑或快走、Blake-15分钟跑、6分钟步行试验等方法，另外肺活量也可以反映有氧能力。但根据不同人群、不同年龄、不同的身体状况以及不同测评目的其选择的项目、方法有所不同。

（一）台阶测评方法

台阶测试（step test）是一项简易评价心肺功能的定量运动负荷测试，最早由美国哈佛疲劳实验室Brouha于1943年提出。主要通过测量给定的频率、高度和时间条件下左右腿交替上下台阶时心率或运动恢复期的心率来评价心肺功能。台阶测试的方法为台阶高度男子为30 cm、女子为25 cm，左右腿每2秒钟交替上下台阶1次，共持续运动3分钟，运动结束后监测恢复期1～1.5分钟、2～2.5分钟和3～3.5分钟的3次心率，以此计算台阶指数进行评价。计算方法为台阶指数=运动负荷持续时间（秒）/3次心率之和×100。

在一定条件下用亚极量运动心率代替做功效率或耗氧量评价人体体力，即在运动负荷相同的条件下，心率越低，表明其所需摄氧量越低，而做功效率越高。也即在运动时心率低的个体比心率高的个体所消耗的体力少，更经济、更具有持久耐力。台阶试验是运用定量负荷运动，通过测量运动后恢复心率来评价机体心脏功能的简易方法，反映人体对有氧运动负荷的适应能力，也是体质监测中最稳定最重要的指标。其评价标准为台阶指数越大，表示心血管系统负荷运动的能力越强（表4-2）。台阶测试操作简便，设备要求简单，方便运输，适用与多种类别的群体测试，也是为中国国民成年人（20～59周岁）体质测定必测项目。

在高原低氧环境下劳动能力随海拔的升高而降低，亚极量运动心率与做功效率和耗氧量之间存在非常显著的线性关系。但马福海等[10]研究发现高原成年男女安静脉搏较低而台阶指数明显高于全国平均水平，并未随海拔的升高而减低。一方面表明高原人具有高效摄取氧的能力，也是其呼吸和循环系统产生“低耗高效”深层次适应的结果。另一方面台阶指数的大小与安静脉搏密切相关，台阶实验运动后恢复心率（30秒后）平均在115次/分以下，属小负荷的有氧运动，不能充分调动机体呼吸、血液和循环系统的功能，其基准心率安静脉搏将影响台阶指数的大小。高原成年人的安静脉搏低，必将导致台阶指数高。

表4-2　高原20～59岁成年人台阶指数评价标准

性别	差	不合格	合格	良好	优秀
男	51～57.9	56～60.9	61～67.9	68～75.9	＞76以上
女	50～54.9	55～62.9	63～69.9	70～77.9	＞78以上

（二）6分钟步行实验测评方法

6分钟步行实验即在规定时间内测量受试者的步行距离，是一种评价心肺功能代偿能力的简易方法，也是独立于用力肺活量以及氧饱和度评价肺功能的指标。主要用于测量具有心脏和肺部功能疾病患者的心肺功能，如心力衰竭、高血压、心脏病、慢性肺阻塞、慢性支气管炎等，但近几年来6分钟步行实验也逐渐应用于中老年人健康人群的评估。

测试方法为固定的场地内6分钟步行距离，

要求按日常步行速度进行，不得加速。测试结束时测量并记录受试者的6分钟步行距离并评价（表4-3）。

表4-3　高原老年人6分钟步行评价（m）

性别	优秀	良好	合格	一般	差
男	≥700	620～699	540～619	460～539	380～459
女	≥650	580～649	510～579	440～509	370～439

（三）20米渐增式折返跑测评方法

20 m渐增式折返跑测试（Multistage 20 meter shuttle run test，20mMSRT）也称渐进性有氧耐力跑测试，在非实验室环境下渐增式运动负荷状态模拟测试最大摄氧量，是一项亚极限强度的心肺耐力测试方法，也是欧美国家以及日本、韩国青少年体质测试系统中主要指标。其优点是场地简易，设备简单，测试过程易于实施与控制，对测试人员的技术要求不高，适合于大样本量的群体测试。

测试方法为测试者随音乐节拍由慢到快渐增运动负荷20 m折返跑，当无法持续或跟上音乐节奏，或连续2次出现2次无法按节奏完成时结束测试，以最后一次达到折返的次数进行记录，并用折返跑次数推算 VO_2max［ml/(kg·min)］或给予等级评价（表4-4）。一般高原条件下20 m渐增式折返跑次数优秀男子运动员可以达到140次以上。高原普通人群20 m折返跑次数或 VO_2max［ml/(kg·min)］评价标准为男子40次或35 ml/(kg·min）以下为差，41～50次或35.2～37.3 ml/(kg·min）为一般，51～60次或37.5～39.5 ml/(kg·min）为合格，61～70次或39.7～41.8 ml/(kg·min）为良好，71次或42.0 ml/(kg·min)以上为优秀；女子35次或33.9 ml/(kg·min）以下为差，36～40次或34.1～35.0 ml/(kg·min)为一般，41～45次或35.2～36.1 ml/(kg·min)为合格，46～50次或36.4～37.3 ml/(kg·min)

表4-4　20 m渐增式折返跑 VO_2max 推定表［ml/(kg·min)］

折返数	VO_2max	折返数	VO_2max	折返数	VO_2max	折返数	VO_2max
10	28.3	48	36.8	86	45.4	124	53.9
12	28.7	50	37.3	88	45.8	126	54.4
14	29.2	52	37.7	90	46.3	128	54.8
16	29.6	54	38.2	92	46.7	130	55.3
18	30.1	56	38.6	94	47.2	132	55.7
20	30.5	58	39.1	96	47.6	134	56.2
22	31.0	60	39.5	98	48.1	136	56.6
24	31.4	62	40.0	100	48.5	138	57.1
26	31.9	64	40.4	102	49.0	140	57.5
28	32.3	66	40.9	104	49.4	142	58.0
30	32.8	68	41.3	106	49.9	144	58.4
32	33.2	70	41.8	108	50.3	146	58.9
34	33.7	72	42.2	110	50.8	148	59.3
36	34.1	74	42.7	112	51.2	150	59.8
38	34.6	76	43.1	114	51.7	152	60.2
40	35.0	78	43.6	116	52.1	154	60.7
42	35.5	80	44.0	118	52.6	155	60.9
44	35.9	82	44.5	120	53.0	156	61.1
46	36.4	84	44.9	122	53.5	157	61.3

为良好，51 次或 37.5 ml/(kg·min) 以上为优秀。

(四) 12 分钟跑测评方法

12 分钟跑测评方法是以 12 分钟内跑出的最大距离来进行评价，一般采用在田径场进行测试。国际上根据年龄和性别将 12 分钟内成绩评价为优秀、良好、一般、差和极差 5 个等级。由于高原上有氧运动能力较平原低，在 2200 m 海拔高度下 3000 m 跑成绩约下降 5%，依据一般平原 12 分钟跑的最好成绩接近 3000 m 标准，对高原 12 分钟跑测评标准进行了修订（表 4-5）。另外 12 分钟跑成绩与 VO_2max（ml/kg·min）呈高度相关，且与年龄及性别无显著的差异，因此 12 分钟跑的距离可以推测 VO_2max。12 分钟跑的成绩推算每公斤体重 VO_2max 基本标准，1500 m 为 24.6 ml，2000 m 为 35.3 ml，2500 m 为 45.9 ml，3000 m 为 56.5 ml，3500 m 为 67.1 ml，3900 m 为 75.6 ml。

(五) 肺活量测评方法

肺活量是指人体尽全力深吸气后，再尽全力呼出的气体总量，即一次深呼吸的气量。肺活量是反映呼吸系统机能的生理指标，肺活量的大小，可反映人体胸廓发育的程度及全身整体的体育锻炼水平和有氧能力。

一般认为随海拔的升高，空气中氧分压的下降，需通过换气量的增大来防止低氧血症的发展，通气增大是高原服习的重要机制。但高原人群男女肺活量及肺活量 / 体重指数均随年龄的增长而逐步减小，男性在 35 岁、女性在 40 岁年龄段后为快速下降期，并明显低于全国同龄人平均水平，其原因主要是高原慢性低氧环境导致了肺组织、细胞结构和功能的变化，加速了肺的老化进程，而长期居住在高原的老年人肺功能减退更明显。高原低氧环境下坚持参加力所能及的体育锻炼，对于延缓心、肺等脏器的老化，改善心、肺功能，促进组织器官的血、氧供应具有重要意义。

肺活量测试方法用电子肺活量计测试。每位受试者测 3 次，取最大值作为测试结果。

二、高原健身运动力量素质测试与评价

力量素质是人体活动能力的重要基础，是获得运动技能和取得优异运动成绩的基础，同时也是其他身体素质发展的重要影响因素，在运动能力综合评价中权重占 20%。一般随着年龄的增长，成年人体的骨骼肌量以平均每 10 年下降 6% 的速度减少，而肌肉力量伴随着骨骼肌量的减少而减少，中国成年人的力量素质男子在 35 岁、女子在 40 岁达到顶峰后呈下降趋势。主要是人体心血管系统、呼吸系统功能的活动能力下降，肌肉组织的退行性变化，以及力量训练不足，从而造成肌力下降。

高原缺氧环境易使肌肉血流量减少，蛋白质合成降低，引起肌纤维变细或萎缩，从而导致肌肉力量的丢失。在高原训练时体重的下降是常见的，并且会影响到肌肉的质量、肌肉力量和速度

表4-5 高原不同年龄人群12分钟跑评价标准（m）

组别	级别	30岁以下	30～39岁	40～49岁	50岁以上
男	优秀	2600 以上	2500 以上	2400 以上	2300 以上
	良好	2200～2700	2100～2600	2000～2400	1900～2300
	一般	1900～2300	1700～2200	1600～2000	1500～1900
	差	1500～1900	1400～1800	1300～1600	1200～1500
	极差	1500 以下	1400 以下	1300 以下	1200 以下
女	优秀	2400 以上	2200 以上	2100 以上	2000 以上
	良好	2100～2500	1900～2400	1700～2200	1600～2100
	一般	1700～2000	1600～2000	1400～1700	1300～1600
	差	1400～1700	1300～1700	1100～1400	1000～1300
	极差	1400 以下	1300 以下	1200 以下	1000 以下

表4-6　高原20～69岁人群肺活量评价标准

性别	年龄（岁）	差	不合格	合格	良好	优秀
男	20～29	3100以下	3100～3499	3500～3999	4000～4599	4600以上
	30～39	2900以下	2900～3299	3300～3799	3800～4399	4400以上
	40～49	2500以下	2500～2899	2900～3399	3400～3799	3800以上
	50～59	2200以下	2200～2599	2600～2999	3000～3499	3500以上
	60～69	1800以下	1800～2199	2200～2599	2600～2999	3000以上
女	20～29	2000以下	2000～2399	2400～2799	2800～3199	3200以上
	30～39	1900以下	1900～2299	2300～2699	2700～3099	3100以上
	40～49	1800以下	1800～2199	2200～2599	2600～2899	2900以上
	50～59	1700以下	1900～2299	2300～2699	2700～3099	3100以上
	60～69	1500以下	1500～1799	1800～2099	2100～2499	2500以上

素质。加强高原环境下体力活动和体育运动锻炼不仅可以保持肌肉的力量和耐力，减缓人体随年龄增长而自然消退的速度，预防肌肉萎缩和老年骨骼肌减少症，而且有效减少胆固醇，降低血压，减少冠心病的发病危险，减少因摔倒造成的损伤具有积极的作用。

力量素质主要包括上肢力量、下肢力量，腰腹力量等，测评具体指标包括握力、背力、俯卧撑、仰卧起坐、纵跳测试等。

（一）上肢力量测评方法

1．握力测评方法　握力是反映上肢前臂和手部肌肉的绝对力量，也是反映肌肉总体力量的指标。通过电子握力计来完成左右手握力的测量。主要测试方法为受试者两脚自然分开成直立姿势，两臂下垂，掌心向内，用最大力紧握握力计内握柄，测量时握力计不来回摆动并保持不动，不能触碰身体或衣服，共测2次，取最好成绩。高原不同年龄人群的握力评价标准见表4-7。

2．俯卧撑测评方法　俯卧撑是反映人体上肢、肩背部肌肉力量及持续工作能力，主要用于评价男子上肢和力量。在俯卧撑测试仪或瑜伽垫进行测试，测试方法为受试者双手撑地，手指向前，双手间距与肩同宽，身体挺直，屈臂使身体平直下降至肩与肘处于同一水平面，然后将身体平直撑起恢复至开始姿势为完成1次并记录次数。

表4-7　高原不同年龄人群握力评价标准（kg）

性别	年龄（岁）	差	一般	合格	良好	优秀
男	20～29	40以下	40～45	46～50	51～55	56以上
	30～39	40以下	40～45	46～50	51～55	56以上
	40～49	39以下	39～43	44～48	49～53	54以上
	50～59	37以下	37～41	42～46	47～51	52以上
	60～69	35以下	35～39	40～44	45～49	50以上
女	20～29	30以下	30～33	34～36	37～39	40以上
	30～39	30以下	30～33	34～36	37～39	40以上
	40～49	29以下	29～31	32～34	35～37	38以上
	50～59	26以下	26～28	29～31	32～34	35以上
	60～69	23以下	23～25	26～28	29～31	32以上

高原不同年龄男子俯卧撑评价标准见表 4-8。

表4-8 高原不同年龄男子俯卧撑评价标准（个）

年龄（岁）	差	一般	合格	良好	优秀
20 ~ 24	25 以下	25 ~ 29	30 ~ 34	35 ~ 39	40 以上
25 ~ 29	20 以下	20 ~ 24	25 ~ 29	30 ~ 34	35 以上
30 ~ 34	15 以下	15 ~ 19	20 ~ 24	25 ~ 29	30 以上
35 ~ 39	10 以下	10 ~ 14	15 ~ 19	20 ~ 24	25 以上

（二）腰腹力量测评方法

1．仰卧起坐　仰卧起坐主要反映腰腹力量，也是体能锻炼的一个重要环节。经常进行仰卧起坐锻炼，可以增强腹部肌肉的力量，增进腹部肌肉的弹性，亦可以收到保护背部和改善体态的效果。再加上技术动作简单不受场地环境影响，是适合社会大众的简易运动方式，特别是对于期待消除腹部赘肉与避免下背痛的一般中年男女而言，更是经常被采用的运动之一，见表 4-9。

仰卧起坐主要方法分为直腿仰卧起坐、屈腿仰卧起坐、减重仰卧起坐和负重仰卧起坐等。在平板或斜板、徒手或负重、直腿或屈膝均可以进行，其基本技术动作要求为受试者仰卧于垫子上或斜板上，双脚并拢并加以固定，直腿（或屈膝 90°），双手十指交叉（或负重）放于后脑勺部，双肘贴于地面，屈体到双肘部与地面纵轴垂直（或双肘部触及膝关节），然后还原为仰卧为一次完整的动作。高原不同年龄女子一分钟屈腿仰卧起坐评价标准见表 4-9。

表4-9 高原不同年龄女子1分钟屈腿仰卧起坐评价标准（次）

年龄（岁）	差	一般	合格	良好	优秀
20 ~ 24	15 以下	15 ~ 19	20 ~ 24	25 ~ 29	30 以上
25 ~ 29	10 以下	10 ~ 14	15 ~ 19	20 ~ 24	25 以上
30 ~ 34	8 以下	8 ~ 9	10 ~ 14	15 ~ 19	20 以上
35 ~ 39	5 以下	5 ~ 7	8 ~ 11	12 ~ 14	15 以上

2．背力测评方法　背力是一项测试背部肌肉的最大伸展力，反映人体背部的绝对力量和全身肌肉力量水平。测试仪器为电子背力计，测试时要求受试者两臂伸直，掌心向内，紧握握柄，两腿伸直，上体绷直抬头，尽全力做背伸动作。测试 2 次，记录最大值。但背力测试时全身的肌肉、骨骼均参与运动，动作幅度大，难度大，要做好准备活动，掌握正确的技术动作，以免腰背部及其他肌肉或关节损伤。高原不同年人群背力评价标准见表 4-10。

（三）爆发力及弹跳力测评方法

主要以纵跳反映下肢的爆发力及弹跳力，主要用于青少年或年的素质测试，以及广泛应用于体能评估和国民体质测试中。纵跳测试方法较多，主要包括重心法、地面反力积分法、纵跳仪测试法、离地速度法、纵跳带测试法、摸高跳测试法和光学系统测试法等。高原不同年龄人群纵跳评价标准见表 4-11。

表4-10 高原不同年龄人群背力评价标准（kg）

性别	年龄（岁）	差	一般	合格	良好	优秀
男	20 ~ 24	140 以下	140.0 ~ 154.9	155.0 ~ 169.9	17.0 ~ 184.9	185.0 以上
	25 ~ 29	140 以下	140.0 ~ 159.9	160.0 ~ 179.9	180.0 ~ 199.9	200.0 以上
	30 ~ 34	140 以下	140.0 ~ 159.9	160.0 ~ 174.9	175.0 ~ 194.9	195.0 以上
	35 ~ 39	140 以下	140.0 ~ 159.9	160.0 ~ 174.9	175.0 ~ 189.9	190.0 以上
女	20 ~ 24	75 以下	75.0 ~ 84.9	85.0 ~ 94.9	95.0 ~ 109.9	110.0 以上
	25 ~ 29	75 以下	75.0 ~ 84.9	85.0 ~ 94.9	95.0 ~ 109.9	110.0 以上
	30 ~ 34	80 以下	80.0 ~ 89.9	90.0 ~ 104.9	105.0 ~ 114.9	115.0 以上
	35 ~ 39	80 以下	80.0 ~ 89.9	90.0 ~ 104.9	105.0 ~ 114.9	115.0 以上

表4-11 高原不同年龄人群纵跳评价标准（cm）

性别	年龄（岁）	差	一般	合格	良好	优秀
男	20 ~ 24	30 以下	30.0 ~ 34.9	35.0 ~ 39.9	40.0 ~ 45.9	46 以上
	25 ~ 29	29 以下	29.0 ~ 33.9	34.0 ~ 38.9	39.0 ~ 43.9	44 以上
	30 ~ 34	27 以下	27.0 ~ 31.9	32.0 ~ 36.9	37 ~ 41.9	42 以上
	35 ~ 39	25 以下	25.0 ~ 29.9	30.0 ~ 34.9	35.0 ~ 39.9	40 以上
女	20 ~ 24	20 以下	20.0 ~ 22.9	23.0 ~ 25.9	26.0 ~ 29.9	30 以上
	25 ~ 29	20 以下	20.0 ~ 22.9	23.0 ~ 25.9	26.0 ~ 29.9	30 以上
	30 ~ 34	20 以下	20.0 ~ 21.9	22.0 ~ 24.9	25.0 ~ 27.9	28 以上
	35 ~ 39	18 以下	18.0 ~ 19.9	20.0 ~ 21.9	22.0 ~ 24.9	25 以上

三、高原健身运动柔韧素质测试与评价

柔韧素质是人体各个关节的活动幅度以及肌肉、肌腱和韧带等软组织的伸展能力，对增强身体的协调能力，更好地发挥力量、速度等素质，提高运动技能和技术，防止运动损伤有积极的作用，而柔韧性的减退常引起一些诸如颈椎、腰椎间盘突出症、肩周炎、腰腿痛等退行性疾病。在运动能力综合评价权重占 10%。柔韧素质的好坏是取决于骨的结构、关节周围组织的韧带、肌腱、肌肉、皮肤的伸展能力和弹性，特别是中枢神经的调节，以及年龄、性别、温度、体育锻炼等都影响柔韧素质的发展。一般情况下，随着年龄的增长、骨骼的老化，人体柔韧性随着年龄的增长而下降，这是符合人体生长的规律，而且男性老年人柔韧性下降幅度稍大于女性。但柔韧性的减退个体差异较大，自然老化只占 1/3，主体还是与运动锻炼有关。

高原环境下对柔韧性素质有一定的影响，高原人群各年龄段的柔韧素质显著低于全国同龄平均水平，与高原环境下人体骨、关节、韧带、肌腱、肌肉等进行性退化有关。而经常进行柔韧性锻炼能扩大关节韧带的活动范围，有利于提高身体的灵活性和协调性，延缓肌肉韧带的衰老。通过对中国高原和日本平原 65 ~ 74 岁老年人研究发现，坐位体前屈中国老年男女均高于日本老年男女，且男子间差异非常显著（$P < 0.01$）。其原因是中国老年人主要以太极拳、武术、健身操等为主的健身活动人群，而柔韧性是这些项目的基础，而且这些项目的伸展、牵拉、旋转等动作也对柔韧性的提高带来了积极的影响，同时对中枢神经系统的相互联系，改善整体的协调性、防老年跌跤也有积极作用。锻炼柔韧素质的运动项目主要有瑜伽、普拉提、太极拳等。

柔韧性测评方法主要为仰卧直抬腿、立位体前屈、俯卧上体后仰、立位转体，以及坐位体前屈、双手背勾试验等。由于坐位体前屈主要全面反映人体关节、韧带和肌肉的伸展性和弹性及身体柔韧素质的发展水平，是国际上或国民体质监测中常用的测试评价人体柔韧性的方法。

测试方法使用坐位体前屈测试仪进行测定，受试者坐在垫子上，双腿伸直，脚跟并拢，脚尖自然分开，全脚掌蹬在测试仪平板上；掌心向下，双臂并拢平伸，上体前屈，用双手中指尖推动游标平滑前移直至不能移动为止，测试两次取最大值。高原不同年龄人群坐位体前屈评价标准见表 4-12。

四、高原健身运动灵敏素质测试与评价

灵敏素质是指人体在各种复杂、突变的情况下迅速改变体位、转换动作和随机应变的能力。灵敏素质是运动技能、神经反应和各种素质的综合表现，体现了肌肉力量、反应时、速度、爆发力和协调性等综合素质，是由大脑皮层神经活动过程的可塑性和灵活性所决定的。

在高原低氧环境下，由于低氧刺激会引起脑组织在细胞或分子水平上的变化，使得各种神经系统间的联系减弱，导致依赖于神经系统传递速度的速度力量、灵敏性和爆发力下降，灵敏素

表4-12　高原不同年龄人群坐位体前屈评价标准（cm）

性别	年龄（岁）	差	一般	合格	良好	优秀
男	20 ~ 29	5 以下	6 ~ 9	10 ~ 14	15 ~ 19	20 以上
	30 ~ 39	3 以下	4 ~ 7	8 ~ 11	12 ~ 15	16 以上
	40 ~ 49	1 以下	2 ~ 5	6 ~ 9	10 ~ 13	14 以上
	50 ~ 59	0 以下	0 ~ 3	4 ~ 7	8 ~ 11	12 以上
	60 ~ 69	-2 以下	-2 ~ 1	2 ~ 5	6 ~ 9	10 以上
女	20 ~ 29	8 以下	8 ~ 11	12 ~ 17	18 ~ 21	22 以上
	30 ~ 39	6 以下	6 ~ 9	10 ~ 13	14 ~ 17	18 以上
	40 ~ 49	4 以下	4 ~ 7	8 ~ 11	12 ~ 15	16 以上
	50 ~ 59	2 以下	2 ~ 5	6 ~ 9	10 ~ 13	14 以上
	60 ~ 69	0 以下	0 ~ 3	4 ~ 7	8 ~ 11	12 以上

质和速度素质显著降低，且随年龄的增长而下降，相同年龄段和总体水平均极显著低于全国水平。但高原条件下经常参加体育锻炼可有效提高灵敏素质，通过对高原和平原的45 ~ 55岁健康人群高原2366 m健身运动研究发现，其反映人体灵敏素质的反复横跨得到了显著性提高（$P < 0.05 \sim 0.01$）。高原健身运动中多采用锅庄、健美操、搏击操等舞蹈类项目，可有效地改善人体的灵敏素质。

灵敏素质测试方法较多，不同的体育运动项目对灵敏性有不同的要求，也有不同的灵敏性测试方法，一般主要有10 m×4次折返跑、反复横跨等来反应灵敏素质。10 m×4次折返跑、反复横跨由于对场地依赖程度较低，而且操作方便、便于掌握，所以广泛应用于竞技体育、全民健身以及学校学生体质测试中，还作为训练手段进行灵敏素质的训练。

10 m×4次折返跑的测试方法为在10 m平坦地面，尽全力往返跑2个来回，以手触摸两端点标记物或脚踩端线为准，测试2次，记录最好成绩。反复横跨的测试方法为横跨间距为100 cm、测试时间为10秒和横跨间距为120 cm、测试时间为20秒两种，共测试2次，记录最好成绩。可根据实际需要选择测试。高原不同年龄人群10 m×4折返跑评价标准见表4-13。

五、高原健身运动平衡能力测试与评价

平衡能力是指维持身体姿势和控制身体重心的能力，也是静态与动态活动的基础能力，良好

表4-13　高原不同年龄人群10 m×4折返跑评价标准（s）

性别	年龄（岁）	差	一般	合格	良好	优秀
男	20 ~ 24	16.0 以上	16.0 ~ 15.1	15.0 ~ 14.1	14.0 ~ 13.1	13.0 以下
	25 ~ 29	16.1 以上	16.1 ~ 15.2	15.1 ~ 14.2	14.1 ~ 13.2	13.1 以下
	30 ~ 34	16.2 以上	16.2 ~ 15.3	15.2 ~ 14.3	14.2 ~ 13.3	13.2 以下
	35 ~ 39	16.3 以上	16.3 ~ 15.4	15.3 ~ 14.4	14.3 ~ 13.4	13.3 以下
女	20 ~ 24	16.8 以上	16.8 ~ 15.9	15.8 ~ 14.9	14.8 ~ 14.1	14.0 以下
	25 ~ 29	17.6 以上	17.6 ~ 16.5	16.4 ~ 15.3	15.2 ~ 14.4	14.3 以下
	30 ~ 34	18.0 以上	18.0 ~ 16.9	16.8 ~ 15.7	15.6 ~ 14.7	14.6 以下
	35 ~ 39	18.7 以上	18.7 ~ 17.3	17.2 ~ 15.9	15.8 ~ 15.0	14.9 以下

的平衡能力可以发挥运动的最大效果，占运动能力综合评价权重的5%。早期的平衡性训练与游戏有助于提高孩童学习运动技能的效率与表现，具有良好平衡能力的运动员在运动过程中能有效发挥肌力，达到最佳的运动表现，避免运动伤害的发生；具有良好平衡能力的老年人则显示出较佳的生活质量，能够积极从事各项活动，避免跌倒风险。

高原低氧环境对久居或世居高原的人群的神经组织、脑功能会有一定的影响会随并着年龄的增长而加重，从而影响平衡能力以及跌倒等风险因素的增加。体育锻炼有利于提高人体运动器官的功能和前庭器官的机能，改善中枢神经系统对肌肉组织与内脏器官的调节功能，提高平衡能力，保证身体活动的顺利进行，提高适应复杂环境的能力和自我保护的能力。

平衡能力的测评主要通过静态平衡和动态平衡两种方法。

（一）静态平衡能力测评方法

静态平衡指人体处于某种特定姿势时保持的稳定状态，如站或坐等姿势。主要测试方法有闭眼或睁眼单脚站立，被作为评价成年人和老年人平衡能力的重要素质指标。闭眼单脚站立是通过测量人体在没有任何可视参照物的情况下，仅依靠大脑前庭器官的平衡感受器和全身肌肉的协调运动，来维持身体重心在单脚支撑面上的时间，以反映平衡能力的强弱。

闭眼单脚站立测试方法为受试者自然站立，闭眼，抬起任意一只脚开始，当睁眼或支撑脚移动或抬起脚着地时即为止的时间。高原不同年龄人群闭眼单脚站立评价标准见表4-14。

（二）动态平衡能力测评方法

动态平衡是指人体在进行各种自主运动，时能重新获得稳定状态的能力，例如由坐到站或由站到坐等各种姿势间的转换运动；主要测试方法有单腿硬拉、前脚掌走，曲线或障碍跑等。

单腿硬拉测试方法为受试者双腿分开站立，双臂自然下垂，保持支撑腿伸直，背部挺直慢慢向前俯身，非支撑腿向后抬起，俯身至上半身与地面平行后，起身还原。单腿硬拉测评标准根据测试总次数及难易程度共分为5个等级，单腿硬拉完成≥0次为差，完成≥1次为一般，完成≥4次为合格，完成≥7次为良好，完成≥11次为优秀。

六、高原健身运动反应能力测试与评价

反应能力一般采用选择反应时（简单反应时）、综合反应时来测试与评价。反应时是指从接受刺激（光、声音等）后到机体做出反应动作所需的最短时间，也就是从刺激到反应之间的时距，反映了人体中枢神经系统控制骨骼肌肉系统的快速运动能力和协调性，是运动技能、神经反应和各种身体反应的综合表现。反应能力占运动能力

表4-14　高原不同年龄人群闭眼单脚站立评价标准（s）

性别	年龄（岁）	差	一般	合格	良好	优秀
男	20～29	30以下	30～44	45～59	60～74	75以上
	30～39	25以下	25～39	40～49	50～59	60以上
	40～49	15以下	15～24	25～34	35～44	45以上
	50～59	10以下	10～14	14～19	20～24	25以上
	60～69	5以下	5～6	7～8	9	10以上
女	20～29	20以下	20～39	40～54	55～64	65以上
	30～39	15以下	15～24	25～39	40～49	50以上
	40～49	10以下	10～19	20～29	30～34	35以上
	50～59	5以下	5～9	10～14	15～19	20以上
	60～69	0以下	0～5	6～7	8～9	10以上

综合评价权重的5%。高原环境对人体选择反应时、注意分配能力均有不利影响，且表现为海拔越高受损越严重。有研究认为高原人的视觉减退率为28% ~ 60%以及听力随海拔的增高而下降，其与长期慢性高原低氧呈累积性刺激因子作用于脑细胞有关。选择反应时主要以人的手眼反应时间的测量来评价受试者神经肌肉系统反应和动作的综合能力，是以声、光及其动作反应速度相结合的测试项目，与人体的听觉、视觉以及神经肌肉系统的反应能力密切相关。而由于长期的高原低氧对人体的中枢神经系统带来影响，听力下降，视觉减退，使人的神经递质传导速度减慢，致使动作反应时延长。经常进行较高强度的身体活动能加快反应速度，提高反应素质。高原老年人经常参加体育锻炼者身体的柔韧性、控制身体的平衡能力以及神经动作的反应速度要好于非锻炼者。反应时测试方法一般采用选择反应时仪器，受试者从仪器呈现红色信号光后立刻按键作出反应的时间间隔。高原不同年龄人群反应时测评标准见表4-15。

七、高原健身运动身体质量指数测试与评价

身体质量指数（body mass index，BMI）简称体质指数，是目前国际上常用的衡量人体胖瘦程度以及是否健康的指标，也是评估身体因超重而面临心脏病、高血压、糖尿病等疾病的风险的指标。在体育运动中BMI测评对预防营养不良、骨质疏松症和贫血风险等具有重要意义，以及制定运动处方的重要依据，在运动能力综合评价权重占20%。

高原低氧使食欲受到抑制，食物摄入减少，消化吸收功能减弱，基础代谢率上升以及能量消耗增加等，导致体重下降以及身体成分、BMI变化，而高原低氧结合运动在降低体重的同时更有利于身体成分的良好改变。通过在海拔2300 m对高原和平原45 ~ 55岁中年人进行有氧健身运动研究发现，高原和平原中年人的体重、BMI指数、体脂呈下降趋势并维持2周以上，表明高原低氧结合运动对改善身体成分和促进健康有明显作用。

BMI计算评价方法为BMI=体重（kg）/身高（m^2），成年人正常范围为18.5 < BMI < 24，BMI=22为理想体重，BMI < 18.5为偏瘦，BMI ≥ 24为超重，BMI ≥ 28为肥胖。

表4-15 高原不同年龄人群反应时测评标准（s）

性别	年龄（岁）	差	一般	合格	良好	优秀
男	20 ~ 29	0.70以上	0.70 ~ 0.61	0.60 ~ 0.51	0.50 ~ 0.46	0.45以下
	30 ~ 39	0.80以上	0.80 ~ 0.71	0.70 ~ 0.61	0.60 ~ 0.56	0.55以下
	40 ~ 49	0.90以上	0.90 ~ 0.81	0.80 ~ 0.71	0.70 ~ 0.66	0.65以下
	50 ~ 59	1.00以上	1.00 ~ 0.91	0.90 ~ 0.81	0.80 ~ 0.76	0.75以下
	60 ~ 69	1.10以上	1.10 ~ 1.01	1.00 ~ 0.91	0.90 ~ 0.86	0.85以下
女	20 ~ 29	0.80以上	0.80 ~ 0.71	0.70 ~ 0.61	0.60 ~ 0.51	0.50以下
	30 ~ 39	0.90以上	0.90 ~ 0.81	0.80 ~ 0.71	0.70 ~ 0.61	0.60以下
	40 ~ 49	1.00以上	1.00 ~ 0.91	0.90 ~ 0.81	0.80 ~ 0.71	0.70以下
	50 ~ 59	1.10以上	1.10 ~ 1.01	1.00 ~ 0.91	0.90 ~ 0.81	0.80以下
	60 ~ 69	1.20以上	1.20 ~ 1.11	1.10 ~ 1.01	1.00 ~ 0.91	0.90以下

（苏青青）

第五节　高原健身运动处方制定原则与内容

运动处方是指康复医师或体疗师对体育运动者或疾病患者，根据医学检查资料针对个人的身体状况制定出一种科学的、定量化的周期性锻炼计划，内容包括运动种类、运动强度、运动时间及运动频率，并提出运动中的注意事项，使运动者进行有计划的周期性运动指导方案。

运动处方（exercise prescription）的概念最早是由美国生理学家卡波维奇在20世纪50年代提出的，1969年世界卫生组织（WHO）开始使用运动处方术语。运动作为一种处方最早的目标人群是心血管病患者，主要是通过运动的手段治疗和康复心脏和血管的功能。随着康复医学的发展及对冠心病等疾病康复训练，涉及范围扩展到肥胖症、糖尿病、高血压等慢性病。由于运动处方疗效明显，运动干预逐渐成为人们日常健身、治疗、康复、休闲的重要内容。运动处方也不仅适用于伤病患者，还广泛应用于亚健康人群，甚至健康人群。

一、高原健身运动处方的制定原则

高原低氧环境下会降低人体运动能力，而且海拔越高，活动持续时间越长，运动能力降低越明显，而不同的环境、人体的运动能力、生理活动及影响等决定了其运动手段、方法、内容、组织形式。

（一）个性化原则

根据个体情况，因人而异、因时因地而异区别对待制订运动处方，更强调个性化和针对性。

（二）动态性原则

根据个体身体的动态性变化，不断地进行调整制订和实施运动处方。定期对健身者的身体形态、身体机能及综合素质进行测试分析，检验运动处方的实际效果，同时根据高原不同季节的温度、湿度、风力、太阳辐射等特殊气候特征，不断修改、优化、完善运动处方内容，从而全面提高锻炼者身体素质与健康的全面发展。

（三）体质基础性原则

根据健身者年龄、性别、病史、身体以及运动能力等信息情况为基础进行综合、全面的评估，作为制订和执行运动处方的基本依据。

（四）安全性原则

高原运动处方的制定和实施主要建立在高原适应后，尤其在高原初期应减少运动或避免大负荷运动，以免发生高原反应和运动性猝死等。应以安全有效性为原则执行和及时调整运动处方，伤病患者和重度亚健康人群应在医生、康复师等专业人员的指导或监控下完成。

二、高原健身运动处方的制定步骤

（一）一般调查

主要了解健身者体育运动的目的及对运动的期望，包括既往病史、家族病史等病史，运动爱好、运动情况等运动史，职业、工作与劳动条件、生活环境、经济、营养等社会环境条件以及周围能够利用的体育运动设施等。

（二）临床检查

对健身者的健康状况进行评价，判断能否进行运动和是否存在潜在疾病或危险因素，以及掌握个体的状况，为制定运动处方提供必要的健康基础，从而预防运动风险的发生。

（三）运动负荷试验和体能测验

运动负荷试验是制订运动处方的基本依据之一。运动负荷试验的方法很多，可根据检查的目的、被测者的特点来选择适合的方法。较常用的测试为递增负荷运动试验，是利用活动平板或功率自行车，在试验过程中逐渐增加运动负荷强度，同时测定某些生理指标，指导受试者达到一定的用力程度。只有运动负荷试验无异常的人才能接受体能或运动能力测验，即肌力、爆发力、柔韧性、耐力测验等。

（四）制定运动处方

通常根据医学检查结果，结合个人的健康状况、体能水平及运动能力的限度等具体情况制定运动处方，运动处方的制定主要包括运动强度和保证安全的一次必要运动量、运动时间及每周的运动频率等内容。并根据健身运动者运动负荷的适应情况进行调整，以及制订长期的运动处方，不断提高锻炼效果。

（五）后续工作和复查

运动处方实施前向被实施者说明医学检查的结果，以及正确对待体检异常结果等问题，并指出注意事项，开展运动教育和咨询指导。同时不定期地向被检查者询问其运动情况，判断有无副作用或疲劳等；运动者应每隔 1 ~ 2 周及时反馈和咨询健身情况，每半年或一年开展一次全面复查，总结运动实施情况和评价运动效果，进一步改善运动处方。

三、高原健身运动处方的主要内容

运动处方内容主要包括运动频率、运动强度、运动时间、运动方式四个部分。

（一）运动频率

运动频率（exercise frequency）是指每周运动的次数。一般每周运动 3 ~ 4 次为适宜，但由于运动效应和蓄积作用间隔不宜超过 3 天。运动频率为 1 周 1 次时运动效果不蓄积，发生肌肉酸痛和疲劳，运动后的 1 ~ 3 天身体不适且容易发生运动性损伤；1 周运动 2 次时疼痛和疲劳减轻，且运动效果蓄积但不显著；1 周运动 3 次时不仅运动效果充分蓄积，也不会产生疲劳；运动频率为每周 4 次或 5 次运动效果也会得到提高，但最大摄氧量的增加逐渐趋于平坦；运动次数每周 5 次以上时最大摄氧量提高很小。

（二）运动强度

运动强度（exercise intensity）指身体活动的做功速率或所用力量的大小，是完成活动的用力程度，运动强度是运动处方的核心。一般来说高原地区运动时心率要比平原高 10% ~ 20% 左右，在平原为小负荷的运动在海拔 1600 ~ 2000 m 高度对身体的影响相当于中等强度负荷，海拔高度升到 2000 m 时，次最大强度的肌肉活动相当于最大运动强度。一般在健身中用心率或主观体力感觉运动强度量表（RPE）来监测和评价运动强度。

1．心率　心率与运动强度之间存在着线性关系，一般运动心率保持在 120 次 / 分以下为小强度运动、120 ~ 150 次 / 分为中强度运动、150 ~ 180 次 / 分或 180 次 / 分以上为大强度运动。

一般运动中控制运动强度常用最大心率的 60% ~ 80% 作为靶心率（Target Heart Rate）或目标心率，或最大吸氧量的百分比来表示运动强度。靶心率被认为是最适合的运动强度，是获得最佳运动效果并能确保安全的运动心率。靶心率具体公式推算为：靶心率 =（220 − 年龄）×（65% ~ 85%）。如年龄为 40 岁的健康人，其最大运动心率为 220−40=180 次 / 分，适宜运动心率的下限为 180 × 65%=117 次 / 分，上限为 180 × 85%=153 次 / 分，即运动时靶心率应该控制在 117 ~ 153 次 / 分之间，表明运动强度适宜。高原低氧环境可增加人体的生理负荷，利用最适宜运动心率制定运动健身处方更能安全、科学的区分运动者的个体差异。

2．RPE　在健身运动中常用 RPE（RatiIlg of Perceived Exertion）主观体力感觉运动强度量表来监测和评价运动强度。RPE 量表由瑞士心理学家 Borg Gunner 以“心率值 = 10 × RPE 值”的设想创造了 RPE6-20 量表，即主观体力感觉运动强度分为 6-20 共 15 个等级（表 4-16），评价标准由低到高共分为筋疲力尽、非常累、很累、比较累、有点累、比较轻松、很轻松、非常轻松、安静等，同时用 RPE 所测得编号乘 10 可计算出相对应的心率。RPE 6-20 量表基于运动过程中心理、生理对运动强度的整体感知与反映，适用人群范围较广，对运动强度控制、指导方面可信度较高以及最为常见的运动感知量表之一，其应用价值得到国际上的认可。

（三）运动时间

运动时间（exercise time）指每次运动持续的时间。运动时间和运动强度的乘积决定了运动量。一般运动时间越长，运动强度越大，运动量就越大，但不同运动强度和时间可以产生相同运动量。

表4-16　主观运动强度量表（RPE）

RPE	主观强度感觉	对应强度（%）	对应心率（次 / 分）
20	精疲力竭	100	200
19	极其费力	92.9	
18	很费力	85.8	180
17		78.6	
16	费力	71.5	160
15		64.3	
14	稍费力	57.2	140
13		50	
12	费力	42.9	120
11		35.7	
10	很轻松	28.6	100
9		21.4	
8	极其轻松	14.3	80
7		7.1	
6	安静	0	60

（引自：Gunnar Borg，1998）

一般情况下在健身运动效果与运动时间和运动强度有关。健身时轻度运动时运动时间至少为5分钟左右，大强度运动时运动时间可3分钟左右；运动时心率达到150次 / 分以上，最少持续5分钟才可达到运动的效果；如果运动时心率在150次 / 分以下，则需要持续运动5分钟以上才会有效果。从运动生理角度5分钟是全身耐力运动所需的最短时间，60分钟是坚持最大限度持续运动时间，因此一般耐力性运动的适宜运动时间为每次20 ～ 60分钟，也可采用三种中等运动量的锻炼，即15分钟70% VO_2max、30分钟60% VO_2max、60分钟50% VO_2max。

一般健康成年人应采用中等强度、长时间的运动，体能弱且有充足时间者可采用小强度、长时间的运动，但体能好而时间足者可采用大强度、短时间的运动。如以健身为目的，中老年人采用运动强度小而时间长的运动效果较好，青年人采用反复多次、时间短、大强度的激烈运动效果较好。

（四）运动方式

运动方式（exercise type）也称为运动种类，分为耐力性（有氧）运动、力量性运动及伸展运动和健身操三类。第一类有氧耐力运动，为如步行、慢跑、登山、游泳、跳绳、骑自行车、划船、滑冰、越野滑雪、登楼梯以及室内功率自行车、跑台运动等。第二类为力量性运动，主要有克服自身体重的练习，如引体向上，俯卧撑、爬绳等；也有克服器械阻力的练习，如杠铃、哑铃、力量训练器等。第三类为伸展运动及健身操，主要有广播体操、武术、健身迪斯科、跳舞及各类医疗体操和矫正体操等。

四、高原健身运动处方的种类

根据运动目的、运动项目以及运动中对氧的代谢情况，运动处方的分类也有所不同。

（一）运动处方的种类

根据运动目的，运动处方可分为健身运动处方、健美运动处方、娱乐性运动处方、格斗性运动处方，以及医疗和康复体育运动处方等。

1．健身运动处方　一般以增强心肺功能为目的，运动项目包括：走、跑、健身操、游泳、健身舞、自行车等。

2．健美运动处方　一般采用使肌肉发达、增强肌肉力量为目的的健美运动，主要运动项目包括：器械力量训练、俯卧撑、仰卧起坐、原地纵跳、跑步等。

3．娱乐性运动处方　一般采用使身心得到愉快的体育项目，主要运动项目包括：体育游戏、体育舞蹈、保龄球、台球、钓鱼等。

4．格斗性运动处方　一般采用以身体接触为主的格斗性项目进行运动，主要包括：擒拿、散打、跆拳道、拳击等。

5．医疗和康复体育运动处方　一般在医生的指导下，采用一些保健体育方法进行运动，主要运动项目包括：太极拳、广播操、气功、散步等。医疗和康复体育运动处方主要用于治疗和预防疾病。

（二）运动中含氧量的处方

根据运动项目以及运动中对氧的代谢情况分为有氧运动处方、无氧运动处方和混合运动处方3类。

1．有氧运动处方　以运动强度低且富韵律性的有氧运动为主的运动处方，其运动时间较长，约30分钟或以上。有氧运动项目主要包括步行、慢跑、自行车、网球、排球、高尔夫球、远足等。

2．无氧运动处方　以无氧运动为主的运动处方，是人体肌肉在无氧供能代谢状态下进行的运动处方，负荷强度高、时间短。其运动项目主要包括：短距离全力跑、举重、拔河、跳跃项目、投掷、肌力训练、潜泳等。

3．混氧运动处方　以有氧代谢和无氧代谢混合供能为主的运动项目为主的运动处方。混氧运动项目主要有：足球、橄榄球、手球、篮球、冰球、间歇训练等。

五、高原健身运动处方实施的自我监控

自我监控是运动者在运动处方实施过程中对自己健康状态以及生理功能变化进行连续的观察和定期记录，其主要目的在于评价运动效果、调整运动计划、防止过度疲劳和运动损伤发生等。经常进行自我监控，可增进健身信心、防止运动过量或不足，提高运动效果以及养成良好的运动习惯。自我监控的内容主要包括主观感觉和客观检查。

1．主观感觉　主观感觉包括运动心情、身体感觉、睡眠、食欲、排汗量等内容。

（1）运动心情：正常的运动心情为精神饱满、精力充沛、自信心强。当情绪低落、心情不佳，会厌烦运动。在运动处方实施过程中，如出现对运动健身不感兴趣、厌倦，可能是运动方法不当或身体疲劳的外部表现，也可能是过度运动的早期征象。

（2）身体感觉：正常为自我感觉良好，身体无不适感。如运动中或运动后异常疲劳，出现头昏、恶心、呕吐、全身无力、肌肉酸痛等不良反应时，应分析原因，及时纠正。如有强烈的不良反应时，应暂停运动。

（3）睡眠：经常运动健身可以改善睡眠，入睡快、睡得熟、少梦，次日精力充沛。若出现入睡慢、容易做梦、嗜睡，精力不集中，容易疲劳，表明睡眠失常，应分析原因并适当调整减少运动负荷。

（4）食欲：正常情况下运动健身爱好者的食欲一般都比较好。如果出现运动后不想进食或者食量减少，说明运动量安排不当或身体健康状况不良。

（5）排汗量：运动健身后出汗量应与平时无明显差别，尿量也无大变化。当轻度活动后大量出汗，提示有身体疲劳或机体某些功能不良，特别是有自汗和夜间盗汗现象时，说明身体极度疲劳或有其他疾病的征兆。

2．客观检查　客观检查包括晨脉、运动即刻脉搏、体重、血压、心电图以及肺活量等内容。

（1）晨脉：晨脉是指人体在清晨，清醒状态下测得的每分钟心率或脉搏数，可以反映安静时心肺功能最基础的水平。具体测试方法为每天早晨醒后仰卧位测量1分钟安静时脉搏次数。运动健身者在运动后次日晨脉的波动每分钟不超过3～4次，表明运动量适宜；若超过5次以上，表明有运动量过大的现象。

（2）运动即刻脉搏：指在体育锻炼时或体育锻炼后即刻立即测量的心率或脉搏数。运动后即刻脉搏应达到靶心率，若连续几天超过靶心率，且身体感觉不适，说明运动量过大，应进行调整；若在运动后几天均未达到靶心率，且身体感觉良好，可适当增加运动量。

（3）体重：在高原体育锻炼运动初期体重会逐渐减轻，主要因为运动可以增加机体的能量消耗，出现脂肪的含量降低。锻炼运动持续一段时间后，体重应逐渐趋于稳定。高原体育运动时合理的体重减控速度应控制在每周降低 0.5 ～ 1.0 kg，逐渐缓慢地降低体重至目标水平。若体重明显持续下降，并有其他异常感觉，可能与过度训练或患有慢性消耗性疾病有关，应减小运动量并进行医学检查。

（4）血压及心电图：高原运动健身爱好者的血压应趋于稳定，血压变化范围在 10 mmHg 左右为正常。如数日内有血压明显持续上升，则说明运动量偏大，有疲劳积累的征兆，应及时减少运动量。还可在运动前后定期心电图检查，以便于观察运动效果、预防心血管疾病的潜在风险。

（5）肺活量：肺活量测试应连续测 5 次，每次测得结果逐渐上升或保持一致，说明呼吸机能良好；若逐渐下降或显著下降，说明呼吸肌耐力较差，是机体反应不良的表现，提示运动量偏大，有疲劳积累的征兆，应及时减少运动量。

（苏青青）

第六节　高原健身运动处方制定与实施

高原地区可开展的健身锻炼的项目和方法很多，具体分类包括有氧运动、力量训练、柔韧性运动、灵敏性运动、反应协调运动、平衡能力运动等。由于人体对低氧环境的适应个体差异造成运动能力表现有所不同，在高原同等距离和时间的运动条件下完成的效果不同于平原。因此在高原无论是进行何种方式、何种类型的运动锻炼时，应综合考虑海拔高度、气候等因素，选择合适的运动项目，制定科学合理的运动处方，方能达到良好的健身效果，否则会适得其反。

一、高原有氧健身运动处方

有氧运动（aerobic exercise）也称为有氧代谢运动，是指人体在氧气充分供应的情况下进行的体育锻炼。有氧运动的主要供能方式为有氧氧化系统，有氧运动时氧气能充分氧化体内的糖，还可消耗体内脂肪，增强和改善心肺功能，调节心理和精神状态，是健身的主要运动方式。有氧运动的特点是强度低、有节奏、持续时间较长，要求每次锻炼的时间至少在 30 分钟以上，每周坚持 3 ～ 5 次。高原地区常见的有氧运动项目主要有步行（快 / 慢走）、跑步（慢跑）、太极拳、游泳、健身操舞、自行车、跳绳、滑冰等。

（一）步行（快 / 慢走）

步行运动是高原地区最常见、简便易行、老少皆宜的健身方法，在速度上分为快步走和慢步走。其作用可有效降低体内胆固醇含量和血压，促进脂肪消耗达到减脂减肥、助睡眠、增精力和体力等功效，同时还能从精神上获得愉快感。一般步行体力水平可以根据 6 分钟走或 10 分钟健身走距离来进行评测。

1．基本内容　高原地区参与步行健身运动者可依据自身的体力水平合理安排步行运动。10 分钟健身走的距离依次分为 1200 m 以上为优秀、1000 ～ 1199 m 为良好、800 ～ 999 m 为中等、600 ～ 799 m 为较弱、600 m 以下则为体力弱。高原地区步行的运动处方见表 4-17。

表4-17　高原地区步行的运动处方

基本内容	负荷安排
运动频率	每周≥ 5 天
运动强度	中等强度有氧运动（最大心率 50% ～ 80%），运动心率保持在 110 ～ 130 次 / 分
运动时间	每天≥ 30 分钟
运动方式	采用正行和倒行方式

2．运动方式　一般采用正行和倒行方式，或者两者交替进行。相比正行来说，倒走是人体的

一种反向运动，能量消耗大于正向步行、散步以及慢跑等，对腰臀、腿部肌肉锻炼的效果更为明显。但倒走时尽量选择路面平坦、笔直，车少人少的熟悉路段，随时左右转头观察身后情况，防止摔倒或发生意外。

3．运动频率　高原人群应依照“高原地区不同体力水平者步行健身安排表”（表4-18）来安排，建议每天运动2～3次，每次30分钟以上，每周5天及以上。每日步行距离推荐量成年人为7000～10 000步，老年人为7000～9000步。倒行时每天2000步，每分钟50步即可。

表4-18　高原地区不同体力水平者步行健身安排表

体力类型	步行量		频率	
	速度（m/min）	时间（min）	次/天	次/周
优秀	120～130	15（或慢跑）	2	5～7
良好	100～110	15	2	5～7
中等	80～90	10	2	5～7
较弱	70	15	2	5～7
弱	60	10	2	5～7

4．运动强度　高原环境下步行运动以50%～80%最大心率的中等强度为主，运动心率保持在110～130次/分。一般来说长距离健步走男性每分钟走80～90步，女性则每分钟走70～80步；速度较快的每分钟约行120～130步左右；年老体弱的人每分钟约走60～70步。

（二）跑步

跑步是日常方便的一种有氧运动锻炼方法，可以锻炼肺部呼吸肌，改善肺功能，对提高人体心血管系统的有氧耐力水平具有较好的作用和效果。一般人在安静状态下通过呼吸摄入的氧气量为200～300 ml/min，健身跑后摄入氧气量可以达到3000～5000 ml/min。

1．基本内容　跑步相对步行对人体的体力水平要求较高，跑步运动时应保持在安全的运动心率区间范围内。强度控制应根据个人的身体状况以及运动目标来合理制定，不同强度的跑步运动对身体产生的效果有所不同，60%～70%低强度可促进体态健美，70%～80%中强度可促进心脏健康，而80%～100%高强度可使机能状态进入到巅峰。由于跑步相对强度较高，应注意跑前热身，跑步结束后应做3～5分钟左右的慢跑和放松运动，同时跑步运动时要掌握正确的跑步姿势和技术，注意合理分配体力，可有效降低发生运动损伤的风险。高原地区跑步运动处方见表4-19。

表4-19　高原地区跑步运动处方

基本内容	负荷安排
运动频率	每周≥5天
运动强度	中等强度有氧运动（最大心率50%～80%），运动心率保持在110～140次/分
运动时间	每天≥30分钟
运动方式	采用慢跑、快跑或快慢结合跑等方式

2．运动方式　通过对世居高原和平原普通人群开展高原低氧环境复合健身运动促进人体健康的研究后发现高原地区适宜进行中低强度的有氧运动。因此，跑步推荐以慢跑为主，体质较好的可采用快跑和慢跑结合交替进行，体质较差的可采用走跑结合的交替训练方法。跑步时需配合呼吸，采用两步一吸，两步一呼，但采用三步一吸对心肺功能有较大的促进作用。另外，跑步对于减脂、减肥具有非常明显的效果，可以采取速度慢、小步幅、长距离的锻炼方式，能够有效消耗身体中多余的热量，达到减脂减肥的目的。

3．运动频率　每周进行3～5天中等强度的跑步运动，每天运动1～2次，每次跑步的时间保持在30～40分钟即可，不宜过长。跑步最佳时间是上午9～10点和下午4～6点。跑步的距离可根据自身情况确定，定时跑较适合初学者，初期控制在3～4千米，可逐步提高到6～8千米。

4．运动强度　健身跑步速度快慢对机体的刺激程度不同，采用较慢的速度对心脏等器官的刺激较低，不易造成运动损害。一般来说保持在自身最大心率的60%～80%，运动心率控制在110～140次/分，对于机体的作用效果最佳。速度方面年轻人跑步速度建议控制在每分钟170～180步，中老年人应根据自身体质水平不宜过快，建议控制在每分钟130～150步。采用快慢跑结合方法健身时，可慢跑4分钟、快跑30～50秒，或慢跑5分钟、快跑1分钟～1分20秒。

（三）太极拳

太极拳是我国传统武术拳种之一，因其动作舒缓、简单易学而深受中老年人群的青睐，也特别适宜在高原地区开展。长期进行太极拳运动可以降低运动中心率升高的幅度，提高心率变异性（HRV）的恢复速度和安静时迷走神经张力，使老年人心脏功能“年轻化”。通过对经常参加太极拳运动的高原老年人的研究发现，虽然太极拳运动对老年人的协调性、柔韧性、平衡能力产生了积极地影响，但太极拳动作轻灵圆活、松柔慢匀等特点，使肌肉得不到有效刺激，因此老年人在选择太极拳等项目进行健身锻炼时，应尽量选择如太极剑、太极棍、太极枪以及太极推手等器械性的项目，以提高力量素质。

1．基本内容　太极拳属于中、小强度的锻炼项目，能够有效提高心肺功能，其能量消耗在 3.0 ～ 5.9 METs 左右（1 METs 为每分钟每公斤体重消耗 3.5 ml 氧气）。运动处方内容一般以中小等强度有氧运动和抗阻力量训练为主，运动强度宜小不宜大（表 4-20）。太极拳运动时下肢的运动量较大，需要肌肉、关节进行充分热身，避免肌肉拉伤。运动量的掌握要注意循序渐进，不应贪多求快，急于求成。高原地区太极拳运动处方见表 4-20。

表4-20　高原地区太极拳运动处方

基本内容	负荷安排
运动频率	每周 4 ～ 5 天
运动强度	中小强度的有氧运动（最大心率 40% ～ 60%），运动心率保持在 110 ～ 140 次 / 分
运动时间	每天 40 ～ 60 分钟
运动方式	采用自行单独或者集体一同练习

2．运动方式　太极拳健身时可以自行单独进行或者集体练习。太极拳种类较多，有陈式太极拳、杨式太极拳、孙式太极拳、吴式太极拳、武式太极拳等五大派系。目前推广练习较多的是杨式和陈式太极拳，其中杨式太极拳动作较为简单、柔和易练，体力一般或较弱的人群适宜练习，而陈式太极拳属于刚柔并济、劲揉，动作快慢相间，适合体力较好、长期练习太极拳的人群。

3．运动频率　一般建议每天运动 1 ～ 2 次、每次 40 ～ 60 分钟、每周保持 4 ～ 5 天就可以起到强身健体的效果，体质较好的也可每天进行。而对于每周只进行一次练习的练习时间可略微延长至 1 ～ 2 小时。

4．强度控制　太极拳运动的强度相对较低，一般为最大心率的 50% ～ 60%，心率大概保持在 110 ～ 140 次 / 分。

（四）游泳

游泳可以有效改善神经系统、心血管系统、呼吸系统功能，而且较低的水温能够促进血液循环，增加人体的新陈代谢和能量消耗等。研究表明人体在 12℃水中停留 4 分钟消耗的热量等同于陆地同等温度环境停留 1 小时，因此游泳能够快速消除体内堆积的脂肪，降低体重，是减轻体重的有效方法之一。同时水的浮力可减轻体重对脚、踝、膝、腰等部位的负重压力，并使肌肉放松，可以减少运动伤病的发生，是一项老少皆宜的运动项目。

1．基本内容　一般情况下不论是室内还是室外水温通常总比体温低，因此下水前必须做准备活动，否则易导致身体不适感。其次，忌饭前饭后游泳，空腹游泳会发生头昏乏力等意外情况，以及影响食欲和消化功能；饱腹游泳易造成胃痉挛，甚至呕吐、腹痛现象。另外忌在不熟悉的水域游泳，尤其是高原天然水域温度低，切忌贸然下水游泳，以免发生意外。高原地区游泳运动处方见表 4-21。

表4-21　高原地区游泳运动处方

基本内容	负荷安排
运动频率	每周 3 ～ 5 次
运动强度	中等强度的有氧运动（最大心率 55% ～ 65%），运动心率保持在 110 ～ 140 次 / 分
运动时间	每次 30 分钟左右
运动方式	采用自由泳、仰泳、蛙泳以及蝶泳等方式

2．运动方式　泳姿可采用自由泳、仰泳、蛙泳以及蝶泳等方式。根据季节分为夏泳和冬泳，冬泳与夏季游泳有很大不同，冬泳是冬季在室外冷水中进行的游泳，是一种增进健康、锻炼意志和考验毅力的体育活动，能够提高人体的适应能力。

3．运动频率　一般每周进行2次游泳锻炼就可以达到增强心肺功能适应能力，锻炼3～5次可使心肺功能达到最大适应水平，而超过5次并不能引起心肺适应水平的进一步提高。另外，每次游30分钟以上，最好是45～60分钟的健身效果较好，这是因为游泳在运动时间达到30分钟后，脂肪的供能比例达到最高并逐渐转化到骨骼肌供能为主，若时间过长会消耗过多的蛋白质，从而导致肌肉含量流失，且容易造成身体疲劳。高原地区游泳锻炼由于受到低氧影响，建议一周进行3～4次，每次时间保持在30分钟左右即可达到较好的健身效果，但不同年龄段游泳锻炼内容有所不同。高原中老人群游泳项目运动量和频率安排见表4-22。

表4-22　高原中老人群游泳项目运动量和频率安排表

年龄段	总距离（m）	连续游距离（m）	频率（次/周）
40～50岁	1000～1200	800	3～4
50～60岁	800～1000	600	3～4
60～70岁	600～800	500	3～4
70岁以上	500～600	100～200	3～4

4．强度控制　高原游泳强度应以中等强度的负荷为主，一般控制在最大运动心率的55%～65%，即运动心率保持在110～140次/分左右。

（五）健身操舞

1．基本内容　健身操是融体操、音乐、舞蹈于一体的追求人体健康与美的运动项目，具有体育、舞蹈、音乐、美育等多种社会文化功能。健身操舞是控制中年以后体重迅速发胖较好的健身项目，也是高原地区普遍受到热爱的运动项目之一，可以达到塑造优美体态、缓解精神压力，娱乐身心和增强身体素质的目的。高原地区健身操舞的运动处方表4-23。

2．运动项目　健身操舞包含的种类较多，常见的项目主要有广场舞、有氧健美操、搏击健身操、健身舞蹈、有氧舞蹈以及瑜伽、普拉提等。其中，有氧健美操、搏击健身操等强度较大，青年人尤其是女性参与较多；瑜伽、普拉提等以塑造体态、缓解精神压力，受到中青年女性的普遍欢迎。而广场舞、健身舞蹈强度相对较低，更适合中老年人群参加。

表4-23　高原地区健身操舞的运动处方

基本内容	负荷安排
运动频率	每周3～5次
运动强度	中等强度的有氧运动（最大心率60%～80%），运动心率保持在120～150次/分
运动时间	每次≥30分钟
运动方式	采用广场舞、有氧健美操、搏击健身操、健身舞蹈、操、有氧舞蹈等方式

3．运动频率　每周运动3～5次或者每天进行均可。根据每周的锻炼频率应根据参加的健身操舞类型来确定，像强度较大的有氧健美操、搏击健身操一般每周5～6次，每次2组，每组20～30分钟，期间间隔休息15分钟。而广场舞、健身舞蹈强度相对较低，则可以每周5次左右或者每天均可进行，每天1～2次，每次30～60分钟较为适宜。

4．强度控制　强度控制方面要根据项目类型、年龄大小以及体质状况区别对待，一般强度控制在最大心率的60%～80%，青壮年人群的运动心率控制在130～150次/分，中老年人控制在120～140次/分较为适宜。

（六）自行车运动

自行车运动属于以下肢两腿为主的动力性运动，下肢的血液供给量较多，心脏每搏输出量较平时有所提高，心跳往往是安静状态时的2～3倍，属于中高强度的运动。自行车运动可以有效增大心肌力量、扩增心容量输出、改善心肺功能，是目前预防心脏病的最佳运动项目之一，同时自行车运动属于异侧支配运动，可使左右侧大脑功能同时得到开发，防止大脑早衰。另外自行车运动是一项周期性的有氧运动，能量消耗较高、减肥效果明显。

1．基本内容　在高原环境下进行自行车运动时，不宜强度太大，同时骑行时要根据每个人的实际情况制定骑行的路线和行程，穿戴合适的骑行服装和防护眼罩，检查车辆的刹车、照明、轮胎的气压等，不可争强好胜超车、飙车，并要注意交通安全。高原地区骑自行车的运动处方见表4-24。

表4-24　高原地区骑自行车的运动处方

基本内容	负荷安排
运动频率	每周2次
运动强度	中等强度的有氧运动（最大心率60%～80%），运动心率保持在120～150次/分
运动时间	每次≥30分钟
运动方式	采用公路骑行方式

2．运动方式　自行车运动分为自行车攀爬和自行车越野两大类，也称公路自行车和山地越野。20世纪70年代在美国兴起的一种新兴的自行车越野运动BMX，其全称是BICYCLE MOTOCROSS（自行车越野），通常称作BMX小轮车，该项运动对技术要求较高，受到年轻人的喜爱。目前，在大众业余骑行爱好者多以公路骑行为主，高原地区地域开阔、环境优美，非常适合开展公路骑行运动。

3．运动频率　由于自行车运动强度较高，运动频率不宜过多，一般每周2次即可。目前公路骑行常用1小时骑行训练法，较为合适业余爱好者。具体内容安排为正式运动前1～10分钟为热身活动时间；11～20分钟慢骑，速度为80 rad/min的踩踏频率，逐渐增加至100 rad/min；21～45分钟正式练习，以自身60%～80%最大心率的强度进行骑行，体质较好的骑行爱好者可以加入80%～90%最大心率的强度交替进行训练；46～50分钟为放松骑行，骑行速度逐步降低至100～70 rad/min；最后10分钟为整理放松运动，重点对腰背、腿部进行肌肉拉伸和放松运动。

4．强度控制　一般强度控制在最大心率的60%～80%，运动心率可以达到120～150次/分。骑行速度可根据路况自行控制，在高原地区由于空气阻力小，可以适当提高骑行速度，一般骑行速度控制在每小时20～25千米，市区内骑行速度一般控制在每小时12～15千米左右。骑行距离一般对于初学者不宜过长，初期建议骑行20千米左右即可，随后可循序渐进增加至每天30～40千米，而长期骑行者每天的骑行距离不宜超过90千米。

（七）跳绳

跳绳是一项全身性运动，上肢、下肢、躯干需很好地协调才能完成动作，同时全身关节、肌肉、韧带等也都参与其中。其方法简单、有趣，不受场地、气候影响，是一项男女老少皆宜的间歇性有氧运动。众多研究证实，跳绳可以预防诸如糖尿病、关节炎、肥胖症、骨质疏松、高血压、肌肉萎缩、高血脂、失眠症、抑郁症、更年期综合征等多种疾病，同时还能够对心脏和心血管系统机能起到很好的促进作用，促进呼吸机能水平，降低呼吸道疾病患病风险。

1．基本内容　跳绳练习时要注重技术动作，无论是单脚跳还是双脚跳，落地均应前脚掌先落地，同时强度大小、跳绳速度要根据自身的体质状况以及训练年限进行合理选择。由于跳绳对脊柱、关节等有一定的冲击，场地应选择木质、塑胶场地或者软硬适中的草坪等，穿着具有减震的运动鞋，尽量减轻对膝关节、踝关节的冲击，要做好肩膀、手臂、手腕、脚踝等部位准备活动，避免扭伤、挫伤。但体重较大、肥胖的人不宜进行跳绳，对膝盖损伤大。高原地区跳绳的运动处方见表4-25。

表4-25　高原地区跳绳的运动处方

基本内容	运动负荷
运动频率	每周3～4次
运动强度	中等强度有氧运动，燃脂瘦身强度60%～70%，增强心肺功能强度0%～80%，运动心率保持在120～150次/分。
运动时间	每次30～50分钟
运动方式	采用单脚跳、换脚跳、双脚并跳、侧身斜跳、分腿合腿跳等方式。

2．运动方式　跳绳的方式较多，有单脚跳、换脚跳、双脚并跳、侧身斜跳、分腿合腿跳等。

3．运动频率　一般来说，跳绳运动不宜每天进行，隔天进行1次，每周3～4次，每次运动时间为30～50分钟较为适宜。初学者练习次数和时间要循序渐进，初期每组跳10～20次，间歇休息30～60秒左右，重复跳10～20组；有一定基础锻炼者可每组连续跳60～100次，每组间歇休息1分钟，重复跳10～20组；经常进行跳绳锻炼者每组跳 400 ～ 500 次，每组间歇休息 1 分钟，完成 2 ～ 3 组。

4．强度控制　跳绳运动中不同的运动强度起到的健身效果亦不相同，运动强度控制在最大心率的 60% ～ 70% 可起到燃脂瘦身的目的，控制在最大心率的 70% ～ 80% 则可以起到改善和增强心肺功能的作用。

（八）滑冰滑雪

滑冰滑雪运动不仅能够锻炼增强人体的平衡能力、协调能力及身体的柔韧性，还可增强人的心肺功能，提高有氧运动能力，而且在冰雪面上尽情奔驰，不仅放松心情，更使人获得融入自然的乐趣。

1．基本内容　冰雪运动要求具备一定的技术，难度较大，因此滑冰滑雪运动时应有专业人士进行科学指导，合理安排运动内容（表 4-26）。同时冬季室外气温低、身体僵硬，要做好充分的热身和拉伸活动，避免发生运动损伤，穿着保暖的衣物，佩戴眼睛防护眼镜，预防冻伤和眼睛灼伤。高原地区滑冰滑雪的运动处方见表 4-26。

表4-26　高原地区滑冰滑雪的运动处方

基本内容	负荷安排
运动频率	每周 3 ～ 4 次
运动强度	中等强度有氧运动（60% ～ 80%），运动心率保持在 120 ～ 140 次 / 分
运动时间	每次 60 分钟左右
运动方式	采用陆地滑冰（旱冰）、冰上滑冰，单板、双板滑雪等方式

2．运动方式　根据季节和场地情况，可选择陆地滑冰（旱冰）、冰上滑冰，单板、双板滑雪等方式。

3．运动频率　由于冬季室外天气寒冷，运动频率和时间不宜过长，一般建议控制在每周 1 ～ 2 次，每次 60 分钟左右较为适宜。滑行速度方面对于初练习者应以慢速为主，待技术熟练后再适当提高滑行速度。

4．运动强度　运动强度控制在最大心率的 60%～80% 左右，运动心率保持在 120～140 次 / 分钟较为适宜，每次练习 60 分钟左右。

二、高原力量训练运动处方

力量训练（power training）也称为负重练习、阻力练习（resistance training），不同的次数、组数以及负重都会产生不同的效果。一般高原低氧环境下人体骨骼肌会发生适应性改变，体重和肌肉体积下降，并且和高原营养和居住条件关系并不密切，因此在高原地区更要强调力量的训练，以增加或维持肌肉量，强化肌肉力量。

1．力量训练的方法　按照肌肉工作的形式和性质，以及肌肉力量的训练的目的、效果，主要内容有肌肉耐力、肌肉力量、肌肉围度、爆发力训练，其训练方法也有所不同。按照力量训练的主要形式主要分为固定器械训练、自由重量训练、自身徒手重量训练 3 种。

（1）固定器械训练：主要通过固定的力量训练器械，阻力性的训练方法。特点是器械操作容易简便，适合初期进行力量训练的新手，有助于矫正训练姿势，安全系数较高。

（2）自由重量训练：依靠哑铃、杠铃就可以独立完成的训练方法，但对技术及基础力量水平要求相对较高，需要一定的身体稳定性、平衡力和技巧，相比固定器械训练有一定的危险性，在训练时要有专业的健身人员或者有经验的同伴在旁指导。

（3）自身徒手重量训练：这是一种利用自身体重训练的方法，如俯卧撑、卷腹、徒手深蹲等。

2．运动频率　由于肌肉进行力量训练后需要充分的休息，肌肉力量和肌肉量才能得到提高。运动频率要应因人而异，初学者每周 3 次并且隔天进行比较合理，每次运动时间 1 小时左右即可达到锻炼效果。对于有力量训练经验的人来说，每周训练 1 ～ 2 次即可以保持自己的力量水平。

3．运动强度　主要是通过 RMS 体系（the repetition maximum system，RMS）即最大重复次数体系进行控制力量训练的强度。即 1RM 表示以正确的动作只能重复 1 次动作的阻力，同样 10RM 表示以正确的动作最多重复 10 次动作的阻力。RMS 体系是目前国际上公认的科学控制力量训练强度的指标体系，能够较好地反映力量训练的强度以及个体差异的需求。

一般情况下负荷强度 RM 的多少与发展肌肉力量、增加肌肉体积以及发展肌肉耐力之间存在着相关性，力量训练的阻力越大，训练所获得的力量增长则越大，反之则越小。因此，随着肌肉力量的增长，力量训练的负荷也应当逐渐增加，使机体能够重新适应新的刺激以增长肌肉力量。由于爆发力的练习需要有一定的基础力量保证，因此不建议力量训练初学者进行爆发力的训练，以免造成损伤的风险。高原不同人群运动目标的力量训练运动处方见表4-27。

表4-27　高原不同人群运动目标的力量训练运动处方

运动目标	练习人群	强度	每组重复次数	组数
肌肉耐力	初、中等水平	≥ 20 RM	≥ 20	6 ~ 10
	高水平	≥ 15 RM	15 ~ 30	6 ~ 10
肌肉力量	初、中等水平	60% ~ 70%1RM	8 ~ 12	6 ~ 8
	高水平	80% ~ 100%1RM	8 ~ 12	6 ~ 8
肌肉围度	初、中等水平	60% ~ 80%1RM	10 ~ 15	1 ~ 3
	高水平	70% ~ 100%1RM	10 ~ 15	1 ~ 3
爆发力	初、中等水平	上肢：30% ~ 60%1RM	3 ~ 5	3 ~ 5
	高水平	下肢：0% ~ 60%1RM	3 ~ 5	3 ~ 5

另外由于高原环境下相同负荷比平原增加约一个等级，高原低氧环境下进行力量训练时，由于强度大，血乳酸值高，肌肉消除疲劳的时间偏长，因此力量训练应以小强度、多组数为原则，每次训练时负荷量可以小一些，训练的次数和组数相对多一些，并且要有充分的休息间隔，每组间间歇可偏长一些。还有可采用保守而运动风险较低的训练方法，即先增加重复数再增加训练负荷的“双向渐进练习法”。

三、高原柔韧训练运动处方

柔韧性训练对提高关节的灵活度、放松肌肉、消除肌肉疲劳、预防肌肉损伤、提高运动效率以及预防中老年人跌倒等具有极其重要的作用。

（一）基本内容

柔韧性训练主要为静力性和动力性柔韧性训练。静力性柔韧性训练又分为主动性和被动性柔韧性训练，就是在安静状态下自己主动或由同伴的帮助或负重借助外力被动地缓慢地将某一特定部位的肌肉、肌腱、韧带拉伸到有一定酸、胀和痛的感觉位置，由于静力性柔韧性训练动作拉伸缓慢、可自由控制力量和动作幅度，避免拉伤而比较安全。动力性拉伸练习则是在身体运动状态下进行，如正踢腿，内外踢腿，行进中腹背运动等。其特点是有节奏、速度较快、幅度逐渐加大的多次重复一个动作的拉伸方法。可以根据不同健身需要和目的选择使用（表4-28）。

表4-28　高原柔韧性训练的运动处方

基本内容	负荷安排
运动频率	每周3 ~ 4次
运动强度	中等强度有氧运动（60% ~ 80%），运动心率保持在120 ~ 140次/分
运动时间	每次60分钟左右
运动方式	专门的柔韧性练习、瑜伽、武术、健美健身操、滑轮、滑冰，单板、双板滑雪等方式

（二）运动频率

每周2 ~ 3次。一般柔韧性练习停止一段时期，已获得的效果就会有所消退，因此柔韧性练习要持之以恒才能见效。

（三）运动强度

柔韧性每种姿势练习的时间和次数是逐渐增加，练习时间应从最初的10秒，逐渐增加至30秒，每种姿势应重复次数在3次以上。一般平时体育锻炼时的柔韧性练习为5 ~ 10分钟，而专门提高柔韧性练习则应达到15 ~ 30分钟。静力性训练每次30 ~ 60秒，共6 ~ 8组；动力性训练每个动作重复10 ~ 16次，共6 ~ 8组。柔韧性练习应采用缓慢、放松、有节制和无疼痛的练习，做到“酸加、痛停、麻停”。如果在做柔韧性练习肌肉伸展产生了紧绷感或感到疼痛时应停止练习，以防止出现拉伤，并随着柔韧性的提高练习强度应逐渐加大。

（四）训练方法

根据身体主要部位可划分为肩部、躯干、下肢等部位柔韧性练习。

（1）肩部：主要有正反压肩、悬垂、牵引、肩部环绕练习等方法，具体方法如下。

正向压肩：正面面向横木或一定高度的箱体站立，两脚与肩同宽、两腿伸直，两手抓握横木或扶在物体上，身体前俯屈90°，力点集中于肩部，身体向下压伸，感觉到肩部拉紧时保持动作30秒，重复3 ~ 5次。

反向压肩：两脚开立，背身站在横木或一定高度的箱体前，两手在身后扶在横木或箱体上，双臂伸直、身体下蹲，感觉到肩部拉紧时保持动作30秒，重复3 ~ 5次。

平臂肩部拉伸：身体直立，一只手臂伸直、横在胸前，与地面保持平行，另一只手扶住手臂向肩部拉近，感觉到肩部拉紧时保持动作30秒，重复3 ~ 5次。

肩部环绕练习：选择站立或坐姿，肩部放松且保持平直，抬起双肘将双手指尖搭放在肩头，双肘向上抬起，以肩膀为圆心顺时针画圈2个8拍，然后在逆时针画圈2个8拍，做3 ~ 5组。

双手背后拉伸：身体直立，双手在背后，掌心相对交扣在一起，双臂伸直、慢慢向上、远离背部向外伸展，感觉到肩部拉紧时保持动作30秒，重复3 ~ 5次。

（2）躯干部位：主要有胸部拉伸、背部拉伸、伸展腰臀以及腰腹部柔韧性练习等。

胸部拉伸：站在杆一侧并和杆处于一个平面，挺胸直背，立肘90°一侧，小臂贴住栏杆，同侧腿向前迈出半步，感觉到胸部拉伸时保持姿势不动。

背部拉伸：背靠站在一定高度的横杆处，双手旋后，大拇指朝下握住横杆，双脚贴近杆，身体向后坐，低头含胸弓背吸腹，脚尖抬起，背部感觉到拉伸时保持姿势20 ~ 30秒。

侧向背部拉伸：右侧拉伸为例，站在杆右侧后方，屈右肘，大臂贴到耳朵，向下压向左侧旋转，肘关节固定在杆上，身体向反方向拉伸，感觉到背部拉伸时保持姿势20 ~ 30秒。

腹部拉伸：身体直立，双手举过头顶，收紧腹部，上手臂伸直并拢在一起，挺胸，同时做5次深呼吸，每次吸气时双臂用力把身体向上拉，胸腔尽量上提以保持腹部的拉伸感。

腰绕环：身体站立，双脚分开且与肩同宽，双手叉腰，掌心紧贴身体腰部两侧，腰臀先顺时针进行绕环2个8拍，然后在逆时针绕环2个8拍，交替进行3 ~ 5组。

（3）下肢部位：主要有弓箭步压腿、后拉腿、正侧压腿、正踢腿、内外踢腿，行进中腹背运动等方法。

正压腿：主要练习腿部后侧肌肉的柔韧性。动作要点是，面对一定高度的物体站立，一腿提起放在横木上，脚尖勾紧，两手扶按在膝关节上，两腿伸直，腰背挺直、脚尖向上，身体向前、向下压伸，幅度由小到大。

侧压腿：主要练习腿部内侧肌肉的柔韧性。侧对横木或一定高度的物体，一只脚支撑，另一只脚抬起，脚跟放在横木上，脚尖勾紧，两腿伸直，腰背保持直立，身体向放在横木上的腿侧倾倒压伸，左右腿交替进行。

弓步压腿：弓步压腿因为脚步像拉弓姿势所以起名弓步，分别前弓步压腿和侧弓步压腿。前弓步压腿的动作要领为一侧大腿向前迈一大步，前腿弓、屈膝大约90°，后腿绷直，身体竖直向下压，两侧腿交替进行。侧弓步压腿动作要领为一侧大腿向侧面迈一大步，脚尖与腿、身体保持垂直90°，另一侧腿伸直，身体向下压腿，两侧腿交替进行。

直立/坐立腿部拉伸：直立腿部拉伸动作要领为身体呈站立姿势、双脚并拢，双腿绷直，俯身用手去努力贴近脚面，腿保持绷直。坐立腿部拉伸：坐在地面或垫子上，两腿并拢、双腿绷直，上肢伸直、身体向腿部压伸。

正踢腿：身体站立、腿部伸直，双臂两侧平行打开，动作开始时一条腿向前迈步直立抬起，抬起时脚尖勾紧，高度尽可能达到腿部肌肉拉紧，然后放下，另一条腿紧接着抬起，连续交替行进。每次行进 1 分钟，做 3 ～ 5 组。

内外踢腿：身体站立、腿部伸直，双臂与身体平行打开，身体向前迈步，紧跟着一条腿向前抬起至最高处后向同侧手方向画圈踢腿，完成后落回地面，向前行进 2 步，换另一条腿抬起向同侧手臂方向画圈踢腿，之后交替进行。每条腿依次完成 10 ～ 15 次，做 3 ～ 5 组。

另外，广播操、跳橡皮筋、踢毽子以及新颖的健身球等都能有效发展柔韧性，太极拳、柔力球、瑜伽等项目也是老少皆宜锻炼柔韧性的好方法，是目前比较流行的练习方法。

四、高原灵敏素质健身运动处方

良好的灵敏性有助于快速、准确、协调地掌握技术和练习手段，同时还可以在发生伤害事故时，迅速做出预防措施，避免或减轻身体受到的伤害。因此，灵敏素质适宜各个年龄人群进行练习。

（一）基本内容

由于灵敏素质是人体综合能力的表现，发展灵敏素质必须从全面发展身体素质的综合能力人手，其训练内容应包含动作技能、反应能力以及平衡能力等多种素质。从运动专项分类，灵敏素质可分为一般性灵敏素质和专门性灵敏素质。一般性灵敏素质是指在完成各种复杂动作时表现出来的应变能力，而专门性灵敏素质则是根据不同专项运动所需，与运动专项技术密切相关，以及适应连续变化的外界环境时所具备的能力。但由于灵敏素质练习需要一定的速度、爆发力和协调性，因此练习前要做好充分的热身活动，特别是应包含与练习内容相近的跑、跳等热身内容（表 4-29）。

表4-29　高原灵敏素质训练的运动处方

基本内容	负荷安排
运动频率	每周 2 ～ 3 次
运动强度	初始强度控制在 50% ～ 60%，逐渐提高到 80% 以上
运动时间	每次 30 分钟左右
运动方式	采用固定转换体位、起动躲闪、应答反应、追逐游戏等专门性练习以及篮球、足球、羽毛球、乒乓球等多种球类运动

（二）运动频率

每周 2 ～ 3 次。灵敏素质在停止练习一段时期后获得的训练效果也会出现消退，因此练习要持之以恒。

（三）运动强度

灵敏素质练习要遵循循序渐进的原则，并以组合式的项目进行练习，每次练习的强度由初始的 50% ～ 60%，逐渐提高到 80% 以上，3 ～ 4 个项目为一组，每组重复 3 次以上。

（四）训练方法

固定转换体位的练习：包括各种穿梭跑、绕杆跑、8 字跑和折返跑等。

起动躲闪的体位练习：包括跑、跳中的跑、躲闪、起动以及各种快速急停和迅速转身等练习。

应急反应练习：练习者接受到突然发出各种指令信号后，迅速做出应急反应的练习方法。

综合练习：包括“之字跑”、“躲闪跑”、“穿梭跑”和“立卧撑”等多个项目组成的综合性练习。

专门性练习：立卧撑 180° 跳转、上步纵跳、左右弧线助跑、单腿起跳，以及各种球类活动如篮球交叉定点跑、足球绳梯练习等。

变速和变向练习：在跑、跳过程中快速、协调、准确地完成各种动作，如变向、变速、急停、急起、转体等。

其他方式的练习：按各种信号做出应答反应的游戏和各种变向的追逐游戏。

五、高原平衡能力训练运动处方

人体平衡能力是人的平衡感，就是控制自己感知身体位置的能力，是一种空间感，需要人体前庭系统、本体感觉系统、视觉系统以及运动器官功能的协调配合，平衡能力分为静态平衡和动态平衡。一般人在 40 岁以后人体的平衡感受器前庭功能会出现迅速下降，导致平衡能力的降低。

（一）基本内容

平衡能力训练主要是提高运动器官功能和前庭器官机能，改善中枢神经系统对肌肉组织与内脏器官的调节功能，增强肌肉力量尤其是躯干、肩关节、膝关节、踝关节等核心肌群的训练。从平衡能力训练的发展渐进模型来看，一般分为4个阶段，第1阶段为本体感觉，主要包括对关节位置的静态感知能力和关节运动的动态感知能力以及肌肉收缩反射和张力的调节能力。第2阶段为静态姿势状态下进行运动动作的平衡能力，第3阶段为动态平衡能力即人体进行各种自主运动时获得稳定状态的能力，第4阶段为扰动时式的动态平衡是人体对外界如推、拉等干扰时恢复稳定状态的能力。但平衡能力受年龄、体型、前庭器官、本体感觉、肌力、视力等多种因素共同影响。因此，提高平衡能力就必须从多方面、多角度下手，综合考虑，才能达到预防取得良好的效果（表4-30）。

表4-30 高原平衡能力训练的运动处方

基本内容	负荷安排
运动频率	每天1次
运动强度	初期以简单、组合动作2～3个
运动时间	每次15～20分钟左右
运动方式	采用坐姿平衡练习、单脚站立双手侧平举、BOSU球平衡练习、扰动式平衡练习等专门练习，以及跆拳道、太极拳和篮球、足球、羽毛球、乒乓球等多种球类运动项目

（二）运动频率

一般来说，平衡练习尽量保持每天1次，每次练习15～20分钟较为适宜。

（三）运动强度

练习的强度应坚持循序渐进、适度适量的原则，初期应选用动作简单、难度低的组合动作，避免造成关节与韧带变形，影响关节结构的牢固性和练习者的体态。随着平衡能力的提高，可以逐步增加复杂、难度较高的动作。

（四）练习方法

根据平衡能力的类型分类，主要的练习方法包括以下内容：

1．静态平衡能力练习

坐姿平衡练习：坐在椅子上，抬头挺胸，后背倚靠椅背。双臂自然放在前面的桌子上，身体保持平衡。放松肩膀及身体其他部位的肌肉，不要过度紧张。这样可以训练身体在静态下的平衡，矫正坐姿，初步培养平衡感。

单脚站立双手侧平举：身体正直，目视前方站稳。一只脚站立，另一只脚抬起，上身保持不动，尽量不要东摇西晃，并逐渐延长站立时间，两脚交替练习。开始时可以手扶桌子或墙壁，后期可以放手不扶并将手交叉放于胸前，逐渐增加难度。睁眼训练一段时间后可以进行闭目练习。每次练习3～5组，每次坚持30秒以上。

脚尖站立：双脚尖站立并从1数到10，训练一段时间后，逐步改为单脚尖练习，每次练习3～5组。

2．动态平衡练习

BOSU球平衡练习：又称半圆球平衡练习，主要方法包括双脚站立在BOSU球上后双腿下蹲、单脚站立等。每次3～5组，每组完成10～15个。

扰动式平衡练习：单脚或双脚站立在半圆平衡半球上，站立去接球，或者是手有持球进行跳跃的动作等，每次进行3～6组，每组完成6～12次。

蒙眼走：开始时两眼睁开站立，沿着直线闭上眼睛站立向正前方行走，每次进行3～5组，每组完成5～8次。

倒走平衡练习：地面上画一条直线，沿直线倒着走，或者上下楼梯时练习倒着上、下台阶，每次进行3～5组，每组完成10～12次。

除此以外，实践证明跆拳道、太极拳等项目均能够有效提升人体的平衡能力、协调能力等，身体素质也可以得到改善，适宜青年老少等不同年龄段的人群进行练习。

六、高原反应能力训练运动处方

人体反应包含大脑对外界刺激的反应能力和身体对大脑命令的反应能力，是人体神经知觉、肌肉爆发力、身体敏捷协调性等多项身体素质的综合体现，敏捷的反应能力既有天生的因素，也受到后天锻炼的影响。

（一）基本内容

众多实践表明，包括网球、羽毛球、壁球、乒乓球、篮球等在内的诸多球类项目，对于改善和提高人体的反应能力具有显著的作用，并能够通过神经反射建立稳固的反应能力。如果经常参加体育活动，如跑步、羽毛球、乒乓球、健身、太极拳、剑等，都能提高大脑的思维活跃能力和遇事加速反应（表4-31）。

表4-31　高原反应能力训练的运动处方

基本内容	负荷安排
运动频率	隔天进行1次
运动强度	初期以达到最快完成时间的60% ~ 80%，逐步增加至全速完成
运动时间	初期每次15 ~ 20分钟左右，后期增加至30 ~ 50分钟
运动方式	采用声光反应专门练习及篮球、足球、乒乓球、羽毛球球类项目的高空接球、传接球、对打、对拉等练习

（二）运动频率

一般来说，反应能力练习不需要每天进行，可以隔天进行1次，每次运动时间初期控制在15 ~ 20分钟左右，逐步增加至30 ~ 50分钟较为适宜。

（三）运动强度

由于反应能力练习需要练习者高度集中注意力，因此初期练习时强度不宜过大，组合式训练的动作2 ~ 3个即可，每个动作完成8 ~ 10次，完成时间初期以达到最快完成时间的60% ~ 80%即可，每次练习2 ~ 3组即可。随着动作熟练和反应能力的提高，组合动作可逐步增加至5 ~ 6个，每个动作完成5 ~ 8次，每组动作可逐步达到最快完成时间。

（四）反应能力训练方法

高空接球练习：拿一个足球或者篮球，抛到高空中去，高度不宜过高，然后在下面接住球，反复进行15 ~ 20次，每次完成5 ~ 8组。

球类运动：如跑动中的篮球传接球、乒乓球对打、羽毛球对拉练习等球类项目，反复进行20 ~ 30次，每次完成5 ~ 8组。

听（视）动练习：练习者根据听到的号令（包括声响或手势），在最短时间内做出各种事先预定的不同的动作等。

团队反应能力练习：在多人进行练习时，可采用团队凑对的练习方法，如指令员随意喊出10以内的1个数字，练习者根据数字自由组合抱成一团。反复练习5 ~ 8组，每组进行8 ~ 10次。

七、高原特殊人群健身运动处方

（一）儿童和青少年

高原地区对儿童和青少年（年龄6 ~ 17岁）生长发育带来了一系列的影响，如发育迟缓，身体形态、机能水平低，身体素质差等特征。因此，在制定高原地区青少年运动处方时，要根据高原环境对青少年生长发育以及身体形态、身体机能和身体素质的影响，以及根据青少年的不同性别、年龄及身体素质发育特点，制定、实施有针对性的“综合健身运动处方”。运动处方以提高身体素质，强身健体为目的，还要考虑运动处方的趣味性、可行性，同时要保证青少年的安全，在不损害身心健康和影响正常发育的前提下进行体育锻炼，避免运动过程中的运动损伤。

1．基本内容　儿童青少年运动处方的制定中可按照有氧运动、肌肉力量运动和骨骼负重运动三个部分内容进行。有哮喘、糖尿病、肥胖、囊性纤维化以及脑瘫者或残疾的儿童青少年，应根据身体状态、症状以及运动能力水平制定运动处方。高原地区儿童和青少年的运动处方见表4-32。

表4-32　高原地区儿童和青少年的运动处方

运动类型	基本内容	负荷安排
有氧运动	运动频率	每天
	运动强度	中等强度和较大强度有氧运动（最大心率50% ~ 85%），其中较大强度运动≥3天
	运动时间	每天≥60分钟
	运动方式	跑步、健步走、游泳、跳舞、自行车等有氧运动
力量训练	运动频率	每周≥3天
	运动强度	中等强度（最大心率50% ~ 80%）
	运动时间	每天≥60分钟
	运动方式	举重、弹力带运动、攀爬或拔河等
柔韧性训练	运动频率	每周≥3天
	运动强度	中等强度（最大心率50% ~ 80%）
	运动时间	每天≥60分钟
	运动方式	跑步、跳绳、篮球、网球、抗阻训练和跳房子游戏等骨骼负重运动

2．运动方式　青少年的运动锻炼主要是为了提高身体素质和机体免疫力，增加能量消耗和调节机体代谢功能，所以运动项目应选择大肌群参与和全身性活动的有氧运动，以多样性、趣味性、集体性、可行性为特点，如竞技类比赛、长跑、扔铅球、健美操、羽毛球、趣味接力跑、蛙跳、深蹲等，以此锻炼青少年的速度、耐力、力量、柔韧性、核心稳定性、灵敏等各种身体素质，同时要避免过多进行某一运动造成的运动损伤。青少年中的肥胖者可进行的运动项目有步行、慢跑、游泳、踢球、跳绳、有氧操、球类运动等，可以有效消耗脂肪且对身体负担较小。体质较弱的青少年以发展耐力、增强心肺功能为主，可以进行短距离多次慢跑，太极拳、体育舞蹈等项目。

3．运动频率　青少年比较理想的运动频率是每天都能有一定的运动量，每周至少运动5次，运动频率从第1周2～3次开始渐渐增加到每周5次以上，体质较弱的青少年，可适当缩短运动时间，增加运动频率。

4．运动强度　中国儿童青少年身体活动指南建议儿童和青少年每天至少进行60分钟运动，包括较大强度运动、抗阻运动和每周3天的骨骼负重运动。其中，有氧运动的强度控制在最大心率的50%～85%左右。由于儿童青少年正值身体发育阶段，身体器官功能均不稳定，进行抗阻力力量训练时，训练强度应遵循循序渐进原则，由初期50%左右的强度逐步增加至80%。

一般情况下，儿童青少年正值身体发育阶段，身体器官功能均不稳定，应避免大负荷运动，力量训练时要有专业指导和监督，主要以克服自身体重、自由器械等方法为主，并且在训练时应尽量避免憋气，以防胸膜腔内压突然增加而对心血管系统的发育造成不良影响。

（二）老年人

老年人随着年龄增加，由于肌肉组织的退行性和肌力下降，造成运动能力、心血管系统、呼吸系统功能的活动能力下降，导致老年人生活自理能力丧失以及意外伤害事故如跌倒引发的骨折等频发。另外，据马福海等[10]（2004）研究发现，青海60～69岁老年人与全国老年人相比，其身体素质神经动作的反应慢、平衡能力差，身体柔韧性以及力量差等特征，因此要针对性制定运动处方开展健身活动。

1．基本内容　老年人运动处方根据自身状况和能力，以维持和改善功能能力为重点，应包括有氧运动、肌肉力量/耐力和柔韧性运动等内容。老年人年龄大，运动风险高，尤其是高原环境下负荷强度大，因此要根据老年人个体的身体状况、疾病史、体质、兴趣制定个人的运动处方，特别是不同疾病、同一疾病不同时期、不同状态下的运动处方都应不同，并且根据锻炼效果、身体状况及时调整运动处方。高原地区老年人的运动处方见表4-33。

表4-33　高原地区老年人的运动处方

运动类型	基本内容	负荷安排
有氧运动	运动频率	中等强度运动每周≥5天；较大强度运动每周≥3天，或者中等强度和较大强度结合运动每周3～5天
	运动强度	中小强度（最大运动心率的30%～70%），或者主观运动疲劳感觉RPE量表在12～14左右（自我感觉稍有点累）比较适宜
	运动时间	中等强度运动每天≥30～60分钟
	运动方式	步行、太极拳、水上项目等
力量训练	运动频率	每周≥2天
	运动强度	低强度（40%～50%的重复次数）中等强度（60%～70%的最大重复次数）
	运动时间	每天≥30～60分钟
	运动方式	渐进式负重运动项目或爬楼梯等大肌群参与的力量训练
柔韧性训练	运动频率	每周≥2天
	运动强度	拉伸至感觉到拉紧或轻微不适
	运动时间	每次拉伸保持30～60秒
	运动方式	采用静力性拉伸身体的各大肌群，参与提高身体柔韧性运动项目

2．运动方式　研究发现高原地区的老年人参加中小强度的有氧运动，可有效提升心肺功能，如步行、慢跑，游泳，锅庄舞蹈、广场舞等健身操舞等项目。一般来说，老年人在高原进行健身时运动项目选择要多样化，如选择有氧运动项目1～2个、力量训练和柔韧性项目分别为2～3个，以多个运动项目组合进行练习，每个组合动作完

成 2 ～ 3 组，每组重复做 8 ～ 10 次。

同时老年人随着年龄增长肌肉力量下降，尤其是长期高原低氧下肌肉力量下降更为明显。因此应加强力量训练，身体虚弱者或患有肌肉减少症更应参与抗阻运动和加强肌肉力量训练。肌肉力量的练习主要是通过自身体重或负重练习，如扶案深蹲、仰卧起坐、俯卧撑，以及举哑铃等。尽量避免极限负重的力量锻炼，尤其对于患有心脑血管疾病的中老年人每周力量训练应均匀分配间隔时间。并注意观察个人主观感觉和自身变化，若出现胸闷气短、头晕、呼吸困难、肌肉损伤或关节疼痛等情况时要立即停止练习，并寻求医务帮助。同时注重蛋白质、钙和维生素 D 的补充，有助于肌肉增长及骨质增强。

柔韧性练习方法较多，主要以肢体、躯干的肌肉拉伸为主，如正反压肩、胸背部拉伸、腰臀以及腹部柔韧性拉伸等。

另外，跌倒风险高的老年人应增加平衡训练，每周至少 3 天，锻炼方法主要有睁眼和闭眼单脚站立、单脚站立接球或手持球跳跃，以及太极拳等项目对平衡能力具有较好的训练效果。

3．运动频率　老年人健身锻炼小强度的运动每周 5 天及以上，每次 30 分钟以上；中等强度的运动每周保持 3 天及以上，每天运动 20 分钟以上较为适宜。

4．运动强度　有研究结果表明高原地区的老年人参与中小强度的运动对体质健康水平有良好的效果，一般运动强度掌握在最大运动心率的 30% ～ 70%，其中小强度运动时间≧30 min/d，中等强度运动时间≧20 min/d，或者主观运动疲劳感觉 RPE 量表数值在 12 ～ 14 左右（自我感觉稍有点累）较为适宜。对于身体素质差、功能受限的老年人，在运动初期应保持低强度、短时间的运动。患有慢性疾病的老年人也应尽可能参与最小运动量的运动，避免静坐少动的不运动状态。

（三）妊娠妇女

妊娠期合理的运动是孕期保健的重要内容之一，能够有效预防孕期肥胖，缓解腰腿痛，降低患糖尿病、肿瘤、心脑血管疾病、子痫等罹患风险，有利于胎儿的生长发育以及产后体形恢复等，促进孕妇的体质健康水平。高原环境对分娩前后的胎儿和婴儿均有影响，由于胎儿要承受比平原更多的低氧，在子宫内生长发育迟缓，致使在出生时体重较轻和分娩后的婴儿死亡率增加。有研究对青藏高原西宁地区的孕妇进行调查发现，妊娠期体力活动强度是新生儿出生体重相关指标的影响因素，而孕妇合理开展体力活动有助于控制新生儿出生体重，预防巨大儿的发生。因此高原地区妊娠期孕妇应加强体育保健与胎教方法和手段，保证孕妇和胎儿身心健康。

1．基本内容　一般在没有妊娠并发症的情况下，健康的妊娠期妇女的运动应对母亲、胎儿无明显风险，并在参加运动前进行医学检查的健康筛查，根据孕妇的孕期体质状况，由监护医师提供个性化运动处方和运动计划的建议，从事一些非负重性的有氧运动。高原地区妊娠期妇女的运动处方见表 4-34。

表4-34　高原地区妊娠期妇女的运动处方

运动类型	基本内容	负荷安排
有氧运动	运动频率	每周 3 ～ 4 天
	运动强度	体重指数（BMI）＜ 25 kg/m^2 的孕妇进行中等强度运动，BMI ≥ 25 kg/m^2 的孕妇进行低强度运动，主观运动疲劳感觉 RPE 量表数值保持在 12 ～ 14 左右（自我感觉稍有点累）较为适宜
	运动时间	每天 15 ～ 30 分钟，每周累计中等强度运动时间共 120 分钟
	运动方式	大肌群动力性、有节奏的运动，如步行和骑车等
力量训练	运动频率	每周 2 ～ 3 天
	运动强度	低强度（40% ～ 50%）
	运动时间	每次 30 ～ 60 分钟
	运动方式	大肌群参与的力量训练，如坐姿卧推、墙壁俯卧撑、弹力绳等

2．运动方式　妊娠期间适合的有氧运动项目主要为涉及大肌肉群的动力性、有节奏的运动，包括步行、慢跑等负重活动，或者是使用跑步机，孕妇操，以及室内单车、游泳、水上增氧健身操、划船等非负重的运动。抗阻练习以大肌群的力量练习为主的坐姿项目，如练习上肢力量时可以选择坐姿卧推器械，斜身墙壁俯卧撑或者坐姿的弹力绳练习。妊娠后期由于身体重心的改变，可以

使用固定组合器械进行力量练习。但不宜参加快速跑步、跳跃、快速移动以及幅度很大的运动，以及有身体接触的竞技运动，如足球、篮球等较大强度的球类运动，避免可能导致身体失衡或引起对母亲和胎儿损伤。

3．运动频率　推荐孕妇在妊娠3个月（13周）之后参加小负荷有氧运动，一般建议每周运动3次及以上，最好是每天1次。运动时间可以循序渐进，从每天15分钟、每周3天逐渐增加到每天30分钟、每周4天的运动量。

4．运动强度　妊娠妇女适宜进行中等强度、有规律的有氧运动有利于优生和增进母子健康。对体重指数＜25的孕妇，可以采用50%～80%的中等强度运动；体重指数≥25的孕妇，在进行运动时一定要根据自身的身体状况，选择适宜的低强度运动，一般控制在40%～50%左右较为适宜。同时，由于怀孕会改变人体心率和耗氧量之间的关系，孕期会出现心率不稳，因此不宜用心率来监控孕妇的运动强度，推荐使用主观运动疲劳感觉RPE量表，数值保持在12～14左右（自我感觉稍有点累）比较适宜。

抗阻性力量训练则以小强度为主，轻中度强度训练在妊娠末期对胎儿的影响最小而对孕妇的益处也相对较大。即最大力量的40%～50%较为适宜，并采用多次重复如每组10～15次的训练方法，每次2～3组。如在运动过程中发生阴道出血、呼吸困难、眩晕、乏力、头痛、胸痛、小腿疼痛、水肿、早产、胎动减少和羊水漏出等情况，应立即终止运动并进行医学检查。

八、高原常见疾病健身运动处方

（一）高血压

人体安静状态时动脉收缩压和舒张压达到或超过140 mmHg/90 mmHg被定义为高血压。以往研究表明高原低氧环境对血压具有积极的作用，主要表现为高原人群基础血压低，冠心病的发病率和死亡率均低于平原地区。但随着人们生活水平的提高，近年来高血压的发病率逐年增长，据调查结果显示中国现有高血压患者1亿人以上，而高原地区的发病率也呈现增长态势。

一般对高血压患者推荐的生活方式内容包括：戒烟、控制体重、降低钠摄入、减少酒精摄入以及适当运动等。运动疗法是治疗高血压病的有效辅助治疗手段，具有降压、改善自觉症状，减少降压药用量，巩固疗效等作用。高血压患者定期进行有氧运动可降低血压以及心血管疾病的患病率。

1．基本内容　高血压患者运动处方的制定，应按照运动处方制订程序及心血管运动处方门诊进行必要的医学检查，由于个体差异，高血压病患者应根据具体情况，制定适合自身的运动处方内容。处方内容主要一般以中等强度有氧运动和抗阻力量训练为主，运动强度宜小不宜大。但运动不能代替药物治疗，因此高血压患者应药物治疗和合理的运动相结合，而伴有肾衰、心衰的高血压患者不宜进行运动。高原地区高血压患者的运动处方见表4-35。

表4-35　高原地区高血压患者的运动处方

运动类型	基本内容	负荷安排
有氧运动	运动频率	每周≥5～7天
	运动强度	中小强度（最大运动心率的30%～70%）
	运动时间	每次30～60分钟
	运动方式	常见的有快走、慢跑，爬楼梯以及骑自行车等项目
力量训练	运动频率	每周2～3天
	运动强度	中等强度（60%～70%的最大重复次数）
	运动时间	每次≥30～60分钟
	运动方式	大肌群参与的力量训练，如哑铃推举、坐姿/站姿划船、扶案蹲起、行进式箭步蹲等

2．运动方式　高血压患者应每天进行30分钟以上的持续性或间歇性的有氧运动，选择全身性、有节奏、容易放松的项目，如步行、慢跑、舞蹈、游泳、气功、太极拳以及室内单车等。一般采用快走与慢跑相结合的方式有明显的降压效果，具体安排为快走与慢跑120步/分，步速为2 m/s约7 km/h，运动心率控制在120次/分，每次运动时间为60分钟左右，频率控制在每周3次，隔天进行，持续运动20周。

抗阻力量训练可使用器械或者自由重量，其中固定的力量组合训练器械包括器械肩部推举、蹬腿练习，坐姿器械伸腿练习，自由重量则可以选择哑铃推举、杠铃提拉等。同时，要注意做好热身活动，避免一开始就进行剧烈的运动，对心血管造成压力而发生意外；运动结束后不能立即停止，要进行放松整理活动，放松运动时间要比正常健康人长，通常需要10分钟以上，应以低水平、节律性有氧运动如散步或低阻抗踏车运动，以使血压、心率恢复至运动前热身水平。

3．运动频率　高血压患者每周可以进行5～7次的持续性或间歇性的有氧运动，每次持续时间30～60分钟左右。如采用间歇性运动时至少每次运动时间要达到10分钟以上，每天累计达到30～60分钟，同时辅以每周2～3次的抗阻力量运动，但时间不宜过长，持续练习时间控制在30分钟左右即可。

4．运动强度　一般高血压患者以最大运动心率40%～60%中小强度运动较为适宜。抗阻力量训练方面由于静态力量训练是全身肌肉的持续收缩，如平板支撑、静态引体向上、静态俯卧撑、蹲马步等项目会引起血压的上升，相对危险性高，因此高血压患者应选择动态性的力量训练项目，如哑铃推举、坐姿/站姿划船、扶案蹲起、行进式箭步蹲等动态力量训练为主。训练强度多采用最大力量的60%～70%的中等强度，以发展肌肉耐力为主，每组重复8～10次，持续做3～4组，组间休息1分钟，持续时间大约30分钟即可。

（二）冠心病

冠心病是一种由冠状动脉器质性狭窄或阻塞引起的心肌缺血或心肌坏死的心脏病，也称缺血性心脏病。高原低氧对降低冠心病相关危险因素有一定积极的影响，如冠状动脉管腔扩张、冠脉血流量增加，使得冠心病的发病率低于平原地区。但也有研究认为[11]高原居民膳食摄入高脂肪、高胆固醇食物，血清胆固醇比平原高，冠心病的患病率也比平原高，特别是老年人。尤其是随着高原地区生活水平的提高以及高脂高热量的饮食习惯，导致高脂血症、高血压、肥胖等患病率的增高，使得冠心病的发病率也出现了增长。通过对中日老年人血脂研究发现中国高原老年男女TG值总体上要高于日本平原老年人。因此，在预防冠心病、动脉粥样硬化症、肥胖症、糖尿病、痛风、肾病综合征等疾病方面要加强注意。

运动对抗冠心病的危险因素以及治疗与预防有一定的作用，主要机理是运动可以扩张冠状血管，促进侧支循环的形成，改善心肌供血、增加心脏泵血功能，同时运动可以降低血液甘油三酯、低密度脂蛋白胆固醇水平，提高高密度脂蛋白胆固醇水平，从而防止动脉粥样硬化的形成及其继发的冠心病，以及血栓的形成和心肌梗死的发生。

1．基本内容　冠心病患者的运动处方以改善心肺功能，延缓病情发展为目的，一般以有氧耐力运动和抗阻力量练习为主，并必须进行必要的医学检查。运动过程中要密切注意心率的变动情况，定期进行医学复查并做运动试验，评定锻炼效果作为改进运动量的依据。运动过程中胸、臂、颈或者下颚出现酸痛、灼烧感、紧缩以及胀痛的情况，或者如出现无力、气短、骨关节不适等情况，应立即停止运动并及时就医，避免意外情况发生。高原地区冠心病患者的运动处方见表4-36。

表4-36　高原地区冠心病患者的运动处方

运动类型	基本内容	负荷安排
有氧运动	运动频率	每周3～5天
	运动强度	小负荷强度为主，运动心率100～110次/分钟
	运动时间	每次30～60分钟
	运动方式	有氧运动，如步行（快慢走）、慢跑、骑车、爬山、舞蹈等
力量训练	运动频率	每周3次
	运动强度	小负荷强度（40%～50%）
	运动时间	每次≥30～60分钟
	运动方式	大肌群的力量运动，比如哑铃推举、墙壁俯卧撑等

2．运动方式　冠心病患者一般采用有氧运动项目和抗阻力量训练。有氧运动项目适宜采用长时间、低抗阻性的有氧运动，如步行（快慢走）、慢跑、游泳、骑自行车、门球、乒乓球以及羽毛球等项目。另外有节律的舞蹈、太极拳等也是合适的运动方式，这些运动可以有效避免心脏和血压负担过重。

抗阻力量训练主要以增强肌力和耐力为目的，特别是上肢力量的提高可有效改善冠心病的发病率。一般选择一些大肌肉群的抗阻力量练习，采用以中等负荷、持续时间长、动作缓慢、多次重复的抗阻循环力量训练方法，如哑铃推举、墙壁俯卧撑等训练。

3．运动频率　根据冠心病的严重程度，有氧运动和抗阻力量训练多采用每周 3 ～ 5 次，每次运动时间控制在 30 ～ 60 分钟较为适宜。一般冠心病患者的机体代谢水平以及血液中肾上腺皮质激素和血糖等在清晨处于较低水平，特别是在冬季早晨的气温低，冷空气对心脏的刺激会更大，冠心病以及其他心脏病的病发率较高。因此，冠心病患者不宜在早晨进行运动，在下午 16 ～ 18 点进行运动较为适宜。

4．运动强度　过分剧烈运动和少运动都不利于预防心脏病的发作，冠心病患者以及有冠心病倾向者主要强调要发展心血管素质，以持续时间长、动作缓慢，多次重复的 40% ～ 50% 的小强度负荷有氧运动为主，中小强度的抗阻力量为辅。其中，有氧运动心率保持在 100 ～ 110 次 / 分钟较为适宜，力量训练以发展肌肉耐力为目的，采用多次重复动作，在 10 ～ 30 秒内做 8 ～ 15 次，2 ～ 3 个动作为一组，持续完成 2 ～ 3 组，每周保持在 3 次左右即可。

（三）慢性阻塞性肺部疾病

慢性阻塞性肺部疾病（chronic obstructive pulmonary disease，COPD）是一种具有气流阻塞特征的慢性支气管炎和（或）肺气肿，进而发展为肺心病和呼吸衰竭的常见慢性疾病。根据肺部疾病的严重程度，可分为轻度、中度、重度和极重度四个等级。COPD 其主要原因与吸烟、空气污染、人口老龄化以及寒冷地区、高原地区等有着密切的关系。

高原地区由于海拔高、低氧程度大、冬季漫长寒冷、气候干燥多变，是 COPD 的高发地区，且反复发作而难以治愈，更易出现较严重的低氧血症和呼吸衰竭。而且肺心病的发病率高、病程快、出现呼吸衰竭早，是威胁高原中、老年人健康的最重要疾患之一。Moore 等[12] 在美国科罗拉多经流行病学调查发现，长期生活在海拔 2500 m 以上的高原居民死于肺气肿的平均年龄比低海拔地区年轻 2 岁。另有统计资料显示，高原人肺心病患病率是平原人的 9 倍，西宁地区住院老年人死因肺心病仅次于脑出血，是老年人死亡的第二原因占 12.2%。

运动疗法是 COPD 患者康复锻炼的主要方法，可以明显改善慢性肺部疾病尤其是 COPD 患者的运动能力，增强日常生活自理能力和生活质量，而且运动训练远期效果良好。高原地区坚持力所能及的体育锻炼，对于增强体质，提高耐寒、耐低氧的能力，延缓心、肺等脏器的老化，改善心、肺功能，增加心排血量，改善微循环，促进组织器官的血氧供应，预防上呼吸道感染和气管炎的反复发作，从而防止或减少、减轻急性肺心病的发作，延缓病情的进一步发展具有重要意义。

1．基本内容　国内外 COPD 患者康复锻炼可行性建议和运动处方，且体育锻炼的方法、手段较多，但高原地区具有特殊的地理和气候环境，高原中老年 COPD 患者在选择锻炼的方法、手段以及负荷的大小等与平原地区应有所区别（表 4-33）。但 COPD 患者症状处于重度、极重度分级的 COPD 患者不宜进行运动疗法，且冷热交替气候易引发 COPD 症状急性加重，因此在健身过程中要注意观察、了解天气状况。高原地区 COPD 患者的运动处方见表 4-37。

表4-37　高原COPD患者的运动处方

运动类型	基本内容	负荷安排
有氧运动	运动频率	每周 2 ～ 5 天
	运动强度	30% ～ 40% 低强度与 60% ～ 80% 的中等强度相结合
	运动时间	每次 20 ～ 30 分钟
	运动方式	有氧运动，包括跑步、骑自行车、登楼 / 登山以及游泳等
力量训练	运动频率	每周≥ 2 天
	运动强度	采用 50% ～ 80% 的最大力量训练
	运动时间	每次≥ 15 ～ 30 分钟
	运动方式	抗阻性器械训练，多采用上肢、下肢肌肉以及呼吸肌联合训练

2．运动方式　COPD 的运动疗法主要采取耐力训练和力量训练相结合的方式，包括步行、跑步、骑自行车、广播操、游泳、登楼、气功、太极拳、上肢阻力训练法、呼吸锻炼法等。抗阻力量训练要根据病症的严重程度，多采用器械进行大肌肉群的力量训练，包括上肢、下肢肌肉，增加强度为 50% ～ 80% 1RM 的渐进式抗阻训练，

包括腹肌力量训练、上肢/下肢弹力带训练，以及根据呼气、吸气的呼吸肌抗阻训练。

3．运动频率　一般COPD患者建议根据实际情况而定，运动疗法周期通常COPD患者的治疗时间持续3～8个月，每周进行2～5次训练，每次运动时间20～30分钟即可达到改善病症，提高运动耐力，减轻呼吸困难症状作用。有研究证实运动疗法持续6个月以上锻炼效果维持较好。

4．运动强度　COPD患者的运动处方实施过程中，要遵循循序渐进的原则，有氧运动一般采用30%～40%的小负荷强度与60%～80%的中等强度相结合的方式进行较为适宜。小强度运动可以缓解症状，提高健康生活质量，而较大强度运动可以使生理机能大幅提高，如每周进行3～5次步行和2～3次的功率车运动，运动时间根据患者运动过程中的耐受度衡量。

力量训练多采用抗阻性器械的下肢、上肢、腹部等大肌肉群以及呼吸肌的联合训练。大肌肉群的抗阻力量多采用中等较大强度，即最大力量训练的50%～80%，重复10～15次，每次完成2～3组，持续30分钟左右较为适宜。呼吸肌训练最常用的办法是阈压力负荷和阻力负荷锻炼，一般以较低强度低于40%开始，然后逐渐增加到60%～70%最大吸气压，且30%的最大吸气压即可起到训练效果。

可以对不能进行运动康复的重度COPD患者采取呼吸锻炼法。呼吸锻炼法对有效加强膈肌运动，改善呼吸功能，减轻呼吸困难，防止支气管扩张、肺囊性纤维化及慢性哮喘引起的呼吸肌功能减退具有显著作用。另外，对正接受运动康复或呼吸肌锻炼患者则可作为一项辅助措施，无任何禁忌证。其主要的锻炼方法有缩唇呼吸、腹式呼吸锻炼。

（1）缩唇呼吸训练：患者闭嘴经鼻吸气，呼气时嘴唇缩拢似吹口哨状，持续慢慢呼气，同时收缩腹部。采用一吸二呼或一吸三呼的方法，即吸一口气然后分2次或3次呼出，呼气时缩唇大小程度由患者自行选择调整。缩唇的程度与呼气流量由病人自行调整，以距15～20 cm处同水平的蜡烛火焰随气流倾斜又不致熄灭为宜。练习频率每天3次，每次持续时间30分钟左右。

（2）腹式呼吸锻炼：患者可以采取卧位、半卧位、坐位或者前倾坐位（20°～45°）等姿势均可，一只手放在腹部，另一只手放在上胸部，全身放松、静息呼吸。吸气时用鼻吸入，尽力挺腹，胸部不动；呼气时用口呼出，同时收缩腹部，胸廓保持最小活动幅度，缓慢呼深吸，增加肺泡通气量，频率为每分钟呼吸7～8次，每次坚持练习10～20分钟，每天2次。建议缩唇呼吸和腹式呼吸能联合同时进行，尽量做到“习惯成自然”，最后成为一种不自觉的呼吸模式。

（四）糖尿病

研究发现人类处于高原时空腹血糖水平比平原地区低，对其他哺乳动物也有类似的报道。代青湘等研究[13]表明居住在高海拔地区居民的血糖水平比平原地区居民的血糖水平低，而有关高原地区糖尿病的患病率报道也较少。但随着高原经济的发展，生活水平的提高，牛羊肉、牛奶、奶酪等高蛋白、高脂肪食物供应充足，近几年的研究也发现高原地区糖尿病的患病率也呈现较高的增长趋势。马福海等[10]调查显示，高原地区糖尿病的患病率25～50岁为7.3%、50～60岁为4.8%。

目前，运动疗法是糖尿病的基本疗法之一，对糖尿病的预防和治疗中起着关键的作用，特别是对Ⅱ型糖尿病的治疗效果更为明显，尤其是强度较高的间歇式运动，如慢跑与快跑结合，散步与快走结合等运动方式更有助于降低血糖和改善胰岛素抵抗、改善心血管健康和增强运动毅力。

1．基本内容　糖尿病运动处方的制定应注重有氧运动和抗阻训练二者的结合运动，这对控制血糖的稳定性有较好的效果，随着人体体适能水平的提高，运动强度和时间也可逐渐增加。但存在胰岛素严重缺乏或功能几乎完全丧失，有明显的眼底出血、视网膜剥离及青光眼，有糖尿病肾病，尿中有蛋白、红细胞以及有急性感染和肝肾功能不全等并发症的患者则不宜参加运动。同时运动前需测量血糖，在保障血糖水平安全的前提下再进行运动，在运动过程中时刻要留意头晕、乏力等低血糖症状，如出现腿疼、胸痛或胸闷应立即停止运动，原地休息并尽快到医院就诊。糖尿病人群的运动处方见表4-38。

表4-38 高原糖尿病患者的运动处方

运动类型	基本内容	负荷安排
有氧运动	运动频率	每周≥ 5 天
	运动强度	中等强度负荷（50% ~ 80%）
	运动时间	每周持续运动时间累计达到 150 分钟以上
	运动方式	大肌肉群、有节奏、持续性的有氧运动，包括散步、太极拳等
力量训练	运动频率	每周 2 ~ 3 次
	运动强度	小负荷强度（最大力量 40% ~ 50%）
	运动时间	每次 15 ~ 20 分钟
	运动方式	全身性的大肌肉群抗阻训练，如练习哑铃、哑铃划船等

2．运动方式　糖尿病运动处方的制定应注重有氧运动和抗阻训练相结合运动。一般采用中等负荷强度，有节奏、持续性的有氧运动为主，具体项目包括如散步、慢跑、太极拳、睁眼或闭眼的单脚站立等。抗阻训练主要以全身性的大肌肉群力量训练为主，或者分为若干部分，针对不同的肌肉群进行训练，如哑铃推举、哑铃飞鸟、哑铃划船、负重背起、坐姿腿部负重抬起、负重深蹲等。

3．运动频率　一般建议每周至少进行 5 次中等强度的有氧运动，每次运动的时间应达到 20 ~ 60 分钟为宜，每周持续运动时间累计达到 150 分钟以上。而抗阻力量练习应根据自身实际情况，最初阶段以小强度为主，即最大力量的 40% ~ 50%，每个动作 2 ~ 3 组，每组 8 ~ 15 次，每周锻炼 2 ~ 3 次，每次锻炼时间 15 ~ 20 分钟。随着对运动锻炼的适应情况逐步增加运动强度、重量，可逐步增加至每周 3 次。

4．运动强度　糖尿病患者一般采用中等强度，或中等强度与较高运动强度相结合运动。运动时要定时定量，避免血糖忽高忽低。应循序渐进的原则，初期以低强度运动为主，适应后再逐步进展到中等运动强度。强度控制在 50% ~ 80% 最大心率或主观运动疲劳感觉 RPE 量表数值为 12 ~ 16 左右较为适宜，每周中等强度运动 150 分钟或较高强度运动 90 分钟。

（五）癌症

癌症是人体遗传基因染色体紊乱而出现的细胞增生症。高原比较常见的恶性肿瘤有胃癌、皮肤癌、乳腺癌、膀胱癌、宫颈癌、黑色素瘤、白血病、神经系统肿瘤、肺癌等。

医疗体育锻炼是癌症患者治疗的重要辅助手段，主要是改善心血管系统与呼吸系统的功能、增强体质、提高机体的免疫功能，同时促进人体内贮存的蛋白质转化为糖皮质激素，具有防癌的作用。另外癌症患者通过体育锻炼不仅能改善自身的健康状况，而且能磨炼意志品质，提高战胜癌症的信心和毅力，有助于改善生活。每周进行 150 ~ 300 分钟的中等强度的有氧运动或每周 75 ~ 150 分钟的大强度有氧运动，对常见的乳腺癌、结肠癌、子宫内膜癌、胃癌、食道癌、肾癌和膀胱癌等癌症都有预防作用；每周 3 小时的快走能够延缓前列腺癌的恶化，较不运动的人相比降低 57%；每天饭后散步 30 分钟，可使患胰腺癌风险降低一半；女性坚持每天快走 1 小时可以使患乳腺癌风险降低 12%，每周散步 7 小时的女性比每周仅散步 3 小时的女性，患乳腺癌风险要低 14%；每天走路 1 小时可降低患大肠癌的一半风险等。

1．基本内容　运动项目以有氧运动为主，并辅以力量和柔韧性训练，可根据年龄、病情、功能状况、精神状态因人而异安排运动项目、方式以及运动强度等，但应在医生指导下参加体育锻炼，切记不可盲目（表 4-39）。但癌症患者应避免参加过于剧烈的身体锻炼或户外运动，尽量减少参与器械性的锻炼项目。正在接受放疗的患者要避免放疗部位的皮肤暴露于含氯的环境，避免在含氯的泳池进行游泳。癌症病患人群的运动处方见表 4-39。

2．运动方式　癌症患者运动应以身体状况为前提，遵循“量力而行”的原则，在运动前应在医生的建议和指导下，根据身体情况选择自己喜欢的、适合自己状况的运动项目。癌症患者运动主要有有氧运动、力量、柔韧性训练为主，其中有氧运动项目主要以步行（快 / 慢走）、慢跑、游泳、骑自行车、跳绳，以及健身操、广场舞、瑜伽、太极拳等项目为主；力量训练项目可以使用较轻的重物、弹力带以及自身体重等方式进行练习，如哑铃推举、杠铃提拉、弹力绳，俯卧撑、

表4-39 高原癌症病患者的运动处方

运动类型	基本内容	负荷安排
有氧运动	运动频率	每周 3 ～ 5 天
	运动强度	中等强度（最大心率的65% ～ 85%），心率维持在 110 ～ 140 次 / 分左右
	运动时间	每次的运动时间为 15 ～ 30 分钟
	运动方式	有氧运动，包括步行、慢跑，太极拳等养生操
力量训练	运动频率	每周≥ 2 天
	运动强度	低强度（40% ～ 50% 的重复次数）
	运动时间	每次≥ 15 ～ 30 分钟
	运动方式	自重力量练习或者哑铃、弹力绳等抗阻力训练
柔韧性训练	运动频率	每周≥ 5 天
	运动强度	拉伸至感觉到拉紧或轻微不适
	运动时间	每次拉伸保持 30 ～ 60 秒
	运动方式	参与提高身体柔韧性运动项目
平衡能力训练	运动频率	每周≥ 5 天
	运动强度	拉伸至感觉到拉紧或轻微不适
	运动时间	每个动作保持 30 ～ 60 秒
	运动方式	参与动态性和静态性的柔韧性项目

仰卧起坐等；柔韧性项目主要包括健身操、瑜伽、普拉提以及常见的伸展运动等柔韧性练习。

另外，癌症或癌症治疗会导致身体的平衡性出现问题，疼痛和疲劳也会损害平衡和柔韧能力，因此癌症患者也需要加强增强平衡柔韧功能的锻炼。可以选择静态和动态，睁眼或闭眼条件下的平衡训练，静态性的项目包括上肢、肩部、躯干、下肢以及其他部位的静力拉伸，动态性的项目有正踢腿，内外踢腿，行进中腹背运动，背部、腹部肌肉拉伸等，以及睁眼或者闭眼的单脚站立。另外，太极拳、瑜伽等项目也是适合癌症患者进行平衡能力锻炼的项目。

3．运动频率 一般来说，有氧运动每周安排 3 ～ 5 次，每次的运动时间控制 15 ～ 30 分钟左右较为适宜，并且有效运动心率即靶心率应持续 12 分钟以上效果最佳。对于太极拳等强度较低的运动，时间可以适当延长，控制在 40 ～ 60 分钟为宜。而力量练习根据身体实际状况，一周安排 2 ～ 3 次。体质弱的可以适当减少为 1 ～ 2 次，而训练时间不宜过长，保持在 15 ～ 30 分钟左右即可。柔韧和平衡能力训练可以隔天进行或者每天练习，练习时间根据自身体质状况以及训练安排内容及时调整，但总体时间不宜过久。

4．运动强度 癌症患者适宜的运动强度应控制在最大心率的 65% ～ 85%，即心率维持在 110 ～ 140 次 / 分左右，并根据身体恢复状况逐步提升运动强度。一般来说，每次的运动时间控制 15 ～ 30 分钟左右较为适宜，并且有效运动心率即靶心率（target heart rate）应持续 12 分钟以上效果最佳。但体质弱的癌症患者以及病后手术初愈的患者应选择 40% ～ 50% 的低强度进行适应性运动，开始时运动最高心率应控制在 100 次 / 分以下，然后逐步过渡到 100 ～ 120 次 / 分。

癌症患者的抗阻性力量训练要根据自身的病患及体质情况，针对性地选择训练内容，采用 40% ～ 50% 的小负荷强度来发展肌肉耐力，每组 10 ～ 15 次，做 2 ～ 3 组，总体训练的时间不宜过长，保持在 15 ～ 30 分钟左右较为适宜。柔韧性训练可以结合平衡能力训练一起进行，建议选择 4 ～ 6 个组合动作，每个动作完成 2 ～ 3 组。

（六）骨质疏松症

骨质疏松症是由于骨密度和骨质量下降，骨微结构破坏，造成骨脆性增加，从而容易发生骨折的全身性骨病。目前有研究发现，氧气浓度、日照、身体质量、性别、年龄、外伤、饮食活动习惯、烟酒、药物以及遗传等众多因素均可引起骨质疏松及骨折风险。虽然高原地区紫外线强，摄取及皮肤转化钙调节类激素比平原地区增多，骨重建增强，高原成年男女人群的骨密度值要好于平原地区。但随着年龄增长，骨质疏松症同样也有较高的发生率。有资料统计高原地区 45 岁以上的妇女近三分之一患有轻重不同的骨质疏松，而 75 岁以上的妇女，骨质疏松症的患病率高达 90% 以上。

一般骨质疏松的预防效果好于治疗效果，而补钙、运动疗法和饮食调节是预防骨质疏松三大原则。经常参加运动能显著减缓引起骨质疏松症的老龄化骨质流失，可以增加骨密度和强度，还能增加肌肉力量和耐力，提高灵活性，减少跌倒风险，有效预防骨折的发生。

1．基本内容　骨质疏松症的运动方案根据个人的身体素质、运动习惯、爱好，以及骨量丢失的程度等综合分析，确定适宜的康复目标，再选取相应的运动项目。一般慢跑、步行、有氧健身操、游泳以及健身器械等有氧运动和力量训练，可以有效增加骨骼弹性和韧性，改善骨质的疏松状况。高原骨质疏松症患者的运动处方见表4-40。

表4-40　高原骨质疏松症患者的运动处方

运动类型	基本内容	负荷安排
有氧运动	运动频率	每周3～5天
	运动强度	最大心率的65%～85%，心率维持在110～140次/分左右
	运动时间	每次15～30分钟
	运动方式	有氧运动，包括步行、慢跑，太极拳等养生操
力量训练	运动频率	每周≥2天
	运动强度	低强度（40%～50%的重复次数）
	运动时间	每次≥15～30分钟
	运动方式	自重力量练习或者哑铃、弹力绳的抗阻力训练
柔韧性训练	运动频率	每周≥5天
	运动强度	拉伸至感觉到拉紧或轻微不适
	运动时间	每次拉伸保持30～60秒
	运动方式	参与提高身体柔韧性的全身性伸展运动

2．运动方式　运动项目应以有氧运动为主，适当结合负重力量训练。如步行、慢跑、爬楼梯、登山，太极拳等养生操。对于年龄较大，骨质疏松症比较严重的患者，避免参与冲撞力较大、有身体对抗的运动项目，如跳绳、快跑、篮球等。力量训练以提高肌肉耐力的抗阻训练为主，采用的练习应该包括身体所有的大肌群，包括腿、臀部、背、胸、腹、肩和臂膀，如深蹲、弓箭步下蹲、俯卧背起、哑铃、弹力带、仰卧抬腿、提髋训练、斜身墙壁俯卧撑、靠墙静蹲等，以增强肌肉对骨骼的应力保护作用。柔韧性训练主要以增加关节活动度，帮助身体平衡的全身性的伸展运动，初期要以姿势控制为基础，逐步过渡至无支撑的坐姿或站姿动作。但应避免脊柱等过度弯腰受压，以免发生压缩性骨折。

3．运动频率　有氧运动每周3～5次，根据骨质疏松的程度可选择每天1次或2次的运动，每天运动的时间控制30～60分钟左右。但对于骨质疏松严重者可采用分段计时运动，即每次运动8～10分钟进行休息，少量多次累计达到推荐运动量。力量训练每周2～3次，骨质疏松症状较为严重的可以适当减少，每周保持1～2次。另外每次训练时有氧运动和力量训练可以结合或单独进行，但应以先有氧后力量的顺序进行锻炼。

4．运动强度　一般骨质疏松症患者坚持进行65%～85%中等强度的有氧运动可以有效改善骨质疏松状况，心率维持在110～140次/分左右，每天运动时间为30～60分钟。骨质疏松严重者可采用分段计时运动，即每次运动8～10分钟进行休息，少量多次累计达到推荐运动量。力量练习每个动作12～20次为1组，可进行1～3组，强度控制在中到较高强度之间，即最大力量的40%～70%左右，并根据锻炼效果进行调整。

（七）肥胖

肥胖是指一定程度的明显超重与脂肪层过厚，是体内脂肪尤其是甘油三酯集聚过多而导致的一种状态，一般BMI指数大于25.0为超重，等于或大于30为肥胖。肥胖与不良的饮食生活习惯和缺乏运动密切相关。高原地区体型肥胖者较少，这与高原低氧、气温低、耗能大及消化吸收功能减弱引起的负氮平衡有关，因此在高原进行运动对于减肥具有事半功倍的效果。

1．基本内容　减肥运动锻炼目的是减轻体重，防止肥胖，保持和增强体力，预防肥胖并发症。肥胖人群的运动处方一般采用运动持续时间较长、中等强度的有氧运动为主，应根据不同的减肥目标和其需要通过运动消耗的能量，制定适合自己的运动计划。但值得注意的是减肥必须是"减少合成，增加消耗"同步进行，即通过控制饮食减少热量摄入和体内蛋白脂肪的合成，同时通过增加运动量提高热量的消耗，使热量达到负平衡。因此，需要合理调节饮食结构，改善饮食方式以及控制食量等科学的饮食计划，配合运动起到科学减肥作用的有效途径。另外肥胖者体重大，关节和肢体的重力作用大，因此一定要做好腰、膝、踝、髋关节等准备活动，并注意运动后放松整理活动。高原肥胖者的运动处方见表 4-41。

表4-41　高原肥胖者的运动处方

运动类型	基本内容	负荷安排
有氧运动	运动频率	每周 3 ~ 5 天
	运动强度	一般强度控制在最大心率的 65% ~ 85% 或 50% ~ 80% 最大摄氧量，即心率维持在 110 ~ 140 次 / 分左右
	运动时间	每次 30 ~ 60 分钟
	运动方式	有氧运动，包括步行、慢跑，太极拳等养生操
力量训练	运动频率	每周≥ 2 天
	运动强度	低强度（40% ~ 50% 的重复次数）
	运动时间	每次≥ 15 ~ 30 分钟
	运动方式	以大肌肉群的力量练习为主，如哑铃、仰卧起坐、自重力量练习以及弹力绳等抗阻力训练
柔韧性训练	运动频率	每周≥ 5 天
	运动强度	拉伸至感觉到拉紧或轻微不适
	运动时间	每个动作每次拉伸保持 30 ~ 60 秒，每次≥ 15 ~ 30 分钟
	运动方式	参与提高身体柔韧性运动项目

2．运动方式　一般情况下，肥胖症患者运动项目可根据个人喜好以及可实施性自由选择，并依据运动项目能量消耗确定锻炼时间。适合于肥胖症患者的运动项目以周期性的有氧运动为主，如步行、慢跑、游泳、爬山、骑自行车、健美操等为主。但对于体重过高者，不建议跑步、跳绳等项目，这些项目冲击力较大，容易引起膝关节、踝关节的损伤。

一般高强度的间歇式力量训练可以有效促进脂肪代谢，减控体重。具体可以重点选择包括腿部、腰腹部以及背部等大肌肉群的器械式、自由重量或自身体重，以及弹力绳等抗阻力量训练项目，内容包括杠铃推举、哑铃卧推、杠铃负重深蹲、仰卧起坐、背起、仰卧撑、俯卧抬起上体、提踵、蹲跳起等等

3．运动频率　肥胖症患者每周应进行 5 ~ 7 次的有氧运动，根据肥胖程度每次运动的总时间不宜过长，一般控制在 40 ~ 50 分钟即可。抗阻力量训练初期保持每周 1 ~ 2 次，随后再循序渐进增加训练次数，每周进行 3 次左右即可。柔韧性训练宜在有氧运动和力量训练开始前的热身活动和结束后的整理活动期间进行，能够有效避免肌肉拉伤等运动损伤。可以每天进行锻炼，1 天 2 次。

4．运动强度　有氧运动一般强度控制在 60% ~ 70% 最大心率，心率控制在 120 ~ 130 次 / 分，快慢相结合的锻炼方式。以步行快慢走为例，初期第 1 ~ 4 周，速度为 2 步 / 秒，用 10 分钟走完 1200 m，再用速度为 3 步 / 秒，10 分钟走完 1300 m，然后慢走 5 分钟。每次运动时间控制在 20 ~ 30 分钟，距离控制在 2.5 千米左右。并随着体质的改善状况逐渐增加运动量和强度，基本上为每 3 ~ 4 周运动距离增加 1 千米左右，坚持 3 个月以上就会对身体有明显的改善效果。

抗阻力量训练的时间一般控制在 15 分钟左右较为适宜，强度为最大力量的 40% ~ 50%，每个动作完成 10 ~ 15 次，重复练习做 2 ~ 3 组。随着力量的增长和体重的下降，可以逐步提升训练强度，每个动作重复进行 15 ~ 20 次，完成 3 ~ 4 组，总时间控制在 30 分钟左右。

（八）颈椎病

颈椎病又称颈椎综合征，多因颈部受伤、不良姿势、长期低头伏案工作、双手或单手长期过度负重等原因引发。现代社会由于工作的原因，人们长时间在办公室内低头伏案工作，或整日面对电脑、手机，使颈椎长期处于屈曲位或者某种特定体位，使颈椎间盘内的压力增高，颈部的肌肉处于非协调受力，使颈后的肌肉和韧带拉伤劳损，致使患上颈椎病的人越来越多。

1．基本处方　颈椎病患者的治疗通常采用物理疗法、运动疗法以及药物治疗等手段，其中运动疗法主要是通过以颈部肌肉抗阻力量和柔韧训练为主，改善颈椎椎间关节功能，增强肌肉、韧带、关节囊等组织的紧张力，固化颈椎的稳定性，改善颈椎的血液供给，纠正不良的身体姿势。但颈椎病的治疗要针对不同症状，在专科医师的指导下进行治疗和保健康复，切勿盲目采用健身方法治疗，以免小病变大病、轻病变重病。运动不当时易使颈椎神经压迫，出现颈项部疼痛和僵硬、手指麻木、肢体疼痛等症状，或出现耳鸣、头痛、

头晕、恶心、呕吐等一系列症状时要及时就诊。同时养成良好的生活习惯，尽量避免卧床看书、看电视，以及长时间的低头伏案工作和看手机等不良坐姿。高原颈椎病患者的运动处方见表4-42。

表4-42　高原颈椎病患者的运动处方

运动类型	基本内容	负荷安排
有氧运动	运动频率	每周2～3天
	运动强度	中等强度，最大心率的50%～80%
	运动时间	每次30～60分钟
	运动方式	有氧运动，包括放风筝、游泳、羽毛球，以及太极拳、五禽戏等项目
力量训练	运动频率	每周2～3天
	运动强度	最大力量的50%～80%
	运动时间	每次30～60分钟
	运动方式	抗阻运动，如用力扩胸、引体向上、侧面伸展，以及哑铃体操等项目
柔韧性训练	运动频率	每周≥5天
	运动强度	拉伸至感觉到拉紧或轻微不适
	运动时间	每次≥30分钟
	运动方式	参与提高肢体活动和关节柔韧性练习为主，如有左右歪头、“米”字操、旋转颈部、拍打双肩等

2．运动方式　常见的方法主要有徒手体操等，包括左右歪头、“米”字操、旋转颈部、旋转躯干、拍打双肩等。伸展肩、胸部、背部的方法有双臂用力扩胸、引体向上、侧面伸展，以及哑铃体操（屈肘扩胸、伸臂外展等）。另外，适当参加放风筝、游泳、羽毛球，以及太极拳、五禽戏等项目也能够有效缓解颈部肌肉的紧张状态，对于改善颈椎病有一定的治疗效果。

加强颈部和肩膀肌肉力量训练有助于治疗颈椎病，可以选择器械性、自身体重以及抗阻力的训练项目，如杠铃耸肩或哑铃耸肩、上肢肩部硬拉、俯卧/仰卧抬臂、颈部前屈/后伸抗阻、单手侧推颈部屈伸等项目。

3．运动频率　颈椎病的运动疗法在时间和频率方面不受限制，每天早晚均可进行，每次2～4组，每组10～20次，其中抗阻训练可以结合柔韧性练习穿插同时进行。有氧运动每周可以进行3天以上，每次至少运动30分钟。

4．运动强度　颈椎病的运动强度一般为动作缓慢的屈、伸及旋转颈部的运动，以及与颈部肌肉相关的肩、胸部、背部、上肢等部位的抗阻力量运动，颈部向左右转动转动时应该轻柔、缓慢，以达到该方向的最大运动范围为准。研究表明，全身运动和颈部局部运动可以改善颈部肌肉韧带的血液循环，增加肌肉纤维数目，使肌肉韧带更加强壮，对颈椎起到较好的固定作用，预防颈椎发生损伤。

力量训练以最大力量50%～80%的中等强度较为适宜，对于颈椎病较为严重者，应在进行针灸、推拿等治疗后再进行低强度40%～50%的力量训练。有氧运动的强度控制在最大心率50%～80%的中等强度，心率达到110～140左右较为适宜，在进行运动前要做好热身活动，运动过程中动作也不宜过大，如打羽毛球、游泳时，要尽量避免急转身/转头、猛起抬头等动作，避免发生颈部的二次损伤。

（祁继良）

第七节　高原特色体育健身方法

高原民族众多，具有不同的风俗习惯、宗教信仰以及生产生活方式，形成了形式多样、独具特色的文化和体育活动项目，如高原锅庄、登山等体育活动项目，同时高原地区自然环境资源可开展登山、徒步、骑行等形式多样、内容丰富的体育健身旅游。

一、高原锅庄舞

锅庄舞又称为“果卓”“歌庄”“卓”等，藏语意为圆圈歌舞，是藏族三大民间舞蹈之一，主要分布于藏东地区、川西南以及青海、甘肃、云南等毗邻藏族聚居地区。锅庄早期主要是祭祀或表达愿望诉求的宗教活动，经过多年不断发展演变为少数民族民间艺术与全民健身融合的健身项目。锅庄舞是一项男女老少皆宜，全身性的有氧健身运动，不受场地、器材、环境的约束，可在室内外、广场、娱乐健身场所等任意空地进行，参与的人数可多可少，练习时间可长可短，其灵活性是其他运动项目无法比拟。且锅庄舞是起源并发展于民间的民族传统体育项目，有着独特的少数民族风土人情、民俗文化、艺术形式等，拥有广泛的群众基础，其动作简单易学，并具有休闲娱乐性，容易使人产生兴趣，也是最具高原特色的健身运动项目之一。

（一）锅庄舞对人体的作用

1．提高身体灵活性和协调性　“锅庄”舞姿矫健，动作挺拔，可以活动四肢、腰部等各个部位，是一种全身性的活动，长期锻炼能够节奏感及协调性，使全身的肌肉、关节、韧带都能得到良好的锻炼。

2．增强身体柔韧性和心肺能力　锅庄舞蹈带有扭、转、屈、伸等动作，长期跳锅庄会增强身体柔韧性和协调性，在很大程度上促进人体的心肺功能，提升舞者的综合素质特别是耐力素质，是一项很好的有氧运动。

3．改善血液供氧和新陈代谢能力　锅庄舞锻炼可以有效提高运动过程中机体的血氧含量、氧运输和有氧代谢能力，促进新陈代谢，改善身体成分，以及提高脑微循环和神经细胞的功能有重要作用。蔡成梁研究发现[14]，经过13周健身锅庄舞锻炼后，高原中老年人群静态平衡能力指标、闭目单脚站立和动态平衡能力指标都有显著提高，体重指数、体脂百分比和腰臀比（WHR）均有明显下降。

（二）锅庄舞运动处方

李建英等[15]对高原地区58～67岁的老年人进行每周3～5次、每次2小时左右，运动后即刻心率控制在120次/分左右的锅庄舞锻炼，坚持半年后发现其心率、收缩压明显降低，体重以及慢性疾病的发病率也有所下降，表明长期坚持进行锅庄舞健身运动能够增强体质，预防肥胖病改善心血管系统供能。因此，在高原地区进行锅庄健身运动，建议每周进行3～5次、每次持续1～2小时，心率控制在110～120次/分左右可有效促进体质健康水平。

二、高原登山

登山运动是在特定要求下从低海拔地形向高海拔山峰进行攀登，是一项亲近自然、挑战自我、锻炼意志的运动项目。

（一）登山运动对人体的作用

1．调节神经、振奋精神、改善中枢神经系统机能和脑供血状况，降低神经系统的疲劳和精神紧张，改善睡眠质量。

2．提高心肺功能，增加心脏动脉血输出量，改善人体的摄取和携带氧气的能力，提高机体耐低氧、抗乳酸能力，预防和降低动脉血管硬化等心血管疾病的发生风险。

3．促进肌肉的蛋白质合成，使肌肉坚韧有力。改善骨骼肌血液循环和物质代谢，提高骨骼的弹性和韧性，延缓骨骼的衰老和预防骨质疏松；增加能量消耗，改善消化系统功能，提高人体的免疫力。

（二）登山运动处方

登山运动是一项强度适中、老少皆宜的运动，但对于不同年龄、不同体质水平的人群来说，登山方式、强度控制等均应适合于自身体质状况水平。一般登山强度控制在最大心率的60%～80%或心率控制在130～155次/分，步行速度控制在90～100m/min，每次40～120分钟左右，每周隔日进行3～4次的登山活动，可有效提高心血管系统、心肺功能以及身体素质等体质健康水平。

但高原登山是挑战极限的运动强度较大，因此有明显心、肺、脑、肝、肾病患者，严重贫血或高血压的病人，年龄过大以及处于身体发育期的幼儿和儿童等人群均不宜长距离徒步、登山活动。另外在登山前要保证充分休息，并提前进行耐低氧训练，可预防高原反应的发生。应选择晴朗天气登山，避免天气突变造成中暑或冻伤等；

要注重防寒保暖，佩戴防护衣帽和眼镜，避免因紫外线强、高原白雪反射对皮肤和眼睛产生灼伤。若在登山过程中受伤或者身体突感不适，应停止继续前行，选择下山休息治疗，避免造成严重后果。

三、高原健身旅游

高原健身旅游不同于一般性的观光旅游，指的是借助高原自然环境资源，利用体育运动进行强身健体、休闲愉悦心情为主导内容的健身旅游过程，并具有较强的重复性，也是目前国内外流行的新兴旅游形式。青藏高原遍布高山、草原、沙漠、戈壁以及峡谷等独特的地理环境资源，以及民族风情，适合开展高原登山、徒步、探险等健身旅游等。高原生态环境较好，无污染，空气清新，尤其是晚春盛夏各种植物生长繁茂，光合作用强，气压相对升高，空气中含氧量丰富，不仅提高人体的心肺功能、携氧能力和运动能力，可治疗和康复高血压、糖尿病、肥胖症、再生障碍性贫血等疾病，而且高原健身旅游时对有效缓解压力，改善不良情绪，提高战胜自我、战胜高原、战胜大自然的能力，增强自信心具有积极的作用。特别是“环青海湖国际公路自行车赛”“中国青海国际抢渡黄河极限挑战赛”“中华水塔国际越野行走世界杯赛”“中国青海国际高原攀岩精英赛”“岗什卡国际滑雪登山挑战赛”等品牌赛事吸引了众多体育爱好者，是开展高原健身旅游的绝佳之地。目前适合开展高原健身旅游项目有徒步、登山、公路自行车、自驾车、攀岩、动力伞、热气球、探险等。

（一）高原徒步健身旅游路线

1．青海徒步路线

（1）环青海湖徒步路线：青海湖位于刚察县、共和县及海晏县交界处，距离省会西宁市 150 千米，是中国最大的内陆咸水湖。湖面海拔为 3200 m，面积 4580 余平方千米，环湖一周 360 多千米。青海湖是藏传佛教四大圣湖之一，每十二年举办一次“转湖”活动，已有一千多年历史记载，现在每年举行环青海湖全国徒步大会。青海湖一年四季均可以进行徒步，最好的季节是 5 ～ 9 月份。主要的徒步线路为青海湖 151 营地—江西沟营地—黑马河 1 号营地—黑马河 2 号营地—寺院营地，徒步距离为 103 千米，行程需要 4 天，途径多为国道和草原，风景优美，补给点多，食宿方便，是众多徒步爱好者的绝佳之地。

（2）柴达木徒步路线：柴达木盆地位于海西蒙古族藏族自治州，海拔 2600 ～ 3000 m，是中国四大盆地之一，腹地柴达木沙漠为中国八大沙漠之一。盆地内有丰富的盐、铅、锌、铬、锰等金属及煤炭、石油、石棉等资源，被称作“聚宝盆”。柴达木盆地属高原大陆性气候，以干旱为主要特点，自然景观为干旱荒漠，日温差常在 30℃左右，夏季夜间可降至 0℃以下。柴达木徒步路线为可鲁克湖保护区—丹霞高台营地—黑戈壁营地—丹霞山口—戈壁滩路口，线路平均海拔 2800 m，行程距离为 80 千米，大约需要 3 天。途径可鲁克湖、托素湖、梭梭林、丹霞地貌、雅丹地貌等特色自然景观，沿途多为戈壁荒滩，早晚温差大，没有补给点和住宿地，需要自备食物、防寒保暖的衣物以及帐篷等物资。

（3）祁连徒步路线：位于海北藏族自治州祁连县，因地处祁连山中段腹地而得名，境内平均海拔 3169 m，县城海拔 2787 m。拥有黑河大峡谷、祁连草原、牛心山、卓尔山等国家 4A 级旅游景区，风光秀美，是青海省重要的高原生态旅游地，素有“天境祁连”“东方瑞士”等美誉，是“大美青海”的缩影。徒步线路主要位于祁连县境内，适合徒步的线路较多，目前已开发的路线有穿越黑河大峡谷，起点从祁连扎马麻什乡郭米村—高大坂峡—野牛沟乡油葫芦口，全程 18 千米，1 天即可完成，平海海拔 3400 m，沿途路线为国道，可欣赏黑河峡谷原始森林及雪山、高大坂峡等风光，徒步的最佳时间是夏秋。另一条路线为祁连县城—祁连山大草原—门源花海—大阪山观景台，全程距离较长为 182 千米，行程需要 6 ～ 8 天，徒步的最佳时间是 7 月份，主要欣赏国家 4A 景区和青海省十大景观之一的门源万亩油菜花海，开花时间是 7 月 5 日至 25 日，最佳花期是 7 月 10 日至 20 日。

（4）贵德徒步路线：位于海南藏族自治州贵德县，距离省会西宁市以南 114 千米，县城海拔 2200 m，为黄河流经之地，境内水资源丰富，并形成无数湿地，气候温和，河水清澈，素有“天下黄河贵德清”的美誉。拥有“马家窑”“卡约”文化等早期人类古文化遗址、玉皇阁古建筑群，黄河清国家地质公园、黄河清湿地公园等人文景观和自然景观资源丰富，以及药水温泉，是青海的疗养胜地，素称“高原小江南”“梨都之乡”。贵德已成为户外徒步游爱好者的首选之地，每年都会在此举行各类徒步比赛，是“行走中华水塔”国际徒步活动的重要线路之一。主要徒步路线有4条，第1条为黄河河西大桥—吊桥—黄河清大桥—阿什贡黄河大桥；第2条为河西镇—山坪村—万珠村—尼那电站；第3条为地质公园横穿—黄河边—松巴村；第4条为新街乡政府—火烧台—直亥景区等。这些线路均20千米左右，涵盖了贵德最主要自然和人文景观，可欣赏到黄河水貌、冰川雪峰、丹霞地貌以及黄河清国家湿地公园等。

（5）互助北山徒步路线：位于互助县北山国家森林公园内，公园总面积为1127平方千米，海拔2100 ～ 4308 m，森林覆盖率64.3%，动植物种类丰富，有高等植物981种，野生动物近200种。由于气候、海拔和地理位置的缘故，天然林区具有明显的垂直分布带，带谱清晰，针叶林、阔叶林与高山灌丛、高山草甸等共同构森林景观的多样性，是青海境内自然生态体系最完好的区域之一，被誉为青海高原上的“植物王国”和“天然动物园”。年平均温度15°左右，可谓冬无严寒、夏无酷暑，是旅游避暑、疗养度假、科普考察的胜地。徒步路线和距离可自行确定，行程1天完成。

（6）尕朵觉悟转山徒步路线：位于玉树藏族自治州称多县杂多镇，由主峰及几十座环绕的山峰组成，主峰海拔5395 m，与梅里雪山、阿尼玛卿山脉、冈仁波齐并称是藏传佛教“四大神山”之一。尕朵觉悟转山平均海拔4000 m以上，分大转、中转、小转（转顶）3种路线。大转约需8 ～ 10天，中转约需2 ～ 4天，全程徒步约55千米，是绝大多数山友选择的路线。中转起点从结古镇—扎朵镇—赛康寺—马超山垭口—三岔口—汤多—亚姆给拉垭口—赛康寺—扎朵镇，有较长路段可以通车，完全需要徒步路段约25千米。而转顶是在尕朵觉悟山山顶部分进行，只需要1天，但海拔高，路途比较危险。最好的徒步季节为7 ～ 10月，沿途可欣赏到雪莲、雪茶、红景天、贝母等珍贵植物，以及白唇鹿、藏羚羊、麝等珍稀动物，整条路线海拔较高容易出现高原反应，需要提前做好适应和防范措施。

（7）阿尼玛卿转山徒步路线：阿尼玛卿位于果洛藏族自治州境内玛沁县西北部，属于东昆仑山系支脉，主峰“玛卿冈日”海拔6282 m，由三个海拔6000 m以上的峰尖组成。阿尼玛卿转山徒步路线全程约150千米，大部分路程在海拔4000 m以上，行程需要7 ～ 8天。沿线地势高峻，气候多变，地貌奇异，冰峰雄峙，有57条冰川以及各类野生动物。转山路线海拔较高，容易出现高原反应，沿途需要穿越众多冰川河流，要做好充分准备，携带好充足的物资和防高反药品等。

（8）年宝玉则转山徒步路线：年宝玉则又称果洛山，位于果洛藏族自治州久治县索呼日麻乡，与四川阿坝县接壤，是川甘青三省结合部著名的神山，主峰海拔5369 m，是巴颜喀拉山的最高峰。年宝玉则徒步转山一周需要7 ～ 8天时间，南北穿越则要用3天，每年的6、7月是最佳的徒步时间。山上景色优美，冰雪融水形成仙女湖、妖女湖、日尕玛措、玛尔杂湖、玛日当湖等众多湖泊，2005年被正式批准为国家地质公园。但海拔较高、时间较长，雨水天气较多，注意防寒防雨、预防高原反应等。

2．西藏精品徒步路线

（1）嘎玛沟徒步路线：嘎玛沟位于定日县与定结县之间的嘎玛藏布及其西侧谷地，珠峰自然保护区脱垄沟核心保护区界内，北至卡达藏布与嘎玛藏布的分水岭，南抵尼泊尔巴隆国家公园，东自陈塘，西抵珠峰东坡，整个嘎玛沟山谷海拔在2000 ～ 5000 m，东西长55千米，徒步往返需10天左右，最佳的徒步时间是在5 ～ 6月。嘎玛沟被誉为“世界10大景观”“世界美丽的山谷”“世界10大经典徒步线路”，风景非常震撼，珍稀野生动植物繁多，高原湖泊星罗棋布，可以近距离欣赏珠穆朗玛峰、世界第4的洛子峰、世界第5的马卡鲁以及珠穆郎卓等雪山。嘎玛沟与亚东沟、樟木沟、吉隆沟、陈塘沟并称为西藏徒步5大沟。

（2）亚东沟徒步路线：亚东沟位于距离日喀则市300千米亚东县境内，接壤印度和不丹，古时称为红河谷，是茶马古道的终点之一。此地海拔低，水流湍急，草地肥美，小镇宁静，为五大沟中最美的一条。起点在“帕里镇”，终点在“下亚东”，全程约58千米，海拔2300 ～ 2700 m，行程2天。沿线道路畅通，徒步难度低，可坐车往返，帕里镇是亚东沟的枢纽，往北走翻越卓木拉日雪山可回江孜古城，往东走经过康布温泉和岗巴可至珠峰大本营所在的定日县。

（3）樟木沟徒步路线：樟木沟位于西藏地区聂拉木县的希夏邦马东南侧樟木沟自然保护区境内，也是 318 国道的终点。樟木沟是 5 条沟中最狭窄的一条，海拔 3900 ~ 2300 m，其中徒步希夏邦马南坡是樟木沟中最著名的路线，路线难度适中，全程需要 3 ~ 4 天。保护区内地质落差变化迅速，以森林自然景观为主，珍稀动物、植物种类相当丰富、资源完备，植被垂直分布从基底亚热带森林植被到高山草甸植被，树种随海拔降低而丰富，有云南铁杉、乔松、槭树、栎类等，海拔 3200 m 以上亚高山暗针叶林、喜马拉雅冷衫，海拔 4000 m 以上分布有高山灌丛草甸和糙皮杨。

（4）陈塘沟徒步路线：陈塘沟位于日喀则市定结县陈塘镇，为珠峰自然国家级保护区核心区，海拔在 2040 ~ 5500 m，陈塘沟在五大沟里最为冷门，但风景和人文也最原汁原味，徒步路线分为大环线、小环线和陈塘线。大环线是小环线加珠峰东坡大本营路线，一般需要 7 ~ 8 天完成；小环线是从优帕村顺时针徒步，经晓乌拉垭口、嘎玛沟、朗玛拉垭口回到轮珠林村，一般需要 5 ~ 6 天完成；陈塘线是从优帕村到嘎玛沟，再沿嘎玛沟穿越到陈塘镇，一般需要 9 ~ 10 天完成。可根据实际情况确定具体的徒步路线，适合富有经验的徒步爱好者，新手谨慎参加。

（5）吉隆沟徒步路线：吉隆沟位于日喀则市吉隆县珠峰自然保护区的西端，接壤尼泊尔，当年松赞干布迎娶尺尊公主途经此地。此地有“一山呈四季，十里不同天”的美誉，被称为西藏的隐世秘境，是 5 大沟中最深的一道，沟长约 93 千米，海拔 4200 ~ 2600 m，比较适合高原低氧适应能力较差的徒步爱好者。

（6）冈仁波齐转山徒步路线：位于西藏阿里地区普兰县巴嘎乡北部，主峰冈仁波齐海拔为 6656 m，藏传佛教 4 大神山之一，常年有众多信徒在此转山朝拜。冈仁波齐转山徒步路线是西藏最知名的徒步线路之一，中国 10 大经典徒步线路排名第 4，分为外转和内转，平均海拔在 4700 m。内转是以因揭陀山为核心的小环山路线，全程 30 公里，但需翻越绝壁，风险极大。外转是以冈仁波齐为核心的大环山路线，全程 55 千米，行程需要 2 天。冈仁波齐转山徒步路线日夜温差大、海拔高，沿途有热水供应点、住宿地，需注意保暖和预防高原反应。

（7）珠峰东坡登山徒步路线：位于珠峰自然保护区内，风景秀丽，可以欣赏到多座海拔 8000 m 以上的山峰，如世界第一高峰珠峰、世界第四高峰洛子峰、世界第五高峰马卡鲁峰，由于徒步时由于角度、距离的差异，可以欣赏到这些高峰的不同风貌与景色。徒步路线行程约 100 ~ 150 千米，全程海拔在 4500 m 以上，行程安排在 10 天左右。沿线经过珠峰大本营，穿过朗玛拉垭口，属危险的高海拔地区徒步，非常具有挑战性，需要经过专业的登山培训，穿戴专业登山衣物防具、登山杖等，以及补充体能的食品、预防高原反应的药品等补给。

（8）玛旁雍措湖徒步路线：位于阿里地区普兰县城东 35 千米、岗仁波齐峰之南，面积 400 余平方千米，湖面海拔 4588 m，是世界上海拔最高的淡水湖之一，中国蓄水量第二大的天然淡水湖，亚洲四大河流的发源地，是藏族宗教信仰的三大“神湖”之一，转湖一周约 90 千米，需要 4 天时间。途径塔尔钦—巴嘎检查站—湖北岸—霍尔乡—巴热村—楚果寺—果祖寺—即乌寺，最佳徒步时节为 6 ~ 10 月份。沿线有 2/3 的路紧靠湖岸，需趟水过河，徒步线路相对平缓，难度较小。沿途有寺庙可供住宿，但条件极为简陋，需要自己携带物资和食物。

（9）那拉措湖徒步路线：位于林芝南迦巴瓦雪山西边，是雅鲁藏布大峡谷最经典的一条生态旅行路线。那拉措湖由南迦巴瓦峰冰川融化后形成，被誉为南迦巴瓦神山的眼泪。湖面海拔 4300 m 左右，总行程约 43 千米，行程需 3 天，主要途径派镇—格嘎大桥—南迦巴瓦峰第 1 大本营—杜鹃林海—那拉措—南迦巴瓦观景台—派转运站，海拔跨度 2800 ~ 4300 m，每年 5 ~ 11 月均可进行徒步。沿线高山冰川、湖泊、苔原与流石滩、针叶林、阔叶林等自然景观及地貌遍布其中，沿途经路线海拔高低起伏较大、难度大，颇具考验，需要做好充分准备。

（二）自驾游路线

1．青藏线自驾游路线　青藏线是指从西宁出发经格尔木到达拉萨的公路，京藏公路 109 国道的一部分，世界上海拔最高的公路之一。途径西宁市—日月山—青海湖—都兰县—格尔木市—昆仑山口—五道梁—沱沱河—唐古拉山口—安多县—那曲市—当雄县—拉萨市，海拔 2260 ~ 5220 m，总行程 1950 千米，需 3 ~ 4 天。沿线交通便利，路况好，补给点和食宿地点较多，有日月山、青海湖、茶卡盐湖、察尔汗盐湖、昆仑山口等自然景观。沿途海拔高、路程远，需自备一定量的食物、防寒衣物和药品等物资，注意保暖和预防高原反应。

2．川藏线自驾游路线　川藏线分为南线和北线，北线人文景观丰富但路况较差，南线自然风光较多但路况较好，为 318 国道的一部分，自驾游大多选择此条路线。南线途径成都—新都桥—巴塘—左贡—波密—林芝—拉萨，海拔 500 ~ 4700 m，全程 2258 千米，最佳时间是 5 ~ 10 月。沿线交通便利，路况较好，补给点和食宿地点较多。沿途海拔高、路程远，要翻越 14 座海拔 4000 m 以上的高山垭口，需自备一定量的食物、防寒衣物和药品等物资，其中 7 ~ 8 月为雨季，泥石流、塌方较为频繁，需注意行程安排和行车安全。

3．滇藏线自驾游路线　主要路段为滇藏公路 214 国道，常用的路线为昆明—大理—丽江—德钦—芒康—然乌—波密—拉萨，海拔 1800 ~ 5000 m，全程 2454 千米，最短需 9 天时间，最佳时间为 3 ~ 10 月，6 ~ 8 月雨季里经常发生泥石流和塌方，建议春季后期（5 ~ 6 月）或秋季前期（9 ~ 10 月）安排自驾出行，可欣赏到洱海、泸沽湖、香格里拉、千年盐田、林芝桃花、鲁朗林海等秀美风光。沿途交通便利，路况好，补给点和食宿地点较多，但海拔高、路程远，需自备防寒衣物和药品等物资。

4．新藏线自驾游路线：新藏线又称叶拉线，219 国道一部分，是所有进藏路线中最为艰难的路线。途径叶城—三十里营房—日土—噶尔—那木如—札达—普兰—仲巴—萨嘎—拉孜—日喀则—拉萨，平均海拔超过 4000 m，全程距离 2890 千米，可欣赏到喜马拉雅山高原雪山、古格王国遗址、冈仁波齐山、玛旁雍错湖以及白居寺等。沿途海拔高、路程远，有很多路段为基础路面和荒滩，路况差，食宿点少，条件差，需自备充足的食物、防寒衣物和药品等物资，注意保暖和预防高原反应。

5．三江源探险路线　位于青海省海西蒙古族自治州境内，途径西宁—日月山—青海湖—都兰—格尔木—昆仑山口—沱沱河—唐古拉山口，海拔 2260 ~ 5220 m，总行程 1218 千米，需 3 ~ 4 天，可欣赏日月山、青海湖、昆仑山口、“中华水塔”三江源自然保护区等自然景观。沿线交通便利，路况好，补给点和食宿地点较多，但海拔高、路程远，需自备一定量的食物、防寒衣物和药品等物资，注意保暖和预防高原反应。

6．唐蕃古道路线　主要路线位于青海省境内，途径西宁—青海湖—兴海—玛多—玉树—囊谦，海拔 2260 ~ 3000 m，总行程 965 千米，需 2 ~ 3 天，可欣赏青海湖、赛宗寺、黄河源头、玉树草原等美丽风景。沿线交通便利，路况好，补给点和食宿地点较多，沿途海拔高、路程较远，注意携带防寒保暖衣物即可。

7．穿越柴达木路线　主要路线位于青海省海西蒙古族藏族自治州境内，途径西宁—乌兰—德令哈—大柴旦—水上雅丹—魔鬼城—南八仙，海拔 2260 ~ 3000 m，总行程 1100 千米，需 3 ~ 4 天，可欣赏到“天空之境”茶卡盐湖、金子海、翡翠湖、雪山温泉、雅丹地貌等自然风光。沿线交通便利，有高速可到达，路况好，补给点和食宿地点多，条件较好，但海拔高、路程较远，需自备一定量食物、防寒衣物等物资，注意携带防寒保暖衣物即可。

8．黄河廊道路线：主要路线位于青海省东部黄河沿线，途径民和县　循化　化隆　尖扎　贵德—共和，海拔 1800 ~ 3800 m，总行程 306 千米，需 2 天。有喇家遗址、孟达天池、李家峡水库、坎布拉国家森林公园、丹霞地貌，以及马家窑、卡约文化等早期人类古文化遗址、玉皇阁古建筑群，黄河清国家地质公园、黄河清湿地公园等人文景观和自然景观。沿线交通便利，补给点和食宿地点多，条件较好，注意携带防寒保暖衣物即可。

9．世界屋脊探险路线：主要路线位于西藏自治区定日县境内，途径拉萨—扎什伦布寺—日喀则—定日—珠峰大本营—定日—拉孜—日喀则—卡若拉冰川—普莫雍错—羊湖，海拔 3800 ~ 5400 m，总行程 1382 千米，需 4 ~ 5 天，可欣赏到扎什伦布寺、珠穆朗玛峰、卡若拉冰川、普莫雍错湖、羊卓雍错湖等自然壮美景观。沿线需翻越众多高山，交通较为不便，除拉萨、林芝条件较好外，其他地方条件较差，可入住当地藏族民宿，需要自备充足食物、药物和防寒衣物等物资，注意防寒保暖和预防高原反应。需要注意的是自驾游须提前在拉萨办理边防证。

10．鲁朗林海路线　主要路线位于西藏境内环形路线，途径拉萨—米拉山口—巴松措—林芝—色季拉山口—通麦—然乌湖—米堆冰川—桃花沟—古乡湖—鲁朗林海—雅鲁藏布江大峡谷—索松村—卡定沟—拉萨，沿线海拔 2000 ~ 6385 m，总行程 184 千米，需 5 天。沿线可观赏雅鲁藏布大峡谷、鲁朗林海、南迦巴瓦峰、巴松措湖、米堆冰川、卡定沟、嘎拉桃花村等冰川地貌、高山峡谷、河流、湖泊等自然景观和动植物资源。整条线路在 109 国道上，道路交通便利，补给和食宿点较多，沿途海拔高低起伏大、路程远，需注意行车安全，谨防疲劳驾驶，以及携带一定的食物补给、药物和防寒衣物，注意防寒保暖和预防高原反应。

11．雅鲁藏布大峡谷　位于西藏自治区境内，雅鲁藏布江大峡谷全长 504.6 千米，平均深度 2268 m，最深处达 6009 m，平均海拔在 3000 m 以上，是世界上最深的大峡谷。路线为拉萨—米拉山口—林芝—大渡卡村—索松村—雅鲁藏布江大峡谷—索松村—林芝—鲁朗林海—通麦县—波密县—墨脱县，总行程 941 千米，需 3 ~ 4 天，最佳时间 5 ~ 10 月份。峡谷内有格嘎温泉、松林口、魔鬼头、南迦巴瓦峰、雅鲁藏布江大拐弯大峡谷、四大瀑布群等壮美景观。沿途海拔高低起伏大，部分路段为沿河、陡峭山壁路段，雨季塌方、落石路段较多，需注意行车安全，需携带一定的食物补给、药物和防寒衣物，注意防寒保暖和预防高原反应。

（祁继良）

参考文献

[1] 高玉琪．高原军事医学．重庆：重庆出版社，2004：25，150，227.

[2] 李红娟，王正珍，隋雪梅，等．运动是良医：最好的循证实践．北京体育大学学报，2013，36（6）：43-48.

[3] Hallal PC，Andersen LB，Bull FC，et al. Global physical activity levels：surveillance progress，pitfalls，and prospects［J］. Lancet，2012，380（9838）：247-257.

[4] 周誉，王正珍．静坐少动与心血管因素．中国运动医学杂志，2015，34（8）：804-808.

[5] 吴天一．高原环境对人体有益影响的研究．高原医学研究杂志，2007，36（12）：1-3，9.

[6] 吴天一．高原低氧环境对人类的挑战．高原医学研究杂志，2006，35（10）：1-3.

[7] 苏玉凤．大学生体育运动风险研究进展．体育科技文献通报，2010，18（9）：11-13.

[8] 杨胜旺，张武军．ACSM 运动风险与健康状态评估体系综述研究［C］．会议论文集．2013 Fourth International Conference on Education and Sports Education，2013，334-337.

[9] 张玮庭．老年人的运动处方及改善策略．家庭医学与基层医疗，2018，33（11）：304-310.

[10] 马福海，王发斌，樊蓉芸．青海省国民体质监测报告．西宁：青海人民出版社，2004.

[11] 张彦博，汪源，刘学良．人与高原．西宁：青海人民出版社，1996.

[12] Moore LG，Rohr AL，Maisenbach JK，et al. Emphysemamortality is increased in Colorado residents at high altitude. Am Rev Dis，1982，126：225-228.

[13] 代青湘，高继东，韩吉祥，等．高原地区 697 例住院老年 2 型糖尿病并发症特点分析［J］．中国老年医学杂志，2015，25（7）：838-839.

[14] 蔡成梁．藏族“锅庄”舞在全民健身运动中的地位与作用．青海师范大学民族师范学院学报，2009，20（2）：57-58.

[15] 李建英．藏族锅庄舞对西宁地区老年女性健康体适能的影响［J］．高原医学杂志，2007（4）：44-45.

第五章

高原运动损伤

第一节　高原运动损伤分类与预防

体育运动的目的是增强体质、促进身心健康，但体育运动也会发生各种伤害事故，轻者影响锻炼的效果、工作学习和身心健康，重者可造成残废甚至危及生命，尤其是在高原进行运动，由于海拔高、气候寒冷等严酷的自然条件，不仅易引起高原反应带来的不适和病症，还可引起其他特有的病症如各类运动创伤、冻伤、高原光电性眼炎、高原过敏性疾病等，而有些疾病和运动损伤在高原发病率高且危险程度更大，同时亦严重妨碍运动技术水平的提高，并对开展体育运动造成不良影响。近年来随着高原训练、高原探险、登山等运动的开展，参与的项目和人数也不断地增多，海拔高度也越来越高，发生运动损伤的概率也随之增加。因此加强运动损伤的认识和预防，避免各类伤害事故的发生，对广泛开展群众性体育运动、体育教学和运动训练，增强人民群众的健康水平，提高运动技术水平和运动成绩都有重要的意义。

一、高原运动损伤的概念及分类

（一）运动损伤概念

运动损伤就是指体育运动过程中发生的各种损伤，或者是指体育运动中造成人体组织或器官在解剖上的破坏或生理上的紊乱。运动损伤包括运动过程中发生的各种损伤及运动技术性伤病两层含义。运动损伤的发生及其部位与运动项目以及专项技术特点有关，也与运动训练水平、运动环境与条件等因素有关。

（二）高原运动损伤的分类

1. 按运动损伤受伤的组织结构分类

（1）皮肤、肌肉、肌腱、血管及滑囊损伤。

（2）骨及骨骺、关节软骨损伤。

（3）神经及内脏损伤等。

2. 按运动损伤的病程分类

（1）急性损伤：直接或间接外力一次作用而致伤者，伤后症状迅速出现，病程一般较短。

（2）慢性损伤：或称为陈旧伤，因急性损伤后处理不当而致反复发作。

（3）过劳损伤：长期局部组织运动负荷量过重而过劳致伤，一般症状出现缓慢，病程迁延较长。

3. 按运动损伤性质分类

（1）开放性损伤：伤后皮肤和黏膜的完整性遭到破坏，受伤组织有裂口与体表相通，如擦伤、刺伤、切伤、撕裂伤及开放性骨折等。

（2）闭合性损伤：伤后皮肤或黏膜仍保持完整，无裂口与体表相通，例如挫伤、关节韧带扭伤、肌肉拉伤、闭合性骨折等。

4. 按运动损伤程度分类

（1）轻度损伤：锻炼者伤后仍能按计划参加体育锻炼。

（2）中度损伤：锻炼者伤后不能按计划参加体育锻炼，需停止患部活动或调整训练计划。

（3）重度损伤：锻炼者受伤后不能参加体育锻炼。

5. 按运动损伤的运动技术与训练关系分类

（1）运动技术伤：与运动项目、技战术动作密切相关，多为局部组织过劳，如网球肘、投掷肘等。

（2）非运动技术伤：多为运动中的意外伤。

（三）高原不同运动项目常见的运动损伤

一般来说体育运动中肌肉筋膜、肌腱腱鞘、韧带、滑囊等各种组织的小损伤多、慢性伤多，骨折、关节脱位等严重损伤少而急性伤多。运动损伤的发生因运动专项技术特点的不同而不同，不同的运动项目有不同的运动损伤易发部位和专项多发病，不同人群的运动损伤的发病率、伤病分布及发病因素也有其自身的特点。如体操运动中多有支撑、转肩、跳跃、翻腾等技术，受伤部位多是腕、肩及腰部；摔跤柔道运动易伤颈、肩、腰；篮排球运动易伤膝关节；网球运动多发生网球肘；标枪运动多发生投掷肘等。其他运动项目也是如此，尤其是慢性损伤。高原不同运动项目常见的运动损伤分类见表 5-1。

表5-1　高原不同运动项目常见的运动损伤分类

分类	项目	种类	部位	原因
力量性项目	举重、投掷等	关节扭伤和肌肉拉伤、挫伤与劳损等	小腿、踝关节、腰部、膝关节、大腿、肩肘关节等	运动技能以重复完成比赛动作或接近比赛要求的专门练习训练为主，负荷强度属于极限或极限下强度，用力特征表现为集中快速发挥力量，因此对专项力量与速度、技术的要求较高，运动损伤方面也表现出项目特征
速度性项目	短跑、跳跃、速度滑冰、场地自行车、速度滑雪等	肌肉拉伤、劳损、关节扭伤、挫伤和滑膜炎等	踝关节、小腿、膝关节、大腿和腰部等	运动技能以下肢运动为主，由于蹬地用力过猛，肌肉弹性不足，着地时足底部受到的冲击力和膝关节存在的回旋力是导致损伤的重要原因
耐力性项目	跑步、竞走、马拉松、自行车、滑雪、游泳等	关节扭伤和肌肉拉伤、骨膜炎、膝外侧疼痛等	小腿部、大腿部、膝关节以及腰部、肩部、踝关节、髋关节	运动技能中以主要以基础耐力水平、专项耐力、相对耐力水平为主，运动负荷、对抗性相对较弱，损伤发生率较低。常见的损伤多为慢性损伤
技术性项目	体操、武术、健身操、冰壶等	关节扭伤、肌肉拉伤、髌骨劳损和腰肌劳损等	踝关节、膝关节、手腕、颈、肩及腰部	运动技能以支撑、转肩、跳跃、翻腾等技术为主，对柔韧性和灵敏性的要求较高，对时空的准确判断，对身体姿势的控制能力和对各种专门器械掌握的熟练程度不足，难以控制动作的用力程度等造成损伤
隔网对抗性项群	网球、乒乓球、羽毛球、排球等	关节扭伤、肌肉拉伤、挫伤和劳损等	小腿、踝关节、膝关节和肩肘关节等	运动技能以上肢运动为主，大多均以传（接）球创造进攻机会，大力扣球、起跳封网以及救球倒地等动作造成。以急性踝、膝、肩关节损伤与挫伤居多，慢性以韧带和关节囊损伤较多
同场对抗性项群	篮球、足球等	关节扭伤、肌肉拉伤、挫伤、滑膜炎、髌骨劳损、半月板损伤等	踝膝关节、韧带、半月板、掌指间关节、股四头肌和膝关节以及胫、腓侧副韧带等	运动技能以集跑、跳、投（踢）于一体的综合性的剧烈对抗运动为主，强度大、速度快，较强的对抗性和频繁的身体接触，以及准备活动不充分、技术动作不规范、自身协调稳定性不足是造成损伤的主要原因
格斗对抗性项群	跆拳道、摔跤、柔道、拳击散打等	扭伤和拉伤、挫伤、劳损、滑膜炎、骨折等	小腿、踝关节、手指、腕关节、膝关节和腰部等	运动技能是直接身体对抗的运动项目，决定了具有较高的损伤率。主要原因与身体素质、技术水平不够，不善于自我保护，以及与实战或练习时赤脚、护具穿戴不合理等有关
登山项目	攀岩、高山探险、竞技登山等	关节扭伤、肌肉拉伤、挫伤、滑膜炎、髌骨劳损、关节软骨损伤、日光性皮炎等	腰、踝关节、手指、韧带、膝关节等	运动技能以通过上肢、腰腹、下肢及全身的力量、技巧攀登等为主。主要原因是上肢、腰腹及下肢等力量和柔韧性不足，在某些攀爬等特定动作时过伸和牵拉，以及高山复杂的路况、防护不到位等造成损伤
静力性项目	射击、射箭、瑜伽等	颈部和腰部肌肉劳损、脊柱侧弯、半月板损伤、滑囊炎等	腰部、膝盖、肩部、颈部、脊柱、脚踝和其他部位，其中腰部损伤最为严重	运动技能以上肢专门静态性力量、耐力为主。主要原因是颈、肩、背部及腰部肌肉长期处于某一固定动作并紧张的状态，使局部负荷过大、疲劳积累以及动作不正确、体能等辅助训练少等造成损伤
冬季项目	滑雪、冬季两项、冰壶等	筋膜炎、滑膜炎、肌腱损伤、腱鞘炎、关节劳损、骨折和半月板和滑膜损伤等	肘、肩、膝、踝关节及腰背部等	运动技能以特定技术动作为主，快速下落、转向、支撑、翻腾、或冲撞，以及技术动作失误等造成损伤

二、高原运动损伤的预防

高原运动伤病损伤的致病原因很多，有直接的、间接的，有主观的、也有客观的，提高对高原运动损伤的认识，积极采取相关的预防措施，可有效地防止和减少运动伤病的发生。

（一）加强高原运动损伤预防的正确认识

对高原运动伤病的预防缺乏正确的认识，是造成高原运动伤病的重要原因。体育运动参加者对预防运动伤病的意义往往认识不足，缺乏必要的预防伤病的知识或存有一些错误片面的认识，导致体育运动参加者在运动过程中缺少必要的预防措施，也是产生运动伤病的主要因素之一。因此要积极开展预防运动损伤知识的宣传教育，加强对体育运动安全性、组织性、纪律性的教育，提高预防为主、安全第一及对预防运动伤病重要性的宣传和认识，使运动者认识到运动伤病的危害，加强自我保护意识，杜绝一切不安全因素，防止和减少运动伤病的发生。

（二）注重高原运动准备活动

准备活动的目的是通过各种形式的活动，提高中枢神经系统的兴奋性，克服各种技能活动的惰性，增强各器官系统的功能活动，使人体达到适宜运动的水平。不做准备活动或准备活动不充分，神经系统和其他各器官系统的功能尚未达至适宜的水平，肌肉的力量、弹性及伸展性不够，特别是运动中负担较重部位的功能没有得到相应的提高，同时准备活动与运动内容配合或方法不当，主要技术动作部位的功能未得到充分的改善，以及准备活动的运动量太大，时间过长使体能消耗过多，容易导致运动损伤发生。因为高原低氧，运动时氧供不足，中枢神经系统的兴奋性明显低于平原，因此做好准备活动可提高神经系统的兴奋性，增强氧运输系统的活动，使肺通气量、吸气量和心输出量增加，心肌和骨骼肌中毛细血管网扩张，工作肌能获得更多的氧供应；同时高原气温低于平原，做好准备活动使体温适度升高，降低肌肉的黏滞性和增强弹性，预防运动损伤。特别是在高原冬季早晚的气温较低，更要注重热身活动，时间还应适当延长。另外，高原训练身体容易疲劳，特别是当训练推向极限负荷的边缘时，更需要做好放松活动，使机体较快地恢复，可有效地减少和避免高原训练过程中常见的过度疲劳等运动性疾病。

一般准备活动需根据年龄特点、训练水平、个人习惯和气候季节以及运动项目特点的情况而定。准备活动时间应占运动总时间的 10% ～ 20%，但不宜超过 30 分钟，避免时间过长造成体力消耗过多影响体育运动；准备活动强度应控制在最大运动心率的 60% ～ 70%，以微微出汗及自我感觉已活动开为宜，既要把躯干、肢体的大肌肉群和关节充分活动开，同时也要注意各个小关节的活动。另外，锻炼基础较好或运动持续时间较短或天气寒冷时，准备活动的强度可大一些，时间可稍长些。如果锻炼基础较差或运动持续时间较长或天气炎热时，准备活动的强度要小一些，时间也可短一些。

（三）遵循高原体育锻炼原则和规律

体育运动的内容、组织方法、运动负荷等的安排顺序要有一定的科学性、系统性，要符合事物的规律和动作技能形成的规律。在体育运动中未根据个别对待的原则合理安排运动量，以及组织方法和管理不当，管理监督不严等，从而出现运动损伤。因此要科学合理地安排体育运动，根据体育运动客观规律和人体对运动负荷的适应性规律以及年龄、性别、健康状况和运动水平等具体情况制订运动计划，遵守循序渐进原则，安排运动内容、方法和组织措施。运动负荷的安排应从小到大，动作练习要从易到难、从简到繁、从分解到整体动作[1]，对于不易掌握的技术和容易出现损伤的动作与环节，事先采取相应的预防措施，防止运动损伤发生。

（四）加强自我保护和心理调节

首先，心理状态不良和疲劳状态下表现为力量及动作的协调性降低，注意力不集中，反应、灵敏性以及精确度降低，往往力不从心而发生损伤。其次，运动时的心理状态如情绪不稳、心情不畅、缺乏锻炼的积极性、思想不集中，或急于求成、信心不足，或缺乏勇气、胆怯犹豫、自控能力差、过于紧张，或自信过高、好胜心强、过度热衷、不懂节制等情况，也易发生运动伤病。保护和自我保护是预防运动伤病的重要手段，是运动过程中突发状况或运动伤病发生时，运动者在思想和行为上的提前准备。要根据运动项目的技术特点和人体生理结构，提前做好预防准备，提高自我保护意识，当突发状况出现时减少或减轻运动伤病的发生[2]。另外，要重视心理调节，把低落、消极的情绪调整到适宜的运动或比赛状态，对发生的伤病应采取积极态度，减少心理阴影和障碍，有利于预防运动损伤。

（五）提高运动水平和技术动作规范性

运动技能的学习是建立条件反射的过程，技术动作上的缺点和错误，违反了人体结构的特点和各器官系统功能的规律以及力学原理，也易引起机体组织损伤，也是初从事运动或学习新动作时发生损伤的主要原因。另外，身体素质如力量、灵敏性、速度、耐力、柔韧性等不能满足技术动作的需求，使动作变形导致运动伤病。如肌肉的力量不足，降低关节的稳固性易造成与关节有关的损伤以及肌肉拉伤，柔韧性不足会造成软组织损伤等。因此要根据不同的运动项目特点，加强身体全面锻炼，以及易伤部位或相对薄弱部位的训练。如加强股四头肌力量练习可以防止膝关节损伤；加强三角肌、肩胛肌、胸大肌和肱二头肌的练习可以防止肩关节损伤等。同时提高技术动作的规范性，熟练掌握正确的动作技术，及时纠正错误动作，避免错误动作的定型，可减少运动伤病的发生。

（六）注重体能恢复和膳食营养

体育运动后人体生理心理都会产生一定的疲劳，并且机体功能会出现暂时的下降，表现为注意力不集中、动作精准性下降、肌肉韧带僵硬及弹性减弱、关节活动度降低等，如果不采取有效的恢复措施，就会出现一系列运动损伤等症状。另外，高原低氧、气温低、耗能大及消化吸收功能减弱，易引起负氮平衡，相同运动负荷时随海拔高度增加能量代谢率明显增加，运动后易疲劳且不易恢复。因此在运动或比赛后应注意体能的恢复和营养的补充，保证充足的睡眠、微量元素及矿物质补充，有利于运动过程中积累的酸性产物的消除。还可以根据条件进行水浴、电疗、按摩等物理手段，可加速疲劳的消除，预防伤病的发生。

（七）重视运动环境的基本条件

体育场地、器材是否符合规范、安全等条件和要求，是否具备必要的防护器具（如护腕、护膝、护踝等），运动服装、鞋袜是否符合体形和项目特点，都是引起运动损伤的因素。另外气温过高易发生中暑和疲劳，气温过低易发生冻伤或出现肌肉僵硬、身体协调性下降而引起肌肉拉伤，潮湿高温的气候使人容易大量出汗影响体内水盐代谢而发生肌肉痉挛或虚脱，光线不良影响视力使技术动作准确性、判断力下降等，都会造成运动损伤。

（八）加强医务监督

医务监督是指导合理地进行体育运动，积极预防运动创伤和运动性疾病，以提高运动技术水平的重要手段。体育运动中由于缺乏医务监督，导致一些运动者受伤后没有及时诊断和治疗，从而导致带伤运动，增加了运动伤病的再次发生和加重的情况时有发生，因此，加强医务监督和建立健全自我监督制度是非常必要的[3]。

（肖海红）

第二节　高原运动医务监督

通过高原运动医务监督，对个体或群体高原运动与健康水平全面监测与评估，观察身体状态和生理功能变化，养成良好的体育卫生习惯，指导高原运动，尽早发现和诊治疾病，干预和消除危险因素，科学合理安排训练计划和培养科学的体育锻炼方法，提高运动技能和保持较强的运动状态，有效地预防和减少高原运动损伤的发生，从而促进身心健康和提高运动技术水平。

一、高原运动医务监督内容

（一）高原运动自我监督

1．一般感觉　高原运动时自我感觉，可分为良好、一般、不好等。

2．运动心情　高原运动时心情，可分为很想训练、不想、厌烦等。

3．睡眠情况　是高原运动后判定恢复的重要指标，可分为良好、一般、差等。

4．食欲情况　高原反应或过度训练期间食欲会减轻，可分为良好、一般、不好等。

5．不良感觉　一般高原运动后出现四肢无力、肌肉酸痛等，可通过积极的自我调节手段如睡眠、按摩放松、冲热水澡等恢复，如出现头晕、心慌气促、恶心等则说明运动员训练量较大或方式不当，应注意观察找出原因或调整运动负荷。

6．出汗情况　出汗量与训练气候、运动强度和量、训练水平、衣着、饮水量、身体素质及神经系统状态等有关。

（二）高原运动一般体检

1．体格检查　包括既往高原的身体情况和预防接种史，特别是影响内脏功能和运动能力的重大疾病如高血压、心脏病、肝炎、肾炎、癫痫以及营养状况，有无饮酒和吸烟等不良嗜好等。

2．运动史　包括参加运动年限、运动项目、成绩及有无运动损伤病史，运动习惯是否规律等。

3．体表检查　包括皮肤和黏膜是否苍白，有无黄染、出血点和蜘蛛痣以及皮肤病和静脉曲张；扁桃腺、甲状腺和淋巴结有无异常；脊柱、胸部、上下肢和足弓形状等。

（三）高原运动专科专项检查

包括临床形态和功能检查、生理生化指标测定、身体素质测试及特殊检查。

1．临床形态检查　包括体重、身高、坐高、胸围和呼吸差、颈围、腰围、四肢围度、四肢各关节围度、肩臂长、手足间距（站立摸高）、肢体宽度等，其中体重、身高、胸围三项是评定发育程度的基本指标。

2．功能检查

心血管系统检查：包括脉搏频率，有无胸部畸形和心脏异常搏动，叩诊心脏大小，听诊心跳速率、节律心音强度及有无杂音，测量血压等。

呼吸系统检查：包括胸部形状、呼吸频率、节律和呼吸类型，叩诊检查有无浊音、肺底位置，听诊有无呼吸音异常、肺底位置等。还包括肺活量、闭气试验、最大摄氧量测定等。

消化系统检查：包括有无舌苔、巩膜黄染、腹部压痛、肿块和肝脾大等。

神经系统与感觉器官检查：包括神经衰弱、视力、眼、鼻等是否有疾患。

运动系统：包括骨、骨骼肌、骨连结和关节活动度等。

泌尿系统检查：包括病史、常规检查等。

3．生理生化指标检查　包括血常规、尿常规及生化如血尿素、血清肌酸激酶、血清睾酮、血清皮质醇等。

4．身体素质检查　包括速度、力量、耐力、灵敏性和协调性、柔韧性的测试。

（四）特殊检查

包括X线、心电图、超声心动图、脑电图、CT、磁共振成像（MRI）等。

二、高原运动一般卫生要求

个人卫生是高原体育卫生的重要组成部分，良好的卫生习惯是提高学习和工作效率、促进健康、预防疾病的重要影响因素之一，更对提高体育运动的效果，预防运动伤病起着重要的作用。

（一）用脑卫生

大脑虽然重量只有体重的2%，但其耗氧量却占人体总量的20%，是高原高寒低氧下最敏感、最易受影响的器官。高原对大脑的影响主要表现为思维迟钝、反应变慢，记忆力下降，容易疲惫，情绪波动大，多梦易醒等。严重时会出现头晕、头痛（偏头痛）头胀，甚至出现耳鸣、眼花、恶心、呕吐等低氧性症状。因此高原环境下应科学用脑，讲究用脑卫生，以便提高学习、工作效率，保持旺盛的精力。高原环境要遵循大脑的生理节律，避免脑细胞兴奋过度，从而使脑功能下降，损害大脑健康。因大脑对氧的需求较大，所以要保证脑细胞活动有充裕的物质营养。另外积极开展体育运动，改善大脑的血液循环，增加脑的氧气供应，以利于大脑功能的发挥和疲劳的消除。

（二）用眼卫生

高原低氧对人体感觉功能有较大影响，而视觉对低氧较为敏感，对视力的影响也出现较早。如夜间视力在海拔 4300 m 以上时就会受到明显损害，并且这种损害不会因机体的代偿反应或降低海拔高度而有所改善。因此注意用眼卫生，保持良好视力，是高原环境下个人卫生中非常重要的内容。应养成良好的生活和读写习惯，以及看电视、电脑、手机屏幕时间不宜过长，学习工作环境采光、照明要符合有关规定和卫生要求，并经常坚持做眼保健操和运动，调理头眼部的血液循环和肌肉，改善神经营养，消除眼的疲劳。另外要定期检查视力，以便尽早预防和治疗有关视力出现的问题，防止视力下降。

（三）口腔卫生

一般情况下，在高原随着海拔的升高和停留时间的延长牙周组织的病变发生率会逐渐增加。高原低氧环境下牙周炎的厌氧菌群更容易生长和繁殖，炎症会加重；低氧使人体血液流动性改变，导致牙周组织的血供流量减少，牙周微循环血流缓慢甚至停滞，牙周组织不能进行有效物质和气体交换及正常细胞代谢，无氧代谢增多，一些酸性及有毒物质增加，引起牙周组织炎症，进一步加剧牙周组织的病变。因此保持口腔卫生，对预防牙周病变等具有重要作用。应养成早晚刷牙、饭后刷牙和漱口的良好习惯，同时还要掌握正确的刷牙方法，更好地清除口腔及牙齿间的食物残屑、污垢及菌斑，还可对牙龈起到一定的按摩作用，增进牙龈的血液循环，进而增强牙周组织的抗病能力。

（四）皮肤卫生

高原寒冷气候暴露可引起皮肤血管收缩，造成血液循环不良，组织营养障碍而形成冻伤，同时由于高原低氧条件下血黏度升高，微血管通透性加强等，易使已发生的冻伤加重，并使冻伤组织坏死。高原环境下紫外线、日光辐射强度随海拔高度的升高而增加，积雪期长、雪面反射率高，易引起皮肤灼伤和光照性皮炎。高原环境下相对湿度低，通过人的呼吸和皮肤水分蒸发较多，从而造成体液丧失，引起脱水症状，冬季会更加明显，而轻度脱水可造成黏膜干燥、皲裂如嘴干裂、鼻出血，而严重脱水可以使皮肤皲裂等。同时高原地区寒冷，运动时穿戴一般较厚，使脚长期处于潮湿和不通气的环境下，因此脚趾间皮肤易发生糜烂和感染，应经常注意清洗，保持皮肤的清洁。

（五）睡眠卫生

睡眠是人所必需的一种生理要求，需要通过睡眠而得到充分的休息来恢复能量和体力。睡眠不足可使精神和工作能力下降，进而严重影响身体健康。高原低氧易引起睡眠呼吸紊乱，可导致高原性失眠发生，使睡眠结构改变和降低睡眠质量，加深中枢神经功能的紊乱，降低高原环境适应调节能力，常伴有头痛、疲倦、食欲减退等高原反应症状，而且随着海拔高度的增加，失眠症状可进行性加重。同时睡眠质量下降可使短期停留高原的人群急性高原反应的症状加重，对长期居住高原的人群不仅影响生存质量及正常工作能力，而且可导致各类心理、生理性疾病，以及慢性高原病的产生，因此保证良好的睡眠质量是至关重要的。如保持适宜的睡眠、休息环境，在睡眠前不进行剧烈运动及过度用脑，可利用听音乐等使情绪平静，便于尽快入睡。同时养成按时睡眠的习惯，一般每天睡 7 ～ 8 小时即可，睡眠时间过长，容易使大脑的睡眠中枢产生疲劳，降低大脑皮质的兴奋性，让人感到没有精神；睡眠时间过短，不利于疲劳的消除，从而影响生活、学习和体育锻炼。

（六）衣着卫生

一般情况下人体本身有一套调节系统，对不同的气候条件有一定的适应能力，但人体不进行“行为调节温度”就不能适应变化较大的气候条件。一般海拔越高气温越低，而且白昼与夜间、向阳与背阴、室内与室外、晴天与阴天等温差较大，有时一日数变，应根据高原气候环境和气温的特点及时增减衣着，注重衣着卫生，有利于提高运动成绩，防止运动伤病的发生。一般运动服装要具有良好的通气和吸水性以及良好的弹性，而且体育运动有些技术动作幅度很大，如果服装的弹性不好，就会使关节、肌肉的活动范围和灵活性受到限制，从而影响技术的发挥和造成运动伤病；另外运动服装要与体育项目相适应，因为不同的体育项目有各自的特点，因此要根据项目特点选择不同的服装，保证运动者发挥技术水平和预防运动伤病。

（七）生活制度

生活制度是指人在一天内睡眠、饮食、工作、学习、休息和体育运动等各项活动安排。在高原低氧环境的影响下机体会产生一系列适应性反应，而科学合理的生活制度，对增强机体的神经体液调节，促进大脑神经细胞建立相关活动秩序，尽快建立完整的代偿机制，从而较好地适应高原低氧环境尤为重要。如有固定进行体育运动习惯的人，在相应的时间神经系统的兴奋性会增高，呼吸、循环系统及机体的代谢能力也会随之加强，以适应运动的需要。同时各种活动的基本规律形成后，机体的生理活动会出现节律化，能量节省化，生理负担也会相应减轻，从而有利于增进健康，提高各项活动的效率。因此，应根据工作、健康、环境、气候等具体情况，制定科学、合理的工作、学习、休息、进餐、体育活动、睡眠等日常生活制度，并尽量保持相对稳定，同时戒除吸烟、酗酒等不良嗜好。

三、高原运动常见问题医务监督

（一）急性高原反应

急性高原反应即急性高原病（acute mountain sickness，AMS），是指人体由低海拔地区进入高海拔地区后，由于对环境的习服适应机制尚未建立而发生的一系列急性低氧应激反应，一般在抵达高海拔后数小时或数天内出现头痛头晕、恶心呕吐、胸闷气短、发绀、乏力、食欲减退、睡眠障碍、尿少，以及注意力和记忆力下降、反应迟钝、手足发麻、不能有效完成技术动作等，通常在高原停留 24 ~ 48 小时后症状缓解或消失，少数可发展成高原肺水肿和（或）高原脑水肿，严重影响健康甚至危及生命。另外急性高原反应要与病毒性疾病如流行性感冒等相鉴别，急性高原反应一般不发热，无上呼吸道其他症状，无肌肉痛。

高原环境容易导致免疫系统功能下降，促使原有病灶进一步发展而引发高原反应，而保持身体健康是高原运动最重要的前提条件。因此，高原运动前应做必要的身体检查，并保持良好的体力和精神状态。同时心理应激因素对 AMS 的发生有显著影响，合理运用心理应激管理策略与心理干预技术，可降低 AMS 的发生率。对急性高原病治疗上一般采用给氧或高压氧治疗一级药物治疗。给氧或高压氧治疗可迅速改善机体的低氧状态，增强机体对低氧的耐受力，迅速缓解急性高原反应症状。另外，曲美他嗪能有效降低 AMS 的发生率并提升高原低氧环境下的运动耐量；安定等镇静药可保证睡眠以及消除精神紧张和疲劳；复方丹参滴丸可有效缓解慢性高原反应的头晕头痛、胸闷心悸、失眠气短、食欲缺乏等现象。芬必得、索米痛片可治疗头痛；呕吐，可服甲溴贝那替秦。

（二）慢性高原反应

急性高原反应持续 3 个月以上症状不消失者为慢性高原反应，表现为头痛、头晕、失眠、记忆力减退、注意力不集中、心悸、气短、食欲减退、消化不良、手足麻木和颜面水肿，有时发生心律失常或短暂性昏厥。慢性高原心脏病患者 RBC 超过 7.0×10^{12}/L、Hb 浓度超过 180 g/L、Hct 超过 60%，心电图检查表现电轴右偏、肺型 P 波、右心室肥大劳损、T 波倒置和（或）右束支阻滞。

慢性高原反应的应对措施可根据人体症状做针对性的恢复，一般情况下调整生活习惯，泡温水浴，进行按摩和心理干预治疗，必要时停止运动，还可根据不同病情给予药物治疗，如维生素 B_1、维生素 B_6、维生素 B_{12}、维生素 C、葡萄糖、谷维素等，轻者 2 ~ 3 周可痊愈。

（三）高原失温症状

高原失温症状又称失温症，是一种特殊的高原反应，指人体热量流失大于热量补给，从而造成人体核心区温度降低，并产生一系列寒战、意识模糊、心肺功能减弱等症状。

应对措施为高原训练时尽量穿有透气设计的冲锋衣或排汗内衣，选择合适的运动衣；加强热量补充，高原运动时可以用食物和热饮随时补充身体热量，尽量不要让体能透支。

（四）高原运动性冻伤

高原运动性冻伤是由于寒冷作用于机体引起的体温调节功能障碍，血液循环和组织代谢不良引起的局部组织损伤，是高原训练中的常见病之一。

应对措施为做好防寒防冻措施，关键在保护末梢血管功能，改善血液循环以增强机体抵抗力和耐寒力，运动服、鞋帽、手套要保暖，衣服应干燥、宽松，避免过紧影响血液循环，每晚睡觉前用热水浸泡手脚，涂油脂类防冻膏并进行按摩；应多吃含蛋白质和维生素丰富的食物增加热量和御寒能力。如某自行车运动员在云南进行高原训练期间，由于冬季气候寒冷、潮湿，加之长时间骑行、身体抵抗力低等原因出现双手远端指间关节处肿胀麻木、疼痛、奇痒难忍、关节活动受限。确诊后 1 日 3 次口服维生素 C 100 mg，局部用酒精轻轻揉擦至皮肤温热，同时涂冻疮膏，加强局部保暖，傍晚温水浸泡清洗，严禁火烤。同时由于运动员四肢厥冷，恶寒、脉沉微，用四逆人参汤水煎服，1 日 2 次，于 5 日后痊愈。

（五）高原运动紫外线灼伤

一般适宜的太阳紫外线照射，可改善中枢神经系统和肌肉力量，杀死细菌和病毒，使人体增强抵抗疾病能力，增加免疫功能，还可以提高人体反应速度和促进人体内部钙和磷的吸收，但过量的紫外线也会给机体带来危害。高原日照时间长，紫外线辐射强，而且紫外线随着海拔升高而增强。海拔越高，空气越稀薄，大气中的尘埃和水蒸气少，被吸收的太阳辐射少，因此到达地面的紫外线就强，而且通过雪面和冰面的反射会使紫外线的破坏力更强。一般海拔每升高 100 m 紫外线辐射强度就增加 1.3%，海拔 4000 m 时紫外线强度比海平面强约 1.5 ～ 2.5 倍。过量的紫外线对暴露在外的皮肤、眼睛，甚至免疫系统都会造成一定的损伤，严重者会造成日光性皮炎、雪盲症、急性角膜炎、白内障、视力障碍以及溃疡、化脓感染等。另外紫外线作用于中枢神经系统后，还会引起头痛、体温高等症状，不仅严重影响高原运动质量，有些几乎丧失行动能力。

应对措施为高原户外运动预防紫外线首先是加强适应高海拔地区的日照环境，提高皮肤对日光的耐受能力，同时要减少皮肤外露，佩戴防护镜、帽、脖套、手套以及涂抹防晒护肤品等，有助于提高皮肤对紫外线的抵抗力。对日光耐受性较差或紫外线过敏的人，可以采取逐渐暴露于日光下或者行日光浴的方法进行脱敏。已经发生灼伤的局部可外用药物治疗，以消炎、安抚、止痛为原则，可以采用外搽炉甘石等洗剂来治疗，严重者采用局部冰敷可起到明显的缓解作用。还可以采用湿敷治疗，一般 2 ～ 3 小时湿敷一次，1 次 20 分钟左右，待局部肿胀消退可以配合口服抗组胺药物来治疗，如外用湿润烧伤膏和莫匹罗星，并注意保湿，不能挤、压、抓、挠、搓，避免摩擦刺激。另外日晒灼伤后常常会引起色斑、雀斑及肤色变黑现象，而维生素 C 可抑制黑色素的生成，因此要多食用一些含维生素 C 的水果、蔬菜。

（六）肌肉痉挛

肌肉痉挛俗称抽筋，是肌肉不由自主地强直收缩的现象。运动中肌肉长时间连续快速收缩得不到放松产生疲劳，以及出汗过多、体内钠离子含量过低、寒冷等是导致肌肉痉挛的重要原因。一般在长跑、足球比赛中比较常见。

应对措施为用力牵引拉长痉挛的肌肉，症状可得到缓解，局部按摩、热敷对缓解肌肉痉挛也有较好效果。同时加强体育锻炼，提高机体对环境的适应能力和肌肉的工作能力，冬季注意保暖，夏季注意补充盐分。

（七）运动性腹痛

运动性腹痛是由于体育运动而引起或诱发的腹部疼痛。运动性腹痛多发生在时间较长、强度较大的运动中。运动前饮食不当或腹部着凉，准备活动不充分，活动强度增加过快、内脏器官功能未能充分进入工作状态，循环系统功能失调而引起腹痛。此外脏腑功能失调和胃肠痉挛，也会引起腹痛，也有的因为呼吸节奏紊乱，引起膈肌运动异常，或者肝脾积气淤血，导致两肋部胀痛等。另外，腹腔疾病也会引起运动时腹部疼痛，应加以区别。

应对措施为一般只要坚持体育锻炼，提高内脏器官的功能，避免饭后立即参加剧烈运动，并做好准备活动，注意呼吸方法和节奏，运动性腹痛大多可以防止和减少。如出现运动性腹痛应减慢运动速度，调整呼吸，用手按压疼痛部位，一般疼痛会减轻或消失。如数分钟后疼痛一直未见缓解，甚至有加重趋势，则应当停止运动。如仍不见效，应送医院诊治，以排除腹腔内或腹腔外疾病。

（肖海红　李　涛）

第三节　高原运动损伤处理与治疗

一、高原运动损伤一般处理

（一）物理疗法

物理疗法是应用各种物理因素处理和治疗运动损伤的常用方法。物理疗法历史悠久，除传统治疗方法外，纳米技术参与治疗效果显著。常用物理疗法有以下几种。

1．冷疗　冷疗法是使用致冷因子如冰、冷水、冷镇痛气雾剂等作用于损伤部位，主要用于急性闭合性软组织损伤的早期，使损伤周围血管收缩，明显地减少局部血流量及充血现象，以减少局部的肿胀，加快痊愈过程的治疗方法。冷疗可促使血管收缩，减轻局部充血，抑制感觉神经，具有降温、止血、镇痛、消肿和解痉的作用。一般应在受伤24小时内进行，越早开始越好。因为此时毛细血管收缩，减轻局部充血，减轻疼痛。

（1）冷敷法：利用局部冷刺激后有降低损伤血管充血及镇痛解痉的作用，可应用于闭合性软组织损伤的整个治疗过程。具体方法：将毛巾浸透冷水或将冰块装入冰袋内进行外敷，每次约15～30分钟，也可在治疗部位来回移动（冰块按摩法）。或将患处部位直接浸泡在20℃冷水中，对滑囊和筋膜炎所致的疼痛效果颇佳，时间以15～20分钟为宜。但要严格掌握治疗时间，注意局部情况一般出现皮肤麻木时应立即停止，防止过冷引起组织冻伤，冷疗时抬高患肢以利于静脉血和淋巴回流。

（2）冷镇痛气雾剂：常用的烷类冷冻喷射剂，利用其喷射时吸收热能而使局部温度降低。喷射时喷出的细流应与皮肤垂直，距皮肤30～40 cm，喷射时间视病情而定，一般5～10秒，或皮肤上出现一层白霜即可。需要较长时间治疗时，可用间歇喷射法，即喷射5秒后停止20～30秒再进行，但重复不宜超过3次。要观察局部皮肤情况，避免皮肤冻伤，面部损伤一般不宜用烷类喷射剂。

2．热疗法　热疗法是运用各种致热因子如传导和转换、热辐射等增加组织温度、扩张毛细血管，增加毛细血管压力和血流来进行治疗的一种疗法，一般适应急性闭合性软组织伤的中、后期以及慢性损伤。包括湿热敷、热水浴、蒸气浴、石蜡疗法、红外线治疗、微波治疗、超声波治疗等。由于热因子刺激皮肤后能使局部血管扩张，促进血液和淋巴循环，提高新陈代谢，有利于肿胀的吸收消散，缓解肌肉痉挛。热刺激还能加强白细胞、单核细胞的吞噬作用，促进坏死组织的消除和再生修复，因而热疗有消肿、散淤、解痉、镇痛、减少粘连和促进损伤愈合的作用。但急性软组织伤的早期、高热、有出血倾向者、活动性肺结核、恶性肿瘤等症禁用。

（1）热敷法：包括湿敷和干敷，常用毛巾（浴巾）或敷料浸透热水或药物后放于伤处，无热感时应立即更换，每次敷30分钟左右，每天1～2次，也可用热水袋热敷，治疗过程需严密观察防止烫伤，对瘫痪和感觉障碍的伤员要注意观察，伤员如皮肤出现红紫或灼痛，应停上治疗，涂以凡士林或硼酸软膏，防止起水泡。

（2）蒸气法：用配好的药物加水煮沸，将需治疗部位直接在蒸气上熏，每次治疗20～40分钟，每日1次。此法能使药物通过温热作用渗入局部而起到治疗作用，有时也可用稀释的温热药液直接浸泡伤处。

（3）红外线疗法：红外线由热光源产生，治疗时把红外线灯移至治疗部位上方，灯距一般为20～30 cm左右，剂量的大小可用改变灯与皮肤的距离来调节，一般以舒适温热，皮肤出现桃红色的均匀红斑为合适，每次治疗时间为15～30分钟。红外线治疗时要避免直接辐射眼部，凡有皮肤过敏，或红外线治疗中有头晕、心慌、疲倦等反应，应停止治疗。

（4）微波治疗法：微波治疗具有脉冲和连

续两种模式，能量集中、功率大、穿透性达 10 ～ 12.5 cm，有明显的分辨性和治疗效果，广泛用于肌肉、筋膜、肌腱、关节软骨等周围的软组织疼痛。一般每次治疗时间为 15 ～ 30 分钟，患者治疗时有明显的（酸、痛、胀、麻）等治疗反应，7 天为一疗程。

（二）拔罐疗法

拔罐疗法俗称“拔火罐”，是利用火的燃烧造成罐内负压，使其吸附在身体的一定部位（穴位）来治疗疾患的一种传统疗法。它简便易行，对陈旧性损伤、慢性劳损和风湿痹痛都有较好的疗效，操作方法简便易学，根据治疗面积大小，选择适当的罐治疗。留罐时间依据罐的大小及吸力强弱而定，大而吸力强可拔 3 ～ 5 分钟；小而吸力弱可拔 10 ～ 20 分钟。气候炎热时留罐时间应缩短，寒冷时可稍延长，一般隔日拔一次，5 ～ 7 次为一疗程。

拔罐时须注意年老体弱、皮肤过敏、水肿、出血性疾病的患者，孕妇的下腹部及下腰部以及皮肤损伤的部位，均不宜拔罐。要注意保暖并保护患者隐私，如患者出现头晕、恶心、面色苍白，应立即起罐并按晕针处理，皮肤如出现水泡用无菌针刺破后消毒处理即可。

（三）按摩疗法

按摩疗法是治疗损伤性疾病简便易行的重要方法之一，是利用手、足、器械等在身体经络和穴位上运用各种方法进行按摩，使局部血管扩张，促进血液循环和淤血吸收，有消除肿胀、疼痛，防止细胞间纤维化形成等作用。按摩的手法有 110 多种，常见有摆动类按摩、缠、滚、揉、摩、擦、推、搓、抹、按、点、捏、拿、掐、捻、振、拍、击、摇、板等手法，经穴按摩对疾病的防治具有独特的效果。

一般在高原训练中发生运动损伤须经过 36 小时后才可进行按摩，必要时结合热疗进行，也可以在运动前、中、后按摩。运动前按摩可提高韧带柔韧性和关节灵活性，增加肌肉力量，提高运动能力，主要是对承担运动强度较大的肌肉进行按摩，主要采用擦、揉、捏的手法。运动中按摩是为了及时消除疲劳，解除肌肉僵硬，提高高原训练和比赛的兴奋性，多采用柔和的手法。运动后按摩是为了加速疲劳消除，以利于体力恢复，按摩一般不超过 1 小时。

（四）局部药物注射疗法

局部药物注射疗法是治疗运动损伤的常用方法，治疗各种急慢性软组织创伤，有效率可达 85% ～ 90%，尤其对创伤性腱鞘炎、滑膜炎、肌肉拉伤、网球肘、肩袖损伤等治疗效果颇佳。常用药物有普鲁卡因、醋酸氢化可的松、泼尼松、透明质酸酶等。

普鲁卡因：有抑制神经纤维传导和扩张微血管的作用，常用 1% ～ 2% 浓度，需做皮肤过敏试验。

醋酸氢化可的松和泼尼松：主要作用是消炎和抗变态反应，注射后使结缔组织发生生理和结构的改变，此外对成纤维细胞起到抑制作用，能保护基质不受破坏，维持毛细血管正常通透性，因而能够抑制炎症反应，减轻炎症细胞浸润和防止或减轻水肿。注射剂量视伤情而定。

透明质酸酶：能使成纤维细胞活性增强，毛细血管数目和通透性增加。

（五）中藏药治疗

中医认为“肢体损于外，则气血伤于内”，局部损伤会影响整个机体的功能状态，而全身状态又会影响局部损伤的愈合与康复，强调了局部与整体的辩证统一关系。中医的辨证施治就是要根据不同的伤种、病情、病期、体质状况和年龄、性别等，采取不同的治疗方法与方剂，不可千篇一律，才能收到良好疗效。

1．高原运功损伤初期　运动损伤发生后组织撕裂或断裂，血管破裂出血，组织液、淋巴液渗出，皮下瘀血、肿胀，形成血肿块，出现疼痛。此时宜用活血化瘀生新剂，如急性闭合性软组织损伤可外敷黄柏 40 g，延胡索、血通各 15 g，白芷、木香各 12 g，羌活、独活各 8 g，血竭 4 g，研磨上药。主治急性闭合性软组织损伤早期，伤部有红肿热痛者，具有清热消炎、活血化瘀、消肿止痛等作用。使用时取适量药粉加水或蜂蜜调成稠糊状，摊在油纸或塑料纸上外敷于伤部，每日更换一次，注意外敷药的加减和内服药的使用。

2．高原运功损伤炎症反应及肿胀期　此时局部出血已停止，出现反应性炎症。局部血管扩张，吞噬细胞增加，同时因淋巴管有损伤性阻塞，渗出液不能由淋巴管排出，因而除血肿外，还有水肿。此时宜用清热消炎、活血化瘀、行气通络药，如外敷红花、血竭、牛膝、木通、檀香、羌活、独活、海桐皮、元胡各9 g，大黄、川芎、木香、白芷各15 g，黄柏30 g。主治急性闭合性软组织损伤有红肿热痛者，用法同高原运动损伤初期。或外敷生大黄150 g，山枝、血竭、地鳖虫、蒲公英、乳香、没药各30 g。

3．高原运动损伤肉芽组织机化期和瘢痕期　伤部血肿开始吸收，肉芽组织已形成，最后形成瘢痕，或发生瘢痕收缩可引起关节运动功能障碍和局部组织变弱。此期宜用温经通络、活血化瘀、强筋壮骨药。例如活血生肌处方：官桂15 g，生川乌、生草乌、生南星、乳香、没药、木香、木通、续断各9 g，土鳖、红花、刘寄奴各12 g，主治急性闭合性软组织损伤，具有逐寒、活血、化瘀、消肿、止痛的作用。使用时取适量药粉加水、少量酒精和凡士林调成糊状，煮沸后冷却至50℃左右，趁热外敷于伤部（防止烫伤），两日更换一次。

（六）固定疗法

高原运动发生损伤，如骨折、拉伤、骨裂、挫伤等情况下常采用固定方法，其作用是防止骨质端再错位，防止发生再损伤，支持固定骨折端以期恢复，常用方法有：布类固定、夹板固定、支架固定、石膏固定、牵引固定和手术固定，可根据病情选择不同材料，选择正确的保护支持带。骨折固定时，应放置小夹板，防止骨质端再错位；石膏固定时，预防可能引起的并发症，如神经压迫伤，肢体坏死及挛缩，石膏过敏等。

（七）牵引疗法

牵引疗法是利用作用力与反作用力的原理，对某些骨伤科疾病进行治疗的一种方法。它适用于骨折、急性或慢性损伤引起的腰部或颈部疼痛、肌肉挛缩引起的功能障碍或畸形的治疗。

1．皮肤牵引　重量不能超过5 kg，时间不宜过长，适用于肱骨髁上骨折、股骨粗隆间骨折等。

2．骨牵引　是在骨骼所需的部位上穿入不锈钢针或钢钉，能够维持较大重量和较长时间的牵引。

3．枕颌牵引　一般重量为2 ~ 8 kg，适用于无移位的颈椎骨折、颈椎小关节半脱位、颈椎病等，使颈椎后缘的间隙距离增大，起到神经减压作用。

4．骨盆牵引　适用于耻骨联合分离、对位良好的耻骨骨折、腰椎间盘突出、腰部肌肉筋膜炎等。

二、高原运动损伤急救处理

急救是对意外或突然发生的伤病事故进行紧急、临时性的一系列急救措施。其目的是保护伤病员的生命安全，避免再度伤害，减轻痛苦，预防并发症，并为伤员转运和进一步治疗创造条件。因此无论何种急性损伤，及时而正确的急救都是很重要的。高原低氧和运动双重因素影响下易出现危急损伤，且损伤更为严重，病程发展更为快速，因此加强对急救的认知与正确处理极为重要。

（一）高原运动损伤急救的一般处理原则

1．详细检查全身各系统状况　高原训练如发生损伤首先检查伤员有无意识、生命体征如心率、呼吸、脉率、血压、瞳孔、角膜反射及全身状况如精神、面色、姿势、知觉等，注意伤员有无出血，如发生休克应及时扩容抢救休克；高原运动损伤还要注意观察氧饱和度。

2．认真检查损伤部位　观察有无创口、出血、红肿、压痛、畸形、异常活动及功能障碍等，尽早确定损伤位置及受伤程度，同时注意有无并发症和其他系统器官损伤，以便尽快做出诊断。

3．掌握急救重点　抓住致命损伤，做好抢救准备工作，全力以赴、分秒必争，采取一切可行有效的措施，利用现有条件迅速、准确、有效地尽快恢复生命体征，做到快抢、快救和快送医院处理。

4．保持镇静、谨慎操作　处理高原运动急情损伤情况时，施救者要保持镇静，认真按照急救操作原则有条不紊地进行抢救，经前期急救处理后陪伴伤员至医院，配合医生参与伤员的后期救治。

（二）高原运动常见损伤的急救处理

1. 高原运动休克急救　休克是指人体受到强烈的致病因素作用而发生的一种急性循环功能不全综合征，其主要特点是重要脏器组织中的微循环灌流不足、代谢紊乱和全身各系统的功能障碍。在高原运动发生损伤导致休克则病情更为严重，由于有效循环血量锐减，组织血流灌注广泛、持续、显著减少，致全身微循环功能不良，生命重要器官功能严重障碍，此时机体功能失去代偿，组织缺血低氧，神经 - 体液因子失调。

高原运动损伤中并发的休克多见于外伤性休克，这种休克的发生与疼痛和失血有关，多见于脑脊髓损伤、骨折、睾丸挫伤等，是由于神经作用使周围血管扩张，有效血容量相对减少而引起的休克。其次为出血性休克，是由于损伤引起大量出血如腹部挫伤肝脾破裂时的腹腔内出血，血容量突然降低，有效循环量不足所致。其他还有心源性休克、神经源性休克、血管扩张性休克、中毒性休克、过敏性休克等。

（1）临床表现：休克早期出现轻度兴奋征象，意识尚清，烦躁焦虑，精神紧张，面色、皮肤苍白，口唇甲床轻度发绀，心率加快，呼吸频率增加，出冷汗，脉搏细速，血压正常或稍高，脉压缩小，尿量减少。

休克中期患者烦躁，意识不清，呼吸表浅，四肢温度下降，心音低钝，脉细速而弱，血压进行性降低，可低于 50 mmHg 或测不到，脉压小于 20 mmHg，皮肤湿冷，尿少或无尿。

休克晚期，表现为弥散性血管内凝血（disseminated intravascular coagulation，DIC）和多器官功能衰竭、顽固性低血压、皮肤发绀或广泛出血，血管活性药物疗效不佳，常与各器官衰竭并存，休克严重时可昏迷，甚至死亡。

（2）急救方法：高原运动发生休克是严重而危险的病理状态和紧急情况，必须抓紧时间进行救治，在急救的同时应迅速请医生或及时送医院治疗。休克早期的有效救治，对控制引起休克的原发病因，遏止病情发展有积极作用，也有助于改善患者的预后。

一般紧急治疗：通常取平卧位，必要时采取头部抬高 20° ~ 30°，下肢抬高 15° ~ 20° 的体位，以利于呼吸和下肢静脉回流，同时保证脑灌注压力，保持呼吸道通畅，维持比较正常的体温，及早建立静脉通路，并用药物维持血压。

病因治疗：引起休克的原因各异，根除或控制导致休克的原因对阻止休克的进一步发展，尤其高原运动损伤引起的休克，治疗原则是尽快恢复有效循环血量。

扩充血容量：扩容剂选择原则是“缺什么补什么”，按需补充，目前补充血容量的液体种类很多，输入晶体液、血浆代用品能维持红细胞压积大于 30%，对改善组织灌注更有利。随着休克的逐渐控制，防止水、电解质和酸碱平衡紊乱和并发症，应维持能量代谢、组织氧合和胶体渗透压。

纠正酸中毒：在休克状态下由于组织灌注不足和细胞低氧，常存在不同程度的代谢性酸中毒，轻度酸性环境有利于氧从血红蛋白解离，并不需要去纠正，但重度休克并有严重的代谢性酸中毒时，则需使用碱性药物，用药后 30 ~ 60 分钟应复查动脉血气，观察治疗效果并采取下一步治疗措施。一般用 5% 碳酸氢钠静脉点滴 200 ml，或静滴 7.28% 三羟甲基氨基甲烷（THAM）40 ~ 80 ml（加 5% 葡萄糖液稀释），同时注意呼吸抑制、低血糖、恶心、呕吐等副作用，还要防止外漏出血管，导致组织坏死。

血管活性药物的应用：血管舒缩药物可调节适宜的心脏压力负荷，以及改善循环和维持足够的氧输送。

2．高原运动止血急救　高原运动时外伤出血是指血管在外力损伤下，血液从血管内外流所致。如出血量较大，抢救不及时或处理不当，常会因出血过多而危及生命。一般在 500 ml 内的出血，对人体影响不明显，若在短时间内失血 1000 ml 就可危及生命，当失血量达到人体总血量的 25% 左右时，就可能出现血压下降、低氧休克等。出血速度越快，危害越大。出血可分动脉出血、静脉出血、毛细血管出血、皮下出血、外出血、内出血等，内出血较外出血性质严重，应根据具体情况采用不同的止血方法进行合理的急救。

（1）急救方法

冷敷法：常用于急性闭合性软组织损伤的出血，一般用冷水袋或冰袋敷于损伤局部，常与加压包扎和抬高患肢同时使用，以减少局部充血，降低组织温度，抑制疼痛感。

抬高伤肢法：将肢体抬高，使出血部位高于心脏，从而使出血部位的血压降低，减少出血。此法适用于四肢毛细血管及小静脉出血，在其他情况下仅为一种辅助方法。

加压包扎法：用于小的外伤，特别是毛细血管和小静脉出血时，在伤口处盖上消毒纱布，然后用三角巾或绷带加压包扎，即可达到止血的目的。如果前臂、手和小腿、足没有骨折和关节损伤出血时，将棉垫或绷带卷放在肘或膝关节窝处，屈曲小腿或前臂，用绷带作“8”字形包扎，注意包扎部位的皮肤温度和色泽，避免发生组织坏死。

间接指压法：简单易行，用手指放在出血动脉的近心端，用力压向相邻的骨骼即可达到止血的目的，用于动脉出血。几种常见部位出血的间接指压急救方法：

头部出血：头部前额、颞部出血，压迫点在耳屏前方的颞动脉处，用手指摸到搏动后将该动脉压向颞骨面。

面部出血：压迫面动脉，压迫点在下颌角前面约 1.5 厘米处，用手指摸到搏动后正对下颌骨压迫。

上肢出血：肩部和上臂出血可压迫锁骨下动脉，压迫点在锁骨上窝，胸锁乳突肌外缘，用手指将该动脉向后内正对第 1 肋骨压迫；前臂出血可压迫肱动脉；手指出血可压迫指动脉。

下肢出血：遇到下肢大出血时，可压迫股动脉，压迫点在腹股沟皱纹中点搏动处，用手掌或拳将股动脉用力压向股骨方向起到止血作用；足部出血可压迫胫前动脉和胫后动脉。

（2）包扎方法：包扎是重要的急救技术之一，它具有保护伤口，防止感染，压迫止血，固定受伤肢体限制活动，减轻疼痛；避免继发出血或加重损伤等作用。一般用的绷带有卷带和三角巾，也可利用毛巾和衣服代替。根据不同的损伤部位卷带包扎方法有环形包扎法、螺旋包扎法、反折包扎法、“8”字包扎法；三角巾的包扎方法有头部风帽式包扎法、双肩燕尾式包扎法、胸背部燕尾式包扎法、大悬臂带、小悬臂带等。

包扎时伤员位置要适当舒适，动作应力求熟练柔和，固定时结不要打在伤处，绷带包扎须从伤处远心端包到近心端，松紧适合，避免血液循环受阻，包扎四肢时，应使指/趾端外露，以便观察患肢血供情况。

3. 高原运动骨折急救　骨的完整性受外力作用遭到破坏的损伤称为骨折，包括闭合性、开放性和复杂性骨折等。其原因主要受运动时直接或间接暴力作用，以及强烈的肌肉收缩或撕裂造成的撕脱性骨折，还有骨膜或骨质长期反复受到牵拉或支撑反作用力造成的应力性骨折等。

（1）临床症状

疼痛：骨折当时疼痛较轻，稍停即加重，常可引起休克。

肿胀及皮下淤血：由于软组织损伤和血管破裂，局部可出现肿胀，皮下淤血。

功能丧失：骨完全断裂，失去杠杆和支持作用，加上疼痛，功能因而丧失。

畸形：骨折处由于外力和肌肉痉挛，断端可发生移位，与对侧相比，可有成角、旋转或变短等畸形。

压痛和震痛：骨折处有明显压痛，有时在远离骨折处轻轻震动或捶击，骨折处也可出现疼痛。

假关节活动及骨擦音：完全骨折时局部可出现类似关节的活动，移动时可产生骨摩擦音。

X 线检查：可确定是否有骨折及骨折的情况。

（2）急救

抢救生命：抢救生命是骨折急救的首要原则。对昏迷患者应保持呼吸道通畅，及时清除口咽异物；对急性大出血患者必须尽快确定诊断，采取有效措施，防止失血性休克而死亡。有生命危险的骨折患者，应尽快运往医院救治。

止血、包扎：若为轻度无伤口的骨折尚未肿胀时，有条件的情况下应先进行冷敷处理，防止肿胀，冰敷的时间不要超过 20 分钟；对有伤口的开放性骨折患者，可用干净的消毒纱布压迫，压迫止不住血时可用止血带环扎伤口的近心端止血，但必须记录扎带的时间，每隔 40 ～ 60 分钟放松 1 次，每次 1 ～ 2 分钟，以免时间过长导致肢体缺血坏死；若遇到骨折端外露的情况，应继续保持外露，避免将细菌带入伤口深部引起深部感染。

固定：应及时正确地固定断肢，骨折固定的目的是限制骨折断端的活动，避免断端损伤周围血管、神经和其他组织，减轻伤员的疼痛，同时便于转送医院。迅速使用夹板固定患处，固定不宜过紧。若找不到固定的硬物，也可用布带将伤肢绑在身上，骨折的上肢可固定在胸壁上使前臂悬于胸前；骨折的下肢可同健肢固定在一起。

转运：脊柱、腰部及下肢骨折的患者必须用担架运送。在搬运伤者前需确认伤者的情况，不能搬动或者挪动伤者患处，以免造成二次伤害；对颈椎损伤的患者，搬运时要有专人扶住伤者头部；对脊柱骨折的患者，搬运时至少需要 3 个人，1 人托住肩胛骨，1 人扶住腰部，另一人托住双下肢同时行动把患者搬到担架上。若是硬担架搬运患者应采取仰卧位，帆布软担架搬运患者应采取俯卧位，要脊柱伸直，禁止屈曲。

（3）上肢骨折急救

锁骨：用两块棉垫分别置于两腋下，取两条三角巾（或毛巾）分别绕在两肩上，在背后打结成环形，另用一条三角巾或布带在背后穿过两个环打结，然后将两前臂固定在一起。最后以小悬臂带将伤侧患肢挂起。

上臂：用三块长短适宜的夹板，分别放在肢外侧、前面和后面，固定 2 ～ 4 道绷带，再用小悬臂带将前臂挂在胸前。

前臂：用两块长短适宜的夹板，分别放在伤肢的外侧和内侧，固定 2 道绷带，再用小悬臂带将前臂挂于前胸。

手腕：手握纱布棉花团或绷卷，然后用一块有垫夹板放于掌侧，用绷带包扎固定，最后用三角巾将前臂挂在胸前。

（4）下肢骨折急救

大腿骨：取长夹板一块，放在伤肢的外侧，另外取一个短夹板放在伤肢的内侧，再用数条绷带包扎固定。

小腿骨：用两块超过膝和踝关节的夹板，分别放在伤肢的内外侧，用棉花或衣服垫好，再用绷带固定 3 ～ 5 道即可。

踝足部：取一直角形夹板置于小腿后侧，用棉花或软布在踝部和小腿下部分别垫妥后，用宽带或三角巾分别在膝下、踝上及脚掌处缚扎固定。

（5）脊柱骨折急救

颈椎：若固定、搬运方法不当，有引起脊髓压迫的危险，可立即发生四肢与躯干的高位截瘫，甚至影响呼吸而危及生命。因此，务必使头部固定于伤后位置，不屈不伸不旋转，数人协作合力将伤员搬至平板上，头颈两侧用沙袋或卷起的衣服固定，严禁颈部左右旋转与屈曲。注意不能用手揉捏按摩受伤部位，也不能随意活动患处。

腰椎：若疑有腰椎骨折时，应尽量避免骨折处有移动，更不能让伤员坐起或站起，以免引起或加重脊髓损伤。不论伤员是仰卧还是俯卧，尽可能不要变动原来的位置。用硬板担架或门板置于伤员身旁，由数人协力轻轻将伤员搬到木板上，取仰卧位，并用宽布带将伤员固定在木板上。如腰部悬空时，应在腰下垫一小枕或卷起的衣服。绝对禁止拖肩、抬腿或背送的错误搬运方法。

4．高原运动关节脱位　关节脱位是关节面失去正常的结构，可伴有关节囊撕裂，关节周围的软组织损伤，严重时还可伤及神经或伴有骨折，具有一般损伤的症状和脱位的特殊性表现。主要是运动中间接或直接外力所致，而高原运动时往往注意力不集中，运动动作失控后可引起关节脱位，常见的如踝、膝、髋、腕、肘关节脱位，根据脱位的程度可分为半脱位和完全脱位。

（1）临床症状：受伤即刻发生关节疼痛、压痛和肿胀，主要是由于关节脱位时伴有软组织的损伤、出血或周围神经受牵扯而引起，关节功能受限。同时肢体的轴线发生变化，整个肢体常呈一种特殊的姿势，与健侧不相对称，如肩关节前脱位时的“方肩”畸形，有的可伴有肢体的缩短。另外 X 线检查，可明确脱位的情况及有无骨折发生。

（2）急救方法

关节脱位时受伤的关节固定在患者感到最舒适的位置，脱衣服时应先脱健侧再脱患侧，穿衣服时则反之，尽可能在进行妥善固定后，迅速就医。另外应在麻醉下尽早手法复位，适当固定，固定时间为 2 ～ 3 周，以利于软组织修复。并及时进行功能活动，以促进血液循环、消除肿胀，避免肌肉萎缩和关节僵硬，以恢复关节功能。

肩关节脱位：一般均需麻醉后或肌松弛下进行复位。常用手法复位有牵引上提法，坐位，助手握患肢腕部顺应其患肢体位向下牵引，用固定带或另一助手将上胸抱住固定。牵引后术者用双手中指或辅以示指在腋下提移位之肱骨头向上外复位。复位后 X 线摄片检查完全复位后，用胶布或绷带作对肩位固定 3 周。

肘关节脱位：取平卧位，助手固定患肢上臂作对抗牵引，术者握其前臂向远侧顺上肢轴线方向牵引。复位后上肢石膏托固定于功能位 3 周。

桡骨头半脱位：术者一手握患肢肘部，拇指触及桡骨小头，另一手轻握其腕部作轻柔的牵引及将其前臂旋前，当肘关节屈曲，同时前臂旋后时即感到桡骨头清脆声或弹动而复位，绷带悬吊前臂适当保护患肢 1 周。

髋关节脱位：急送医院在麻醉下进行手法复位，复位后可用皮肤牵引或髋人字形石膏固定 6 ～ 8 周，解除外固定后应继续锻炼髋部肌力，并逐步增加髋关节活动范围。

开放性关节脱位的处理：尽快进行清创术，在彻底清创后将脱位整复，橡皮条引流 48 小时，外有石膏固定于功能位 3 ~ 4 周，并选用适当抗生素以防感染。

5．高原运动心肺复苏术　心肺复苏术（cardiopulmonary resuscitation，CPR）是对因某种因素造成呼吸、心跳停止而产生猝死现象的患者施以急救的一种技术。一些高原体育运动会出现严重意外事故，如溺水、心源性心搏骤停、外伤性休克等呼吸和心跳骤然停止等，如不及时抢救就会造成死亡。心搏骤停一般绝大多数患者无先兆症状而常突然发病，主要临床表现为意识突然丧失、心音及大动脉搏动消失。一般心脏停搏 3 ~ 5 秒，患者有头晕和黑矇；停搏 5 ~ 10 秒由于脑部低氧而引起晕厥，即意识丧失；停搏 10 ~ 15 秒可发生阿 – 斯综合征，伴有全身性抽搐及大小便失禁等；停搏 20 ~ 30 秒呼吸断续或停止，同时伴有面色苍白或发绀；停搏 60 秒出现瞳孔散大；如停搏超过 4 ~ 5 分钟，往往因中枢神经系统低氧过久而造成严重的不可逆损害。辅助检查以心电图最为重要，心搏骤停 4 分钟内部分患者可表现为心室颤动，4 分钟后则多为心室静止。一般人工呼吸和胸外心脏按压为现场复苏急救的重要手段。

（1）人工呼吸：人工呼吸系借人工方法来维持机体的气体交换，以改善低氧状态，并排出二氧化碳，为自主呼吸的恢复创造条件。

人工呼吸的方法甚多，最简便有效的为口对口人工呼吸法，而且同时可以进行胸外心脏按压。施行时使伤员仰卧，松开领口、裤带和胸腹部衣服，清除口腔内异物。急救者一手的掌尺侧置于患者前额，使其头部后仰，其拇指和示指捏住患者鼻孔，以免气体外溢。另一手置于患者颈后，将颈向上托起，保持气道通畅。然后深吸气，张嘴去套住患者的嘴并紧贴住向里吹气，每次吹气量应为 800 ~ 1200 ml，吹气按 16 ~ 18 次 / 分的频率进行。

（2）胸外心脏按压（close chest cardiac massage）：确保患者仰卧于平地上或用胸外按压板垫于其肩背下，急救者可采用跪式或踏脚凳等不同体位，将一只手的掌根放在患者胸部中央的胸骨下半部上，将另一只手的掌根置于第一只手上。手指不接触胸壁。按压时双肘须伸直，垂直向下用力按压，成人按压频率为 100 ~ 120 次 / 分，下压深度 5 ~ 6 cm，每次按压之后应让胸廓完全回复。按压时间与放松时间各占 50% 左右，放松时掌根部不能离开胸壁，以免按压点移位。对于儿童患者，用单手或双手于乳头连线水平按压胸骨。为了尽量减少因通气而中断胸外按压，对未建立人工气道的成人 CPR 按压 – 通气比率为 30 : 2，即每个周期包括 30 次按压和 2 次人工呼吸，婴儿和儿童双人 CPR 时可采用 15 : 2 的比率。如双人或多人施救，应每 2 分钟或 5 个周期更换按压者，并在 5 秒内完成转换，因为在按压开始 1 ~ 2 分钟后操作者按压的质量就开始下降，表现为频率和幅度以及胸壁复位情况均不理想。操作中如能摸到颈动脉或股动脉搏动，上肢收缩压达 60 mmHg 以上，口唇、甲床颜色较前红润，或者呼吸逐渐恢复，瞳孔缩小，则为按压有效的表现，应坚持操作至自主心跳出现为止。在抢救的同时，应迅速派人请医生来处理。

6．高原运动溺水急救　溺水时水经口鼻进入肺内，造成呼吸道阻塞，或因吸水的刺激引起喉痉挛，使气体不能进出，引起窒息，时间稍长就有生命危险。一般溺水者被救上岸后，首先应迅速清理口鼻内的分泌物及其他异物，并打开气道。如有活动义齿也应卸下取出，以免坠入气管引起窒息，随后立即进行控水，急救者一腿跪地，另一腿屈膝而立将溺水者匍匐在其膝盖上，使其头部下垂，按压其腹、背部，使溺水者口及气管内的水排出，但控水时间不宜过长，控水后立即检查溺水者呼吸、心跳的情况，如果心跳、呼吸都停止了，应就地进行人工呼吸和心脏按压术。切忌不作任何抢救就将溺水者送往医院，因为这样会使溺水者脑低氧过长，生命无法挽回。

7．高原运动损伤搬运方法　高原运动损伤经急救处理后，必须迅速而安全地送到医院，以作进一步的诊疗处理，因此对搬运技术要求较高，急救者必须掌握合理而严谨的搬运技术，否则将会增加伤员的痛苦，甚至造成二次受伤从而加重损伤，造成不良后果。

（1）单人搬运法：对伤势较轻的伤员，可采用扶持法搬运。急救者位于伤员的健侧，将伤员的手搭在急救者的脖子上，然后用手握住其手腕，另一手抱住伤员的腰部，协调配合缓步地向前行走。

如果伤势较重，伤员不能行走，可就地取材或联系医院，在专业医生指导下协助就医，切不可盲目搬运伤员。

（2）双人搬运法：双人搬运时，一般是采用托椅式或半卧式方法。托椅式要求两个急救者各伸出一只手，分别抓住对方的手腕，另一只手搭在对方肩上，再嘱伤员坐在握手腕的手上，两手分别抱住两急救者的脖子后缓慢移至医疗处。

半卧式要求两个急救者分别站在伤员的前后，与伤员同向站立。伤员身后的急救者将两手插入伤员的腋下，另一急救者位于伤员两腿之间，双手分别抱住伤员的膝关节，然后同时将伤员抬起移动，但颈椎损伤、脊柱损伤等情况下切忌使用该方法。

（3）三人搬运法：三人搬运法要求伤员取侧卧位，三个救助者站在伤员的同一侧，第一个人用外侧肘关节托住伤员的头颈部，另一手抱住肩胛部；第二人抱住伤员的腰和臀部；第三人抱住其大腿下端及小腿上部，然后同时用力将伤员抱起，同步移动至医疗处。

（4）担架搬运法：脊柱损伤者从受伤现场运输至医院的急救方式至关重要，一人抬头一人抬脚或用搂抱的方法搬运都十分危险，对腰椎骨折的伤员，应尽量避免骨折部位的移动，更不能让伤员坐起来，以免引起脊髓损伤。搬运时准备好木板担架，嘱咐患者两手相握放在胸前，使患者两下肢伸直，担架放在患者一侧，三人同时用手平抬伤员头颈、躯干及下肢使伤员成一整体平托至担架上，注意不能使躯干扭转，不能使患者呈屈曲体位搬运。

三、高原训练损伤处理方法

（一）运动系统

1. 胫骨骨折

（1）成因：高原运动损伤中胫骨骨折大多数是因长期过度运动，尤其是高原运动负荷过重造成，或运动意外和外力撞击等造成。常引起胫、腓骨同一平面的横行、斜行或粉碎性骨折，以开放性骨折多见，常合并周围软组织损伤，以及运动中扭转暴力所致引起胫骨螺旋形或斜行骨折以及腓骨颈骨折。

（2）临床表现及诊断：诊断有如撞伤、扭伤等外伤病史。临床表现为小腿持续性疼痛、肿胀，可见皮下淤血、青紫，局部压痛、畸形或异常活动，常通过观察患者肤色、感觉、皮温、足背动脉的搏动等来判断软组织损伤程度及重要神经血管损伤和小腿筋膜间室综合征发生。常规X线正、侧位拍片等辅助检查，了解骨折的类型和工作端位移的情况。

（3）治疗方法：治疗原则为恢复胫骨上、下关节面的平行关系，恢复小腿的功能和长度。

非手术治疗：无移位的胫骨骨折，采用夹板和石膏固定，6～8周可扶拐负重练习行走。有移位的胫骨骨折经手法复位后夹板和石膏固定。如胫、腓骨骨折端不稳定，多采用跟骨结节牵引，纠正短缩畸形后，手法复位，以小夹板和石膏托固定，维持对位，同时可进行物理治疗和中医治疗。

手术治疗：胫骨骨折或胫、腓骨骨折出现以下情况需采取切开复位内固定术，手法复位失败、严重的粉碎性骨折、合并血管神经损伤者、开放性损伤污染严重等，手术方式多采用髓内钉固定及钢丝结扎等。

例如：17岁具有3.5年专业训练的足球运动员詹某，男性，在为期40天的高原训练的第2周，由于未适应高原气候，出现失眠、食欲缺乏、腹胀、头晕、心悸、皮肤干燥等症，加之训练负荷较大，训练时控制脚下球时注意力不集中被队友踢伤左小腿而致骨折，属直接暴力伤。患者自述疼痛，检查局部肿胀，皮下淤血，功能障碍，断端部位畸形并有骨摩擦音，后经X线检查以明确诊断左腿胫骨骨折，经止血止痛、骨折临时固定的初步处理后妥善搬运转诊至医院进行牵引，复位，固定，在骨折2～3周后，就在队医的指导下进行患肢上下关节的伸展运动练习，并应用中药四黄即大黄、黄芩、黄柏、黄连各20 g，接骨草120 g研细末后用蜂蜜调制成膏状，取适量敷于骨折部位，2～3天换药一次；当归15 g、川芎15 g、赤芍10 g、广木香10 g、骨碎补15 g、乳香5 g、没药5 g等水煎服，同时循序渐进地进行下肢力量训练，经6周左右恢复功能，骨折痊愈，未出现并发症。

2．慢性腰背肌肉筋膜炎

（1）成因：慢性损伤主要因患者腰部陈旧性损伤未愈而过早地参加高原运动造成，分为静力性损伤和运动性损伤。静力性损伤是在静止状态下由于肌紧张持续时间较长所致，运动性损伤是长期超负荷的运动，肌肉充血、水肿发生无菌性炎症而发病。另外高原环境因素如腰背部持续受凉、发热可以影响到腰背部肌肉筋膜血流动力学的变化，局部血供发生障碍，使血管渗透性受到影响所致。还有脊柱畸形破坏脊柱内在关节平衡，部分肌肉负荷加重所致。

（2）临床表现及诊断：高原运动所造成的慢性腰痛是常见疾病，其中脊柱源慢性腰痛占到高原运动损伤疾病统计总数的 80%，而脊柱源慢性腰痛的发生与脊柱稳定系统失衡存在互为因果的联系。少数患者有急性腰部受伤史或有长期和持续性运动状态的病史，从高原训练的 23 名患有脊柱源慢性腰痛的国家队和部分省队运动员中，主要以腰、腰骶、臀部疼痛不适为主要症状，持续超过 3 个月，影像学检查无明显异常。患者主诉以前腰骶部未曾有明显外伤，没有任何不良嗜好，均由于运动训练强度过大而造成并反复或加重。因运动员脊柱源慢性腰痛的病理表现不同于其他人群，极少出现像中老年磁共振成像下的腰椎终板改变和明显的肌肉萎缩现象，所以对其康复效果的评估以功能评定为主。

（3）治疗方法：目前公认的 3 种对脊柱稳定有效的康复模式，即核心稳定训练、整脊术与理疗相结合治疗运动员脊柱源慢性腰痛，有效提高了高水平运动员的慢性腰痛治疗效果。

物理因子治疗：包括电磁疗法、温热量短波、电脉冲超声波治疗等。电磁疗法具有明显镇痛、促进局部血液循环和缓解肌肉痉挛的作用。短波疗法有利于改善组织血液循环，促使水肿的吸收，并降低交感神经兴奋。超声波疗法使人体局部组织产生机械、温热和空化作用，使作用区域内血流加速，改善循环。

整脊术：整脊术首先使用软组织松解和指压扳激点，改善治疗区域软组织的延展度，然后使用固定压力作用于腰部软组织、指压扳激点提高痛阈及关节松动术，使核心肌群协同收缩与放松，控制脊柱关节的稳定，可明显减缓患者主观疼痛感觉，缓解腰痛症状。具体如下：患者坐于治疗床上，治疗师先通过检查腰椎关节主动活动范围和症状来评价其功能，包括左右旋转、前屈、后伸和左右侧弯，再通过触摸单个腰椎棘突活动度来准确定位活动受限节段，确定患者脊柱活动度受限方向，再使用针对性手法治疗。整脊术一般每周 1 ～ 2 次，

核心稳定训练：训练前先做核心肌群准备练习，如腹横肌收缩训练，当腹横肌收缩时以腹式呼吸为主，脐部向内收缩靠向脊柱 3 cm 左右；医师体表触诊髂前上棘远端，不应感觉到肌肉收缩运动，如收缩则表示患者使用肌群为腹内斜肌而非腹横肌，此练习目的是最大程度激活腹横肌收缩。然后进行核心稳定训练，核心稳定训练分三个阶段，每周 1 ～ 2 次。前 2 周要保证无痛状态下完成静力核心练习，如俯卧伸体等；第 3、4 周为静力和慢速练习，如腹桥支撑中行单手与对侧单脚缓慢抬起再变换练习，背桥支撑中双臂做轮换抬起三点支撑背桥加双脚变换抬起等动作，并将运动时疼痛控制在可承受范围之内，第 5 周完成抗阻和快速运动等。核心稳定训练结合整脊术对于运动员脊柱源慢性腰痛的症状缓解程度均优于物理因子疗法，而腰背前屈练习和腰腹肌与腰背肌肌力练习等很大程度上可巩固和加强治疗效果。

3．膝关节半月板损伤

（1）成因：高原运动中膝关节处于半屈、内收或外展、旋转暴力和重力挤压等原因可发生半月板前角、体部和后角撕裂伤，另外研磨损伤也是半月板损伤的重要原因。

（2）临床表现及诊断：主要症状是行走疼痛，膝关节肿胀明显，疼痛也可表现为间歇性疼痛，关节伸屈活动受限，上下楼梯时感到下肢无力，腿打软，膝关节活动时可感到弹动或听到弹响声，高原运动时会有疼痛加重。膝关节半月板损伤的间隙压痛是半月板撕裂重要的诊断依据，采用的检查试验有回旋挤压试验、膝关节过伸试验、膝关节过屈试验、研磨试验以及 X 线、MRI 等辅助检查都可帮助诊断。

（3）治疗方法

非手术治疗：半月板损伤非手术治疗的指征是急性半月板边缘 5 mm 以内的裂伤或与关节囊连接处的撕裂或不完全撕裂。一般石膏固定 4 ～ 6 周后可开始关节活动及肌力训练以促进半月板手术的愈合。目前多采用支具固定，同时进行专业康复训练治疗，防止关节僵直等并发症。

手术治疗：如患者症状持续存在，非手术治疗无效，则应考虑半月板切除术和半月板缝合修复术的手术治疗。若半月板的磨损性撕裂损伤、半月板滑膜附着处广泛分离、半月板白区体部的严重损伤和撕裂等，可考虑半月板切除术治疗，现多采用关节镜下半月板切除术。但半月板切除后对关节有明显不利影响，膝关节活动时股骨髁与

胫骨髁之间的摩擦力约增加20%，同样负荷下关节软骨面承受的应力增大25%以上，同时由于膝关节稳定性下降将造成软骨变性和骨关节炎。因此半月板损伤能进行缝合的就不做切除，能部分切除的就不做次全切除或全切除，最大限度地保留正常的半月板组织，以维持其主要的生理功能。

康复治疗：包括关节支具的固定、早期进行肌力训练、膝关节功能练习及中医和物理治疗等。一般支具大小要合适，并在膝关节支具控制、保护下早期进行膝关节功能以及股四头肌和腘绳肌训练，改善关节周围血液循环，增加关节活动度，防止关节粘连，并根据不同的病情、体质辨证施治，辅以适当的物理疗法，能够有效地加快痊愈。

例如：52岁徒步爱好者谭某某有十几年高原的徒步、爬山史，后自觉髌骨后面疼痛，有时感觉左膝关节内疼痛，活动时加重，爬山后膝关节发软，疼痛，酸软无力，半蹲或上、下楼梯时疼痛，休息后疼痛稍减轻。经检查股四头肌紧张、僵硬，有硬结，压之酸痛，髌骨边缘有压痛、肿胀，膝关节尽力屈曲时髌骨后压痛明显、关节面摩擦试验阳性。X线检查见左膝关节半月板撕裂，在膝关节侧位像上下可见髌骨关节面上、下缘脱钙，形成边缘性鹰嘴状骨赘，关节囊与关节软骨相连处分离，髌骨软骨下增生。采取手法治疗，放松股四头肌紧张、僵硬痉挛的部位，采取掌压法：将全掌放在髌骨上，稍加压力同时将髌骨分别向各个方向滑动，找到最疼的地方适当加压，使患者有酸痛为止，固定不动，等疼痛减轻或消失后，重复上述过程2次，休息3～5分钟，重复上述全过程2次。在治疗时如找到最痛部位后，也可以以70～100次/分的频率反复压痛点，以患者能承受为度，连续压200～400次，每天1～3次，15天为一疗程。在患者遇天气变化疼痛加重时，可选用灸法、叩击法等来治疗。外敷关节止痛散（肉桂、赤芍、草乌、生姜、白芷等）用开水调和成膏，稍凉后趁热敷患处，每晚睡前外敷一次。经过50天的治疗患者股四头肌紧张、僵硬有了明显的改善，上下楼梯疼痛感觉消失，能承受负荷量较轻的运动，基本痊愈。

4．腰肌劳损

（1）成因：在训练中长期保持一种姿势，如射击运动员，导致腰部软组织积累性劳损，或腰部扭伤未获恰当治疗或治疗不彻底等出现的间歇性或持续性的疼痛。如长期腰部运动姿势不到位，使得腰后部的竖脊肌以及深部的小肌肉长时间地连续收缩，超出了肌肉的承受程度，出现肌细胞内的代谢紊乱，造成腰痛局部低氧、水肿、出血、机化、粘连等（无菌性炎症），刺激神经末梢，引发腰痛。另外韧带、筋膜及肌腱处损伤修复不良，产生较多的瘢痕和粘连，使腰部功能降低出现疼痛，长期不愈。

（2）临床表现及诊断：根据损伤程度和耐受性不同，临床表现也各有差异，时轻时重。休息后、适当活动或变换体位时减轻，疼痛多为隐痛、酸痛、胀痛、刺痛、烧灼痛，部分有腰背部僵硬、沉重感、活动受限等。检查可见骶棘肌痉挛、肌肉因收缩而隆起、按压有实硬感，可触及条索状或团块状的痛性结节，压痛多见肌肉韧带、筋膜的附着处，也可无明显压痛。诊断应与腰椎间盘突出症、退变性脊柱炎相鉴别。

（3）治疗方法：治疗和预防多采用非手术疗法，以消除病因、协调平衡、防止复发为原则。首先应去除如风寒、潮湿、阴冷环境等诱因，其次是纠正不正确的训练动作，避免长期使腰背肌处于高张力状态，另外应注意休息，急性损伤休息3～4周，适当活动至损伤组织完全恢复为止。

理疗按摩：一般选用局部热疗，按摩采用捏拿法或捏按法放松肌肉，增加血液循环和淋巴回流，减少疼痛。

药物治疗：可选用局部抗炎镇痛药贴、全身镇痛药等。痛点明确固定者可采用封闭治疗，起效迅速、疗效好、简便省时、副作用少，治疗有效率可达85%～90%。用醋酸氢化可的松或曲安奈德、复方倍他米松/1%普鲁卡因或利多卡因，可减轻水肿及炎性反应、抑制炎性细胞，消除粘连，但治疗时须严格按照注意事项及禁忌证对症治疗。

运动疗法：运动疗法如腰背前屈练习、腹肌与腰背肌肌力练习对巩固疗效，预防复发及增强体质有着重要作用，强调对习惯性动作及姿势的对抗性训练及加强腰背肌锻炼。腰背肌肌力越强所承受力量的时间也越长，发生劳损的概率也越小。同时加强腰背肌锻炼也可改善局部血液循环，加速代谢产物清除，促进损伤肌肉的恢复。

肌贴治疗：专业贴扎技术可持续性地减轻肌肉张力和紧张度，帮助提高肌肉训练的目标性，改善局部血液循环，减轻疼痛等，结合其他理疗手段效果更佳，必要时佩戴腰围，但不建议长期使用。

手术治疗：只适用于特殊运动员，如腰部肌肉损伤后撕裂、增生性筋膜条索肿块摘除、挛缩肌肉组织松解等。

5．膝关节前交叉韧带损伤

（1）成因：膝关节前交叉韧带（anterior cruciate ligament，ACL）起自胫骨髁间隆起的前方，斜向后、外上方，止于股骨外侧髁内侧面的后半部分。ACL 主要功能是维持膝关节的稳定，限制胫骨过度前移、旋转，限制膝关节过伸，限制伸膝位的倾向活动。ACL 损伤常见于球类运动员如足球、篮球、乒乓球等运动项目，是由于膝关节过伸或过度外展引起并常伴有关节囊和后交叉韧带的损伤，过度外展也可合并内侧半月板和副韧带的损伤。

（2）临床表现及诊断：临床表现为在训练过程中突然停止运动，膝关节疼痛难忍、伸屈活动受限、关节肿胀并可听到异响。前抽屉试验检查为胫骨髁前移范围明显增大，同时排除后交叉韧带的损伤导致胫骨上端向后塌陷所表现出来的假阳性；Lachman 试验检查为与健侧对比胫骨髁出现异常的向前移动；X 线多无明显阳性表现，而 MRI 则可看到 ACL 连续性中断，呈波浪状扭曲改变，可明确诊断，其他检查也可辅助诊断。

（3）治疗方法：治疗分为非手术治疗和手术治疗。非手术治疗应及时抽出关节内积血以减轻不适和粘连，采取膝关节制动工具，可给予消炎镇痛药物和理疗以减轻膝部疼痛和肿胀，便于早期恢复关节活动，避免膝关节僵直，后期康复应加强肌力训练，尽快恢复膝关节功能。手术治疗目的是重建新的 ACL 以恢复膝关节的稳定。ACL 重建术后的康复中，既要保护重建的韧带，还要防止长期制动造成的膝关节僵直。方法有控制水肿，抬高患肢，做被动伸膝、屈膝、股四头肌等长收缩练习，以及向上活动髌骨，以增加伸膝，防止髌上囊粘连，利于手术关节活动度的恢复。中后期康复治疗采用健肢支撑、患肢屈膝向前跨步训练，循序渐进的肌肉力量训练；如屈膝的关节活动度充分，可开始固定自行车练习、浅蹲、压腿、半蹲屈、伸膝练习，促进本体感觉和神经肌肉功能的恢复。另外可在专业的康复师指导下进行敏捷性和耐力训练以恢复膝关节功能。

6．肌肉拉伤　肌肉拉伤是肌肉在运动中急剧收缩或过度牵拉引起的损伤，肌肉拉伤可能是细微的损伤，也可能是肌纤维部分撕裂，甚至是完全断裂。随着参加高原运动的人群越来越多，发生肌肉拉伤的患者也随之增多，占所有急性运动损伤的 20% ～ 50%，常见于田径和篮球等项目，可发生在肌腹与肌腹分界处，也可发生在肌腱附着于骨骼处如屈肌腱损伤、手部肌腱损伤、棘突压痛。肌肉拉伤的部位多为大腿后部肌群、腰背肌、小腿三头肌、腹直肌、斜方肌等。

（1）成因：运动时准备活动不充分，肌肉伸展性和力量较差，肌肉状态未达到剧烈活动的需要，以及运动技术动作不到位，疲劳积累或强度过大等，另外高原运动户外温度过低，场地太硬、太滑等也是肌肉拉伤的原因之一。

（2）临床表现和诊断：肌肉抗阻力试验是检查肌肉拉伤的一种简便方法，其做法是患者做受伤肌肉的主动收缩活动，检查者对该活动施加一定阻力，在对抗过程中出现疼痛的部位，即为拉伤肌肉的损伤处。另外肌肉拉伤后，拉伤部位剧痛，用手可摸到肌肉紧张形成的索条状硬块，触痛明显，局部肿胀或皮下出血，活动明显受到限制。

（3）治疗方法：肌肉拉伤后，要立即进行冷敷或加压包扎，也可用冷镇痛气雾剂局部喷雾后用绷带适当加压包扎损伤部位，防止出血、肿胀，24 小时后拆除包扎，可外敷活血和消肿贴、适当热敷或适度对损伤局部进行按摩。如四肢肌肉少量肌纤维断裂，应立即给予冷敷，局部加压包扎，并抬高患肢或功能位固定。肌肉大部或完全断裂者，在加压包扎后立即送医院进行手术缝合。

7．跟腱断裂　跟腱是体内最粗壮、最重要的多功能肌腱之一，由腓肠肌和比目鱼肌汇聚形成，止于跟骨结节，主要由是胶原、蛋白多糖基质和腱细胞等结缔组织组成，在下肢生物力学中起重要作用。成人跟腱长 10 ～ 15 cm，周径 1 ～ 1.5 cm，跟腱的血供主要由胫后动脉和腓动脉分支提供。跟腱止点上方 2 ～ 6 cm 处血管分布相对稀疏，易发生腱性结构的缺血退变，跟腱的撕裂、断裂多发生于此段。近年来跟腱断裂发病率逐渐升高、范围逐渐增大，约占运动损伤的 6% ～ 18%，男女比为 5∶1，多见于中年男性或运动员，多由剧烈运动引发，是比较常见的肌腱损伤，对患者身心健康及生活质量带来一定影响。

(1) 病因：跟腱断裂一般由运动时前足负重伸膝状态下的后足突然离地、踝关节中立位下突然背伸等造成，主要受跟腱退化和力学共同作用影响。一般跟腱断裂多在跟腱中部，这与该部位胶原纤维排列紊乱、形态学异常、跟腱细胞过度增生及血管稀疏有一定关系。另外，也与着年龄增长，Ⅰ型胶原减少、Ⅲ型胶原增多导致跟腱弹性强度下降，服用氟喹诺酮类及类固醇药物的副反应等有一定关系。

(2) 临床表现和诊断：跟腱断裂常自觉足跟部疼痛，无法承重，跖屈、提踵动作受限。同时因趾肌腱、趾长屈肌腱、长屈肌腱及腓骨长短肌等也具有一定跖屈踝关节的功能，所以跟腱断裂后，踝关节仍能完成小范围跖屈、提踵动作。因此急诊时不能因踝关节仍能进行跖屈而排除跟腱断裂。体格检查可触及跟腱断裂处凹陷，Thompson 试验为阳性。超声检查和 MRI 检查对软组织灵敏性较高，可比较准确地判断跟腱断裂情况。

(3) 治疗方法：跟腱断裂有非手术治疗和手术治疗两种方法，虽然非手术治疗伤口并发症较少，但是跟腱再断裂发生率高。手术治疗易引起手术并发症，但功能恢复更快，再断裂率更低，康复时间更短，功能评分更高，满意度更好。采用非手术治疗还是手术治疗，应根据实际病情和自身要求选择。

非手术治疗：非手术治疗即为保守治疗。在跟腱断裂初期炎症水肿期，使用石膏、跟腱保护靴等材料外固定 2 ~ 4 周，固定方式是最大跖屈位或者跖屈 20° ~ 30°，以恢复和维持断端接触和愈合。随后为跟腱增生期，固定材料换为可调节踝关节活动度如功能性支具固定至少 8 周，逐步通过调节活动度将踝关节调整至中立位。8 ~ 12 周为跟腱重塑期，可依据情况拆除外固定材料，逐步行康复功能锻炼。但非手术治疗的特点是早期严格制动、治疗周期长、再断裂发生率高，主要适用于有手术禁忌证、不愿手术及对功能要求不高的患者。

手术治疗：手术治疗方式有传统开放手术及微创经皮式手术，均有较好的临床疗效。近年来随着临床研究发展，微创经皮式手术较传统开放手术表现出一定的优势，在临床上应用也越来越广泛。

传统开放式手术是在直视下恢复断端接触，采用缝线缝合固定使断端处于适当张力，促进跟腱愈合，在强度和失效力方面较好，但会对肌腱纤维、血管等造成较大的损伤，并增加瘢痕形成，且手术时间长，手术伤口并发症的发生率高于微创经皮式手术。

微创经皮式手术是在跟腱断裂近端约 5 cm 处纵行切开 2 cm 皮肤切口，手术器械通过切口向下插入筋膜下直到断裂跟腱远端的内外侧，使用直针依次穿过皮肤、器械、肌腱、器械、皮肤，将缝线拉回切口处收紧，完成修复。微创经皮式手术创口小、美观，手术时间短，能保护腱旁组织，不会引起腓肠神经损伤和感染，不增加再断裂率、腓肠神经损伤等并发症，能够提高跟腱恢复效果，改善患者预后，具有较高的临床应用价值。

(二) 消化系统

消化系统主要包括食管、胃、肠、肝、胆、胰等，它对于气血的生成和维持人体的正常活动所必需的营养起着重要的作用，故称为气血之源。胃气强则五脏俱盛，脾胃运化功能正常，消化吸收旺盛，水谷精微得以生气化血，输布全身，肌肉结实四肢活动有力，伤病后也容易痊愈；反之则肌肉瘦弱，四肢疲惫，举动无力，伤病后不易恢复。人体急进高原后易出现食欲缺乏、恶心、呕吐、腹泻、腹胀、腹痛、黑便等急性消化系统的表现，而且消化系统对高原运动负荷具有一定的敏感性，易引发胃溃疡、运动性胃肠道综合征等消化系统疾病。长时间腹泻、腹胀者有可能是高原不适应的低氧敏感者。

1. 胃溃疡 胃溃疡是高原地区常见疾病，而高原运动损伤中运动性胃溃疡也是主要疾病之一，其发病率增加与高原低氧因素有关，且男性明显多于女性。

(1) 病因：人体处于低氧环境应激状态中，肾上腺皮质激素的分泌增加引起消化道黏膜小血管痉挛，并促使黏膜下层动静脉短路开放，造成胃黏膜缺血低氧，血流减慢，上皮再生能力降低。同时高海拔往往导致胃肠功能紊乱，肠道菌群失调造成免疫反应功能降低，又因低氧致迷走神经兴奋性增高，刺激肥大细胞和胃窦 G 细胞释放组胺和胃泌素，使胃壁细胞分泌过多的胃酸，诱发炎症，使患者表现为上腹烧灼样疼痛，且有反酸。而高原低氧环境使胃肠蠕动及分泌功能低下，为了促进食欲喜食辛辣、高盐、腌制等食品，以及吸烟饮酒等刺激胃黏膜，使得高原低氧环境所致胃壁血流减慢、上皮再生能力降低、胃液分泌能力减少、胃黏膜屏障功能减退更易发生溃疡。另外，幽门螺杆菌感染以及服用非甾体类药物也是导致胃溃疡的病因之一。

（2）临床表现及诊断：多为进入高原训练2周左右发病，表现为急性上腹部灼痛、腹胀，有的表现为饥饿样疼痛感、厌食、嗳气、反酸、呕吐，严重者可有少量反复出血，上腹部有固定、局限的压痛点等症状。胃镜检查表现为高原低氧致应激性溃疡黏膜病变，与常见的胃炎和消化性溃疡有所不同，主要为溃疡面多呈圆形或椭圆形，多见于胃体部，也可见食管和十二指肠，形态以多发、浅表性小溃疡为主，局限于胃黏膜浅层，直径小于2 cm，边缘整齐，周围黏膜红肿，溃疡面可见大量炎性细胞浸润、点状出血。

（3）治疗方法

加强营养：合理搭配饮食结构，少量多次易消化食物，多吃新鲜蔬菜水果，避免粗糙、辛辣刺激性食物，改善氮、水、电解质及酸碱平衡，可促进创面愈合以及降低细菌感染率，降低应激性溃疡的并发症。另外，避免过早地进行高强度耐力运动，循序渐进安排高原训练计划。

药物治疗：H_2受体拮抗剂是首选，药物可提高胃内pH减少胃肠应激性溃疡发生，保护胃黏膜屏障，防止胃酸侵蚀。少数患者服用生长抑素，也能有效抑制胃酸分泌，减轻胃黏膜损害，在合并胃肠道痉挛时针刺足三里、内关、大肠俞等穴位或阿托品0.5 mg肌注。同时积极治疗如幽门螺杆菌感染等原发病，注意个人饮食卫生。

中药及针灸治疗：中医多采用诸如香砂养胃丸、摩罗丹、补中益气丸等。针灸多采用足三里、三阴交、合谷、气海、关元、中脘等穴位，其中足三里是必取之穴，它属足阳明胃经，又是全身强壮穴之一，它的主要作用为调胃肠、降气逆、泄热、清神、补虚益气，针刺足三里对胃肠功能具有双向调节作用，唾液淀粉酶含量可显著提高，也可提高人体应激和抗病能力，加快血液中乳酸的代谢，有助于疲劳的清除。

2．运动性胃肠道综合征　是运动中或运动后发生腹痛、恶心呕吐、腹泻等一系列胃肠道功能紊乱综合征。

（1）病因：主要是过饱、空腹、精神紧张、寒冷刺激等引起胃肠道痉挛，运动时内脏血液重新分配引起消化系统供血不足，在高温进行高强度运动时身体发生脱水，引起血容量不足，加重胃肠道供血障碍，儿茶酚胺等血管活性物质分泌，氧自由基等释放加重胃肠道黏膜微循环缺血等原因所致。

（2）临床表现及诊断：运动过程中在上腹部或脐周出现腹痛、腹胀、恶心呕吐的症状，疼痛多为绞痛、灼痛，运动员可有轻微压痛。血常规、粪常规、血尿淀粉酶检查，腹部彩超及肝功能正常，胃、肠镜检查阴性。

（3）治疗方法：立即停止运动，调整呼吸，及时解除胃肠道痉挛。给予阿托品0.5 mg肌内注射，山莨菪碱10 mg肌内注射，或按压针刺足三里、内关、大肠俞等穴位，缓解疼痛效果明显，及时补充水及电解质。同时尽量减少一些难消化食物如动物脂肪、油炸、腌制、烟熏的食物等。

3．急性胃肠炎

（1）成因：在高原训练期间，由于早晚温差大，运动后即刻进食过冷、过热或暴饮暴食；饮浓茶、烈酒、浓咖啡，进食辛辣食物；进食被微生物如沙门氏菌污染的食物、感染幽门螺杆菌等可导致急性胃肠炎。

（2）临床表现及诊断：急性胃肠炎起病急、病程短、预后好。一般在进食后24小时发病，表现为上腹部不适、疼痛甚至剧痛、恶心、呕吐、食欲缺乏等，并伴有腹泻、稀水样便。严重者可有发热、脱水、酸中毒、休克等症，查体可见腹部或脐周轻压痛，肠鸣音亢进。诊断一般不需胃镜、钡餐透视等特殊检查，有上腹剧痛者需与消化性溃疡穿孔、急性胆囊炎、急性阑尾炎等相鉴别。

（3）治疗方法：一般应去除病因，卧床休息，注意高原温差变化，根据病情短期禁食或进流食，多饮水。腹痛严重者可热敷上腹、使用解痉剂如阿托品每次0.3 ~ 0.6 mg，654-2剂（盐酸消旋山莨菪碱）每次5 ~ 10 mg，溴丙胺太林每次15 ~ 30 mg，每日3次口服。剧烈呕吐者可用甲氧氯普胺每次10 mg，氯丙嗪或异丙嗪每次25 ~ 50 mg等止吐剂，伴有腹泻者可用诺氟沙星、小檗碱。因禁食、吐泻严重造成脱水者，必须静脉补液，根据病情每日可补液1500 ~ 3000 ml，纠正电解质紊乱，调节酸碱失衡。而胃酸过多者静

滴 H_2 受体拮抗剂，以减少胃酸分泌，减轻胃黏膜炎症。

（三）心血管系统

在高原运动中除运动创伤外，更多的是与运动创伤相关的其他系统疾病，高原运动时机体的各种生理代偿性变化、激素的分泌、环境因素以及运动员的心理素质等容易引起循环、呼吸、消化、血液、泌尿系统的多个器官系统的损伤。严重者会影响高原训练和比赛成绩。

1．高原运动性高血压　运动性高血压是在一定的运动负荷下出现的血压反应性增高的一种现象，高原运动导致血压升高是一种常见现象。

（1）成因：高原运动初期，由于低氧引起心交感神经兴奋，心房及心室肌的收缩力加强，产生正性变力作用，肾上腺素分泌增加，以及机体为适应低氧环境的刺激，红细胞数量增加，血红蛋白含量上升，使血液黏稠度增加等因素的影响，血压会有一定的上升。

（2）临床表现及诊断：高原运动初期时血压的变化幅度不大，在正常范围内，但在 2 ～ 3 天后会出现收缩压和舒张压明显的增高，脉压变化不大，多数人没有脉压分离现象，说明高原运动的低氧刺激多数是生理现象。如某柔道运动员在未进入高原训练时血压值维持在 125/80 mmHg，在经过 3 周的高原训练后发生头痛、恶心、心悸、失眠等症，连续监测血压值上升至 160/100 mmHg，160/100 mmHg，160/105 mmHg，155/100 mmHg，诊断为运动性高血压。在经过进一步检查后还发现存在血脂异常、体重指数偏高、肥胖、吸烟等导致患运动性高血压的危险因素，在积极的干预治疗后血压得到有效控制。

（3）治疗方法：高原运动性高血压多为生理性的，一般不需要特殊的处理和治疗，主要是通过合理安排运动训练来调节。当安静时血压超过 140/90 mmHg 时，表示身体功能不佳，应及时调整运动量和强度，必要时进一步检查眼底血管情况，及时输氧改善症状。

2．高原运动性窦性心动过缓

（1）成因：高原运动性心律失常之窦性心动过缓多见于从事高原耐力项目训练如公路自行车和马拉松，是长期高原训练产生心脏功能改变的适应性反应。主要是交感神经张力降低、迷走神经张力占优势所致，且在夜间常出现一度房室传导阻滞。另外窦房结功能如炎症、缺血等异常，房室传导阻滞，也多见于器质性心脏病。

（2）临床表现及诊断：运动性心律失常分为冲动起源和冲动传导异常。冲动起源异常多见窦性心动过缓，症状轻重不一，可呈间歇性发作，多以心率缓慢所致心、脑、肾等重要脏器血供不足症状为主，轻者乏力、头晕、记忆力差、反应迟钝等，严重者可有心悸、黑朦、晕厥或阿 - 斯综合征发作，但应与高原反应相鉴别。心电图诊断 P 波顺序出现，频率低于 60 次 / 分，窦性 P 波呈锥形，在Ⅱ、V_3 ～ V_5 导联 P 波直立，aVR 导联 P 波倒置，P-P 间隔 [illegible] 0.12 min，P-R 间期 ＞ 0.12 min 称为窦性心动过缓。如伴有其他心律失常，结合临床表现，进行窦房结功能试验。

（3）治疗方法：积极治疗原发病，如药物、胆管阻塞等所致的窦性心动过缓，结合心率缓慢程度以及是否引起心排血量的减少等情况，适当采用提高心率的药物。窦性心动过缓如心率不低于 50 ～ 55 次 / 分，无症状者不做特殊处理，如心率低于 50 次 / 分，且出现症状者要严密观察病情，及时就医，严格在医师指导下可选用阿托品、异丙肾上腺素等药物提高心率。

例如某自行车运动员经过 8 个月的平原训练和比赛后到青海多巴高原训练基地进行高原训练，在训练时出现呼吸困难，表现为胸闷、气喘、张口呼吸、呼吸频率加快，心率低于 45 次 / 分，经过适当的休息能暂时缓解，后经专业医师查体以及进一步的心肺功能检查确诊为间歇性一度房室传导阻滞，二度 I 型房室传导阻滞、偶发房、室性早搏，交界性逸搏，遂停止其高原训练，安排就医进行系统康复，于 2 周后痊愈。

（四）呼吸系统

高原地区由于低氧、寒冷、干燥等特殊环境，高原居民呼吸系统的发病率高于平原，长期居住于高原的人呼吸系统患病发病率及死亡率均增加。高原运动引起的呼吸系统疾病与运动量和强度也有明显的关系，当机体运动时氧气难以满足需要时会引起呼吸系统疾病。一般加强高原耐寒锻炼，增强体质，提高对气候的适应能力和机体免疫力，并防寒保暖，避免烟尘污染和刺激，改善环境空气质量，戒除烟酒，是高原运动中预防呼吸系统疾病的必要防护措施。

1．运动性上呼吸道炎

（1）成因：高原训练早晚温差大，身体易受风寒引起络脉闭塞不通，邪气淤滞所致的上呼吸道黏膜血管、腺体功能调节失常。通常与运动员自身免疫功能低下、女性月经期精神紧张、过度疲劳、环境污染及温度和湿度的改变等有关。

（2）临床表现及诊断：运动性上呼吸道炎临床表现各异，多为鼻塞、流涕、头昏、全身无力、嗅觉及食欲减退，少数运动员会有发热、咽痛、头痛、咳嗽等；检查可见咽喉部黏膜充血、水肿，白细胞增多等。

（3）治疗方法：运动性上呼吸道炎治疗以抗炎、缓解不适为原则，可按揉迎香、太阳、印堂、风池等穴，外感风寒者采用辛温通窍、疏散风寒方剂如风寒感冒冲剂、感冒清等，加服抗病毒口服液，这样标本兼治，同时辅以合理的膳食，治疗效果更佳。如患者肺胃热感，咳嗽较重，痰多黄稠，口干舌燥，咽喉肿痛的为外感风热证，可用羚羊清肺丸，每服 2 丸，日服 2 次，温开水送下，必要时给予氧气输入以缓解低氧症状。在流感呼吸道疾病流行期间，应少去公共场所游玩。有发热、咳嗽等症状出现时要及时就诊。

2．急性气管、支气管炎

（1）病因：常见于高原过冷空气、粉尘、刺激性气体或烟雾的吸入引起，也可因急性上呼吸道感染的病毒或细菌，以及包括花粉、有机粉尘、真菌孢子等致敏原引起；常见病毒为腺病毒、流感病毒、冠状病毒、鼻病毒等。

（2）临床表现及诊断：起病较急，常先有急性上呼吸道感染症状，全身症状一般较轻，可有发热，38℃左右，多于 3 ～ 5 天降至正常，咳嗽、咳痰，偶可痰中带血，咳嗽可延续 2 ～ 3 周才消失，如迁延不愈，可演变成慢性支气管炎。通常根据症状、体征、X 线表现、血常规检查即可作出临床诊断，常见咳嗽和咳痰等呼吸道症状，听诊呼吸音常正常，可以在两肺听到散在的干、湿性啰音，咳嗽后可减少或消失。细菌感染较重时白细胞总数和中性粒细胞增高，痰培养可发现致病菌，胸部 X 线片大多表现正常或仅有肺纹理增粗。对重症、继发细菌感染则应积极做细菌学检查和药物敏感试验，正确选用抗菌药物。

（3）治疗方法：根据感染的病原体及药物敏感试验选择抗菌药物治疗。一般未能得到病原菌阳性结果前，可以选用大环内酯类、青霉素、头孢菌素类和喹诺酮类等药物。如咳嗽无痰，可用右美沙芬、喷托维林或可待因；咳嗽有痰而不易咳出，可用盐酸氨溴索、痰可净等，也可雾化吸入帮助祛痰、消炎；支气管痉挛，可用平喘药物如茶碱类、β_2 受体激动剂等，发热可用解热镇痛药。另外对反复发作的气管、支气管炎在上高原训练前可采用气管炎疫苗皮下注射进行预防。另外，注意休息、保暖、多饮水、补充足够的热量可有效预防和促进上呼吸道炎感染的康复。

3．支气管哮喘

（1）病因：哮喘多与高原大负荷运动和多变气候以及遗传、室内外过敏原以及空气污染、呼吸道感染、致敏药物和一些非皮质激素类抗炎药有关。

（2）临床表现及诊断：高原运动时出现运动性哮喘发作，伴有哮鸣音的呼气性呼吸困难、胸闷、咳嗽为主要临床表现，严重者被迫采取坐位或呈端坐呼吸，干咳或咳大量白色泡沫痰，甚至出现发绀等，哮喘症状可在数分钟内发作，经数小时至数天，用支气管舒张剂缓解或自行缓解，某些患者在缓解数小时后可再次发作，夜间及凌晨发作和加重常是哮喘的特征之一。血常规检查可有嗜酸性粒细胞增高，如并发感染可有中性粒细胞增高，肺功能检查通气功能下降，血气分析表现呼吸性酸中毒，胸部 X 线检查可见肺纹理增加及炎症性浸润阴影。

（3）治疗：应急缓解症状首选药物是吸入 β_2 受体激动剂，有松弛支气管平滑肌，控制哮喘急性发作的作用。如病情严重则停止高原训练，治疗以预防疾病发作或病情加剧为目标，长期抗感染治疗是基础治疗，首选吸入激素药物倍氯米松（beclomethasone，BDP）、布地奈德（budesonide）、氟替卡松（fluticasone）、莫米松（mometasone）等治疗。重症哮喘患者仍长期反复发作时，可加大激素剂量等治疗，待症状完全控制后逐渐减少激素用量。

运动员选用上述药物需注意兴奋剂问题，必要时申请兴奋剂用药豁免。

（五）其他系统

1．脑震荡

（1）成因：脑震荡在高原运动性脑损伤中比

较多见，可发生在足球、摔跤、柔道等项目，当人体头部受到打击或从高处跌下时，头部撞地，神经细胞和神经纤维受到刺激所引起的一时性意识和功能障碍。

（2）临床表现及诊断：头部受到外力撞击后，立即出现意识障碍，即一时性昏迷或神志恍惚。意识障碍的时间长短不一，短则几秒钟，长则几分钟或更长，意识丧失时，患者呼吸表浅、脉率缓慢、肌肉松弛、头痛、神经反射减弱或消失。意识清醒后出现逆行性健忘，头痛头晕、情绪紧张，或有恶心呕吐，几天后可消失，严重的颅脑损伤，应立即送医院处理。

脑震荡的诊断依据是头部有明确的外伤史，伤后有短时间的意识障碍，意识清醒后出现逆行性健忘，神经系统检查和生命体征及脑脊液检查为正常。

（3）治疗方法：高原运动损伤后诊断为脑震荡时应立即将患者平卧，安静休息，注意身体保暖，头部可用温凉毛巾湿敷，并给予对症治疗，如出现昏迷，可做人中、内关穴点刺，以促使患者清醒，意识不清者，要注意保持呼吸道通畅，卧位时头偏向一侧，避免呕吐物吸入气管，严密观察病情。症状完全消失后，可用闭目举臂单腿站立平衡试验、龙贝格（Romberg）试验、指鼻试验来初步判定是否可以继续参加高原运动，在康复的初级阶段，注意观察患者动作的协调性，以了解其恢复程度。

2．运动性血尿

（1）成因：运动性血尿与高原运动负荷和运动强度的大小有密切关系，在高原运动时负荷强度较大，使肾血流量减少，肾小球缺血、低氧而通透性增加，使红细胞通过血管壁进入尿中出现血尿。在运动后即刻出现肉眼血尿，而其他的检查均正常，这种情况以男性运动员尤以耐力性项目运动员多见，出现血尿后若停止运动，则血尿迅速消失。

（2）临床表现及诊断：大多无特殊不适感，部分人有疲乏、无力、精神不振感。尿液观察肉眼可见血尿，或尿液经离心沉淀后光学显微镜下每高倍视野有 3 个以上红细胞即可诊断。

（3）治疗和预防：运动性血尿多数情况下在 24 ～ 72 小时完全消失，出现肉眼血尿者首先要终止运动或调整训练量及强度，对无症状的镜下血尿的运动员应减少运动负荷，继续观察和对症治疗为主。

3．运动性月经失调

（1）成因：运动性月经失调是女性运动员参加高原训练后的一个特殊病症，导致运动性月经失调的原因较多，尤其是中长跑运动员发生率较高，与高原环境变化、训练的强度和训练量的安排不当，以及对高原训练的应激反应有着密切的关系。另外高原运动训练和比赛过程中精神紧张，引起内分泌性失调，从而出现运动性月经失调。

（2）临床表现及诊断：具体表现为月经量正常但月经周期不规律，高原大运动量训练后月经提前或延后 7 天以上，甚至更长。此外会有月经量过多或过少、中期出血、痛经等表现。妇科超声检查盆腔内可有子宫发育、卵巢囊变等情况，内分泌可检测静脉血 LH、FSH、催乳素、雌激素等激素指标。

（3）治疗方法：高原运动时要保持心情愉悦，月经期避免高强度运动，注意卫生、保暖，避免寒冷刺激，不宜过食生冷，可适量增加深绿叶蔬菜及含蛋白质和钙丰富的食物，并积极进行体能恢复。

（肖海红）

第四节　兴奋剂的危害与防控

一、兴奋剂及其危害

（一）兴奋剂的定义

兴奋剂是指体育活动中违反医学和体育道德，用来提高运动成绩的物质和方法，为禁用物质、禁用方法、违规行为的统称。

兴奋剂在英语中称“Dope”，原意为“供赛马使用的一种鸦片麻醉混合剂”。最早运动员为提高成绩而服用的是刺激剂类兴奋剂，后来被禁用的其他类型药物虽然并不都具有兴奋性，甚至有的还具有抑制性，但国际上仍沿用“兴奋剂”的称谓。1968 年国际奥委会医学委员会在第 19 届夏季奥运会上正式施行兴奋剂检查工作，1999 年世界反兴奋剂机构（World Anti-Doping Agency，WADA）在瑞士洛桑成立，旨在协调世界范围内的反兴奋剂活动，负责审定和调整违禁药物的名单，确定药检实验室以及反兴奋剂的研究、教育和预防工作，并于 2003 年颁布《世界反兴奋剂条例》，之后并多次进行了修订，不断加强对兴奋剂违规的调查及处罚。2007 年由联合国教科文组织制定实施《反兴奋剂国际公约》，世界各国政府也参与到反兴奋剂斗争中，大大加强了反兴奋剂工作的力度。

中国于 1990 年开始实施兴奋剂检查，并实行“严令禁止、严格检查、严肃处理”的工作方针。《中华人民共和国体育法》《反兴奋剂条例》等一系列重要法律法规都对反兴奋剂工作做出了明确规定。2007 年中国反兴奋剂中心（China Anti-Doping Agency，CHINADA）成立，其主要任务是承担国家及各类体育活动兴奋剂检查与检测，开展反兴奋剂研究和宣传教育等工作。2020 年 1 月 1 日最高人民法院颁布施行了《关于审理走私、非法经营、非法使用兴奋剂刑事案件适用法律若干问题的解释》，为依法打击兴奋剂犯罪提供了坚强的司法保障。不仅使用兴奋剂的运动员要承担刑事责任，而且还要重点打击运动员背后的人，如非法经营者以及教练、医务、科研和管理等辅助人员。对根本上遏制兴奋剂问题，保护运动员和公众健康，维护社会公平正义以及良好的社会经济秩序具有重要意义。

（二）兴奋剂的危害

兴奋剂已经像幽灵一样附着在人类体育运动许多领域，玷污和亵渎人类崇高的体育精神，使用兴奋剂不仅在竞技体育领域，而且也涉及全民健身、青少年体育，甚至在各类体育考试学生中也时有发生。使用兴奋剂会损害运动员的身体和心理健康，许多危害甚至是终身和不可恢复的，还有许多损害要在数年之后才会显现出来。包括产生药物依赖、出现严重性格改变；导致细胞和器官功能异常，引起肝炎和艾滋病等各种感染或疾病，生殖功能减退甚至出现性别改变，短寿甚至猝死等。而且对青少年运动员造成危害更为严重，不仅使青少年发育异常或运动损伤，甚至有可能对身体造成永久性的伤害，以及致病、致残、致死。

1．蛋白质同化制剂兴奋剂　兴奋剂的种类：如美雄酮、克仑特罗、诺龙、睾酮等，具有促使蛋白质合成和减少氨基酸分解的特征，可促进肌肉增长、提高肌肉力量和反应速度、增加进攻意识、提升抗疲劳能力。但滥用会引起人体内分泌系统紊乱、肝功能损伤、心血管系统疾患，甚至造成恶性肿瘤和免疫功能障碍，引起抑郁、冲动、攻击性行为等等；长期使用蛋白质同化制剂兴奋剂，男性可出现乳腺组织发育异常、睾丸变小、阳痿、肝损伤等症状，女性可出现声音低沉、乳房发育停止、毛发加重、月经异常、男性化、不孕不育等症状，增加卒中和死亡概率。

2．刺激剂和麻醉剂类兴奋剂　如可卡因和吗啡等，可作用于大脑皮质中枢神经系统，增强兴奋性，抑制疼痛，从而达到提高运动成绩的目的。使用此类兴奋剂有致幻作用和成瘾性，导致身体功能异常，出现亢奋、疯狂，停药后会造成焦虑、沮丧、失眠、体重降低等，引起严重的性格改变和心理影响。

3．利尿剂类兴奋剂　如氢氯噻嗪、呋塞米等，可以迅速减轻体重，多用于柔道、摔跤和举重等按体重分级别进行比赛的运动项目；另外利尿剂有稀释尿液的作用，常用于掩盖和清洗其他兴奋剂违禁药物；服用利尿剂类兴奋剂可引起脱水、肌肉痉挛、头晕或昏厥、血压下降，影响肾的代谢功能，严重时可导致电解质紊乱而突发死亡。

（三）违背公平竞赛的体育道德

使用兴奋剂会让使用者在比赛中获得优势，这种行为不符合奥林匹克诚实和公平竞争的体育道德；使用兴奋剂违反了体育法规，有悖于体育根本宗旨，对运动员的人生观、价值观、世界观造成负面的影响；使用兴奋剂是一种欺骗行为，掩盖了运动员的真实水平，忽视或错视对竞技体育的科学训练规律的认识和掌握，造成一种从认知到实践的偏差，损害体育事业的健康、可持续发展。

二、兴奋剂的种类和违规行为

（一）兴奋剂的种类

兴奋剂分为禁用物质与禁用方法。世界反兴奋剂机构（WADA）每年审定并公布《世界反兴奋剂条例年度禁用清单国际标准》，包括的兴奋剂共有11大类240余种，加上相关化合物、代谢物等，实际涉及的化合物有数千种。

1．禁用物质

（1）赛内和赛外禁用物质：在体育运动比赛赛内和赛外都禁止使用的物质，包括蛋白质同化制剂，如美雄酮、克仑特罗、替勃龙、睾酮等；肽类制剂，如促红素类、生长激素、生长因子和相关物质和模拟物等；β_2受体激动剂，如沙丁胺醇、沙美特罗、福莫特罗、去甲乌药碱等；激素及代谢调节剂，如福美坦、曲美他嗪等；利尿剂和掩蔽剂，如丙磺舒、氯噻酮、呋塞米等，以及未获批准的物质。

（2）赛内禁用物质：只在体育运动比赛赛内禁止使用的物质，包括刺激剂，如麻黄碱、苯丙胺、士的宁、可卡因、肾上腺素等；麻醉剂，如吗啡、可待因、镇痛药等；大麻（酚）类，如大麻、四氢大麻酚等；糖皮质激素类，如布地奈德、可的松、地塞米松等。

（3）赛内特殊项目禁用物质：在一些特殊的体育运动项目比赛赛内禁止使用的物质，主要是β-受体阻断剂，如美托洛尔、卡维地洛等，在射箭、汽车运动、台球、飞镖、高尔夫、射击、滑雪、水下运动体育项目比赛中禁用。

2．禁用方法　指在体育运动比赛赛内和赛外都禁止使用的方法。

（1）篡改血液和血液成分：包括血液兴奋剂和人为提高氧气摄入、运输或释放的方法，如：使用自体、同源或异源血液或使用任何来源制成的血红细胞制品，经修饰的血红蛋白制剂（如以血红蛋白为主剂的血液替代品，微囊血红蛋白制剂等）。

（2）篡改化学和物理特性：篡改或企图篡改样品的完整性和合法性，包括但不仅限于导管插入术、置换尿样和（或）变更尿样。静脉注射禁用但在手术、急救或临床检查等情况下可以使用。

（3）基因兴奋剂转移：通过转移细胞、遗传元件或使用细胞、遗传元件、药理学制剂等手段，以调控可以提高运动能力的内源性基因的表达等。

（二）兴奋剂违规行为

根据《反兴奋剂管理办法》的相关规定，以下任何一种行为都会构成反兴奋剂规则违规。

1．从体内采集的样品中发现禁用物质或其代谢物或标记物，尿检或血检结果呈阳性。

2．使用或企图使用某种禁用物质或禁用方法。

3．接到依照反兴奋剂规则授权的检查通知后，拒绝样品采集，无正当理由未能完成样品采集或者其他逃避样品采集的行为。

4．违反接受赛外检查的适用规定，包括未按规定提供行踪信息、并错过根据合理规则通知的检查。

5．篡改或企图篡改兴奋剂控制过程中的任何环节。

6．持有禁用物质和禁用方法。

7．从事或企图从事任何禁用物质或禁用方法的交易。

8．对任何施用或企图施用某种禁用方法或禁用物质，或者协助、鼓励、资助、教唆、掩盖使用禁用物质与方法的行为，或其他类型的违反反兴奋剂规则行为，或任何企图违规的行为。

9．组织使用兴奋剂。

10．使用兴奋剂违规人员从事辅助工作。

三、兴奋剂的检查和处罚

（一）兴奋剂检查

兴奋剂检查（doping control）指兴奋剂检查工作人员按照法定的程序，通过收集运动员体内的样品（如尿样、血样），检测其是否使用了违禁药物和方法的整个过程。主要包括选定接受检查的运动员、采取检样和样品分析三个环节，分为赛内检查和赛外检查两种，检查样品包括尿液和血液。

赛内检查可以在该次比赛开赛前，或比赛期间及比赛刚结束后进行。赛外检查也称飞行药检，是在非比赛期间突击性兴奋剂检查，可在一年中的任何时间和任何地点进行。赛内和赛外检查都为事先无通知的兴奋剂检查，而且次数不受限制；所有运动员都有责任、有义务、随时随地接受兴奋剂检查。

另外，运动员生物护照（athlete biological passport，ABP）属于兴奋剂血检的一种类型，是对一些因使用禁用物质或方法而波动的人体生物指标进行长期不定期的监测，通过生物护照指标的变化判断运动员是否使用了禁用物质或方法。生物护照检查使兴奋剂检查更具针对性、科学性和有效性，同时提高了兴奋剂检查的威慑性，是对现行以尿检为主的兴奋剂检查手段的一种补充。

（二）兴奋剂的处罚

根据《反兴奋剂条例》《反兴奋剂管理办法》《体育运动中兴奋剂管制通则》等有关规定，对于具有兴奋剂违规行为的个人和单位进行一定的处罚。

1．运动员的处罚　取消参赛资格，取消比赛成绩，停赛3个月至4年或终身禁赛、罚款、禁止参赛等。

2．辅助人员的处罚　主要为负有责任的教练员、队医、领队等辅助人员，处罚包括2～4年内甚至终身不得从事体育管理工作和运动员辅助工作，罚款、撤职和开除，造成人身损害的承担民事赔偿责任，致使死亡或者重伤构成犯罪的依法追究刑事责任。

3．所属单位的处罚　追究其注册或代表单位的管理责任，处罚包括警告并处以罚款，取消该项目1年参赛资格，取消该项目参赛资格，取消体育道德风尚奖评选资格，给予全国体育系统内通报批评等。另外体育行政部门、体育社会团体、运动员管理单位，违反反兴奋剂相关规定，不履行职责，或包庇、纵容非法使用、提供兴奋剂，将视情节轻重，对负有责任的主管人员和其他直接责任人员，依次给予警告、记过、记大过、降级、撤职、开除的行政处分。

四、兴奋剂的风险防控

运动员及其辅助人员不仅要自觉遵守反兴奋剂相关规定，还要在训练、比赛、伤病治疗以及日常生活中提高兴奋剂防范意识，避免误服误用。

（一）提高兴奋剂防范意识，严防食源性兴奋剂误服误用

增强防范食源性兴奋剂的意识，应对所有进入体内的一切物质负责，包括日常生活、训练、比赛及兴奋剂检查过程中食用的食品、饮料等。加强饮食和用药、营养品的管理，一般在指定的用餐地点就餐，不私自外出就餐，尽量杜绝接触可能污染了违禁物质的食物。另外营养补剂是体育运动中常用的物质，一般营养品含有违禁物质的占11%以上，因此要在营养品采购目录内选择使用营养品。

（二）安全就医，做好治疗用药豁免申报

运动员就医用药时一定要明确药物成分，不轻易自行买药使用。有伤病需要治疗时要主动向医生说明自己的身份，对不了解有关兴奋剂情况的医生要介绍有关规定，突发性的治疗用药时应到指定的医疗机构就医。如伤病需要必须使用含有禁用物质或方法的药物，要根据《运动员治疗用药豁免管理办法》及时申报治疗用药豁免，申请获得批准后运动员方可使用。

（三）及时准确申报行踪信息，配合兴奋剂检查

运动员应按照相关规定，及时、准确地提供自己的基本信息、常规训练信息、临时训练信息、比赛计划等行踪信息。如因行踪信息不准确造成错过兴奋剂检查，运动员、教练员和相关人员要受到相应处罚。同时运动员在任何时间、任何地点被通知接受兴奋剂检查时，有权核对兴奋剂检查人员证件及检查授权书，在确认无误后应配合接受兴奋剂检查。

（樊蓉芸）

参考文献

[1] 马福海，冯连世．高原训练实用问答．北京：人民体育出版社，2016.

[2] 张彦博，汪源，刘学良．人与高原．西宁：青海人民出版社，1996.

[3] 王吉耀．内科学（2版）．北京：人民卫生出版社，2014.

第六章

高原国民体质监测应用研究

第一节　高原国民体育锻炼活动状况调查

第二节　高原国民体质监测结果分析

体质（constitution）是指人体在先天遗传性和后天获得性基础上所表现出来的形态结构、生理功能、心理发展、身体素质、运动能力等方面综合的相对稳定的特征，既反映人体的健康水平、运动水平，也反映人体对外界的适应能力。遗传是人体体质形成的重要因素，而后天因素如环境、营养、教育、体育锻炼、卫生保健、生活方式等，特别是体育锻炼对人体体质有着重要的影响。体质分为广义和狭义两部分。广义的体质包括身、心两个方面，而狭义的体质仅指体质的身体方面[1]。从目前国内外体质研究的范畴看，大规模群体体质研究的内容主要包括体格发育水平、生理功能水平、身体素质及运动能力水平3个方面。

第一节　高原国民体育锻炼活动状况调查

开展体育健身活动状况调查，全面了解高原不同人群体育健身活动的状况，分析高原不同人群体育健身活动的原因、项目、时间、频率、感受、影响因素等，对引导和激励高原不同人群积极参加体育锻炼，为制定高原国民体育政策提供参考依据，以及为提高高原国民体质与健康服务具有重要意义。

一、高原国民体育锻炼总体情况

青海省全民健身活动状况调查显示，青海省普通老百姓对体育锻炼重要性的认识程度较高，全省参加体育锻炼的人数百分比为29.33%。经常参加体育锻炼（每周3次每次30分钟以上的中等强度）的人数呈随年龄增加而增加的趋势，尤其是50岁以后经常参加体育锻炼的人数较多。

青海省6～19岁儿童青少年能保证每周参加体育锻炼1次，高于全国94.6%的平均水平。20岁及以上人群有74.32%的人保证每周锻炼1次以上，大多在早晚进行体育锻炼。

青海省6～19岁儿童青少年最喜欢的体育锻炼项目是体育游戏、跳绳、踢毽子、篮球、长跑和乒乓球，主要目的是强身健体和喜欢、好玩。20岁及以上人群经常参加的体育锻炼项目是健身走和跑步、骑自行车、健身路径、篮球、羽毛球、广场舞，主要目的是防病治病和提高身体素质。

青海省经常使用的体育场地设施室内是篮球场、乒乓球场、羽毛球场以及棋牌室，室外是健身器械、篮球场地、健身步道、乒乓球场地和羽毛球场地，并就近选择体育场所进行锻炼，参加体育锻炼的形式主要是自己练习或同学/自发组织，喜欢观看的体育比赛是篮球、足球、乒乓球和羽毛球，同时对当前体育场地设施基本满意或认为差距不大，并希望未来更多地在社区（乡镇）附近建设体育活动中心。

但是青海省6～19岁儿童青少年大多担心影响学习而不愿意进行体育锻炼；20岁及以上人群因家务忙、工作忙而没时间去参加体育锻炼。青海省体育消费还处在较低水平，主要以购置运动服装为主，并低于全国平均水平。

二、高原国民体育锻炼参与情况

（一）体育锻炼的认知

全民健身活动调查显示，青海省普通老百姓对体育锻炼重要性的认知程度较高，所调查样本中有94.4%人认为体育锻炼重要，其中非常重要为35.8%，比较重要为21.1%，重要为37.4%（图6-1）。

（二）经常参加体育锻炼的人数

2014年青海省全省参加体育锻炼的人数百分比为29.3%。从不同年龄段参加体育锻炼的结构比例来看，青海省20～69岁人群除20～29岁、50～69岁年龄段较高为18.4%～18.8%以外，其他年龄段30～49岁以及70岁以上均在14.0%～15.3%，年龄差别不明显（图6-2）。

青海省20岁及以上人群经常参加体育锻炼（每周3次每次30分钟以上的中等强度）人数为13.1%，且男女比例相当，略低于全国14.7%的水平。从不同年龄段分析，20～49岁3个年龄段经常参加体育锻炼的人数最少平均约在8.0%，50岁

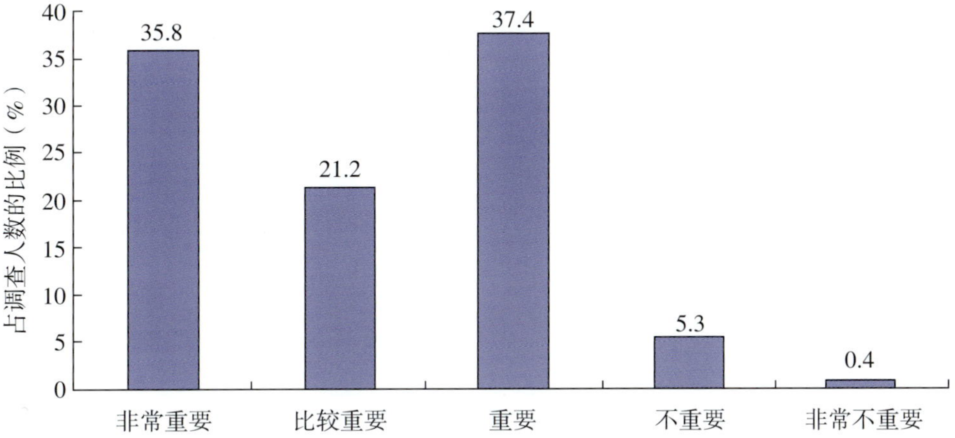

图 6-1　青海省 20 岁及以上人群对体育锻炼重要性的认知程度

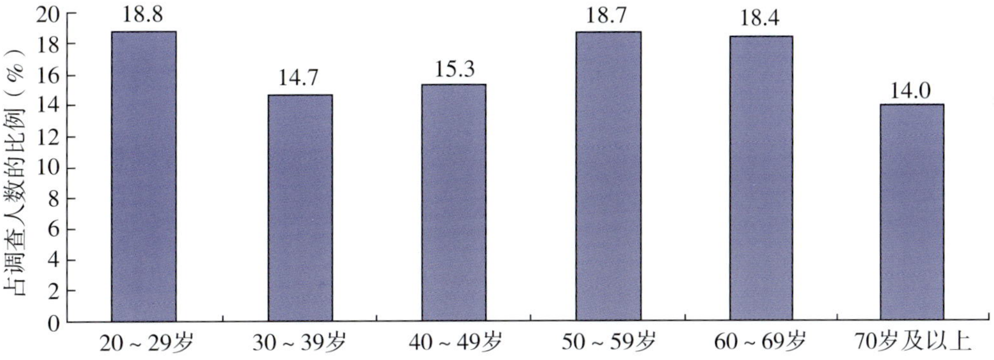

图 6-2　青海省 20 岁及以上人群不同年龄段参与体育锻炼情况

以后经常参加体育锻炼的人数比例大幅增加，其中 50 ～ 59 岁为 27.7%，60 ～ 69 岁为 29.1%，70 岁以上为 17.5%（图 6-3）。同时有近 1/3 的人因各种原因而中断体育锻炼，但其主要原因为家务和工作忙。但还有 12.5% 因无适宜体育场地和设施、场地和设施距离太远，以及受突发事件影响（8.5%）而中断体育锻炼。

（三）体育锻炼的频度

青海省 6 ～ 19 岁儿童青少年百分之百能保证每周参加体育锻炼 1 次，高于全国 94.6% 的平均水平，且有 99.4% 的儿童青少年每周参加体育锻炼 2 次以上，有 59.5% 的儿童青少年每天都进行体育锻炼（图 6-4）。在 20 岁及以上人群中有 74.3% 的人保证每周锻炼 1 次以上，有 54.9% 的人保证每周锻炼 2 次以上，有 42% 的人保证每周锻炼 3 次以上。

20 ～ 69 岁人群选择锻炼的时间大多在早晚，分别达到了 48.1% 和 28.7%，其次为下午 12.1%，上午 6.1%，中午 5.0%（图 6-5）。

（四）体育锻炼的项目

青海省 6 ～ 19 岁儿童青少年最喜欢的体育锻炼项目主要是体育游戏（19%）、跳绳和踢毽子（12.6%）、篮球（12.0%）、长跑（12.0%）和乒乓球（9.8%）（图 6-6）。其中有 13.5% 的儿童青少年愿意成为专业运动员，主要原因是想展现体育才能、为国争光、成为体育明星，或通过体育改变自己的命运（图 6-7）。

青海省 20 岁及以上人群经常参加的体育锻炼项目是健身走和跑步，分别为 39.5% 和 14.3%；其他依次为骑自行车（6.0%）、健身路径（6.0%）、

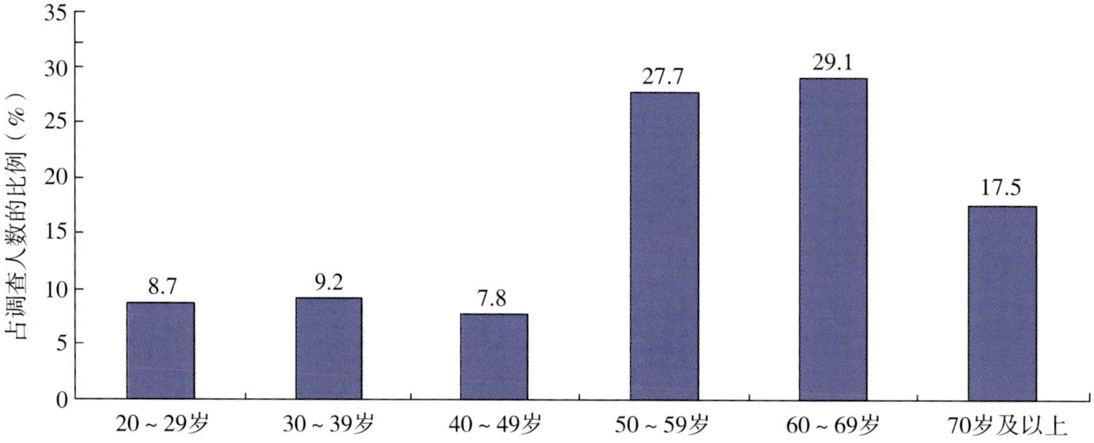

图 6-3　青海省 20 岁及以上人群不同年龄段参加中等强度以上体育锻炼情况

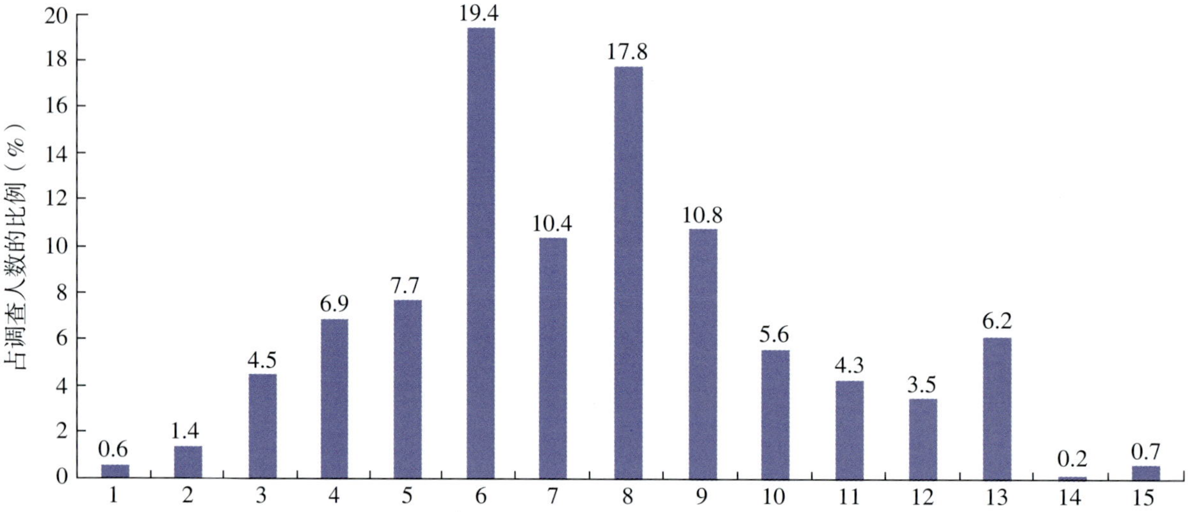

图 6-4　青海省 6 ～ 19 岁儿童青少年每周参加体育锻炼的频次

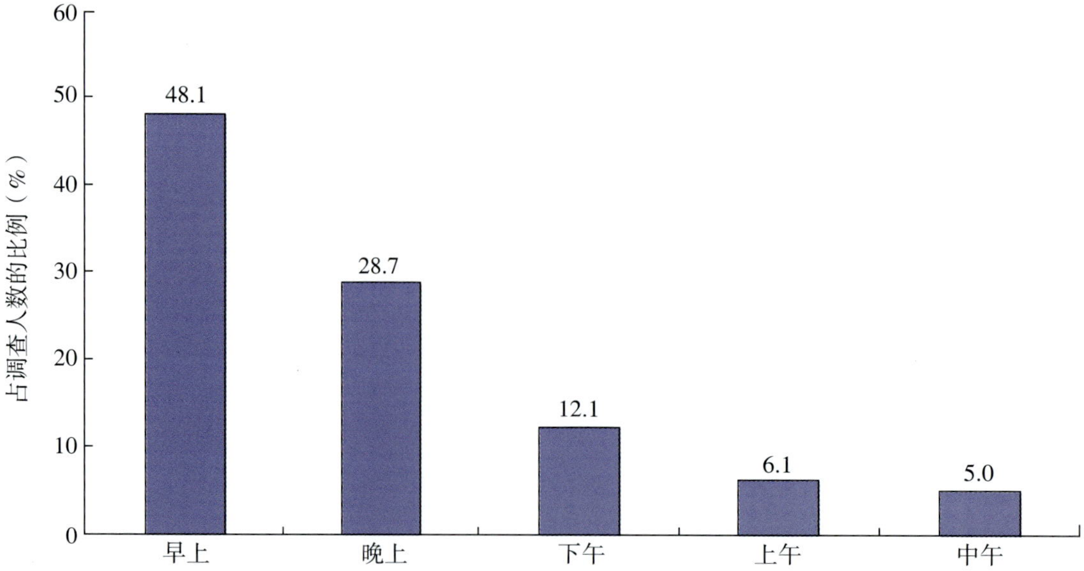

图 6-5　青海省 20 岁及以上人群参加体育锻炼的时间

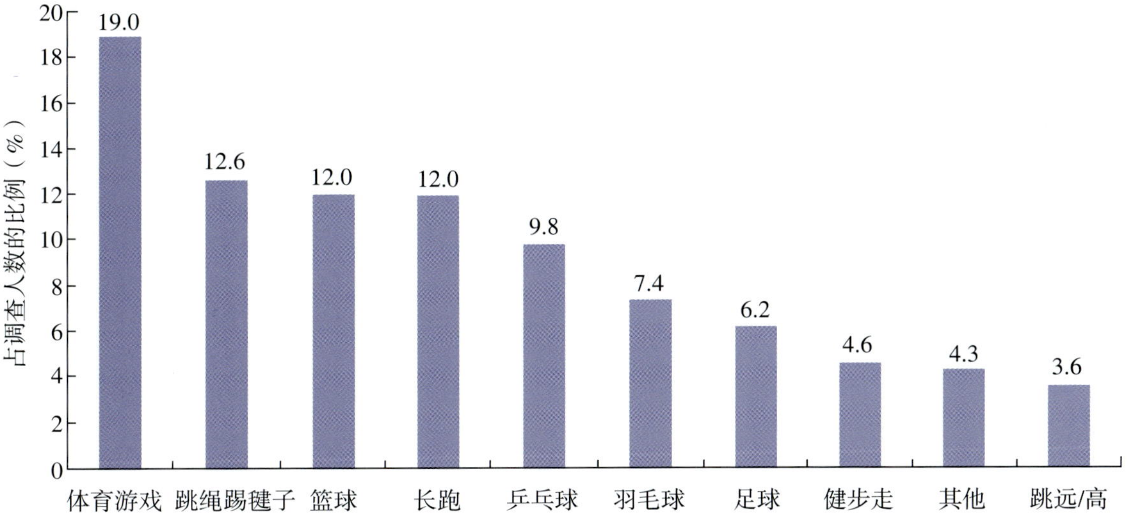

图 6-6　青海省 6 ～ 19 岁儿童青少年参加体育锻炼的项目

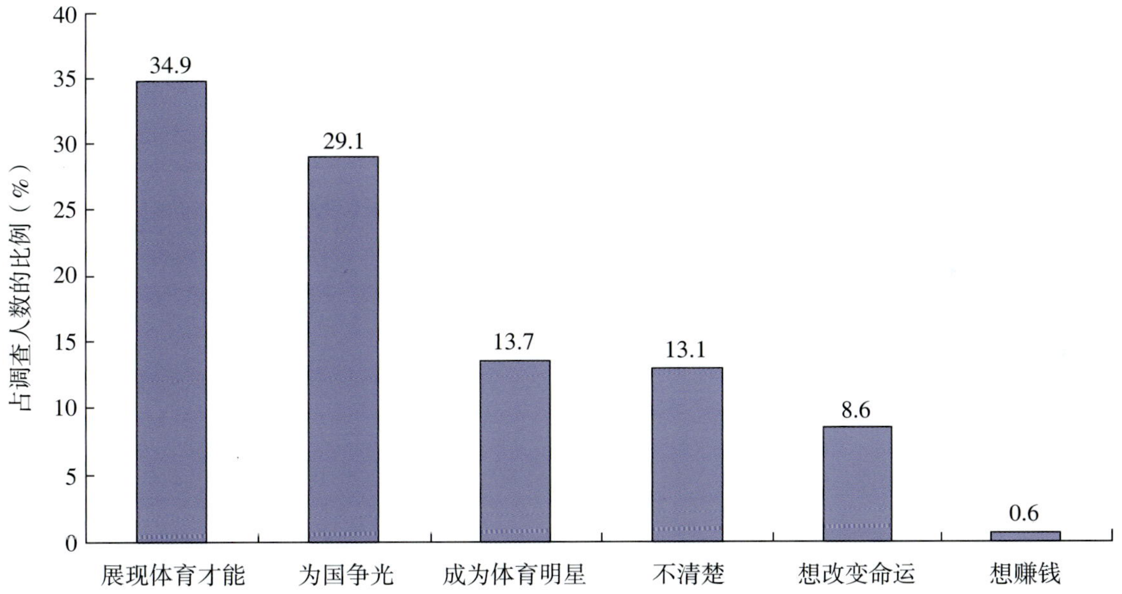

图 6-7　6 ～ 19 岁儿童青少年愿意成为专业运动员的原因

篮球（5.5%）、羽毛球（4.4%），广场舞（4.4%）（图 6-8）。从不同性别来看，除广场舞和跳绳踢毽女性高于男性外，其他项目性别差异不明显。

（五）体育锻炼的时间和强度

青海省 6 ～ 19 岁儿童青少年每次体育锻炼的时间，校内体育锻炼少于 30 分钟的为 38.4%，30 ～ 59 分钟的为 53.4%，大于 60 分钟的为 8.2%；校外体育锻炼的时间少于 30 分钟的为 39.4%，30 ～ 59 分钟的为 43.2%，大于 60 分钟的为 17.4%。校内外体育锻炼的时间相比，体育锻炼时间 30 ～ 59 分钟校内大于校外，体育锻炼大于 60 分钟的校外大于校内，均相差 9% 左右，主要与学校一堂体育课的时间限定有关（图 6-9）。

青海省 20 岁及以上经常参加体育锻炼的人群中，有 79.7% 的人平均每次体育锻炼的时间在 30 分钟以上，其中 30 ～ 59 分钟的为 53.2%，60 ～ 120 分钟的为 21.6%，120 分钟以上的为 3.9%，只有 21.3% 的人每次参加体育锻炼的时间不足 30 分钟。从不同年龄段来看，参与 30 分钟以及中等

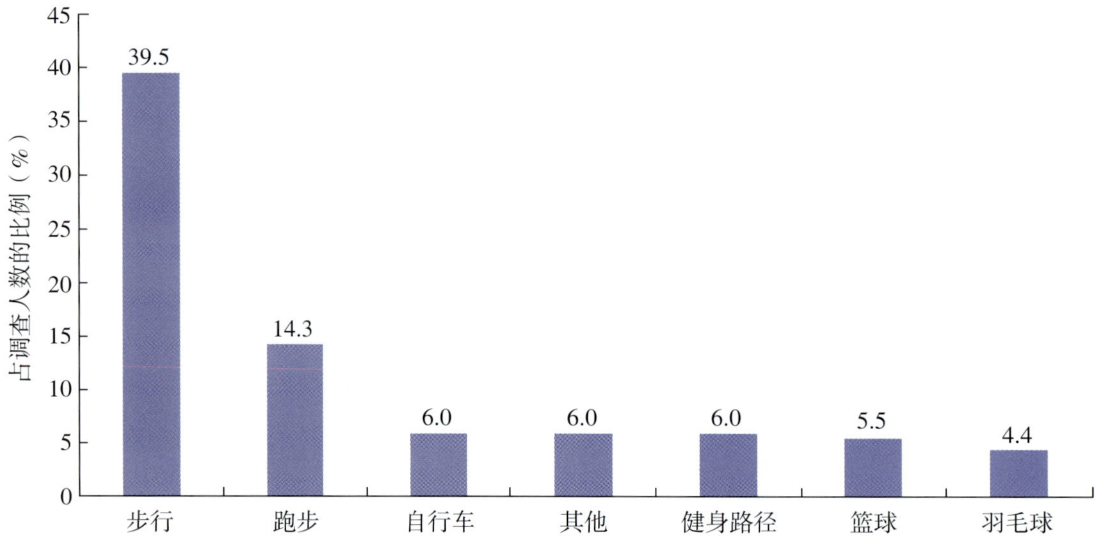

图 6-8　青海省 20 岁及以上人群参加体育锻炼项目

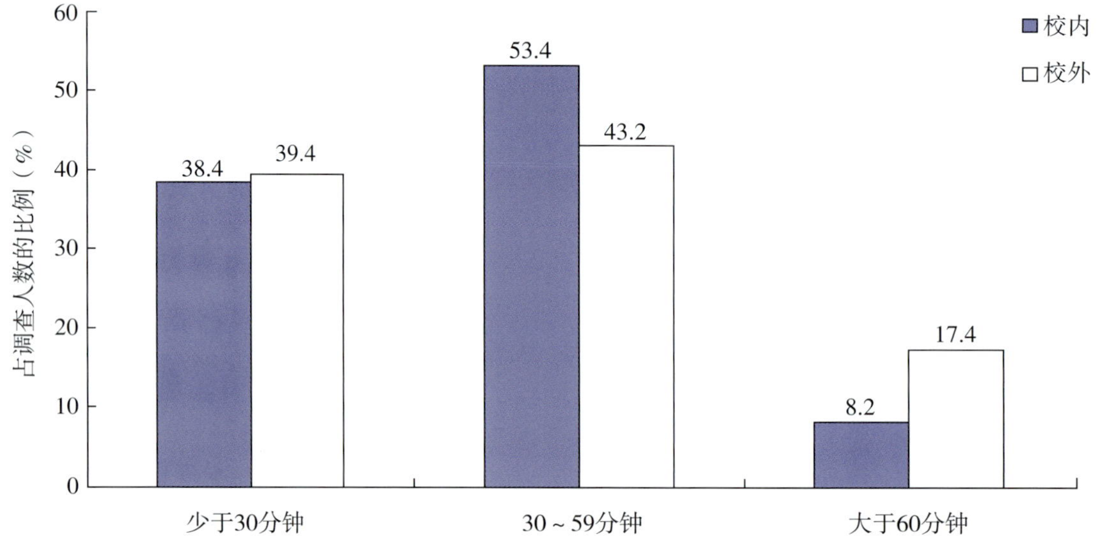

图 6-9　青海省 6 ～ 19 岁儿童青少年校内、校外每次体育锻炼的时间

强度以上体育锻炼的比例在 20 ～ 49 岁间无明显差别，均为 7.8% ～ 9.2%，50 ～ 70 岁以上参与 30 分钟以及中等强度以上体育锻炼的比例显著增加，其中 50 ～ 69 岁为 27.7% ～ 29.1%，70 岁以上为 17.5%（图 6-10）。

本调查通过参加体育锻炼时身体感觉以呼吸、心跳变化不大为小强度负荷，呼吸和心跳加快、微微出汗为中强度负荷，呼吸急促、心跳明显加快、出汗较多为大强度负荷来判定体育锻炼的强度。青海省 20 岁及以上人群经常参加体育锻炼以中等强度及大强度负荷最多为 61.6%，小强度负荷为 38.4%。从不同年龄段分析，在 69 岁前中等强度负荷以上的体育锻炼表现随年龄增长而增加的趋势，而 70 岁以上体育锻炼主要以小强度负荷为主（图 6-11、图 6-12）。

三、高原国民体育锻炼主要目的

青海省 6 ～ 19 岁儿童青少年有 85.2% 参加体育锻炼的主要目的是强身健体和喜欢、好玩，其

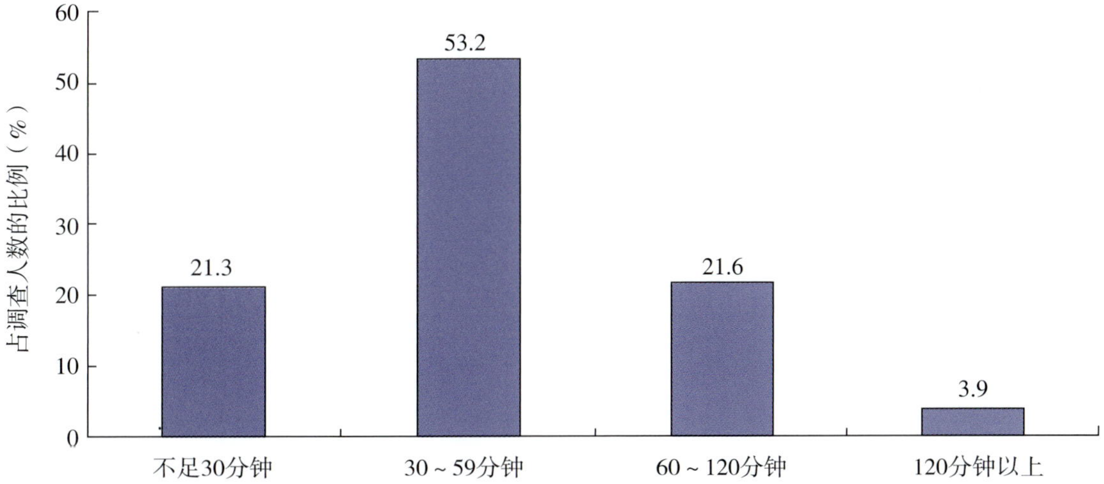

图 6-10　青海省 20 岁及以上人群平均每次体育锻炼的时间

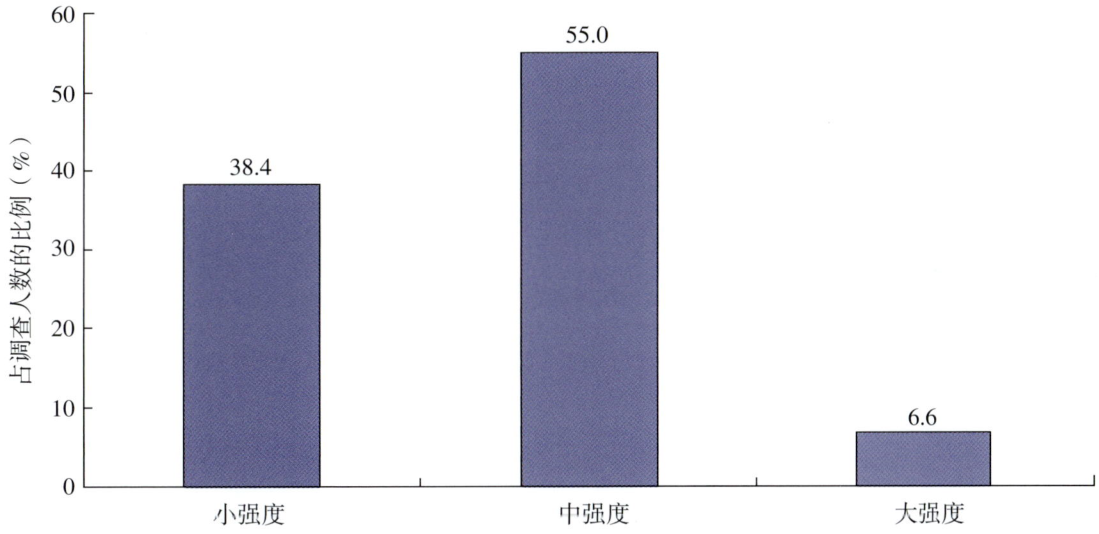

图 6-11　青海省 20 岁及以上人群体育锻炼时身体感受情况

余依次是升学考试、为了参加比赛、爸妈让练等（图 6-13）。

青海省 20 岁及以上人群参加体育锻炼目的主要是防病治病和提高身体素质，分别为 26.7% 和 24.2%，其次为增加体力活动 13.0%，消遣娱乐 10.3%，减轻压力、调节情绪为 7.9% 和社交为 5.3%（图 6-14）。

四、高原国民体育锻炼主要形式

青海省 6 ～ 19 岁儿童青少年经常参加体育锻炼的形式，有 87.7% 以上的人主要以同学 / 自发组织以及自己练习，其次是与家人一起练习为 21.7%，其他经常参加体育锻炼的形式所占比例较少（图 6-15）。而形成体育锻炼兴趣阶段主要是在工作阶段为 35.0%，退休后为 25.6%，其余依次为中学阶段为 21.8%，小学阶段为 13.1%，大学阶段为 4.7%。进一步分析发现共有 39.6% 的人在学生阶段形成体育锻炼兴趣，表明学生时期是掌握运动技能，养成终身体育锻炼的重要阶段。同时青海省 6 ～ 19 岁儿童青少年喜欢看的体育项目比赛依次为篮球 37.9%、足球 27.6%、乒乓球 22.8%、

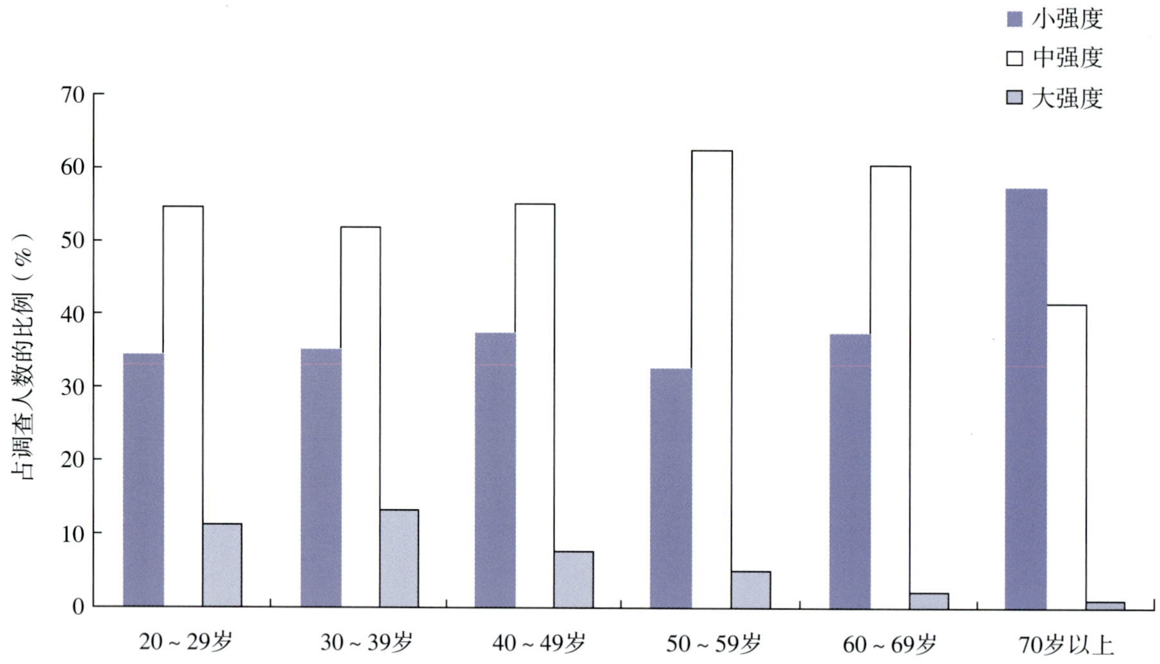

图 6-12 青海省 20 岁及以上不同年龄段人群体育锻炼运动强度情况

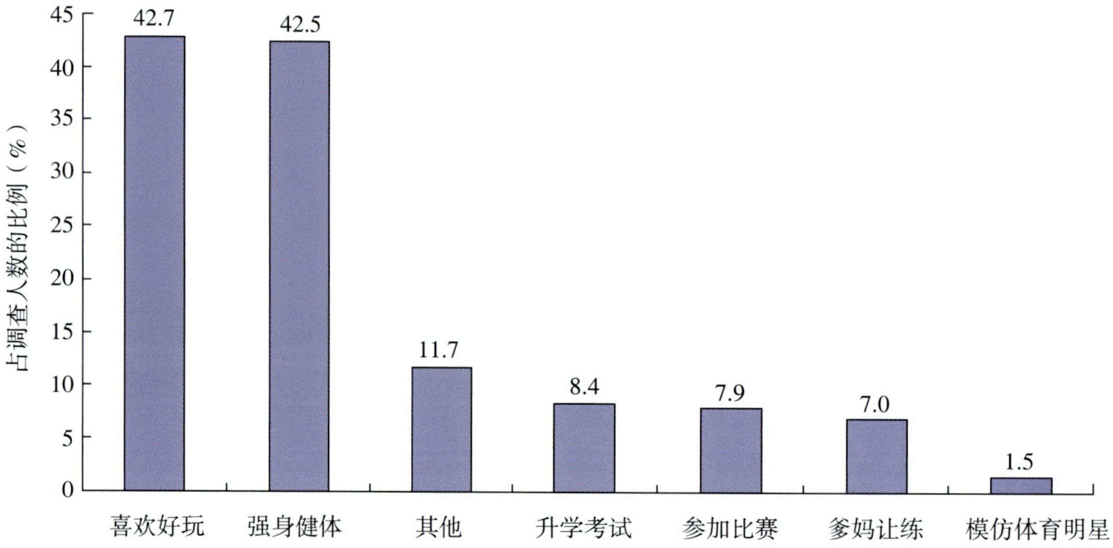

图 6-13 青海省 6 ～ 19 岁儿童青少年参加体育锻炼的原因

羽毛球 12.6%、体操 12.0%、自行车 9.8%。

青海省 20 岁及以上人群有 79.8% 的人参加体育锻炼的主要形式是自己练习以及与朋友、同事自发组织活动，其次有 9.4% 的人与家人共同练习，有 5.9% 和 3.8% 的人参加单位组织和社区组织的体育活动（图 6-16）。表明青海省体育锻炼的形式是自发组织和自己练习为主。调查表明 20 岁及以上人群形成体育锻炼的兴趣阶段主要是工作阶段为 35.0%，退休后为 25.6%，其余依次为中学阶段为 21.8%，小学阶段为 13.1%，大学阶段为 4.7%，进一步分析发现共有 39.6% 的人在学生阶段形成体育锻炼兴趣，表明学生时期是掌握运动技能，养成终身体育锻炼的重要阶段。喜欢看的体育项目比赛依次为篮球 32.4%、足球 18.1%、

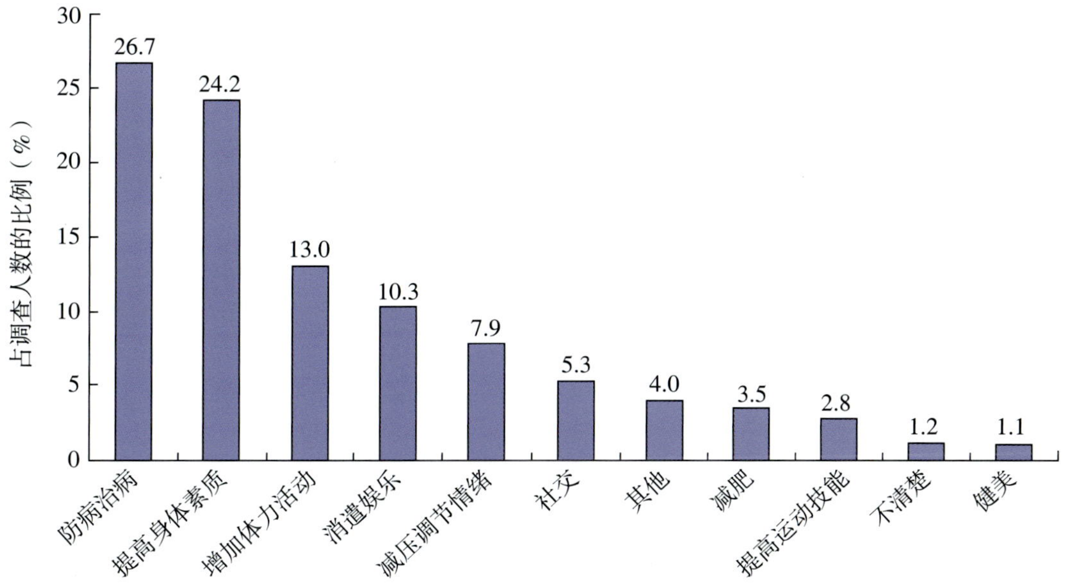

图 6-14　青海省 20 岁及以上人群参加体育锻炼的目的

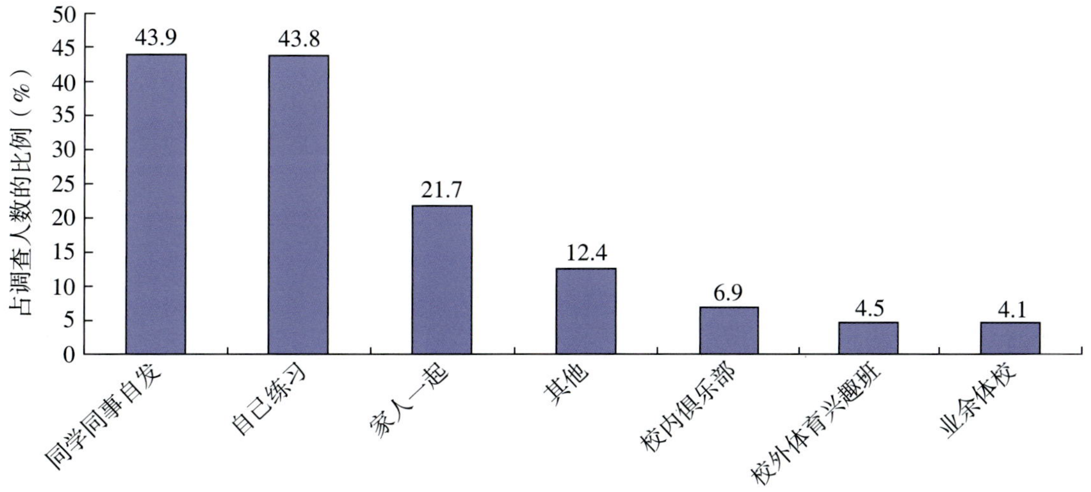

图 6-15　青海省 6 ～ 19 岁儿童青少年经常参加体育锻炼的形式

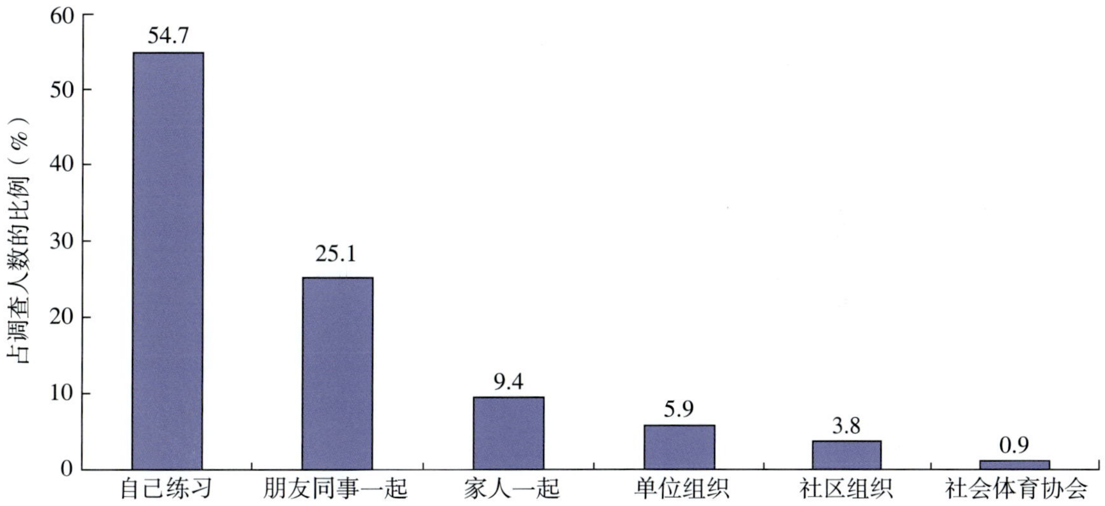

图 6-16　青海省 20 岁及以上人群参加体育锻炼的形式

乒乓球 13.6%、羽毛球 9.3%、排球 7.8%、自行车 7.6%。不同年龄段喜欢的体育项目和观看体育比赛途径基本一致，年龄差别不明显。

五、高原国民体育锻炼影响因素

青海省 6 ~ 19 岁儿童青少年有 51.5% 因担心影响学习而不愿意进行体育锻炼，其次有 11.5% 的青少年对体育锻炼没兴趣、不喜欢，有 8.8% 的青少年担心受伤而不愿意参加体育锻炼（图 6-17）。20 岁及以上人群因家务忙、工作忙而没时间去参加体育锻炼，分别为 31.6% 和 26.0%，其余依次是缺乏场地设施、缺乏组织、身体弱、惰性、没兴趣、缺乏锻炼意识、经济条件限制以及缺乏锻炼指导等原因（图 6-18）。

同时调查结果显示，青海省 20 岁及以上人群认为体育锻炼必须具备的条件首先是有时间，占 57.9%，其次是有场地器材和有人组织分别占 41.8% 和 40.2%，其余依次是有经费为 28.6%，有同伴为 26.2%，有指导为 19.8%（图 6-19）。

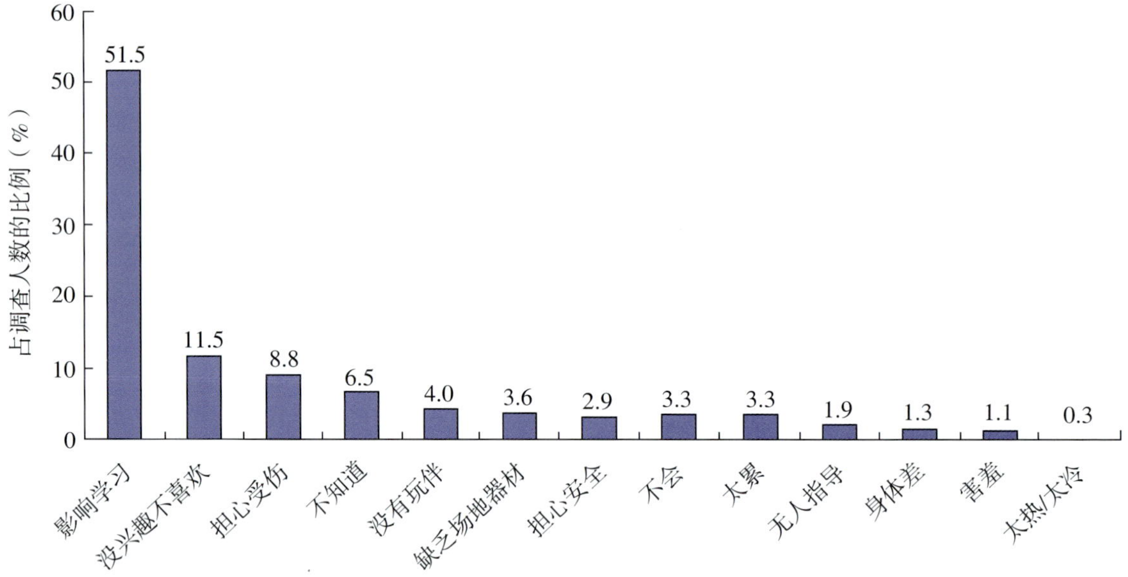

图 6-17 青海省 6 ~ 19 岁儿童青少年不参加体育锻炼的原因

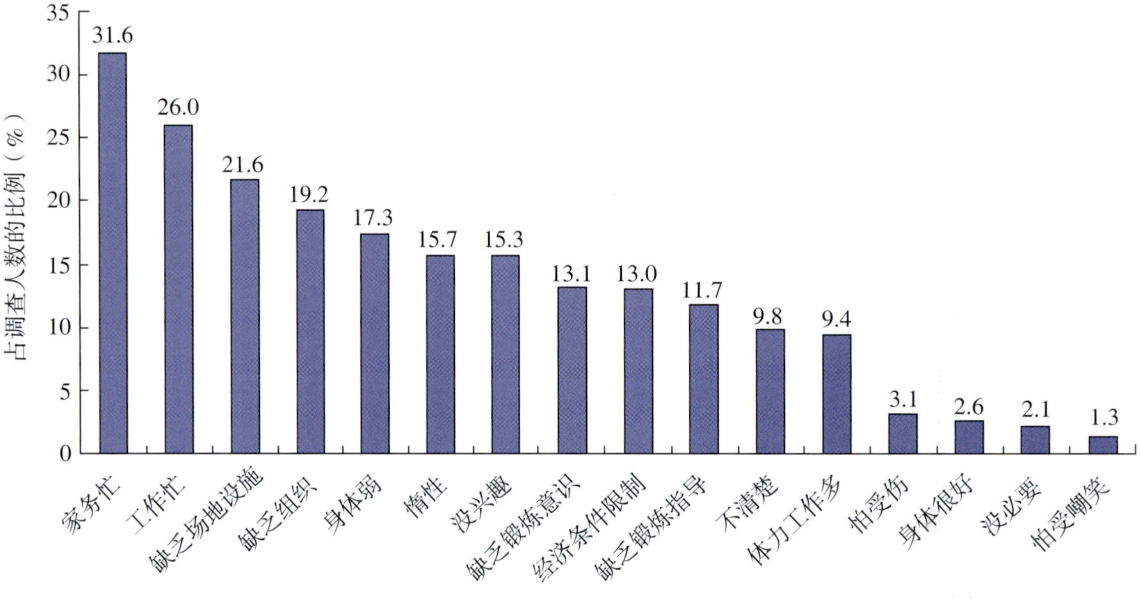

图 6-18 青海省 20 岁及以上人群不参加体育锻炼的原因

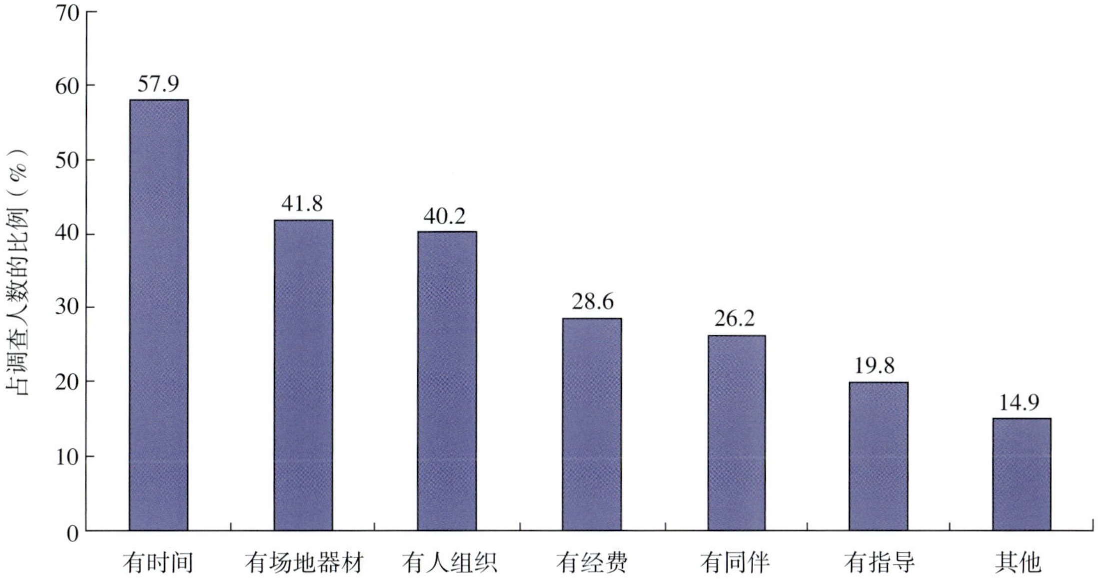

图 6-19　青海省 20 岁及以上人群认为体育锻炼应具备的条件

（马福海　祁继良）

第二节　高原国民体质监测结果分析

体质监测与一般意义上的医疗体检不同。体质监测不是为了检查和诊断疾病，而是通过专用设备和有关体育锻炼情况的问卷调查来测量和评定人的体质状况，目的在于帮助人们了解自己的体质状况总体结果和评价，并为受试者提供体育锻炼、科学健身的原则和方法。体质监测反映人体最基本的体质状况，如人的心肺功能水平的高低、力量的强弱、平衡能力的高低，各种身体成分（肌肉、脂肪、水分等）比例以及骨密度是否合理和正常等；同时反映受试者是否参加体育锻炼，锻炼方法是否得当、锻炼效果是否显著等体育活动情况，以及身体对外界各种环境的适应能力等。另外，通过体质监测帮助发现人体某些潜在的亚健康状态（如：肥胖、缺乏体力活动等），提醒人们及时消除各种威胁健康的因素。同时增强对自身健康的了解，增强自我健身锻炼意识、培养良好的运动习惯，提升身体素质，建立健康生活方式，达到运动防病于未然的作用。

一、高原国民体质监测方法及内容

（一）高原国民体质监测方法

根据我国国家体育总局与国家国民经济和社会发展 5 年计划为一周期同步开展全国国民体质监测的要求以及《国民体质测定标准》[2]，青海省分别于 2000 年、2005 年、2010 年、2014 年共 4 次对全省国民体质及体育锻炼活动状况进行了监测和调查，覆盖 1800 ～ 3800 m 的不同海拔地区，包含 3 ～ 6 岁幼儿、20 ～ 59 岁成年人和 60 ～ 69 岁老年人不同年龄段人群，以及汉、藏、回、土、蒙古、撒拉等 30 多个不同民族人群共计 47 730 人的体质数据（表 6-1）。监测地点为 10 个：西宁市（海拔 2260 米）、西宁市湟中区（海拔 2650 米）、西宁市湟源县（海拔 2660 米），海西蒙古族藏族自治州德令哈市（海拔 2980 米）、格尔木市（海拔 2800 米），果洛藏族自治州（海拔 3750 米），海东市乐都区（海拔 2000 米）、互助县（海拔 2520 米）、循化县（海拔 1860 米），海北藏族自治州门源回族自治县（海拔 2880 米）。

(二)高原国民体质监测内容

包括对身体形态、身体机能和身体素质三类指标对健康状况进行测评。不同年龄组体质监测的指标见表 6-2。同时计算了 BMI 指数、肺活量 / 体重、台阶指数等派生指数。

二、高原国民体质监测达标情况

(一)体质监测达标总体情况

2000—2014 年国民体质监测结果按优秀、良好、合格、不合格 4 个等级进行评价，并以合格以上的为达标率。全省达标率 2000 年为 65.9%，2005 年为 81.3%，2010 年为 80.6%，2014 年为 75.5%（表 6-3），总体呈增加趋势，但均低于全国平均水平，而差距有所缩小，达标率由 2000 年的相差 21.2% 减少至 2014 年相差 14.1%，青海高原人群的体质总体状况与全国平均水平的差距较大（图 6-20）。

(二)不同人群体质达标情况

2000—2014 年青海不同年龄段人群体质达标率呈增加趋势，幼儿由 76.8% 增加至 84.0%，成年人由 66.0% 提高至 72.4%，老年人由 45.5% 提高至 76.8%，分别提高了 7.2%、6.4%、31.3%，老年人的体质达标率提高幅度最大（表 6-4）。与

表6-1　2000—2014年不同年份国民体质监测样本量（人）

性别	人群类别	2000年	2005年	2010年	2014年
男	幼儿	1045	1284	897	844
	成年人	4942	5909	4281	2462
	老年人	543	674	535	414
	小计	6530	7867	5713	3720
女	幼儿	1014	1358	912	828
	成年人	4379	5950	4316	2482
	老年人	563	672	537	400
	小计	5956	7980	5765	3710

表6-2　高原不同人群的体质监测指标

组别	年龄	分组年龄段	身体形态	身体机能	身体素质
幼儿组	3 ~ 6 岁	1 岁为 1 个年龄段	身高、坐高、体重、胸围、皮褶厚度	脉搏	立定跳远、网球掷远、坐位体前屈、10 m 折返跑、走平衡木
成年人组	20 ~ 59 岁	5 岁为 1 个年龄段	身高、体重、胸围、腰围、臀围、皮褶厚度	脉搏、血压、肺活量、台阶指数	坐位体前屈、握力、闭眼单脚站立、选择反应时和一分钟仰卧起坐（女）/ 俯卧撑（男）
老年人组	60 ~ 69 岁	5 岁为 1 个年龄段	身高、体重、胸围、腰围、臀围、皮褶厚度	脉搏、血压、肺活量	坐位体前屈、握力、闭眼单脚站立、选择反应时

表6-3　2000—2014年青海人群总体体质等级情况（%）

年份	n	优秀	良好	合格	达标	不合格率	全国达标
2000 年	12786	7.1	17.7	41.9	65.9	34.1	87.1
2005 年	15847	6	18.9	56.5	81.3	18.7	87.2
2010 年	11478	6	18.5	56.1	80.6	19.4	88.9
2014 年	7619	5	16.3	54.2	75.5	24.5	89.6

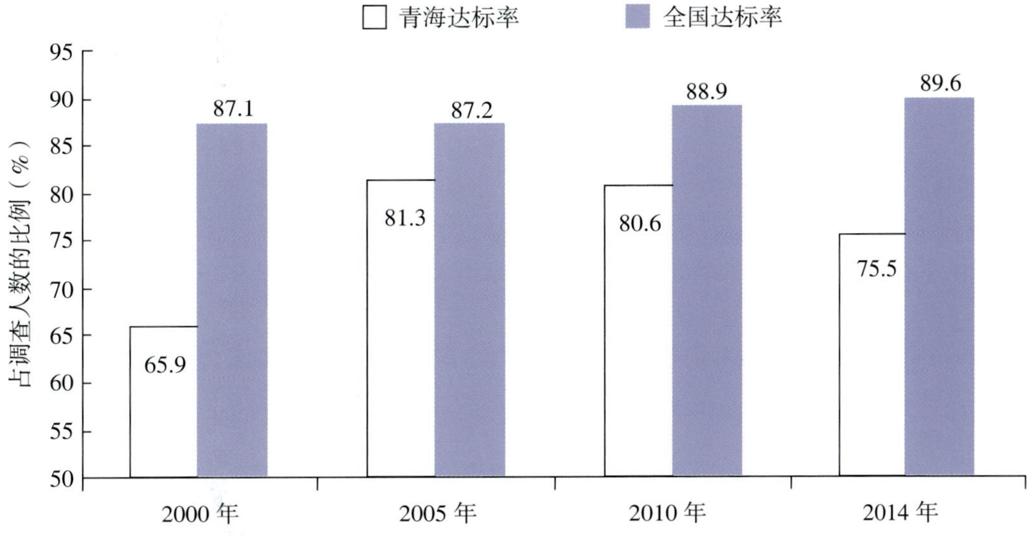

图 6-20　2000—2014 年青海和全国的体质达标率变化

表6-4　2000—2014年青海不同人群体质等级情况（%）

时间	幼儿（3～6岁）						成年（20～59岁）						老年（60～69岁）					
	n	优秀	良好	合格	达标	不合格率	n	优秀	良好	合格	达标	不合格率	n	优秀	良好	合格	达标	不合格率
2000 年	2059	8.2	15	53.6	76.8	23.2	9621	7.2	18.8	39.9	66	34.0	1106	4.2	13	28.3	45.5	54.5
2005 年	2642	4.3	15	58.9	78.2	21.8	11859	6.8	20.4	55.8	83	17.0	1346	2.5	12.6	57.9	73	27.0
2010 年	1809	7.2	21.4	57.9	86.5	13.5	8597	5.9	18.5	56.1	80.5	19.5	1072	4.8	14	53.1	71.8	18.2
2014 年	1772	7.7	19.9	56.4	84	16.0	4944	4.2	15.2	53	72.4	17.6	814	4.2	15.8	56.8	76.8	13.2

2014 年全国国民体质达标率幼儿为 93.6%、成年人为 88.6%、老年人为 87.1% 水平相比，青海省幼儿、成年人和老年人的体质达标率分别低 9.6%、16.3% 和 10.3%，差异显著（$P < 0.01$），尤其是成年人体质达标率差距较大。

（三）国民体质综合指数变化情况

国民体质指数是反映国民总体的身体形态、身体机能和身体素质等国民体质综合状况的指数。青海省国民体质综合指数 2005 年为 92.99、2010 年为 93.71，2014 年为 95.43，总体呈现逐年增加的趋势（表 6-5），但在全国排名中位列倒数第三，仅高于西藏和贵州。

表6-5　2005—2014年青海国民体质综合指数及排名情况

时间	青海省	全国平均水平	排名
2005 年	92.99	100.75	30
2010 年	93.71	100.39	30
2014 年	95.43	100.54	29

综合来看，2000—2014 年 15 年来青海高原人群的体质达标率虽然有所改善，但还是低于全国平均水平近 10% 左右；尽管青海地区的国民体质综合指数呈现体质健康水平逐年改善的变化趋势，但仍位列全国倒数第三，总体与全国平均水平尚有一定差距。

三、高原不同年龄国民体质监测结果分析

（一）幼儿

1．身体形态 身体形态（body shape）指身体的外部形状和特征，主要包括体形、身体姿势、营养状况及身体成分等方面，一定程度上反映了人体的生长发育水平。体现外部形态特征的国民体质监测指标有：高度（身高、坐高），围度（胸围、腰围、臀围）和充实度（体重、皮脂厚度等）等。

（1）身高：2000—2014 年青海 3 ~ 6 岁幼儿身高总体显著性的增加（$P < 0.01$）（表 6-6）。

2000 年与 2014 年相比，男子身高由 3 岁的（98.2±4.94）cm 增加至（102.8±5.30）cm、4 岁的（103.0±4.42）cm 增加至（108.1±5.10）cm、5 岁的（108.2±4.85）cm 增加至（111.6±5.74）cm、6 岁的（112.6±4.79）cm 增加至（115.8±6.43）cm，平均增加（3.3 ~ 5.1）cm、平均增幅 3.88%。而女子由 3 岁的（97.2±5.19）cm 增加至（101.7±5.53）cm、4 岁的（103.2±4.71）cm 增加至（106.5±5.47）cm、5 岁的（106.8±5.03）cm 增加至（110.4±5.10）cm、6 岁的（112.0±5.56）增加至（115.3±5.50）cm，平均增加 3.2 ~ 4.5 cm，其中 3 岁年龄段增加幅度较大达到 4.6%、4 ~ 6 岁平均增幅 3.1%。

（2）坐高：坐高表示躯干的长度，可以间接地了解内脏器官的发育状况。2000—2014 年青海 3 ~ 6 岁幼儿坐高总体显著性的增加（$P < 0.01$）（表 6-7）。

2000 年与 2014 年相比，男子由 3 岁的（57.0±3.4）cm 增加至（58.6±3.4）cm，4 岁的（59.4±2.8）cm 增加至（60.6±3.6）cm，5 岁的（61.7±2.6）cm 增加至（62.8±3.5）cm，6 岁的（63.5±2.6）cm 增加至（64.8±3.4）cm，平均增加 1.1 ~ 1.6 cm、平均增幅 1.75%。女子由 3 岁的

表6-6 2000—2014年青海不同年龄段幼儿身高统计（cm）（$\bar{x} \pm s$）

性别	年龄组（岁）	2000年	2005年	2010年	2014年
男	3	98.2±4.94	99.2±5.27	102.4±5.40	102.8±5.30*
	4	103.0±4.42	104.9±4.62	106.5±5.71	108.1±5.10*
	5	108.2±4.85	110.5±4.76	111.8±5.29	111.6±5.74*
	6	112.6±4.79	115.3±4.66	116.5±5.27	115.8±6.43*
女	3	97.2±5.19	97.7±4.93	101.5±5.04	101.7±5.53*
	4	103.2±4.71	103.5±5.22	105.9±5.36	106.5±5.47*
	5	106.8±5.03	109.8±5.27	110.0±5.79	110.4±5.10*
	6	112.0±5.56	114.2±4.74	114.80±5.18	115.3±5.50*

注：与 2000 年相比，* 表示差异非常显著 $P < 0.01$

表6-7 2000—2014年青海幼儿坐高统计（cm）（$\bar{x} \pm s$）

性别	年龄组（岁）	2000年	2005年	2010年	2014年
男	3	57.0±3.4	57.6±3.05	58.8±3.08	58.6±3.4*
	4	59.4±2.8	60.1±2.52	60.6±2.98	60.6±3.6*
	5	61.7±2.6	62.4±2.59	62.6±2.87	62.8±3.5*
	6	63.5±2.6	64.5±2.60	64.9±3.03	64.8±3.4*
女	3	56.6±3.1	56.4±3.03	57.8±2.81	57.5±3.5*
	4	59.0±2.8	59.4±2.65	60.0±2.78	60.0±3.1*
	5	61.0±2.8	62.1±2.87	61.9±3.29	62.3±3.2*
	6	63.1±3.1	63.9±2.80	64.2±3.04	64.2±3.1*

注：与 2000 年相比，* 表示差异非常显著 $P < 0.01$

（56.6±3.1）cm 增加至（57.5±3.5）cm，4 岁的（59.0±2.8）cm 增加至（60.0±3.1）cm，5 岁的（61.0±2.8）cm 增加至（62.3±3.2）cm，6 岁的（63.1±3.1）cm 增加至（64.2±3.1）cm，平均增加 0.9 ~ 1.3 cm、平均增幅 1.3%。

（3）体重：体重是反映人体横向生长、围度、宽度、厚度和重量的整体指标，它可以表明骨骼、肌肉、皮下脂肪及内脏器官的发育状况和人体充实度，间接地反映人体的营养状况。2000—2014 年青海 3 ~ 6 岁幼儿体重总体显著性的增加（P < 0.01）（表 6-8）。

2000 年与 2014 年相比，男子由 3 岁的（15.0±1.75）kg 增加至（16.6±2.09）kg，4 岁的（16.3±1.71）kg 增加至（18.3±2.63）kg，5 岁的（17.6±1.82）kg 增加至（19.6±2.96）kg，6 岁的（18.8±2.18）kg 增加至（21.1±4.09）kg，平均增加（1.6 ~ 2.3）kg、增幅 11.5%。女子由 3 岁的（14.5±1.72）kg 增加至（15.6±1.82）kg、4 岁的（15.8±1.72）kg 增加至（17.5±3.20）kg，5 岁的（16.8±1.78）kg 增加至（18.0±2.46）kg，6 岁的（18.6±2.17）kg 增加至（19.9±3.33）kg，平均增加 1.1 ~ 1.7 kg，增幅 8.9%。

（4）BMI 指数：BMI 指数（体重 / 身高 ^{2}）是身高、体重的派生指标，反映营养、体型和人体充实度，是国际公认的判定人体胖瘦程度的标准。2000—2014 年青海 3 ~ 6 岁幼儿 BMI 指数总体显著性的增加（P < 0.05-0.01）（表 6-9）。

2000 年与 2014 年相比，男子由 3 岁的（15.5±1.20）增加至（15.8±1.99），4 岁的（15.3±1.11）增加至（15.6±1.80），5 岁的（15.0±1.15）增加至（15.7±1.98）kg，6 岁的（14.8±1.19）增加至（15.7±2.15），平均增加了 0.3 ~ 0.7，平均增幅 3.5%；女子除 3 岁时（15.5±1.20）下降至（15.1±1.28）外，4 岁和 6 岁年龄段则显

表6-8　2000—2014年青海不同年龄段幼儿体重统计（kg）（$\bar{x} \pm s$）

性别	年龄组（岁）	2000年	2005年	2010年	2014年
男	3	15.0±1.75	15.7±1.94	16.6±2.31	16.6±2.09*
	4	16.3±1.71	16.9±1.90	17.9±2.38	18.3±2.63*
	5	17.6±1.82	18.3±2.43	19.1±2.59	19.6±2.96*
	6	18.8±2.18	19.8±2.41	20.7±2.99	21.1±4.09*
女	3	14.5±1.72	15.1±2.09	15.8±1.81	15.6±1.82*
	4	15.8±1.72	16.0±1.99	17.2±2.35	17.5±3.20*
	5	16.8±1.78	17.9±2.60	18.4±2.60	18.0±2.46*
	6	18.6±2.17	19.1±2.76	19.6±2.85	19.9±3.33*

注：与 2000 年相比，* 表示差异非常显著 P < 0.01

表6-9　2000—2014年青海不同年龄段幼儿BMI指数统计（$\bar{x} \pm s$）

性别	年龄组（岁）	2000年	2005年	2010年	2014年
男	3	15.5±1.20	16.0±1.84	15.8±1.36	15.8±1.99
	4	15.3±1.11	15.3±1.19	15.7±1.45	15.6±1.80*
	5	15.0±1.15	15.0±1.45	15.3±1.35	15.7±1.98**
	6	14.8±1.19	14.8±1.22	15.2±1.47	15.7±2.15**
女	3	15.3±2.15	15.9±2.02	15.3±1.15	15.1±1.28
	4	14.8±1.25	14.9±1.21	15.3±1.34	15.4±2.33**
	5	14.7±1.61	14.8±1.61	15.2±1.46	14.7±1.53
	6	14.8±1.40	14.6±1.45	14.8±1.49	14.9±1.83*

注：与 2000 年相比，* 表示差异显著 P < 0.05，** 表示差异非常显著 P < 0.01

著增加，分别由14.8±1.25、14.8±1.40增加至15.4±2.33、14.9±1.83，平均增幅分别达到4.1%、0.7%，差异显著。

（5）胸围：胸围可以表示胸廓大小和肌肉发育状况，在一定程度上反映身体形态和呼吸器官的发育状况。2000—2014年青海3～6岁幼儿胸围总体显著性的增加（$P<0.05\text{-}0.01$）（表6-10）。

2014年与2000年相比，男子由3岁的（51.8±3.19）cm增加至（52.8±3.63）cm、4岁的（53.0±2.87）cm增加至（54.1±3.25）cm、5岁的（53.6±2.57）cm增加至（55.5±3.73）cm、6岁的（55.0±3.31）cm增加至（56.3±3.73）cm，平均增加（1.0～1.9）cm、平均增幅2.5%；女子除5岁年龄段无显著增加外，其他年龄段分别由3岁的（50.8±3.04）cm增加至（51.4±2.59）cm，4岁的（51.7±3.03）cm增加至（52.4±2.93）cm，6岁的（54.0±3.00）cm增加至（54.7±3.55）cm平均增加0.3～0.7 cm，平均增幅1.1%。

（6）皮褶厚度：皮褶厚度包括上臂部、肩胛部、腹部三个部位的测量值，它是了解人的身体成分的简易指标，可以间接反映人体的脂肪量、体脂百分比等。2000—2014年青海3～6岁皮褶厚度值总体显著性的增加（$P<0.01$）（表6-11）。

上臂部皮褶厚度男子由3岁的（8.9±2.48）mm增加至（9.8±3.47）mm、4岁的（8.6±2.68）mm增加至（10.5±4.32）mm、5岁的（8.2±2.61）mm增加至（10.0±3.96）mm、6岁的（8.0±2.58）mm增加至（11.1±4.84）mm，平均增加0.9～3.1 mm、平均增幅23.6%，女子除3岁年龄段无显著增加外，其他年龄段由4岁的（8.8±2.79）mm增加至（10.8±4.19）mm、5岁的（8.4±2.89）mm增加至（10.3±4.51）mm、6岁的（8.1±2.37）mm增加至（10.9±4.12）mm，平均增加0.9～3.1 mm平均增加0.5～2.8 mm、平均增幅21.1%。

肩胛部皮褶厚度男子由3岁的（5.7±1.82）mm增加至（7.3±3.51）mm、4岁的（5.5±1.71）mm增加至（7.6±3.84）mm、5岁的（5.1±1.41）mm增加至（7.3±3.75）mm、6岁的（5.1±1.73）mm增加至（8.1±4.57）mm，平均增加1.7～3.1 mm、平均增幅43.0%。女子由3岁的（6.0±1.70）mm增加至（7.1±3.37）mm、4岁的（5.8±1.74）mm增加至（7.7±3.56）mm、5岁的（5.4±1.71）mm增加至（7.4±3.74）mm、6岁的（5.3±1.41）mm增加至（7.7±3.70）mm，平均增加1.1～2.4 mm，平均增幅33.4%。

腹部皮褶厚度男子由3岁的（6.1±3.03）mm增加至（7.3±3.89）mm、4岁的（5.5±2.20）mm增加至（7.3±3.59）mm、5岁的（5.3±2.10）mm增加至（7.8±4.20）mm、6岁的（5.1±1.73）mm增加至（8.6±5.25）mm，平均增加1.2～3.5 mm、平均增幅达42.1%，而女子除了3岁没有变化外，由4岁的（5.9±2.17）mm增加至（7.8±3.60）mm、5岁的（5.6±2.15）mm增加至（7.7±3.63）mm、6岁的（5.7±2.32）mm增加至（8.0±3.80）mm，平均增加了1.9～2.3 mm，平均增幅36.7%。

总体来看，2000—2014年青海3～6岁幼儿的身高、坐高、体重、BMI指数等形态指标均出现显著增加，皮褶厚度增长幅度男女幼儿分别达到42.1%、36.7%。表明15年来青海高原幼儿在身体充实度和肥胖程度方面均有所提高。

表6-10 2000—2014年青海幼儿胸围统计（cm）（$\bar{x}\pm s$）

性别	年龄组（岁）	2000年	2005年	2010年	2014年
男	3	51.8±3.19	51.2±2.54	51.8±2.65	52.8±3.63**
	4	53.0±2.87	52.3±2.42	52.7±2.57	54.1±3.25**
	5	53.6±2.57	54.4±2.90	54.1±2.84	55.5±3.73**
	6	55.0±3.31	55.2±2.71	55.4±3.48	56.3±3.73**
女	3	50.8±3.04	49.1±3.16	50.3±2.82	51.4±2.59**
	4	51.7±3.03	51.0±2.94	51.0±3.74	52.4±2.93**
	5	52.5±2.78	52.4±3.43	52.0±3.27	52.8±3.31
	6	54.0±3.00	53.4±3.34	53.5±3.67	54.7±3.55*

注：与2000年相比，* 表示差异显著 $P<0.05$，** 表示差异非常显著 $P<0.01$

表6-11　2000—2014年青海不同年龄段幼儿皮褶厚度统计（cm）（$\bar{x}\pm s$）

指标	性别	年龄组（岁）	2000年	2005年	2010年	2014年
上臂	男	3	8.9±2.48	7.6±2.93	7.3±3.06	9.8±3.47*
		4	8.6±2.68	7.6±2.75	7.4±2.53	10.5±4.32*
		5	8.2±2.61	7.2±2.85	6.8±2.42	10.0±3.96*
		6	8.0±2.58	7.2±2.68	7.0±2.91	11.1±4.84*
	女	3	9.2±2.43	7.8±2.92	7.2±2.53	9.7±3.24
		4	8.8±2.79	7.9±2.93	7.9±3.07	10.8±4.19*
		5	8.4±2.89	7.9±2.82	7.5±2.57	10.3±4.51*
		6	8.1±2.37	7.5±2.68	7.5±2.82	10.9±4.12*
肩胛	男	3	5.7±1.82	4.8±1.91	4.1±1.85	7.3±3.51*
		4	5.5±1.71	4.7±1.75	4.0±1.45	7.6±3.84*
		5	5.1±1.41	4.7±1.77	4.1±1.56	7.3±3.75*
		6	5.1±1.73	4.5±1.70	4.3±2.53	8.1±4.57*
	女	3	6.0±1.70	4.8±1.90	4.2±1.31	7.1±3.37*
		4	5.8±1.74	4.8±1.62	4.6±1.94	7.7±3.56*
		5	5.4±1.71	5.0±1.74	4.4±1.86	7.4±3.74*
		6	5.3±1.41	4.8±1.78	4.7±2.11	7.7±3.70*
腹部	男	3	6.1±3.03	4.7±2.00	4.1±2.00	7.3±3.89*
		4	5.5±2.20	4.6±2.01	4.3±2.36	7.3±3.59*
		5	5.3±2.10	4.7±2.18	4.3±2.44	7.8±4.20*
		6	5.1±2.39	4.5±1.99	4.6±3.06	8.6±5.25*
	女	3	6.3±2.61	4.9±2.29	4.1±1.93	6.5±2.61
		4	5.9±2.17	4.9±2.01	4.7±2.67	7.8±3.60*
		5	5.6±2.15	5.1±2.27	4.9±2.70	7.7±3.63*
		6	5.7±2.32	4.8±2.16	5.2±3.03	8.0±3.80*

注：与2000年相比，* 表示差异非常显著 $P<0.01$

2．身体机能　身体机能（physical function）是人体在新陈代谢作用下各器官系统工作的能力。体质监测中对身体机能测定的指标有安静心率、肺活量、血压、台阶试验，其中幼儿的身体机能指标只测安静心率。

安静心率：安静心率是指正常人安静状态下每分钟心跳的次数。2000—2014年青海3～6岁幼儿除3岁男女、6岁男子的年龄段安静心率出现显著下降外（$P<0.05\sim0.01$），其他年龄段无显著变化（表6-12）。

其中3岁年龄段男女分别由（98.1±15.0）次/分、（99.2±15.6）次/分下降至（95.5±13.3）次/分、（94.7±12.1）次/分，平均下降2.6次/分、4.5次/分，差异非常显著（$P<0.01$）。6岁男子安静心率则出现显著增加，由（92.7±14.2）次/分增加至（94.0±11.5）次/分。

总体来看，2000—2014年高原幼儿的安静心率除3岁年龄段幼儿男女均出现显著下降外，其他年龄段没有变化，表明15年来幼儿的心血管身体机能没有得到明显改善。

3．身体素质　身体素质（physical quality）一般是指人体在活动中所表现出来的柔韧、力量、速度、耐力、灵敏以及平衡等能力。幼儿的身体素质包括坐位体前屈、立定跳远、网球掷远、10 m

表6-12 2000—2014年青海不同年龄段幼儿安静心率统计（次/分）（$\bar{x} \pm s$）

性别	年龄组（岁）	2000年	2005年	2010年	2014年
男	3	98.1±15.0	99.2±12.52	100.8±9.92	95.5±13.3**
	4	94.0±15.6	97.9±12.22	98.8±10.06	94.4±12.1
	5	93.7±14.2	96.2±11.67	97.0±11.37	94.6±11.0
	6	92.7±14.2	95.1±12.09	95.5±10.34	94.0±11.5*
女	3	99.2±15.6	103.4±13.04	101.9±9.61	94.7±12.1**
	4	97.1±15.8	98.8±12.62	99.3±10.63	96.5±12.6
	5	94.2±15.0	97.0±11.49	96.0±11.05	94.7±11.0
	6	92.4±14.9	95.1±11.45	95.6±10.59	93.3±12.1

注：与2000年相比，* 表示差异显著 $P < 0.05$，** 表示差异非常显著 $P < 0.01$

折返跑、双脚连续跳、走平衡木6项指标。

（1）柔韧素质：2014年青海3～6岁幼儿的坐位体前屈男子为8.7 cm、女子为10.68 cm。2014年与2000相比总体呈下降趋势（表6-13），男女平均下降了0.45 cm和0.08 cm，下降幅度为4.93%和0.63%，男子下降幅度大于女子。

其中3岁男女和5岁男子下降幅度较大，3岁男子由（9.6±3.5）cm下降至（9.0±3.8）cm，女子由（11.1±3.4）cm下降至（10.5±3.5）cm，分别下降了0.4 cm和0.6 cm，下降幅度为–6.3%和–5.4%；5岁男子由（9.0±4.1）cm下降至（8.0±3.8）cm，平均下降1.0cm、平均降幅11.1%，差异显著（$P < 0.05$）。其他年龄段男女变化不明显。

（2）力量素质：体质监测中，通过网球掷远、握力、双脚连续跳、背力、立定跳远和纵跳指标的测量来反映人体肌肉力量情况。

1）网球掷远：2014年青海3～6岁幼儿的网球掷远成绩男子为5.8 m，女子为4.35 m。

2014年与2000年相比总体呈增加趋势变化（表6-14），男女分别增加了0.2 m和0.05 m，增加幅度为4.35%和1.45%。其中男子在3岁年龄段显著增加（$P < 0.01$）外，由（3.5±1.54）m增加至（4.1±1.76）m，平均增加0.6 m、增幅为13.9%，其他年龄段均无显著变化（$P > 0.05$）。

2）双脚连续跳：2014年青海3～6岁幼儿的双脚连续跳的成绩男子为8.2秒、女子为8.3秒。

2014年与2000年相比双脚连续跳的成绩总体呈提高趋势，成绩平均提高0.4～0.7秒，提高幅度男子为7.4%，女子为6.7%，提高显著（$P < 0.05 \sim 0.01$）（表6-15）。

3）立定跳远：2014年青海3～6岁幼儿立定跳远成绩男子为84.5 cm，女子为79.4 cm。

表6-13 2000—2014年青海不同年龄段幼儿坐位体前屈统计（$\bar{x} \pm s$）

性别	年龄组（岁）	2000年	2005年	2010年	2014年
男	3	9.6±3.5	8.6±3.49	8.5±3.60	9.0±3.8
	4	9.4±3.7	8.1±3.80	8.2±4.22	9.4±4.1
	5	9.0±4.1	7.7±4.03	7.0±3.97	8.0±3.8*
	6	8.6±4.3	7.0±4.18	6.9±4.40	8.4±4.1
女	3	11.1±3.4	10.0±3.44	9.6±3.81	10.5±3.5
	4	10.7±3.8	9.9±3.84	9.9±3.90	10.9±3.7
	5	10.8±4.2	9.3±4.05	10.0±4.25	10.6±3.9
	6	10.4±4.6	9.4±4.60	10.0±4.28	10.7±4.3

注：与2000年相比，* 表示差异显著 $P < 0.05$

表6-14　2000—2014年青海幼儿网球掷远统计（m）（$\bar{x} \pm s$）

性别	年龄组（岁）	2000年	2005年	2010年	2014年
男	3	3.5±1.54	4.0±1.52	3.7±1.48	4.1±1.76*
	4	4.9±1.93	5.2±1.83	4.7±1.77	5.0±1.94
	5	6.2±2.56	6.8±2.26	6.3±2.28	6.5±2.33
	6	7.8±3.08	8.8±2.88	7.3±2.79	7.6±2.66
女	3	3.0±1.22	3.3±1.11	3.3±1.05	3.1±1.18
	4	3.9±1.26	4.2±1.48	4.1±1.55	3.9±1.16
	5	4.7±1.66	5.1±1.53	4.7±1.47	4.9±1.66
	6	5.6±1.86	5.8±1.81	5.5±1.89	5.5±1.82

注：与2000年相比，* 表示差异非常显著 $P < 0.01$

表6-15　2000—2014年青海幼儿双脚连续跳成绩统计（s）（$\bar{x} \pm s$）

性别	年龄组（岁）	2000年	2005年	2010年	2014年
男	3	11.4±4.86	11.6±5.28	9.8±4.21	10.5±4.34
	4	9.7±3.90	8.8±2.89	8.3±2.88	8.8±3.50
	5	7.5±1.28	7.2±2.01	7.1±2.40	7.1±2.35
	6	7.0±2.20	6.7±1.85	6.2±2.12	6.5±2.12
女	3	12.0±4.82	12.1±4.59	10.4±4.45	11.2±4.93
	4	8.9±2.83	8.9±2.90	8.3±2.80	8.2±2.83*
	5	7.5±2.27	7.3±2.07	6.9±2.08	7.0±2.02**
	6	7.2±2.81	6.6±1.56	6.2±1.77	6.8±2.03*

注：与2000年相比，* 表示差异显著 $P < 0.05$，** 表示差异非常显著 $P < 0.01$

2014年与2000年相比立定跳远成绩总体呈显著性提高趋势（$P < 0.01$）（表6-16），男子由3岁的（57.1±17.0）cm提高至（64.4±20.5）cm、4岁的（71.0±16.6）cm提高至（80.1±19.7）cm、5岁的（84.7±16.9）cm提高至（92.5±21.6）cm、6岁的（95.3±15.8）cm提高至（101±21.8）cm，平均增加7.5 cm，平均增幅10.1%；女子由3岁的（50.7±17.3）cm提高至（59.8±23.4）cm，4岁的（68.9±14.9）cm提高至（76.9±17.4）cm，5岁的（80.9±17.7）cm提高至（88.4±18.6）cm，6岁的（89.7±16.1）cm提高至（92.3±18.7）cm，平均增加6.9 cm、平均增幅10.4%。

（3）速度素质：2014年青海3～6岁幼儿的10 m折返跑成绩男子为8.47秒，女子为8.88秒。

2014年与2000年相比10 m折返跑成绩总体呈增加趋势，除女子5岁提高显著（$P < 0.05$）外，由（8.4±1.55）s提高至（8.1±1.12）s，平均提高0.3 s，平均增幅4.2%，（表6-17），其他年龄段男女均无显著变化。

（4）走平衡木：2014年青海3～6岁幼儿走平衡木成绩男子为9.53秒，女子为9.68秒。

2014年与2000年相比走平衡木成绩总体提高显著（$P < 0.05 \sim 0.01$）（表6-18），男女分别提高了2.15秒和2.27秒，提高幅度为16%和13.2%。其中男子3岁和4岁的由（18.1±11.6）s和（13.1±9.6）s提高至（13.2±8.3）s、（11.0±6.3）s，分别提高了4.9 s和2.1 s，增幅27.1%和16%；女子3岁的由（20.8±13.1）s提高至（13.2±7.0）s，平均提高7.6 s，提高幅度为36.5%，差异显著（$P < 0.05 \sim 0.01$）。其他年龄段无显著提高。

总体来看，2000—2014年青海3～6岁幼儿

表6-16　2000—2014年青海幼儿立定跳远统计（cm）（$\bar{x} \pm s$）

性别	年龄组（岁）	2000年	2005年	2010年	2014年
男	3	57.1±17.0	51.7±17.33	56.6±20.96	64.4±20.5*
	4	71.0±16.6	67.9±17.33	70.5±21.99	80.1±19.7*
	5	84.7±16.9	83.7±17.32	84.4±21.55	92.5±21.6*
	6	95.3±15.8	95.6±17.17	95.8±20.94	101±21.8*
女	3	50.7±17.3	47.4±17.20	55.7±19.04	59.8±23.4*
	4	68.9±14.9	63.5±16.88	67.9±18.88	76.9±17.4*
	5	80.9±17.7	77.8±15.90	79.5±19.35	88.4±18.6*
	6	89.7±16.1	85.9±15.89	89.4±18.86	92.3±18.7

注：与2000年相比，* 表示差异非常显著 $P < 0.01$

表6-17　2000—2014年青海幼儿10 m折返跑成绩统计（s）（$\bar{x} \pm s$）

性别	年龄组（岁）	2000年	2005年	2010年	2014年
男	3	10.1±2.29	10.5±2.51	9.2±1.79	10.0±2.15
	4	8.7±1.54	8.9±2.04	8.3±1.44	8.8±1.54
	5	7.9±1.47	7.6±1.11	7.5±1.20	7.8±1.45
	6	7.4±1.14	7.2±0.88	7.1±0.99	7.3±1.30
女	3	10.7±2.20	11.2±3.15	9.3±1.82	10.5±2.38
	4	8.9±1.67	9.1±1.89	8.5±1.49	9.1±1.67
	5	8.4±1.55	7.9±1.08	7.8±1.21	8.1±1.12*
	6	7.7±1.25	7.6±0.99	7.2±0.89	7.8±1.17

注：与2000年相比，* 表示差异显著 $P < 0.05$

表6-18　2000—2014年青海幼儿走平衡木完成时间统计（s）（$\bar{x} \pm s$）

性别	年龄组（岁）	2000年	2005年	2010年	2014年
男	3	18.1±11.6	13.8±7.57	13.2±10.53	13.2±8.3**
	4	13.1±9.6	9.7±5.57	10.3±7.08	11.0±6.3*
	5	8.2±6.5	7.5±4.59	7.4±4.76	7.6±4.9
	6	7.3±6.0	5.8±3.41	5.5±3.42	6.3±3.7
女	3	20.8±13.1	16.8±10.89	13.7±9.17	13.2±7.0**
	4	11.8±7.4	10.6±6.34	10.6±8.13	11.2±5.9
	5	8.2±5.7	8.1±4.68	8.4±8.04	7.4±3.9
	6	7.0±4.0	6.9±3.69	5.9±3.49	6.9±3.5

注：与2000年相比，* 表示差异显著 $P < 0.05$，** 表示差异非常显著 $P < 0.01$

青海幼儿身体素质指标中的立定跳远、网球掷远、走平衡木、双脚连续跳等成绩均有所提高，但坐位体前屈、10 m 折返跑成绩部分年龄段出现下降，结果表明 15 年来，高原幼儿的身体素质中速度和肌肉爆发力方面得到改善，但柔韧性和灵敏性有所下降。

（二）成年和老年人群

1．身体形态（Body shape）　成年和老年人群国民体质监测指标有高度（身高、坐高），围度

（胸围、腰围、臀围）和充实度（体重、皮脂厚度等）等。

（1）身高：2014 年青海 20 ～ 59 岁成年平均身高男子为（170.5±1.3）cm，女子为（159.3±1.2）cm。2014 年与 2000 年相比总体呈显著性增加趋势（$P < 0.05 \sim 0.01$）（表 6-19），其中男子平均增高 1.3 cm、平均增幅 0.78%，而女子平均增高 0.9 cm、平均增幅 0.55%。

2014 年青海 60 ～ 69 岁老年人平均身高男子为（167.2±0.1）cm，女子为（156.1±1.2）cm。2014 年与 2000 年相比总体呈显著性增加趋势（$P < 0.05 \sim 0.01$），男子平均增加 1.35 cm、平均增幅 0.81%，女性平均增加 0.45 cm、平均增幅 0.32%。

（2）体重：2014 年青海 20 ～ 59 岁成年平均体重男子为（70.0±2.4）kg，女子为（57.7±3.0）kg。2014 年与 2000 年相比体重值总体呈显著性的增加趋势（$P < 0.05 \sim 0.01$）（表 6-20），其中男子平均增加 3.9 kg，平均增幅 5.94%；而女子平均增加 1.08 kg，平均增幅 1.90%。

2014 年青海 60 ～ 69 岁老年人平均体重男子为（68.2±1.1）kg，女子为（60.1±3.1）kg。2014 年与 2000 年相比体重值总体显著性增加（$P < 0.01$）（表 8-33），男子平均增加 4.3 kg 左右，增幅达到 6.7%；女子平均增加 2.45 kg 左右；平均增幅达到 4.2%。

（3）BMI 指数：2014 年青海 20 ～ 59 岁成年人平均 BMI 指数男子为（24.1±1.1），女子为（22.7±1.5）。2014 年与 2000 年相比男子呈显著性的增加趋势（$P < 0.01$），平均增加 0.98，平均增幅 4.24%；女子平均增加 0.19，平均增幅 0.80%（表 6-21）。

2014 年青海 60 ～ 69 岁老年人平均 BMI 指数

表6-19　2000—2014年青海不同年龄段人群身高统计（cm）（$\bar{x} \pm s$）

性别	年龄组（岁）	2000年	2005年	2010年	2014年
男	20 ～ 24	169.9±5.71	170.3±5.67	170.3±6.01	172.0±5.60**
	25 ～ 29	170.2±5.93	170.5±5.78	169.8±6.06	171.9±5.53**
	30 ～ 34	169.9±5.70	169.7±5.65	170.4±6.15	171.2±5.68**
	35 ～ 39	169.8±5.62	169.6±5.84	169.4±6.23	170.7±5.86*
	40 ～ 44	169.0±5.76	169.2±5.84	169.0±5.97	170.2±5.92**
	45 ～ 49	168.7±5.93	168.4±5.73	168.8±6.04	169.9±5.79**
	50 ～ 54	168.5±5.85	168.6±5.66	168.2±6.14	169.8±6.25**
	55 ～ 59	167.1±5.39	168.1±5.96	167.7±5.78	168.0±5.56*
	60 ～ 64	165.6±6.08	166.3±6.04	166.2±6.02	167.1±5.73**
	65 ～ 69	165.9±5.42	165.6±5.92	165.3±6.55	167.2±7.07*
女	20 ～ 24	158.8±5.62	158.4±5.33	159.2±5.94	160.6±5.44**
	25 ～ 29	158.9±5.47	158.5±5.28	159.1±5.76	159.8±5.25**
	30 ～ 34	158.6±5.71	158.1±4.98	158.8±5.67	160.5±5.61**
	35 ～ 39	158.8±5.47	158.1±5.17	158.5±5.25	160.0±5.60**
	40 ～ 44	159.2±5.87	158.2±5.30	158.8±5.34	158.8±5.74
	45 ～ 49	158.9±6.03	157.7±5.57	158.1±5.37	158.5±5.21
	50 ～ 54	157.2±5.64	156.9±5.22	157.3±5.64	159.2±5.11**
	55 ～ 59	157.0±5.99	156.8±5.76	157.1±5.88	157.0±5.64
	60 ～ 64	155.9±5.73	154.5±5.56	155.2±5.15	156.9±5.86*
	65 ～ 69	155.3±6.75	153.8±5.72	153.5±5.67	155.2±5.61

注：与 2000 年相比，* 表示差异显著 $P < 0.05$，** 表示差异非常显著 $P < 0.01$

表6-20 2000—2014年青海不同年龄段人群体重统计（kg）（$\bar{x} \pm s$）

性别	年龄组（岁）	2000年	2005年	2010年	2014年
男	20 ~ 24	60.7±8.17	62.8±9.82	62.9±9.83	64.8±10.46**
	25 ~ 29	63.8±8.86	64.7±10.00	66.0±11.50	68.2±9.98**
	30 ~ 34	65.5±9.55	66.4±10.15	67.8±10.41	70.9±10.67**
	35 ~ 39	67.3±10.33	67.1±10.42	69.0±10.26	71.6±10.24**
	40 ~ 44	67.9±10.1	69.2±10.98	70.1±10.67	71.1±9.49**
	45 ~ 49	68.1±9.34	68.9±9.66	71.1±10.55	70.2±10.07**
	50 ~ 54	68.8±9.85	68.8±10.20	69.3±9.93	72.5±10.16**
	55 ~ 59	66.6±9.02	67.9±10.05	69.7±9.23	70.6±9.87**
	60 ~ 64	64.5±9.54	65.6±10.67	69.4±9.58	68.9±9.08**
	65 ~ 69	63.2 ±9.89	64.1±10.35	67.2±9.68	67.4 ±9.04**
女	20 ~ 24	52.3±6.24	52.1±6.33	52.5±7.19	53.2±7.59
	25 ~ 29	53.1±7.24	53.0±6.87	54.4±7.82	53.7±7.33
	30 ~ 34	54.6±7.14	54.2±7.11	55.5±7.79	56.7±8.16**
	35 ~ 39	56.6±7.54	55.5±7.77	56.4±7.82	57.5±9.04
	40 ~ 44	59.2±7.94	58.2±7.96	59.0±7.85	59.2±8.87
	45 ~ 49	59.5±8.49	58.3±8.15	60.5±8.74	59.1±8.67
	50 ~ 54	58.4±8.42	58.3±8.00	60.5±8.25	61.6±8.87**
	55 ~ 59	59.1±8.39	58.7±8.59	60.3±8.24	60.4±8.47*
	60 ~ 64	58.1 ±8.65	57.7±9.54	60.1±9.53	62.3±8.19**
	65 ~ 69	57.2 ±9.92	54.9±8.80	57.3±9.25	57.9±9.16

注：与2000年相比，* 表示差异显著 $P < 0.05$，** 表示差异非常显著 $P < 0.01$

男子为（24.4±0.4），女子为（24.7±0.9）。2014年与2000年相比总体呈显著性的增加（$P < 0.05 \sim 0.01$）（表6-21）。男子平均增加1.2，平均增幅5.15%；女子平均增加0.9，平均增幅3.8%。

（4）围度指标：2014年青海20 ~ 59岁成年围度值中，男子的平均胸围、腰围、臀围值分别为（91.9±2.3）cm、（85.4±3.7）cm、（94.7±1.5）cm，女子的平均胸围、腰围、臀围值分别为（85.8±2.8）cm、（76.8±4.2）cm、（92.0±2.2）cm。2014年与2000年相比围度值总体呈显著性的增加趋势（$P < 0.05 \sim 0.01$）（表6-22、表6-23、表6-24），其中胸围值男子平均增加3.6 cm、平均增幅4.1%；女子平均增加11.99 cm、平均增幅2.38%。腰围值男子平均增加6.29 cm，平均增幅7.96%；女子平均增加3.54 cm，平均增幅4.88%。臀围值男子平均增加4.36 cm，平均增幅4.84%，女性平均增加2.65 cm，平均增幅2.98%。

2014年青海60 ~ 69岁老年人围度值中，男子平均胸围、腰围、臀围值分别为（92.2±1.1）cm、（87.6±0.7）cm、（93.6±0.1）cm；女子平均胸围、腰围、臀围值分别为（88.9±0.7）cm、（83.9±0.4）cm、（94.8±1.4）cm。2014年与2000年相比2000—2014年青海60 ~ 69岁老年人围度值总体也呈显著性的增加趋势（$P < 0.05 \sim 0.01$）（表6-22、表6-23、表6-24）。其中胸围值男女分别平均增加4.15 cm、2.5 cm，平均增幅4.7%、2.9%；腰围男女分别平均增加7.2 cm、5.65 cm，增幅达到8.95%、7.2%；臀围男女分别平均增加3.4 cm、6.65 cm，平均增幅为3.75%、4.05%。

（5）皮褶厚度：2014年青海20 ~ 59岁成年人的皮褶厚度值中，男子平均上臂、肩胛、腹部皮褶厚度值分别为（14.7±0.6）mm、（19.1±1.9）mm、

表6-21　2000—2014年青海不同年龄段人群BMI指数统计（$\bar{x} \pm s$）

性别	年龄组（岁）	2000年	2005年	2010年	2014年
男	20 ~ 24	21.1 ± 2.65	21.6 ± 2.96	21.7 ± 3.04	21.9 ± 3.34**
	25 ~ 29	22.0 ± 2.8	22.2 ± 3.01	22.9 ± 3.35	23.1 ± 3.12**
	30 ~ 34	22.7 ± 2.93	23.0 ± 3.11	23.3 ± 3.10	24.1 ± 3.06**
	35 ~ 39	23.3 ± 3.15	23.3 ± 3.13	24.0 ± 3.03	24.6 ± 3.24**
	40 ~ 44	23.8 ± 3.1	24.1 ± 3.28	24.5 ± 3.28	24.5 ± 2.86**
	45 ~ 49	23.9 ± 2.91	24.3 ± 2.98	24.9 ± 3.17	24.3 ± 3.09
	50 ~ 54	24.2 ± 3.07	24.2 ± 3.15	24.5 ± 3.06	25.1 ± 3.02**
	55 ~ 59	23.8 ± 2.78	24.0 ± 3.18	24.8 ± 2.95	25.0 ± 3.12**
	60 ~ 64	23.5 ± 3.12	23.7 ± 3.27	25.1 ± 3.29	24.7 ± 2.85**
	65 ~ 69	22.9 ± 3.29	23.3 ± 3.22	24.6 ± 3.15	24.1 ± 2.72**
女	20 ~ 24	20.8 ± 2.48	20.8 ± 2.24	20.7 ± 2.59	20.6 ± 2.63
	25 ~ 29	21.0 ± 2.69	21.1 ± 2.50	21.5 ± 2.90	21.0 ± 2.67
	30 ~ 34	21.7 ± 2.5	21.7 ± 2.63	22.0 ± 2.84	22.0 ± 2.97
	35 ~ 39	22.4 ± 2.66	22.2 ± 2.82	22.4 ± 2.82	22.5 ± 3.3
	40 ~ 44	23.3 ± 2.69	23.2 ± 2.91	23.4 ± 2.86	23.5 ± 3.17
	45 ~ 49	23.6 ± 2.99	23.4 ± 2.96	24.2 ± 3.10	23.5 ± 3.14
	50 ~ 54	23.6 ± 3.00	23.7 ± 2.99	24.4 ± 3.09	24.3 ± 3.36**
	55 ~ 59	24.0 ± 3.13	23.9 ± 3.21	24.4 ± 3.07	24.5 ± 3.37*
	60 ~ 64	23.9 ± 3.07	24.1 ± 3.64	25.0 ± 3.76	25.3 ± 3.26*
	65 ~ 69	23.7 ± 3.39	23.2 ± 3.31	24.3 ± 3.52	24.0 ± 3.53

注：与 2000 年相比，* 表示差异显著 $P < 0.05$，** 表示差异非常显著 $P < 0.01$

表6-22　2000—2014年青海不同年龄段人群胸围统计（cm）（$\bar{x} \pm s$）

性别	年龄组（岁）	2000年	2005年	2010年	2014年
男	20 ~ 24	83.9 ± 5.75	85.7 ± 6.73	85.3 ± 7.26	87.3 ± 6.87**
	25 ~ 29	86.3 ± 5.94	87.7 ± 6.31	87.9 ± 8.15	90.1 ± 7.67**
	30 ~ 34	88.0 ± 6.28	89.2 ± 6.56	89.6 ± 7.52	91.5 ± 7.3**
	35 ~ 39	89.6 ± 6.78	90.0 ± 6.76	90.5 ± 7.55	93.0 ± 6.78**
	40 ~ 44	90.0 ± 6.89	91.5 ± 7.35	90.9 ± 8.13	92.5 ± 6.73**
	45 ~ 49	90.7 ± 6.86	91.9 ± 6.46	92.2 ± 7.64	93.2 ± 7.4**
	50 ~ 54	89.9 ± 7.16	91.9 ± 7.38	91.3 ± 7.82	94.5 ± 6.59**
	55 ~ 59	88.2 ± 6.92	90.7 ± 7.60	91.5 ± 7.27	93.3 ± 7.65**
	60 ~ 64	88.5 ± 6.75	90.6 ± 7.07	90.8 ± 8.41	93.0 ± 7.07**
	65 ~ 69	87.6 ± 7.14	89.9 ± 6.80	90.6 ± 7.65	91.4 ± 7.84**
女	20 ~ 24	79.7 ± 5.44	80.8 ± 5.57	80.3 ± 6.61	81.6 ± 5.77**
	25 ~ 29	80.3 ± 5.62	81.6 ± 5.85	81.8 ± 6.82	82.1 ± 5.86**
	30 ~ 34	81.9 ± 5.96	82.8 ± 5.94	83.3 ± 7.13	84.6 ± 6.81**
	35 ~ 39	84.2 ± 6.46	84.0 ± 6.53	83.9 ± 6.25	86.1 ± 7.06**
	40 ~ 44	86.8 ± 7.2	86.3 ± 6.76	85.6 ± 6.88	86.9 ± 6.73
	45 ~ 49	86.5 ± 7.94	86.6 ± 7.23	87.1 ± 7.61	87.1 ± 6.81
	50 ~ 54	85.2 ± 7.03	86.4 ± 7.41	87.4 ± 7.63	88.9 ± 6.96**
	55 ~ 59	85.9 ± 7.36	87.2 ± 7.53	87.4 ± 7.67	89.1 ± 7.13**
	60 ~ 64	86.3 ± 7.49	87.6 ± 7.70	87.9 ± 9.42	89.4 ± 6.84**
	65 ~ 69	86.5 ± 8.68	85.2 ± 7.69	88.2 ± 8.66	88.4 ± 8.36*

注：与 2000 年相比，* 表示差异显著 $P < 0.05$，** 表示差异非常显著 $P < 0.01$

表6-23 2000—2014年青海不同年龄段人群腰围统计（cm）（$\bar{x} \pm s$）

性别	年龄组（岁）	2000年	2005年	2010年	2014年
男	20 ~ 24	72.2±7.7	75.6±8.75	76.4±9.07	77.5±8.8*
	25 ~ 29	75.4±8.3	78.3±9.24	79.2±10.05	82.2±9.8*
	30 ~ 34	77.9±9.1	80.3±9.29	82.0±9.74	85.5±10.1*
	35 ~ 39	80.3±10.1	81.5±9.41	82.7±9.49	86.3±9.6*
	40 ~ 44	81.7±9.7	84.0±9.98	84.8±9.67	87.2±8.9*
	45 ~ 49	82.0±9.2	84.5±9.30	86.4±9.69	87.6±9.6*
	50 ~ 54	82.2±9.6	84.5±10.05	85.0±9.64	88.5±9.4*
	55 ~ 59	80.8±9.5	84.2±10.17	85.8±9.19	88.0±9.1*
	60 ~ 64	80.8±10.8	83.7±10.59	86.3±9.65	88.1±9.0*
	65 ~ 69	80.0±10.6	82.7±9.57	85.4±9.60	87.1±9.8*
女	20 ~ 24	67.4±6.8	69.4±6.78	69.8±7.44	70.5±7.9*
	25 ~ 29	68.3±6.9	70.2±6.92	72.0±8.08	72.1±8.4*
	30 ~ 34	70.0±6.9	71.0±7.41	73.3±8.79	74.5±9.2*
	35 ~ 39	72.8±7.7	72.6±7.88	73.4±8.07	76.7±9.0*
	40 ~ 44	76.4±9.2	75.1±8.61	76.0±8.31	78.2±9.2*
	45 ~ 49	77.1±9.0	76.1±8.75	78.5±8.59	78.3±8.7
	50 ~ 54	76.7±8.5	77.2±8.79	79.4±8.42	81.6±9.3*
	55 ~ 59	77.2±8.4	78.8±9.35	80.2±8.73	82.3±8.5*
	60 ~ 64	77.5±9.3	80.5±9.50	83.0±10.49	84.2±8.4*
	65 ~ 69	79.0±10.4	78.5±9.41	83.4±10.11	83.6±9.4*

注：与 2000 年相比，* 表示差异非常显著 $P < 0.01$

表6-24 2000—2014年青海不同年龄段人群臀围统计（cm）（$\bar{x} \pm s$）

性别	年龄组（岁）	2000年	2005年	2010年	2014年
男	20 ~ 24	87.1±5.7	88.0±6.27	87.9±5.95	91.3±7.0**
	25 ~ 29	88.6±6.9	89.4±6.43	90.0±7.00	94.2±7.2**
	30 ~ 34	90.0±6.1	90.7±6.11	91.0±6.26	94.9±7.5**
	35 ~ 39	91.1±6.8	91.2±6.28	91.3±6.55	94.9±6.8**
	40 ~ 44	91.8±7.0	92.3±6.85	92.2±6.48	95.1±5.9**
	45 ~ 49	92.5±6.8	92.4±6.32	92.9±6.60	95.6±6.8**
	50 ~ 54	91.7±7.3	92.0±6.95	91.9±6.81	96.4±6.8**
	55 ~ 59	89.8±7.6	91.5±7.85	92.4±6.29	95.1±6.7**
	60 ~ 64	90.6±7.3	92.0±6.83	92.2±7.00	93.7±6.6**
	65 ~ 69	89.8±7.2	91.3±7.47	92.0±6.33	93.5±7.6**
女	20 ~ 24	86.0±5.3	86.5±5.30	86.2±5.64	88.6±6.0**
	25 ~ 29	86.4±5.9	87.4±5.19	87.2±6.31	89.6±6.0**
	30 ~ 34	88.0±5.4	88.7±5.33	88.3±6.04	90.8±6.7**
	35 ~ 39	89.7±5.8	89.6±5.92	89.0±5.56	91.8±6.2**
	40 ~ 44	91.4±6.2	91.3±6.17	90.6±5.33	93.0±6.3**
	45 ~ 49	91.2±7.3	91.1±6.71	91.2±6.26	93.2±6.7**
	50 ~ 54	90.8±7.6	91.0±6.95	91.1±6.66	94.4±7.0**
	55 ~ 59	91.4±6.9	91.7±7.60	91.6±6.54	94.7±6.8**
	60 ~ 64	90.4±8.2	92.5±7.70	92.0±8.38	95.8±6.8**
	65 ~ 69	91.9±8.1	90.4±7.99	92.1±7.60	93.8±8.0*

注：与 2000 年相比，* 表示差异显著 $P < 0.05$，** 表示差异非常显著 $P < 0.01$

（24.7±2.2）mm，女子平均上臂、肩胛、腹部皮褶厚度值分别为（20.7±1.5）mm、（20.7±2.2）mm、（26.0±2.0）mm。2014 年与 2000 年相比皮褶厚度值总体呈显著性的增加（$P < 0.05 \sim 0.01$）（表 6-25、表 6-26、表 6-27）。其中上臂皮褶值男女分别平均增加 3.95 mm、4.48 mm、平均增幅 37.8%、27.6%；肩胛部皮褶厚度值男女分别平均增加 3.0 mm、1.1 mm，平均增幅为 19.2%、6.2%；腹部皮褶厚度值男女平均增加 4.48 mm、2.15 mm，平均增幅 24.0%、10.9%。

2014 年青海 60 ~ 69 岁老年人的皮褶厚度值中，男子平均上臂、肩胛、腹部皮褶厚度值分别为（13.8±0.4）mm、（16.8±0.1）mm、（21.9±0.1）mm，女子平均上臂、肩胛、腹部皮褶厚度值分别为（20.7±1.9）mm、（20.9±2.3）mm、（26.4±2.0）mm。2014 年与 2000 年相比除上臂皮褶厚度值显著性增加外（$P < 0.01$），肩胛和腹部皮褶厚度值无显著性的增加（$P > 0.05$）（表 6-25、表 6-26、表 6-27）。其中上臂皮褶值男女分别平均增加 2.0 cm、3.4 cm，平均增幅 26.6%、19.9%；肩胛皮褶厚度值基本没有变化，而腹部皮褶厚度值男子平均增加 0.75 cm、平均增幅 11.3%，女子下降 1.25 mm，平均下降 4.6%。

综上所述，2000—2014 年青海 20 ~ 59 岁成年人的身高、体重、BMI 指数以及围度等指标均有显著增加（$P < 0.01$），上臂和腹部皮褶厚度显著增加（$P < 0.05$），并且增加幅度男子高于女子，表明 15 年来高原成年人群的身体形态出现了显著增长，身体充实度、肥胖程度增加。2000—2014 年青海 60 ~ 69 岁老年人的身高、体重、BMI 指数以及围度及上臂部皮褶厚度等指标均出现显著增长，提示 15 年来高原老年人呈现出身高增长、体重加大、身体充盈度明显增加的身体形态特点。

2．身体机能　成年和老年人群体质监测中对身体机能（physical function）测定的指标有安静心率、肺活量、血压、台阶试验。

（1）安静心率：2014 年青海 20 ~ 59 岁成年人平均安静心率男子为（78.4±0.7）次 / 分，女子为（77.8±1.6）次 / 分。2014 年与 2000 年相比安静心率总体呈显著性的增加趋势（$P < 0.05 \sim 0.01$）（表 6-28）。男子平均增加了 1.65 次 / 分、平均增幅 2.6%，女子平均增加 1.73 次 / 分、平均增幅 2.29%。

2014 年青海 60 ~ 69 岁老年人平均安静心率男子为（76.6±1.0）次 / 分，女子为（77.2±0.8）次 / 分。2014 年与 2000 年相比安静心率女子 65 ~ 69 岁年龄段出现下降且差异显著（$P < 0.01$），平均下降 1.95 次 / 分、平均降幅 2.6%。

（2）血压（收缩压、舒张压）：2014 年青海 20 ~ 59 岁成年人平均收缩压男子为（117.2±2.7）mmHg，女子为（108.6±5.3）mmHg，60 ~ 69 岁老年人男子为（123.7±2.3）mmHg，女子为（119.2±0.7）mmHg。而平均舒张压 20 ~ 59 岁成年人男子为（78.5±2.2）mmHg，女子为（73.2±3.1）mmHg，60 ~ 69 岁老年人平均安静心律男子为（81.5±1.2）mmHg，女子为（77.2±0.5）mmHg。与 2000 年相比成年人和老年人的收缩压和舒张压值总体均呈无显著性的变化（$P > 0.05$）（表 6-29、表 6-30）。

（3）肺活量：肺活量是评价人体生长发育和体质状况的常用机能指标，它主要反映肺的容积和扩张能力。

2014 年青海 20 ~ 59 岁成年人平均肺活量男子为（3155.5±284.2）ml，女子为（2095.2±154.7）ml。2014 年与 2000 年相比总体呈部分年龄段显著性的下降趋势（$P < 0.05 \sim 0.01$）（表 6-31）。其中，男子平均下降 57.2 ml、平均降幅 1.84%，女子平均下降 125.4 ml、平均降幅 5.64%。

2014 年青海 60 ~ 69 岁老年人平均肺活量男子为（2289.2±181.3）ml，女子为（1638.3±84.9）ml。2014 年与 2000 年相比总体无显著性变化（表 6-31）。

（4）台阶指数：台阶指数是一种简易的评价心血管系统机能的定量负荷实验，主要是通过观察定量负荷持续运动的时间、运动中心血管的反应及负荷后心率恢复速度的关系来评定心血管系统机能水平。

2014 年青海 20 ~ 59 岁成年人的台阶指数为（56.8±1.1），女子为（59.1±0.7）。2014 年与 2000 年相比除部分年龄段有显著增加或下降外，总体呈无显著性的变化（$P > 0.05$）（表 6-32）。男女分别平均下降 0.56、1.05，平均降幅 0.98%、1.85%。

综上所述，2000—2014 年青海 20 ~ 59 岁成年人高原成年人安静心率 50 岁前都有显著增加，

表6-25 2000—2014年青海不同年龄段人群上臂皮褶厚度统计（mm）（$\bar{x} \pm s$）

性别	年龄组（岁）	2000年	2005年	2010年	2014年
男	20 ~ 24	8.6±5.64	10.0±5.90	10.2±6.90	13.3±6.5*
	25 ~ 29	9.9±6.62	10.7±6.55	11.8±8.32	14.6±6.68*
	30 ~ 34	10.3±6.52	11.4±6.71	12.2±8.16	15.3±6.82*
	35 ~ 39	11.3±7.08	10.9±6.31	12.6±8.46	14.8±6.99*
	40 ~ 44	11.4±6.77	12.0±6.73	12.9±8.46	15.1±6.11*
	45 ~ 49	11.9±6.95	11.9±6.34	13.3±8.95	15.0±6.37*
	50 ~ 54	11.5±6.37	11.6±6.10	12.6±8.18	14.8±5.93*
	55 ~ 59	10.8±5.82	11.8±6.39	12.3±7.91	14.4±6.07*
	60 ~ 64	11.9±7.37	9.4±5.37	12.7±8.00	13.5±6.32*
	65 ~ 69	11.7±7.58	9.3±5.33	11.4±6.45	14.1±6.24*
女	20 ~ 24	14.5±6.23	15.1±6.16	14.6±6.38	18.4±6.12*
	25 ~ 29	14.4±5.91	15.5±6.64	15.6±6.90	19.0±6.38*
	30 ~ 34	15.7±6.41	16.6±6.74	16.9±7.43	20.0±7.3*
	35 ~ 39	16.7±6.82	17.4±6.86	17.3±7.05	20.7±7.29*
	40 ~ 44	17.8±6.68	18.5±7.26	18.4±7.81	22.4±6.76*
	45 ~ 49	17.4±6.61	17.4±7.49	18.6±8.26	22.6±7.15*
	50 ~ 54	16.5±6.34	17.1±7.76	18.4±8.63	21.7±6.7*
	55 ~ 59	16.9±6.32	16.5±7.68	18.7±8.16	20.9±6.48*
	60 ~ 64	18.6±8.73	16.1±8.22	18.9±9.92	22.0±7.2*
	65 ~ 69	15.9±7.69	14.2±7.90	18.2±8.81	19.3±7.26*

注：与 2000 年相比，* 表示差异非常显著 $P < 0.01$

表6-26 2000—2014年青海不同年龄段人群肩胛皮褶厚度统计（mm）（$\bar{x} \pm s$）

性别	年龄组（岁）	2000年	2005年	2010年	2014年
男	20 ~ 24	12.3±6.14	13.4±7.29	12.3±6.27	15.3±7.56**
	25 ~ 29	14.2±7.03	15.0±8.21	14.9±7.53	17.8±7.67**
	30 ~ 34	15.4±7.87	16.8±8.72	16.2±7.80	19.7±7.8**
	35 ~ 39	16.6±7.64	16.7±8.17	16.3±7.44	20.2±8.2**
	40 ~ 44	17.4±7.75	18.3±9.08	17.3±7.68	20.7±7.97**
	45 ~ 49	17.7±7.8	18.1±8.13	17.6±7.68	20.3±8.01**
	50 ~ 54	17.7±8.3	17.5±8.59	17.2±7.35	20.4±7.37**
	55 ~ 59	17.1±7.75	17.3±8.36	16.5±6.60	18.0±6.43
	60 ~ 64	17.4±8.77	13.4±7.56	16.0±6.57	16.8±6.36
	65 ~ 69	16.6±8.53	12.9±7.08	15.0±5.92	16.7±6.32
女	20 ~ 24	16.1±6.74	16.1±7.20	14.2±6.01	17.2±7.08*
	25 ~ 29	15.8±6.49	16.5±7.51	15.5±6.56	18.2±7.27**
	30 ~ 34	17.9±6.89	17.4±7.69	16.9±6.92	19.4±8.55**
	35 ~ 39	19.2±7.87	18.6±8.23	17.5±6.64	21.6±9.21**
	40 ~ 44	21.6±8.45	20.0±8.53	19.2±6.88	22.8±7.93*
	45 ~ 49	21.8±8.68	19.6±9.02	19.7±7.78	23.1±8.52*
	50 ~ 54	22.0±10.02	18.6±8.58	19.4±7.70	22.4±7.88
	55 ~ 59	22.6±10.45	17.4±8.19	19.5±7.55	21.0±7.41*
	60 ~ 64	22.1±10.41	15.4±8.16	18.5±8.10	22.5±8.51
	65 ~ 69	20.2±9.6	13.6±7.14	17.9±7.53	19.2±8.24

注：与 2000 年相比，* 表示差异显著 $P < 0.05$，** 表示差异非常显著 $P < 0.01$

表6-27　2000—2014年青海不同年龄段人群腹部皮褶厚度统计（mm）（$\bar{x} \pm s$）

性别	年龄组（岁）	2000年	2005年	2010年	2014年
男	20 ~ 24	13.6±8.21	16.3±9.80	15.8±9.25	19.8±9.89**
	25 ~ 29	17.2±10.19	18.4±10.19	19.0±10.27	23.7±10.42**
	30 ~ 34	19.2±10.51	20.6±10.39	20.6±10.09	26.1±9.81**
	35 ~ 39	21.3±10.87	20.7±10.20	20.9±9.81	25.5±10.64**
	40 ~ 44	22.7±11.27	23.2±10.59	22.7±10.42	26.6±9.48**
	45 ~ 49	22.6±10.85	22.8±9.99	23.2±10.60	25.6±9.96**
	50 ~ 54	22.9±10.92	22.1±10.24	22.6±9.61	25.9±9.39**
	55 ~ 59	21.9±9.98	21.6±10.08	22.2±9.95	24.0±9.19**
	60 ~ 64	22.5±13.0	16.1±8.70	21.5±9.58	21.9±8.7
	65 ~ 69	19.7±11.41	16.4±8.98	20.8±9.68	21.8±8.68*
女	20 ~ 24	19.0±7.3	18.4±8.08	17.7±7.60	23.6±8.28**
	25 ~ 29	18.2±7.66	18.8±8.54	18.4±8.34	23.4±8.98**
	30 ~ 34	20.9±8.52	20.2±9.12	20.3±9.12	24.2±9.04**
	35 ~ 39	22.8±9.15	21.3±9.75	20.8±8.68	26.2±9.28**
	40 ~ 44	26.5±10.5	23.3±9.77	23.3±8.87	27.8±9.28
	45 ~ 49	26.2±10.23	23.7±10.43	24.6±9.81	28.4±8.85**
	50 ~ 54	28.0±11.55	22.8±9.72	24.9±10.22	27.8±9.12
	55 ~ 59	29.0±12.07	21.8±9.34	25.2±9.63	26.4±8.65**
	60 ~ 64	28.6±13.04	19.3±9.62	24.5±11.57	27.8±8.45
	65 ~ 69	26.7±12.71	17.4±9.29	24.0±12.37	25.0±10.29

注：与2000年相比，* 表示差异显著 $P < 0.05$，** 表示差异非常显著 $P < 0.01$

表6-28　2000—2014年青海不同年龄段人群安静心率统计（次/分）（$\bar{x} \pm s$）

性别	年龄组（岁）	2000年	2005年	2010年	2014年
男	20 ~ 24	76.8±8.9	77.6±9.63	76.7±8.92	79.7±11.0**
	25 ~ 29	76.6±8.6	77.0±9.16	75.6±9.28	78.8±11.4**
	30 ~ 34	76.9±8.4	76.8±9.08	76.1±9.02	78.3±11.0*
	35 ~ 39	76.9±8.1	76.2±8.66	75.9±9.12	78.6±9.8**
	40 ~ 44	76.8±8.3	77.1±8.93	76.3±9.42	78.1±11.0
	45 ~ 49	75.9±7.4	77.1±9.02	76.0±9.44	78.1±9.5**
	50 ~ 54	76.6±8.4	76.8±8.46	75.9±9.11	78.1±10.5*
	55 ~ 59	77.5±8.2	76.8±8.18	75.9±9.72	77.5±8.9
	60 ~ 64	77.3±8.9	77.5±9.18	75.1±9.72	75.9±7.7
	65 ~ 69	78.7±9.8	75.9±8.77	76.3±10.16	77.3±9.4
女	20 ~ 24	75.9±8.3	77.5±8.57	75.4±10.26	80.8±11.2**
	25 ~ 29	76.1±8.7	76.6±8.40	75.1±10.79	79.5±10.5**
	30 ~ 34	76.0±8.1	76.7±8.38	74.3±8.79	78.0±11.7**
	35 ~ 39	75.4±7.8	76.2±8.66	73.8±8.77	77.7±11.2**
	40 ~ 44	75.3±7.6	75.5±8.45	74.1±9.22	77.1±9.4**
	45 ~ 49	75.9±7.7	76.4±8.35	73.5±8.99	76.4±9.5
	50 ~ 54	76.7±8.4	76.6±8.33	74.2±9.68	76.8±10.2
	55 ~ 59	77.1±8.4	77.8±9.09	74.1±9.45	75.9±8.8
	60 ~ 64	78.3±8.7	77.4±8.56	73.6±9.43	77.8±9.7
	65 ~ 69	80.0±9.3	77.8±8.78	74.3±10.16	76.6±9.8**

注：与2000年相比，* 表示差异显著 $P < 0.05$，** 表示差异非常显著 $P < 0.01$

表6-29 2000—2014年青海不同年龄段人群收缩压统计（mmHg）（$\bar{x}\pm s$）

性别	年龄组（岁）	2000年	2005年	2010年	2014年
男	20 ~ 24	114.0±16.4	110.2±11.33	113.2±12.51	113.5±10.7
	25 ~ 29	113.2±13.8	111.0±11.76	113.8±12.33	113.5±11.0
	30 ~ 34	114.6±14.1	112.2±12.04	115.2±11.01	116.1±12.6
	35 ~ 39	116.0±14.8	113.5±12.49	114.7±12.12	117.1±12.9
	40 ~ 44	117.6±15.6	115.8±13.22	117.4±15.66	117.7±14.2
	45 ~ 49	119.2±16.3	117.7±15.35	120.7±15.19	119.4±15.1
	50 ~ 54	121.7±18.8	119.8±16.13	121.0±16.01	120.7±16.0
	55 ~ 59	125.8±17.8	122.1±16.32	123.6±15.81	119.5±14.6
	60 ~ 64	127.8±20.6	125.5±17.40	129.3±19.50	122.1±16.1
	65 ~ 69	132.6±22.8	127.1±18.95	126.4±19.04	125.3±15.6
女	20 ~ 24	103.2±11.3	102.7±11.08	103.6±12.86	104.2±11.9
	25 ~ 29	102.6±12.0	102.0±11.13	105.1±12.72	103.3±12.6
	30 ~ 34	104.3±12.4	104.0±12.12	106.4±12.33	104.0±12.7
	35 ~ 39	107.0±12.6	105.0±12.75	107.2±12.99	106.2±12.9
	40 ~ 44	110.1±15.9	108.7±13.56	111.5±14.69	107.7±13.2
	45 ~ 49	113.4±16.7	110.9±15.41	115.6±17.52	111.7±14.4
	50 ~ 54	116.8±18.8	113.5±17.44	117.9±17.81	115.3±15.3
	55 ~ 59	119.9±19.5	115.8±17.18	120.3±19.54	116.7±14.9
	60 ~ 64	125.8±22.0	125.8±17.94	124.4±20.98	118.7±16.6
	65 ~ 69	128.7±21.0	125.0±20.69	126.3±22.50	119.7±16.4

表6-30 2000—2014年青海不同年龄段人群舒张压统计（mmHg）（$\bar{x}\pm s$）

性别	年龄组（岁）	2000年	2005年	2010年	2014年
男	20 ~ 24	74.2±11.4	74.0±8.93	76.7±8.62	74.9±8.8
	25 ~ 29	74.8±10.7	75.1±8.60	77.6±8.92	75.6±9.6
	30 ~ 34	76.7±10.9	76.4±9.40	78.9±8.20	78.0±9.5
	35 ~ 39	78.0±11.0	77.6±9.27	79.2±8.50	78.9±10.2
	40 ~ 44	79.6±12.6	79.0±9.66	80.7±10.35	79.4±10.7
	45 ~ 49	79.9±11.9	80.1±10.62	81.8±10.34	79.8±11.2
	50 ~ 54	81.0±12.8	80.4±10.99	82.5±10.62	80.8±11.0
	55 ~ 59	82.9±13.6	80.8±10.55	83.3±9.83	80.7±10.9
	60 ~ 64	80.4±12.9	81.6±10.28	85.6±11.03	80.6±10.1
	65 ~ 69	82.9±14.5	81.0±10.77	83.7±11.16	82.3±10.7
女	20 ~ 24	69.3±9.5	70.4±9.01	71.2±9.44	69.9±8.8
	25 ~ 29	69.5±9.2	69.2±8.56	71.5±9.65	70.1±8.9
	30 ~ 34	70.6±9.3	70.8±9.33	72.6±9.39	70.7±9.4
	35 ~ 39	73.2±10.4	72.0±9.18	73.5±9.63	71.5±9.5
	40 ~ 44	74.6±11.5	74.0±9.32	76.2±10.31	73.4±9.7
	45 ~ 49	76.2±12.3	75.4±10.41	78.5±11.16	76.0±10.8
	50 ~ 54	77.6±13.2	76.6±10.81	79.5±11.13	77.3±10.3
	55 ~ 59	78.8±13.1	77.4±10.48	80.6±11.42	77.0±11.3
	60 ~ 64	80.8±13.9	80.5±10.62	82.5±11.30	76.8±9.4
	65 ~ 69	81.7±13.6	79.9±11.31	82.6±11.82	77.5±10.4

表6-31　2000—2014年青海不同年龄段人群肺活量统计（ml）（$\bar{x} \pm s$）

性别	年龄组（岁）	2000年	2005年	2010年	2014年
男	20 ~ 24	3473.5 ± 636.7	3295.7 ± 596.19	3317.3 ± 643.07	3475.8 ± 621.7
	25 ~ 29	3520.6 ± 619.1	3335.4 ± 620.65	3259.0 ± 688.38	3518.8 ± 596.7
	30 ~ 34	3403.8 ± 623.3	3285.4 ± 592.85	3266.3 ± 636.24	3313.4 ± 619.3*
	35 ~ 39	3325.9 ± 606.9	3197.5 ± 620.04	3123.4 ± 631.39	3226.5 ± 637.2*
	40 ~ 44	3105.8 ± 577.0	3063.9 ± 580.70	3008.0 ± 632.79	3094.2 ± 650.4
	45 ~ 49	3092.8 ± 708.0	2926.1 ± 604.15	2888.7 ± 605.04	2954.0 ± 567.0*
	50 ~ 54	3030.1 ± 679.2	2758.0 ± 579.82	2768.6 ± 600.34	2980.9 ± 593.0
	55 ~ 59	2748.9 ± 618.7	2618.6 ± 620.56	2621.4 ± 646.62	2680.0 ± 567.1
	60 ~ 64	2409.9 ± 581.2	2297.2 ± 598.29	2476.2 ± 732.62	2417.4 ± 623.6
	65 ~ 69	2137.2 ± 558.0	2092.9 ± 597.21	2185.2 ± 675.64	2161.0 ± 655.6
女	20 ~ 24	2314.8 ± 522.6	2107.4 ± 502.92	2198.9 ± 506.59	2226.5 ± 516.0*
	25 ~ 29	2376.1 ± 521.4	2140.3 ± 463.10	2168.1 ± 544.57	2245.8 ± 500.8**
	30 ~ 34	2362.4 ± 503.3	2082.3 ± 474.56	2148.8 ± 477.18	2224.7 ± 566.8**
	35 ~ 39	2289.3 ± 562.9	2045.7 ± 502.61	2140.3 ± 519.18	2156.6 ± 543.2**
	40 ~ 44	2277.8 ± 523.6	2023.2 ± 469.55	2072.0 ± 523.65	2143.6 ± 464.3**
	45 ~ 49	2177.1 ± 592.5	2006.7 ± 511.92	1952.4 ± 507.77	1997.6 ± 458.0**
	50 ~ 54	2015.2 ± 574.5	1875.1 ± 493.74	1858.4 ± 484.25	1935.7 ± 500.4*
	55 ~ 59	1952.2 ± 582.9	1725.3 ± 479.28	1737.1 ± 492.67	1831.0 ± 453.3**
	60 ~ 64	1772.2 ± 480.7	1507.5 ± 415.04	1644.4 ± 464.98	1698.3 ± 432.0
	65 ~ 69	1587.8 ± 439.6	1440.9 ± 466.66	1438.5 ± 466.73	1578.3 ± 406.6

注：与2000年相比，* 表示差异显著 $P < 0.05$，** 表示差异非常显著 $P < 0.01$

表6-32　2000—2014年青海成年人群台阶指数统计（$\bar{x} \pm s$）

性别	年龄组（岁）	2000年	2005年	2010年	2014年
男	20 ~ 24	57.6 ± 9.2	58.9 ± 10.23	59.9 ± 11.08	57.5 ± 8.2
	25 ~ 29	56.5 ± 9.0	58.3 ± 10.06	60.1 ± 10.92	56.4 ± 6.8
	30 ~ 34	57.2 ± 9.2	58.4 ± 10.26	59.8 ± 10.59	54.9 ± 7.7**
	35 ~ 39	57.0 ± 9.1	58.6 ± 10.41	59.3 ± 11.73	56.1 ± 7.9
	40 ~ 44	57.5 ± 10.7	58.4 ± 11.14	59.7 ± 12.76	58.7 ± 8.4
	45 ~ 49	58.3 ± 10.4	58.2 ± 10.86	59.3 ± 12.02	57.0 ± 7.6
	50 ~ 54	57.9 ± 11.9	58.6 ± 11.96	59.8 ± 11.66	56.4 ± 8.8
	55 ~ 59	56.9 ± 11.8	56.7 ± 11.08	58.4 ± 11.77	57.4 ± 7.7
女	20 ~ 24	58.3 ± 8.4	60.2 ± 9.02	61.6 ± 9.93	58.3 ± 7.6
	25 ~ 29	58.7 ± 9.9	61.5 ± 9.84	63.1 ± 11.33	58.4 ± 7.3
	30 ~ 34	58.3 ± 10.4	61.3 ± 10.25	61.8 ± 11.32	58.4 ± 9.7
	35 ~ 39	59.0 ± 10.8	61.8 ± 10.93	63.5 ± 12.90	59.0 ± 7.1
	40 ~ 44	58.4 ± 10.6	62.1 ± 10.38	62.3 ± 13.69	59.8 ± 7.4*
	45 ~ 49	57.9 ± 11.2	61.7 ± 10.42	61.6 ± 13.11	60.0 ± 8.5**
	50 ~ 54	57.9 ± 12.6	60.1 ± 10.94	61.4 ± 12.45	59.1 ± 8.0
	55 ~ 59	55.9 ± 14.3	58.0 ± 12.46	59.2 ± 12.31	59.8 ± 8.4**

注：与2000年相比，* 表示差异显著 $P < 0.05$，** 表示差异非常显著 $P < 0.01$

而 50 岁以后开始出现下降；成年人的收缩压、舒张压血压值均表现为随年龄增长而增加的变化趋势，但基本保持与 2000 年水平一致；成年女性肺活量出现显著下降，而男子变化不明显；台阶指数男性基本没有变化，而女性则略有增加。总体表现为 15 年来，高原成年人群女性身体机能水平略有下降，而男性则没有明显变化。2000—2014 年青海 60 ~ 69 岁老年人的安静心率、收缩压出现显著下降，而舒张压、肺活量值则基本保持一致没有变化，提示 15 年来高原老年人的身体机能水平有所改善。

3．身体素质　体质监测中成年和老年人的身体素质指标有　坐位体前屈、闭眼单脚站、选择反应时、握力、背力、纵跳、俯卧撑（男）和仰卧起坐（女）8 项。

（1）柔韧素质：2014 年青海 20 ~ 59 岁成年人平均坐位体前屈男子为（3.7 ± 2.4）cm，女子为（6.3 ± 1.4）cm。2014 年与 2000 年相比总体呈显著性下降趋势（$P < 0.01$）（表 6-33），男女分别平均下降 3.13 cm、1.96 cm，平均降幅 50.7%、23.1%。

2014 年青海 60 ~ 69 岁老年人平均坐位体前屈值男子为（–0.4 ± 0.1）cm，女子为（4.6 ± 0.0）cm。2014 年与 2000 年相比总体呈显著性的下降趋势（$P<0.01$）(表 6-33)，男女分别平均下降 1.3、0.85 cm，平均降幅 190%、10.9%。

（2）力量素质：握力是主要反映人体前臂及手部屈肌的静力性肌肉力量的常用指标之一，可以从侧面反映出机体衰老变化程度。

2014 年青海 20 ~ 59 岁成年人平均握力值男子为（44.3 ± 1.6）kg，女子为（26.2 ± 0.7）kg。2014 年与 2000 年相比总体略有下降，但无显著性差异（$P > 0.05$）（表 6-34）。

2014 年青海 60 ~ 69 岁老年人平均握力值男子为（36.2 ± 3.3）kg，女子为（21.5 ± 0.0）kg。2014 年与 2000 年相比女子 60 ~ 64 岁年龄段出现显著下降（$P < 0.01$），平均下降 3.3 kg、平均降幅 13.4%。

（3）背力：背力是反映肌肉力量素质的指标之一，用于测定和评价腰背部肌肉的最大伸展力。

2014 年青海 20 ~ 59 岁成年人平均背力值男子为（124.1 ± 1.4）kg，女子为（67.8 ± 3.1）kg。2014 年与 2000 年相比总体呈显著性的下降趋势（$P < 0.01$）（表 6-35），男女分别平均下降 13.6 kg、8.1 kg，平均降幅 9.85%、10.7%。

（4）纵跳：纵跳是评价肌肉力量素质的一种指标，它通过测量受试者的弹跳高度，反映人体下肢的肌肉力量。

2014 年青海 20 ~ 59 岁成年人平均纵跳值男子为（33.9 ± 3.0）cm，女子为（22.5 ± 1.0）cm。2014 年与 2000 年相比总体呈显著性的提高趋势（$P < 0.01$）（表 6-36），男女分别平均增加 3.5 cm、3.0 cm，平均增幅 11.3%、15.2%。

（5）选择反应时：2014 年青海 20 ~ 59 岁成年人平均选择反应时成绩男子为（0.51 ± 0.04）s，女子为（0.54 ± 0.04）s。2014 年与 2000 年相比总体呈显著性的提高趋势（$P < 0.01$）（表 6-37），其中成年人男女分别平均提高 0.063 s、0.076 s，平均增幅 10.9%、12.3%。

2014 年青海 60 ~ 69 岁老年人平均选择反应时成绩男子为（0.71 ± 0.04）s，女子为（0.78 ± 0.06）s。2014 年与 2000 年相比老年人的选择反应时成绩总体呈显著性的提高趋势（$P <$ 0.05 ~ 0.01）（表 6-37）。老年人男女分别平均提高 0.15 s、0.085 s，平均增幅 19.4%、9.9%。

（6）闭眼单脚站立：闭眼单脚站立是测试人体平衡能力的指标之一，用于反映身体位置感觉、视觉和本体感觉之间的协调能力。

2014 年青海 20 ~ 59 岁成年人平均闭眼单脚站立成绩男子为（16.1 ± 4.3）s，女子为（15.5 ± 5.8）s。2014 年与 2000 年相比总体呈显著性的下降趋势（$P <$ 0.05 ~ 0.01）（表 6-38）。其中，成年人男女分别平均下降 6.2 s、4.8 s，平均降幅 26.9%、24.6%；

2014 年青海 60 ~ 69 岁老年人平均闭眼单脚站立成绩男子为（6.3 ± 0.1）s，女子为（6.2 ± 0.8）s。2014 年与 2000 年相比总体呈显著性的下降趋势（$P < 0.01$）（表 6-38）。男女分别平均提高 3.9 s、2.6 s，平均增幅 37.2%、29.2%。

综上所述，2014 年与 2000 年相比，青海成年人在身体素质的各项指标变化表现为握力、背力、坐位体前屈、闭眼单脚站立成绩出现下降，而选择反应时和纵跳成绩出现显著提高；青海老年人的身体素质指标握力、坐位体前屈以及闭眼单脚站立出现下降，而选择反应时成绩略有提高。综合来看，15 年来高原成年人在神经肌肉反应能力、下肢肌肉力量方面的素质有所改善，而上肢肌肉

表6-33　2000—2014年青海不同年龄段人群坐位体前屈统计（cm）（$\bar{x} \pm s$）

性别	年龄组（岁）	2000年	2005年	2010年	2014年
男	20 ~ 24	10.9±7.9	8.8±7.67	7.1±8.35	7.4±8.3*
	25 ~ 29	9.3±7.9	7.5±7.60	6.7±7.67	5.6±8.1*
	30 ~ 34	8.2±8.4	6.6±8.34	5.3±8.19	5.5±9.3*
	35 ~ 39	6.4±8.8	5.1±8.12	4.8±8.60	4.0±8.3*
	40 ~ 44	5.1±9.0	3.5±8.20	3.0±8.27	2.7±9.3*
	45 ~ 49	5.4±8.7	2.2±8.76	1.5±8.65	3.0±8.7*
	50 ~ 54	5.5±8.8	1.9±8.04	1.0±8.33	0.8±8.7*
	55 ~ 59	3.7±9.0	0.6±8.50	−0.4±8.41	0.5±7.8*
	60 ~ 64	1.5±8.6	−2.2±8.12	0.3±8.18	−0.3±8.0*
	65 ~ 69	0.3±0.3	−1.7±8.43	−0.2±8.15	−0.5±7.7
女	20 ~ 24	10.7±7.2	9.0±7.52	8.4±8.08	8.6±8.1*
	25 ~ 29	10.2±7.4	7.8±7.38	7.8±7.75	7.6±7.7*
	30 ~ 34	9.3±7.6	7.9±7.56	6.6±7.37	6.4±7.9*
	35 ~ 39	8.4±7.3	7.6±7.71	6.7±7.48	5.9±8.6*
	40 ~ 44	7.2±8.0	6.2±7.97	6.1±7.61	5.5±7.9*
	45 ~ 49	7.2±8.1	5.6±7.38	4.9±7.70	4.8±8.5*
	50 ~ 54	6.8±9.0	5.3±7.49	4.5±8.36	4.8±7.7*
	55 ~ 59	6.6±8.4	4.5±7.77	3.9±7.77	7.1±7.3
	60 ~ 64	6.7±7.3	5.0±7.50	4.7±8.39	4.6±8.4*
	65 ~ 69	4.2±8.2	3.0±7.36	3.6±7.82	4.6±8.1

注：与 2000 年相比，* 表示差异非常显著 $P < 0.01$

表6-34　2000—2014年青海不同年龄段人群握力统计（kg）（$\bar{x} \pm s$）

性别	年龄组（岁）	2000年	2005年	2010年	2014年
男	20 ~ 24	46.1±7.3	45.6±7.40	44.4±7.29	46.1±7.5
	25 ~ 29	48.2±7.1	46.7±7.02	45.4±8.00	44.6±7.1
	30 ~ 34	48.6±6.9	47.5±7.21	46.0±7.49	45.1±8.5
	35 ~ 39	48.8±7.4	47.1±7.36	45.6±8.37	46.3±7.5
	40 ~ 44	46.4±7.5	46.4±7.41	45.1±8.30	44.3±7.0
	45 ~ 49	46.0±7.5	44.5±8.04	44.6±7.85	43.3±7.5
	50 ~ 54	44.5±7.9	43.5±7.53	42.0±8.12	43.7±8.6
	55 ~ 59	42.1±7.2	40.6±7.99	41.0±8.49	41.3±8.3
	60 ~ 64	37.6±7.27	37.5±7.74	38.2±8.36	38.5±8.41
	65 ~ 69	33.8±7.50	34.3±7.45	35.0±7.51	33.9±7.44
女	20 ~ 24	28.9±5.9	28.3±5.23	26.9±5.18	26.0±5.8
	25 ~ 29	29.4±5.4	28.7±4.92	27.4±5.67	25.0±4.7
	30 ~ 34	30.3±5.8	29.1±4.98	28.1±5.63	26.6±5.4
	35 ~ 39	30.4±6.2	29.2±5.07	28.2±5.30	27.1±5.5
	40 ~ 44	31.1±6.8	29.0±5.26	28.4±5.91	26.9±5.8
	45 ~ 49	29.9±6.7	28.2±5.64	27.4±5.60	26.1±5.5
	50 ~ 54	27.2±6.0	26.9±5.17	26.3±5.58	25.3±5.1
	55 ~ 59	27.3±6.4	25.4±5.25	24.9±5.65	26.4±6.2
	60 ~ 64	24.7±5.34	24.0±4.97	23.7±5.44	21.5±4.43*
	65 ~ 69	22.5±4.98	21.9±4.98	21.1±5.09	21.5±5.08

注：与 2000 年相比，* 表示差异非常显著 $P < 0.01$

表6-35　2000—2014年青海成年人群背力统计（kg）（$\bar{x} \pm s$）

性别	年龄组（岁）	2000年	2005年	2010年	2014年
男	20 ~ 24	131.5 ± 28.4	128.8 ± 24.17	129.6 ± 26.39	122.6 ± 22.0*
	25 ~ 29	138.6 ± 27.6	132.7 ± 25.13	134.0 ± 31.11	123.3 ± 22.3*
	30 ~ 34	140.5 ± 27.5	134.5 ± 25.70	133.8 ± 33.56	124.4 ± 21.7*
	35 ~ 39	140.0 ± 27.5	134.1 ± 24.30	132.5 ± 33.27	125.9 ± 22.7*
女	20 ~ 24	72.9 ± 21.4	67.4 ± 19.55	68.0 ± 19.11	64.9 ± 15.7*
	25 ~ 29	75.2 ± 17.9	71.0 ± 17.66	70.9 ± 21.20	66.2 ± 15.8*
	30 ~ 34	77.7 ± 18.8	72.7 ± 18.81	74.9 ± 20.65	72.0 ± 17.9*
	35 ~ 39	77.7 ± 21.7	74.5 ± 18.32	76.7 ± 20.82	68.1 ± 18.1*

注：与 2000 年相比，* 表示差异非常显著 $P < 0.01$

表6-36　2000—2014年青海成年人群纵跳统计（cm）（$\bar{x} \pm s$）

性别	年龄组（岁）	2000年	2005年	2010年	2014年
男	20 ~ 24	32.0 ± 7.2	35.5 ± 6.82	35.3 ± 7.48	37.4 ± 7.3*
	25 ~ 29	31.3 ± 7.0	34.2 ± 6.93	34.1 ± 7.65	35.1 ± 7.7*
	30 ~ 34	30.0 ± 6.5	33.2 ± 6.76	33.0 ± 7.68	32.8 ± 7.1*
	35 ~ 39	28.5 ± 5.9	31.1 ± 6.56	30.0 ± 7.11	30.4 ± 7.2*
女	20 ~ 24	20.5 ± 4.6	22.7 ± 5.46	22.3 ± 5.11	23.3 ± 5.3*
	25 ~ 29	20.3 ± 4.9	22.0 ± 4.96	21.6 ± 5.36	23.1 ± 5.2*
	30 ~ 34	19.3 ± 5.0	21.3 ± 4.66	20.9 ± 4.81	22.5 ± 5.0*
	35 ~ 39	18.0 ± 4.6	20.6 ± 4.87	19.8 ± 4.63	21.0 ± 5.0*

注：与 2000 年相比，* 表示差异非常显著 $P < 0.01$

表6-37　2000—2014年青海不同年龄段人群选择反应时成绩统计（s）（$\bar{x} \pm s$）

性别	年龄组（岁）	2000年	2005年	2010年	2014年
男	20 ~ 24	0.53 ± 0.15	0.46 ± 0.08	0.47 ± 0.11	0.46 ± 0.07**
	25 ~ 29	0.52 ± 0.15	0.46 ± 0.09	0.47 ± 0.10	0.47 ± 0.08**
	30 ~ 34	0.55 ± 0.15	0.47 ± 0.10	0.48 ± 0.11	0.49 ± 0.09**
	35 ~ 39	0.56 ± 0.15	0.49 ± 0.09	0.51 ± 0.13	0.50 ± 0.10**
	40 ~ 44	0.57 ± 0.14	0.51 ± 0.12	0.52 ± 0.13	0.51 ± 0.12**
	45 ~ 49	0.60 ± 0.15	0.52 ± 0.12	0.55 ± 0.16	0.52 ± 0.11**
	50 ~ 54	0.61 ± 0.16	0.57 ± 0.16	0.58 ± 0.19	0.55 ± 0.12**
	55 ~ 59	0.63 ± 0.16	0.61 ± 0.17	0.64 ± 0.21	0.57 ± 0.12**
	60 ~ 64	0.80 ± 0.31	0.71 ± 0.24	0.74 ± 0.28	0.68 ± 0.19**
	65 ~ 69	0.99 ± 0.42	0.80 ± 0.29	0.75 ± 0.26	0.73 ± 0.22**
女	20 ~ 24	0.57 ± 0.157	0.49 ± 0.10	0.51 ± 0.12	0.50 ± 0.09**
	25 ~ 29	0.57 ± 0.15	0.50 ± 0.09	0.53 ± 0.13	0.50 ± 0.08**
	30 ~ 34	0.59 ± 0.166	0.52 ± 0.12	0.54 ± 0.16	0.52 ± 0.12**
	35 ~ 39	0.63 ± 0.178	0.53 ± 0.13	0.54 ± 0.14	0.52 ± 0.09**
	40 ~ 44	0.60 ± 0.153	0.55 ± 0.16	0.58 ± 0.20	0.54 ± 0.11**
	45 ~ 49	0.64 ± 0.171	0.59 ± 0.17	0.62 ± 0.23	0.56 ± 0.12**
	50 ~ 54	0.68 ± 0.169	0.65 ± 0.21	0.67 ± 0.21	0.59 ± 0.14**
	55 ~ 59	0.68 ± 0.167	0.71 ± 0.21	0.71 ± 0.25	0.62 ± 0.14**
	60 ~ 64	0.84 ± 0.31	0.81 ± 0.28	0.84 ± 0.28	0.74 ± 0.22**
	65 ~ 69	0.89 ± 0.34	0.89 ± 0.32	0.91 ± 0.32	0.82 ± 0.25*

注：与 2000 年相比，* 表示差异显著 $P < 0.05$，** 表示差异非常显著 $P < 0.01$

表6-38　2000—2014年青海不同年龄段人群闭眼单脚站立成绩统计（s）（$\bar{x} \pm s$）

性别	年龄组（岁）	2000年	2005年	2010年	2014年
男	20 ~ 24	30.3 ± 34.0	24.4 ± 25.60	22.2 ± 26.38	22.8 ± 23.8**
	25 ~ 29	30.8 ± 35.1	23.6 ± 24.67	21.3 ± 23.01	19.5 ± 20.0**
	30 ~ 34	26.6 ± 29.7	20.2 ± 22.08	20.7 ± 28.49	18.2 ± 17.0**
	35 ~ 39	22.8 ± 27.6	16.8 ± 19.05	15.7 ± 16.81	18.6 ± 22.3*
	40 ~ 44	19.0 ± 23.4	15.2 ± 18.19	16.1 ± 18.83	14.3 ± 15.4**
	45 ~ 49	17.9 ± 18.8	12.8 ± 14.09	13.8 ± 15.32	12.3 ± 13.9**
	50 ~ 54	17.2 ± 18.8	11.6 ± 11.94	11.0 ± 12.48	12.0 ± 14.4**
	55 ~ 59	13.3 ± 17.5	10.0 ± 9.95	10.5 ± 11.94	11.0 ± 11.6**
	60 ~ 64	11.7 ± 12.66	7.6 ± 10.38	7.9 ± 10.56	6.3 ± 4.03**
	65 ~ 69	8.5 ± 8.34	5.7 ± 4.79	7.4 ± 11.25	6.2 ± 6.24**
女	20 ~ 24	30.6 ± 30.7	20.7 ± 22.81	20.4 ± 23.53	24.1 ± 23.3**
	25 ~ 29	26.5 ± 28.2	19.9 ± 22.35	19.4 ± 20.53	20.3 ± 18.4**
	30 ~ 34	24.3 ± 26.3	18.1 ± 21.54	16.3 ± 17.89	19.9 ± 20.3**
	35 ~ 39	21.6 ± 28.6	16.8 ± 19.36	15.9 ± 20.27	17.8 ± 19.9*
	40 ~ 44	17.0 ± 17.1	14.5 ± 17.50	14.5 ± 18.15	11.5 ± 12.5**
	45 ~ 49	17.1 ± 19.0	12.3 ± 13.93	12.7 ± 15.13	11.5 ± 12.5**
	50 ~ 54	13.3 ± 11.3	11.8 ± 14.01	9.3 ± 9.31	11.2 ± 12.1*
	55 ~ 59	11.7 ± 9.4	11.4 ± 13.03	8.5 ± 9.03	7.5 ± 6.4**
	60 ~ 64	9.6 ± 7.45	7.0 ± 8.01	7.2 ± 8.51	6.8 ± 5.75**
	65 ~ 69	7.8 ± 6.51	6.1 ± 7.00	6.1 ± 7.14	5.6 ± 4.22**

注：与 2000 年相比，* 表示差异显著 $P < 0.05$，** 表示差异非常显著 $P < 0.01$

力量、关节肌肉柔韧性、平衡协调性和腰背部肌肉力量呈下降趋势；青海老年人除神经肌肉反应能力有所提高外，上肢肌肉爆发力、关节肌肉柔韧性、平衡协调性素质均有所降低，整体身体素质水平有下降趋势。

四、高原体重超重和肥胖人群体质状况分析

随着经济的发展和人民生活水平的提高，体重过大和肥胖已成为主要的健康问题之一，超重和肥胖与许多慢性疾病密切相关，也是心脑血管等疾病的危险因素之一。目前，持续增长的肥胖率成为健康和体质研究领域的重点之一，动态观测肥胖和超重人群及其发展趋势，对预防和干预超重和肥胖引起的疾患有积极的意义。青藏高原虽然处于低氧、寒冷、干燥等独有的高原自然环境，但高原居住人群由于饮食等习惯，高原人群的体重和肥胖情况也有其自身特点，对长期居住在海拔 1800 m 以上的青海人群体质的身体形态指标和体重超重、肥胖情况进行分析研究。

本研究随机选取居住在青海的 20 ~ 69 岁的成年和老年人 13 205 人（男性 6583 人，女性 6622 人）为对象，以每 5 岁作为一个年龄段进行分组调查，对体质检测指标体重、围度（胸围、腰围、臀围）、皮褶厚度（上臂部、肩胛部、腹部）、BMI 指数、体脂率、腰臀比等指标进行分析。

（一）围度指标

体质指标中的围度指标（包括胸围、腰围、臀围）可以反映人体宽度和厚度的形态特征和营养状况。一般腰围男性≥ 85 cm 女性≥ 80 cm、腰臀比男性≥ 0.9 女性≥ 0.8 为腹部脂肪蓄积的界

限。调查结果表明（表 6-39），青海成年和老年人的围度指标随着年龄段的增长而增加。与全国平均水平相比，青海成年男性围度达最高的年龄段要提前 5 年，而女性达最高的年龄段与全国平均一致，均为 60 ～ 64 岁。

根据中国肥胖问题工作建议，将腰围男性 ≥ 85 cm 女性 ≥ 80 cm、腰臀比男性 ≥ 0.9 女性 ≥ 0.8 作为腹部脂肪蓄积的界限标准，对青海成年和老年人群中腰围和腰臀比超标的人数比例进行统计表明（表 6-40），高原成年和老年人中腰围超标的男性有 38.1%、女性有 26.1%，腰臀比超标的男性有 47.8% 和女性有 62.9%；而且随着年龄段的增长，高原腰围和腰臀比超标的人数比例都增加。

（二）皮褶厚度

皮褶厚度主要为腹部。肩胛、上臂部皮褶，是推断全身脂肪含量、判断皮下脂肪发育情况的一项重要指标。青海成年人的皮褶厚度指标随着年龄段的增长而增加，男女性三个部位的皮褶厚度都在 40 ～ 44 岁达最高后出现下降（表 6-39）。与全国平均水平相比，青海成年男性皮褶厚度达最高的年龄段与全国平均一致，而女性达最高的年龄段要提前 10 年。青海成年男女和老年男性不同部位的皮褶厚度都表现为腹部＞肩胛＞上臂，老年女性则表现为腹部＞上臂＞肩胛，提示青海成年男女和老年男性体内的脂肪多分布于腹部和肩胛部，而老年女性体内脂肪分布以腹部和上臂部为主，这与全国老年女性脂肪分布状况（腹部＞肩胛＞上臂）是不同，其中原因有待于进一步监测和研究。

（三）体脂率

体脂率是表明人体内脂肪所占比率的指标，青海成年人的体脂率也是随着年龄段的增长而增

表6-39　青海各年龄段成年和老年人的身体形态指标值统计（$\bar{x} \pm s$）

性别	指标	20 ~ 24	25 ~ 29	30 ~ 34	35 ~ 39	40 ~ 44	45 ~ 49	50 ~ 54	55 ~ 59	60 ~ 64	65 ~ 69
男性	体重（kg）	62.8	64.7	66.4	67.1	69.2	68.9	68.8	67.9	65.6	64.1
	胸围（cm）	85.7	87.7	89.2	90.0	91.5	91.9	91.9	90.7	90.6	89.9
	腰围（cm）	75.6	78.3	80.3	81.5	84.0	84.5	84.5	84.2	83.7	82.7
	臀围（cm）	88.0	89.4	90.7	91.2	92.3	92.4	92.0	91.5	92.0	91.3
	上臂皮褶（mm）	10.0	10.7	11.4	10.9	11.9	11.8	11.6	11.8	9.4	9.3
	肩胛皮褶（mm）	13.4	15.0	16.8	16.7	18.3	18.1	17.5	17.3	13.4	12.9
	腹部皮褶（mm）	16.3	18.4	20.6	20.7	23.2	22.8	22.1	21.6	16.1	16.5
	体脂率（%）	15.4	16.4	17.6	17.3	18.6	18.4	18.0	18.0	15.0	14.8
	BMI	21.6	22.2	23.0	23.3	24.1	24.3	24.2	24.0	23.7	23.3
	腰臀比（%）	85.8	87.4	88.4	89.2	90.9	91.4	91.8	91.9	90.7	90.6
	样本量（人）	700	722	816	726	803	728	734	680	354	320
女性	体重（kg）	52.1	53.0	54.2	55.6	58.2	58.3	58.3	58.7	57.7	54.9
	胸围（cm）	80.8	81.6	82.8	84.0	86.3	86.6	86.4	87.2	87.6	85.2
	腰围（cm）	69.4	70.2	71.0	72.6	75.1	76.1	77.2	78.9	80.5	78.5
	臀围（cm）	86.5	87.4	88.7	89.6	91.3	91.1	91.0	91.8	92.5	90.4
	上臂皮褶（mm）	15.1	15.5	16.6	17.4	18.5	17.4	17.1	16.5	16.1	14.2
	肩胛皮褶（mm）	16.1	16.5	17.4	18.6	20.0	19.6	18.6	17.4	15.4	13.6
	腹部皮褶（mm）	18.4	18.8	20.2	21.3	23.3	23.7	22.8	21.8	19.3	17.4
	体脂率（%）	21.9	22.4	23.5	24.6	26.0	25.1	24.5	23.5	22.1	20.1
	BMI	20.8	21.1	21.7	22.2	23.2	23.4	23.7	23.9	24.1	23.2
	腰臀比（%）	80.4	80.3	80.0	80.9	82.2	83.6	84.8	85.9	87.0	86.8
	样本量（人）	705	713	755	795	844	743	711	684	369	303

加，其中在30～34岁和40～44岁年龄段的增长速度较快，其增长率男女性分别达到7.3%和4.9%、7.5%和5.7%，而45岁后体脂率出现下降，60岁后老年人的体脂率下降加快（表6-39）。

（四）BMI指数

BMI指数是国际上广泛应用衡量整体肥胖程度的指标。结果表明青海高原的成年男性的体重在20～39岁年龄段低于全国水平，40岁后接近或高于全国水平，女性除40～44岁与全国水平持平外，其他年龄段均低于全国水平。此与高原低氧、干燥、寒冷的自然环境，使人体的消耗增加，人体内的水分和肌肉蛋白含量减少因此体重也降低。根据BMI指数分类标准（表6-40），青海省成年和老年人中体重偏轻的男性为4.7%、女性为6.0%，体重正常男性为54.7%、女性为64.5%，青海高原地区成年和老年人中体重超重男性为31.8%、女性为23.8%，体重肥胖的男性8.8%、女性为5.7%，表现出随着年龄增长体重超重和肥胖比例逐渐增加趋势。

综上所述，青海高原人群男女性的形态指标除个别年龄段接近或高于全国水平外，其他均低于全国水平，并且在60岁后差距加大，表明生活在中高海拔地区的青海成年和老年人群具有体重轻、围度小、脂肪堆积少的体质形态特点。BMI、超重肥胖比率、腰围超大人数比率最高值在40～64岁年龄段出现，提示此年龄段人群可作为高原超重和肥胖观测研究和预防干预的重点人群。

五、高原高血压检出人群体质状况分析

高血压是心血管疾病重要的危险因素，随着人们生活水平的提高，高血压患者呈现出增加化和年轻化的趋势。以往研究结果表明青海高原人群具有血压低、高血压患病率低的特点，这是人体对长期低氧环境的适应性改变。然而，在青海高原仍有相当一部分人群存在着血压偏高现象，研究对青海高原地区20～69岁的成年和老年人群的血压和体质指标进行调查和监测，分析高原地区高血压检出人群的体质状况和特点，为有效的预防和治疗高血压病，提高高原人群的体质水平和健康水平提供依据。

调查采取随机的方式，对青海居住人群13 205人进行一次性血压测量下的高血压检出人群的体质状况和特点的研究。其中包括20～59岁成年人11 859人、60～69岁老年人1346人，男性6583人、女性6622人，以每5岁为一个年龄段，20～69岁共分10个年龄段进行分析比较。根据世界卫生组织（WHO）对高血压的诊断标准，高血压为收缩压≥140 mmHg（18.7 kPa）或（和）舒张压≥90 mmHg（12.0 kPa），正常血压为140 mmHg（18.7 kPa）＞收缩压≥90 mmHg（12.0 kPa）且

表6-40　青海成年和老年人的体重和肥胖情况统计（%）

性别	指标	指标	20～24	25～29	30～34	35～39	40～44	45～49	50～54	55～59	60～64	总体
男	体重偏轻	13.3	8.6	4.7	3.7	2.6	1.4	2.6	1.8	4.8	2.8	4.7
	体重正常	68	66.3	57.8	57	47.4	45.5	46.7	49.1	50.6	60.6	54.7
	超重	14.6	20.2	31	31.1	37.9	42.9	38.3	38.7	33.6	28.1	31.8
	肥胖	4.1	4.8	6.5	8.1	12.1	10.3	12.4	10.4	11	8.4	8.8
	腰围超大	14.9	23.8	31.0	37.1	47.3	49.9	48.9	48.5	43.8	39.4	38.1
	腰臀比超大	25.4	33.2	40.7	45.9	55.9	57.1	58.7	62.9	52.3	48.4	47.8
女	体重偏轻	13.9	10.8	8.3	5.8	2.8	3.9	1.4	1.6	5.1	5.9	6
	体重正常	77.9	76.7	75.1	71.1	61.8	56.3	57.4	53.1	45	54.5	64.5
	超重	7.5	10.8	14.6	19.8	29	32.6	32.3	35.4	33.6	32	23.8
	肥胖	0.7	1.7	2	3.4	6.3	7.3	8.9	9.9	16.3	7.6	5.7
	腰围超大	7.4	8	11.9	17.1	26.8	32	39.1	46.9	56.6	40.9	26.1
	腰臀比超大	48.8	46.8	46.5	53.2	61.0	69.0	76.7	83.8	83.7	84.5	62.9

90mmHg（12.0 kPa）＞舒张压≥ 60 mmHg（8.0 kPa），低血压为收缩压＜ 90 mmHg（12.0 kPa）或（和）舒张压＜ 60 mmHg（8.0 kPa）。

（一）高血压检出人群

青海高原成年人和老年人总体的血压异常人群比例为 20.14%，其中高血压人群比例为 17.38%（表 6-41），低于我国国民体质监测中成年和老年人总体的异常血压人群 23.1% 和高血压人群 20.5% 的比例。这与青海高原人群基础血压低、高血压患病率低的特点相吻合。研究表明，长期生活在高原低氧环境下的高原人群，其机体的循环、血液和神经内分泌等系统可发生生理性自身调节，以"低耗高效"方式适应高原低氧环境，主要包括心率的相对缓慢、心输出量接近或低于平原人群水平、周围血管的扩张、侧支循环的开放、毛细血管增生、外周阻力降低等，从而形成高原居住群体基础血压偏低的特点。

（二）不同性别高血压检出情况

不同性别比较，青海高原高血压人数比例男性为 21.69% 高于女性的 13.09%，低血压人数男性为 0.61% 低于女性的 4.91%，差异非常显著（$P < 0.01$）（表 6-41）。且青海女性中低血压比例高于全国女性低血压 3.8% 的检出率。

（三）不同年龄高血压检出情况

随着年龄段的增长，青海高原 20 ～ 69 岁人群中高血压的检出率呈现逐步增长的趋势（表 6-42 和图 6-21），高血压总体检出率从 5.3% 上升到 38.3%，男性的高血压检出率从 7.1% 上升到 39.1%，女性的高血压检出率从 3.5% 上升到 36.3%。其中，高血压检出率的增长速度在 40 ～ 64 岁年龄段增加较快。与此对应，青海省成年和老年人中低血压和正常血压人数比例随年龄增长呈下降趋势，青海正常血压人数比例从 20 ～ 24 岁的 90% 下降到 65 ～ 69 岁的 60% 左右，而低血压人群在 20 ～ 39 岁的年轻女性较多所占比例为 5.3 ～ 9.7%，40 岁后则逐渐下降，60 岁之后低血压人群只占 1% 左右（表 6-42）。

表6-41　青海高原不同血压类型检出率（%）

血压类型	男性	女性	总体
高血压	21.69	13.09*	17.38
正常血压	77.7	82.0*	79.86
低血压	0.61	4.91*	2.76
合计	6583	6622	13 205

注：* 为男女性差异非常显著（$P < 0.01$）

从各年龄段定基比来看，40 岁后女性的高血压人数比例增长幅度较大，是男性的 3.5 倍，表明女性在进入更年期后，由于内分泌的改变，体内有助于降低血压的雌激素水平下降，同时体内脂肪堆积增加、体形变化加大、BMI 指数大幅增长，从而导致女性血压的急剧增加。因此，对于进入中年的高原女性应注意血压的变化，以防止由高血压造成的心脑血管急症的发生。

（四）高血压检出人群体质状况

青海高原高血压检出人群的体重、BMI 指数、围度、皮褶厚度等形态指标都高于正常血压人群（表 6-43 和表 6-44），并且差异明显（*P*

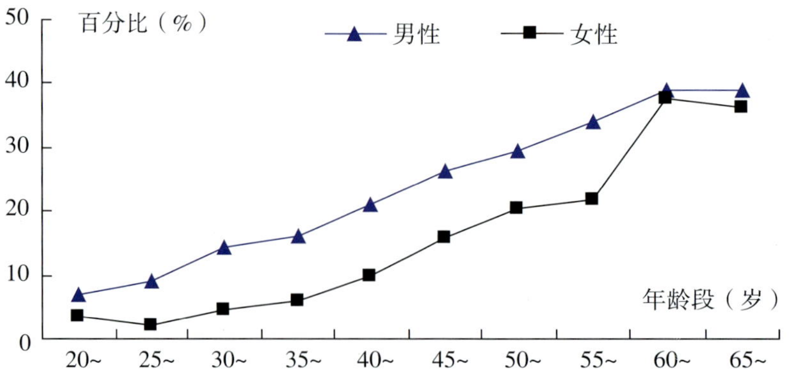

图 6-21　青海高原各年龄段高血压检出率趋势图

表6-42　青海高原各年龄段不同类型血压检出率（%）

年龄段（岁）	男性			女性			合计		
	高血压	正常血压	低血压	高血压	正常血压	低血压	高血压	正常血压	低血压
20 ~ 24	7.14	90.86	2.00	3.55	87.66	8.79	5.34	89.25	5.41
25 ~ 29	9.00	89.89	1.11	2.10	88.22	9.68	5.57	89.06	5.37
30 ~ 34	14.46	84.19	1.35	4.64	87.95	7.42	9.74	86.00	4.26
35 ~ 39	16.25	83.06	0.69	5.91	88.81	5.28	10.85	86.06	3.09
40 ~ 44	21.30	78.70	0.00	9.95	87.56	2.49	15.48	83.24	1.28
45 ~ 49	26.37	73.63	0.00	15.75	80.75	3.50	21.01	77.23	1.77
50 ~ 54	29.70	70.30	0.00	20.53	77.07	2.39	25.19	73.63	1.18
55 ~ 59	34.26	65.59	0.15	21.78	74.71	3.51	28.01	70.16	1.83
60 ~ 64	38.98	61.02	0.00	37.67	61.25	1.08	38.31	61.13	0.55
65 ~ 69	39.06	60.63	0.31	36.30	62.38	1.32	37.72	61.48	0.80

表6-43　青海高原男性高血压检出和正常血压人群体质身体形态指标统计（$\bar{x} \pm s$）

年龄 指标	20 ~ 39岁		40 ~ 59岁		60 ~ 69岁	
	高血压	正常血压	高血压	正常血压	高血压	正常血压
样本量（N）	351	2575	814	2130	263	410
身高（cm）	170.42 ± 5.9	169.97 ± 5.7	168.99 ± 5.8*	168.43 ± 5.8	165.75 ± 5.6	166.05 ± 6.3
体重（kg）	70.91 ± 11.7**	64.65 ± 9.8	72.99 ± 10.4**	67.10 ± 9.7	66.71 ± 11.1**	63.73 ± 10.1
BMI	24.36 ± 3.5**	22.35 ± 3.0	25.53 ± 3.2**	23.62 ± 3.0	24.23 ± 3.5**	23.05 ± 3.0
胸围（cm）	92.12 ± 7.8**	87.74 ± 6.5	94.81 ± 7.3**	90.26 ± 6.8	91.94 ± 6.4**	89.26 ± 7.1
腰围（cm）	84.40 ± 10.5**	78.35 ± 9.0	88.73 ± 9.8**	82.60 ± 9.4	85.61 ± 10.2**	81.68 ± 9.8
臀围（cm）	93.18 ± 7.4**	89.52 ± 6.1	94.82 ± 7.1**	91.01 ± 6.7	92.96 ± 7.4**	90.88 ± 6.9
腰围 / 臀围	90.39 ± 6.5**	87.41 ± 6.7	93.52 ± 6.9**	90.68 ± 6.9	92.00 ± 7.3**	89.76 ± 6.8
上臂皮褶（mm）	13.28 ± 7.38**	10.52 ± 6.2	13.41 ± 6.8**	11.18 ± 6.1	10.11 ± 5.3**	8.93 ± 5.4
肩胛皮褶（mm）	19.35 ± 9.2**	15.11 ± 8.0	20.60 ± 8.7**	16.75 ± 8.3	14.51 ± 7.7**	12.27 ± 7.0
腹部皮褶（mm）	24.39 ± 10.9**	18.5 ± 10.0	25.85 ± 10.1**	21.15 ± 10.0	17.87 ± 9.4**	15.29 ± 8.3

注：高血压与正常血压组比较，* 为差异显著 $P < 0.05$，** 为差异非常显著 $P < 0.01$

表6-44　青海高原女性高血压和正常血压人群体质身体形态指标统计（$\bar{x} \pm s$）

年龄 指标	20 ~ 39岁		40 ~ 59岁		60 ~ 69岁	
	高血压	正常血压	高血压	正常血压	高血压	正常血压
样本量（N）	122	2617	496	2398	249	415
身高（cm）	159.40 ± 5.8*	158.32 ± 5.1	157.14 ± 5.6	157.55 ± 5.5	154.20 ± 5.6	154.13 ± 5.6
体重（kg）	58.12 ± 9.1**	53.88 ± 7.1	60.74 ± 8.4**	58.09 ± 8.0	58.52 ± 9.7**	55.30 ± 8.7
BMI	22.86 ± 3.3**	21.49 ± 2.6	24.61 ± 3.2**	23.39 ± 2.9	24.56 ± 3.6**	23.26 ± 3.4
胸围（cm）	86.26 ± 7.7**	82.47 ± 5.9	89.74 ± 7.7**	86.13 ± 6.9	88.17 ± 8.1**	85.60 ± 7.4
腰围（cm）	76.26 ± 9.7**	70.83 ± 7.2	81.05 ± 9.4**	76.06 ± 8.6	82.46 ± 9.5**	78.05 ± 9.1
臀围（cm）	90.75 ± 7.1**	88.18 ± 5.5	94.02 ± 7.4**	90.88 ± 6.6	93.12 ± 8.0**	90.71 ± 7.7
腰围 / 臀围	83.99 ± 7.7**	80.31 ± 6.1	86.19 ± 7.4**	83.65 ± 6.8	88.55 ± 6.9**	86.01 ± 6.85
上臂皮褶（mm）	16.75 ± 6.8	16.24 ± 6.7	18.74 ± 7.4**	17.31 ± 7.6	17.19 ± 8.9**	14.06 ± 7.4
肩胛皮褶（mm）	19.30 ± 8.6*	17.30 ± 7.8	20.99 ± 8.7**	18.80 ± 8.6	16.41 ± 8.2**	13.62 ± 7.3
腹部皮褶（mm）	23.10 ± 10.2**	19.84 ± 9.0	25.01 ± 10.2**	22.78 ± 9.7	20.81 ± 10.3**	17.13 ± 8.7

注：高血压与正常血压组比较，* 为差异显著 $P < 0.05$，** 为差异非常显著 $P < 0.01$

＜ 0.05 ～ 0.01）。全国体质监测对高血压检出人群的研究表明，体型变化是影响高血压检出率的首要因素，而青海高原成年和老年人群的反映人体充实度的体重和 BMI 指数、反映体型的围度、反映皮下脂肪的皮褶厚度等体质指标都是高血压检出人群高于正常血压人群。因此，对于高原体重过大、身体肥胖的人群，应注意血压的变化，预防意外的发生，同时应适当的减控体重，以降低高血压发生的概率。

青海高原高血压检出人群的身体机能指标中脉搏略高于正常血压人群，而反映心肺功能的肺活量、肺活量 / 体重、台阶指数都低于正常血压人群（表 6-45 和表 6-46），并以肺活量 / 体重差别明显（$P < 0.01$），提示高血压检出人群的心肺功能要差于正常血压人群。青海高原高血压检出人群的身体素质指标中，除握力和背力高血压检出人群略高外，其他指标为高血压人群低于正常血压人群，表明高原高血压检出人群的身体素质低于正常血压人群，在肌肉力量、关节肌肉柔韧程度、神经反应速度、机体平衡协调能力等方面较差。

（五）高血压检出人群体质达标情况

青海高原正常血压人群体质的优秀率、良好率和达标率均高于高血压检出人群（表 6-47），而体质的不合格率高血压人群较高，以男性显著（$P < 0.01$）。高原高血压检出人群的体质达标状况差于正常血压人群，因而高血压检出人群应适当地进行科学的健身锻炼，以提高体质、增加机体健康水平。

总体来看，对青海高原成年和老年人群 13 205 人进行了一次性血压测量下的检测与研究，结果表明高原地区总体的血压异常人群比例为 20.14%，其中高血压检出人群比例为 17.38%，低于我国平均水平，这与青海高原群体基础血压低、高血压患病率低的特点相吻合。高原成年和老年男性的高血压检出人数比例高于女性；随着年龄段的增长，高原成年和老年人群高血压检出率呈逐步增长的趋势，40 岁后女性的高血压的检出率大幅增加。高原成年和老年高血压检出人群的体质形态指标高于正常血压人群，而体质机能和素质指标均低于正常血压人群，体质达标情况低于正常血压人群，表现出较差的体质状况。应加强健身锻炼，提高健康和体质水平，从而降低高血压发生的概率，预防心脑血管意外的发生。

表6-45　青海高原男性高血压和正常血压人群体质身体机能、身体素质指标统计（$\bar{x} \pm s$）

年龄 指标	20 ~ 39岁		40 ~ 59岁		60 ~ 69岁	
	高血压	正常血压	高血压	正常血压	高血压	正常血压
脉搏（次 / 分）	77.71 ± 8.7	76.79 ± 9.2	77.85 ± 9.2**	76.60 ± 8.5	76.84 ± 9.1	76.74 ± 9.0
肺活量（ml）	3255 ± 580	3284 ± 611	2823 ± 588	2862 ± 630	2162 ± 590	2224 ± 616
肺活量 / 体重	47.09 ± 11.0**	51.49 ± 10.3	39.36 ± 9.6**	43.31 ± 10.6	33.18 ± 10.2**	35.47 ± 10.5
台阶指数	56.51 ± 9.5**	58.72 ± 10.2	55.73 ± 11.3**	58.85 ± 11.2		
坐位体前屈（cm）	5.56 ± 8.3**	7.2 ± 8.0	1.43 ± 8.6**	2.35 ± 8.3	–2.81 ± 8.4*	–1.39 ± 8.2
握力（kg）	48.78 ± 7.4**	46.49 ± 7.2	44.65 ± 8.0**	43.58 ± 8.0	36.23 ± 7.5	35.83 ± 7.9
握力 / 体重	70.11 ± 12.8**	72.95 ± 12.7	61.88 ± 11.5**	65.77 ± 12.8	54.99 ± 11.0	56.75 ± 12.0
闭眼单脚立（s）	19.08 ± 20.9*	21.52 ± 23.5	11.68 ± 14.3*	12.84 ± 14.1	6.04 ± 7.0	7.13 ± 9.0
选择反应时（s）	0.47 ± 0.09	0.47 ± 0.09	0.55 ± 0.14	0.55 ± 0.15	0.77 ± 0.25	0.74 ± 0.25
背力（kg）	135.2 ± 25.0*	132.3 ± 24.8				
背力 / 体重	194.6 ± 41.0**	207.6 ± 42.9				
纵跳（cm）	32.29 ± 6.7**	33.69 ± 7.0				
俯卧撑（个）	17.51 ± 9.3**	19.61 ± 9.3				

注：高血压与正常血压组比较，* 为差异显著 $P < 0.05$，** 为差异非常显著 $P < 0.01$

表6-46　青海高原女性高血压和正常血压人群体质身体机能、身体素质指标统计（$\bar{x} \pm s$）

年龄 指标	20～39岁		40～59岁		60～69岁	
	高血压	正常血压	高血压	正常血压	高血压	正常血压
脉搏（次/分）	76.62±8.0	76.82±8.4	76.67±9.3**	76.24±8.3	77.73±8.4	77.48±8.6
肺活量（ml）	2019±484*	2110±477	1823±503**	1934±499	1457±397	1489±462
肺活量/体重	35.47±9.6**	39.59±9.4	30.48±9.2**	33.82±9.4	25.30±7.2**	27.40±9.0
台阶指数	60.28±11.0	61.04±9.9	58.79±13.2**	60.87±10.6		
坐位体前屈（cm）	6.77±7.8*	8.23±7.5	4.71±7.9*	5.65±7.6	4.26±7.4	3.95±7.6
握力（kg）	29.89±6.0	28.93±5.0	27.23±5.4	27.58±5.5	23.11±5.3	23.03±4.9
握力/体重	52.23±11.2	54.14±9.4	45.41±9.7**	47.99±9.9	40.03±8.9**	42.27±9.8
闭眼单脚立（s）	15.12±15.2**	19.03±21.9	10.15±11.9**	13.09±15.6	6.30±6.0	6.76±8.4
选择反应时（s）	0.52±0.11	0.51±0.11	0.68±0.22**	0.61±0.19	0.87±0.31	0.83±0.29
背力（kg）	70.73±19.6	71.80±18.9				
背力/体重	123.3±34.7**	134.5±36.0				
纵跳（cm）	20.53±4.7**	21.76±5.0				
仰卧起坐（个）	10.8±8.3	11.87±8.6				

注：高血压与正常血压组比较，* 为差异显著 $P < 0.05$，** 为差异非常显著 $P < 0.01$

表6-47　青海高原高血压检出与正常血压人群体质达标情况（%）

性别	体质等级	20～39岁		40～59岁		60～69岁	
		高血压	正常血压	高血压	正常血压	高血压	正常血压
男性	优秀	4.3	6.6	5.9	6.9	1.5	3.2
	良好	17.4*	23.1	15.4**	20.6	11.0	15.1
	合格	58.4	55.8	56.4	56.4	53.6	57.1
	未合格	19.9**	14.5	22.4**	16.1	33.8**	24.6
	达标	80.1**	85.5	77.6**	83.9	66.2**	75.4
女性	优秀	4.9	7.1	4.6**	8.2	2.4	2.4
	良好	18.9	21.7	14.5**	19.9	10	12.5
	合格	51.6	55.1	56.0	56.4	61.4	59.8
	未合格	24.6*	16.1	24.8**	15.4	26.1	25.3
	达标	75.4*	83.9	75.2**	84.6	73.9	74.7

注：高血压与正常血压组比较，* 为差异显著 $P < 0.05$，** 为差异非常显著 $P < 0.01$

（樊蓉芸　祁继良）

参考文献

[1] 肖夕君．体质、健康和体适能的概念及关系．中国临床康复，2006，10（20）：146-148.

[2] 江崇民．国民体质测定标准知识问答．北京：中国标准出版社，2007.

中英文专业词汇对照索引

N

P

Q

R

S

T

W

X

Y

Z